半月板手术学
Surgery of the Meniscus

（法）克里斯托弗·休利特
（Christophe Hulet）

（葡）赫尔德·佩雷拉
（Helder Pereira）

主　编

（意）朱塞佩·佩雷蒂
（Giuseppe Peretti）

（意）马特奥·登蒂
（Matteo Denti）

主　译　夏亚一

副主译　吴　萌

北方联合出版传媒（集团）股份有限公司

辽宁科学技术出版社

沈　阳

图文编辑：

张前前　张长伟　孔霞云　赵玉齐　姜新艳　杨　莉　李　明　郭先进　郭照辉　马晓飞　陈晓利

周　立　齐银辉　于歆玥　郭凤丽　陈晓歌　贾红星　董志军　刘福尧

First published in English under the title
Surgery of the Meniscus
edited by Christophe Hulet, Helder Pereira, Giuseppe Peretti and Matteo Denti,
Copyright © ESSKA, 2016
This edition has been translated and published under licence from
Springer-Verlag GmbH, part of Springer Nature.

©2020辽宁科学技术出版社
著作权合同登记号：第06-2019-43号。

图书在版编目（CIP）数据

半月板手术学 /（法）克里斯托弗·休利特，（葡）赫尔德·佩雷拉，（意）朱塞佩·佩雷蒂，（意）马特奥·登蒂主编；夏亚一主译. —沈阳：辽宁科学技术出版社，2020.3
ISBN 978-7-5591-1172-2

Ⅰ.①半⋯　Ⅱ.①克⋯　②赫⋯　③朱⋯　④马⋯　⑤夏⋯　Ⅲ.①半月板—关节损伤—外科手术　Ⅳ.①R687.3

中国版本图书馆CIP数据核字（2019）第081750号

出版发行：辽宁科学技术出版社
　　　　　（地址：沈阳市和平区十一纬路25号　邮编：110003）
印　刷　者：辽宁新华印务有限公司
经　销　者：各地新华书店
幅面尺寸：185mm×260mm
印　　张：36.75
插　　页：4
字　　数：800千字
出版时间：2020年3月第1版
印刷时间：2020年3月第1次印刷
责任编辑：陈　刚　吴兰兰
封面设计：袁　舒
版式设计：袁　舒
责任校对：徐　跃

书　　号：ISBN 978-7-5591-1172-2
定　　价：398.00元

投稿热线：024-23280336
邮购热线：024-23280336
E-mail:cyclonechen@126.com
http://www.lnkj.com.cn

编者名单

Christophe Hulet
Orthopaedic and Traumatology
Unit INSERM 1075 "COMETE"
Normandy University
Caen university Hospital
Caen
France

Helder Pereira
Orthopedic Department
Centro Hospitalar Póvoa de Varzim –
Vila do Conde
Póvoa de Varzim
Porto
Portugal

ESSKA ASBL
Centre Médical
Fondation Norbert Metz
76, rue d'Eich
1460 Luxembourg
Luxembourg

Giuseppe Peretti
University of Milan
Department of Biomedical Sciences
for Health
Milano
Italy

Matteo Denti
Istituto Clinico Humanitas
Monza
Italy

译者名单

主　译　夏亚一

副主译　吴　萌

译　者（按翻译次序排序）

夏亚一　兰州大学第二医院主任医师（第1~6章）

周海宇　兰州大学第二医院主任医师（第7~12章）

康学文　兰州大学第二医院主任医师（第13~18章）

王　旭　兰州大学第二医院主任医师（第19~23章）

韵向东　兰州大学第二医院骨科主任医师（第24~27章）

钱　军　甘肃河西学院附属医院骨科主任医师（第28~32章）

吴　萌　兰州大学第二医院骨科副主任医师（第33~38章）

汉　华　兰州大学第二医院骨科副主任医师（第39~43章）

张成俊　兰州大学第二医院主治医师（第44~45章）

姚长江　兰州大学第二医院副主任医师（第46~54章）

盛晓赟　兰州大学第二医院主治医师（第51~58章）

前言1

"切除它，全部切除。即便没有撕裂，还是切除吧。"

这是当时斯迈利（Smillie）处理半月板损伤时的"口号"，这句口号的提出至今不到100年。半月板，作为膝关节内的承重软骨，我们对它的解剖及功能修复的研究，可谓"路漫漫其修远兮"。毋庸讳言，在斯迈利（Smillie）的时代，临床的需求就是解除膝关节的交锁，恢复肢体的功能和正常的步态。年轻人的关节总是充满活力，只要其内部组织和力线良好，即使是残存的半月板，也可能承受长年累月的磨损，而且功能尚可。

然而，半月板如果一旦并发韧带或者软骨损伤，此时所谓的器官，即膝关节就会迅速发生退化并导致疼痛及功能障碍。事实上，单纯陈旧性韧带损伤的治疗效果还令人满意，但如果发生半月板损伤或者缺如，那么治疗效果必然是不同的。所以要尽可能地保证膝关节的完整性，从而达到人体生物性和机械性的完美统一。令人鼓舞的事实是，在日常的临床实践中，保留半月板的观念已慢慢深入人心。

现如今有太多的文献报道，为我们创造了提升技术的无限空间，促进了创伤性半月板损伤的术中修复和保留，而不是像退变性半月板损伤那样一"切"了之。但是，尽管如此，我们的半月板切除率还是高得惊人。

而专家推荐与日常临床实践仍有很大差距。其原因如下：①有效率的神话（简单切除有效）；②学习曲线（其实缝合并不比切除难，而且术后并发症少）；③社会因素的助力（半月板修复后康复时间过长）；④最后是临床中的医学经济因素（在很多国家，半月板修复的性价比实在不高）。

欧洲运动创伤、膝部手术及关节镜学会（ESSKA）发起号召，致力于保留半月板的学术宣传。

几年前，菲力浦·博菲斯（Philippe Beaufils）和雷内·韦尔东克（René Verdonk）主编了第一部关于半月板的专著书籍，内容涵盖丰富，包括胚胎内半月板的形成、发育及与关节内其他解剖结构的紧密联系，以及半月板创伤及退变，并且系统地介绍了修复和移植的最新进展。

现在ESSKA召集了该领域顶尖的专家团队，精心筹划并进一步推动这项事业。该团队由克里斯托弗·休利特（Christophe Hulet）担任主编，开始着手一项特殊的工作，将各种技术进行系统的归纳总结，旨在"拯救半月板"，避免其早期退化。

尽管存在半月板修复失败的风险，但尽可能地修复损伤的半月板已经成为膝关节矫形外科医生追求的目标。许多技术的进步，也使更多的患者免于被切除半月板。

技术、植入物和设备的不断更新，无形中提高了我们对负重软骨的保护能力，当然，我们也要正确地面对半月板移植偶发的失败情况，在今后的工作中，我们也必须承担这种风险。

在这里，我们由衷地向各位作者表示感谢！

ESSKA理事会及其亚专业委员会（关节镜、基础科学和软骨）负责本书的定稿，对全书内容进行反复斟酌，共同努力完成了这一巨著。我们有理由相信，这本由诸位顶级专家及权威学会合力编著的书，必将对各位读者大有裨益。

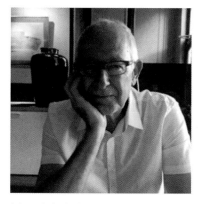

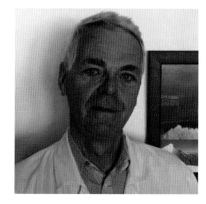

雷内·韦尔东克（René Verdonk）教授　　菲力浦·博菲斯（Philippe Beaufils）教授

前言2

我们十分荣幸地向大家介绍这部全新的半月板著作，过去的几代外科医生对半月板结构的认识还不够透彻。关节镜及外科技术的发展可谓日新月异，得益于此，在我们日常的临床工作中，骨科医生可以充分地利用工具来保留半月板。某种意义上说，我们的前辈在半月板修复方面所做的开创性工作，为预防及延缓骨关节炎的发生铺平了道路。

伯特兰·罗素（Bertrand Russell）曾经讲过，在科学领域中，从来都是"长江后浪推前浪"。从这个意义上来说，我们必须郑重感谢其中的两位开拓者，比利时根特的雷内·韦尔东克（René Verdonk）教授、法国凡尔赛的菲力浦·博菲斯（Philippe Beaufils）教授，他们合著了《半月板》一书，于2010年出版。5年后，在法国卡昂的克里斯多弗·休利特（Christophe Hulet）教授的领导下，ESSKA理事会参考该书，对半月板领域内的知识进行了全面更新。

2014年夏天，阿姆斯特丹会议上通过了该项目，ESSKA理事会达成共识，即半月板外科领域已经更新了海量知识，有必要编撰另一部半月板著作。细心的读者将会发现来自欧洲的有趣观点，其中有些新的观点充分展现了半月板科学领域的新进展。在某些领域中，欧洲观点参考了一些国际专家的建议。

在此，我们荣幸地把这部《半月板手术学》正式列入ESSKA推荐书目，由衷地感谢所有作者的杰出工作。我们相信，无论您是在欧洲，还是在其他洲，本书都将进一步帮助您提高半月板疾病的治疗水平。同时，本书也会鼓励外科医生、健康专家和研究人员持续关注半月板的医学和研究，这一切都得益于我们的传承有序。

米兰和卢森堡，2016年1月

ESSKA主席马特奥·登蒂（Matteo Denti）

ESSKA第一副主席罗曼·塞尔（Romain Seil）

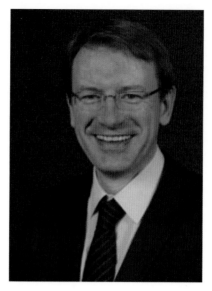

马特奥·登蒂（Matteo Denti）
ESSKA主席

罗曼·塞尔（Romain Seil）
ESSKA第一副主席

序

半月板损伤是全世界骨科领域常见的疾病之一。正如比利时根特的雷内·韦尔东克（René Verdonk）和法国凡尔赛的菲力浦·博菲斯（Philippe Beaufils）两位教授指出的那样，"在当今骨科领域中，还没有哪一个疾病的治疗变化比得上半月板损伤"。我们的治疗方法从原来的组织切除（半月板切除术），脱胎换骨到保留半月板（修补术或移植术）。

以上两位开拓者于2010年出版的专著定义了诸多新的理念，引导大家关注这样一个事实，即"保留半月板就是保留关节的未来"，这一切无疑为我们树立了一个重要的里程碑。

ESSKA持续关注学科的前沿进展，选取临床医生、患者和社会最为关心的议题，而本书正是秉持这个理念应运而生。

关节镜委员会得到了基础科学和软骨科学委员会的大力支持，发起并编撰了本书。

联合编撰的目的十分明确，就是为广大读者提供一个综合的、多学科交叉的视角来探究半月板的解剖结构、病理进程和治疗方案。在这里，能够邀请到这么多位不同相关领域的顶级专家学者参与其中，我们感到十分骄傲和荣幸。

本书的受众也是分外明确，就是那些对"半月板手术学"感兴趣的读者。虽然本书部分内容与其他相关图书一样，涵盖了当今半月板研究最为热门的领域，但我们对日新月异的技术革新也保持了同样的关注。

我们真挚地希望您喜爱本书，相信本书能够给您的日常工作带来助益，支持和引导您开展今后的研究，并推动半月板损伤及其治疗的学科发展。

　　关节镜委员会主席克里斯托弗·休利特（Christophe Hulet），基础科学委员会主席赫尔德·佩雷拉（Hélder Pereira），软骨科学委员会主席朱塞佩·佩雷蒂（Giuseppe Peretti）

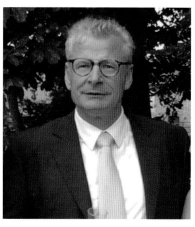

克里斯托弗·休利特（Christophe Hulet）

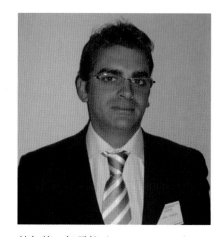

赫尔德·佩雷拉（Hélder Pereira）

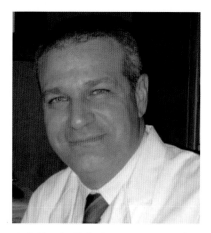

朱塞佩·佩雷蒂（Giuseppe Peretti）

目录

第一部分

半月板的基础知识

第1章　膝关节半月板的种系和组织胚胎学

1

Christophe Hulet, Goulven Rochcongar, CHristine Tardieu, Julien Dunet, Ethienne Salle de Chou, Valentin Chapus, Andrei Korolev

目录

1.1　前言

　　膝关节解剖的形成可以追溯到3亿年前，真骨类肉鳍鱼的骨盆附件[7]。了解半月板的大体解剖和组织胚胎学是了解其功能的先决条件。此外，了解半月板、半月板韧带复合体的系统发育和个体发育的知识，是掌握半月板大体解剖与功能的必要前提[4,12,14,20]。半月板在膝关节中起到稳定和应力传导的作用，最初的作用是分散胫骨和股骨关节面之间的接触应力。这些作用主要依靠半月板的形

C. Hulet , MD, Pr. (✉)
Département de Chirurgie Orthopédique et
Traumatologique , CHU de Caen, U1075 COMETE
UCBN/INSERM, UFR de Médecine, Université de
Caen Normandie, Centre Hospitalier Universitaire de
Caen , Avenue de la Côte de Nacre , 14033 Caen
Cedex , France
e-mail: hulet-c@chu-caen.fr
G. Rochcongar , MD
Département de Chirurgie Orthopédique et
Traumatologique , U1075 COMETE UCBN/
INSERM, UFR de Médecine, CHU de Caen ,
Avenue de la cote de nacre ,
Caen Cedex 5 14033 , France
C. Tardieu
USM 301 – Département E.G.B. , Muséum National
d'Histoire Naturelle, Pavillon d'Anatomie Comparée, 55

Rue Buffon , Paris 75005 , France
UMR 7179 "Mécanismes adaptatifs: des organismes
aux communautés", Muséum National d'Histoire
Naturelle, Pavillon d'Anatomie Comparée ,
55 Rue Buffon , Paris 75005, France
e-mail: tardieu@mnhn.fr
J. Dunet , MD • E. S. de Chou , MD • V. Chapus , MD
Département de Chirurgie Orthopédique et
Traumatologique , CHU de Caen ,
Avenue de la cote de nacre , Caen Cedex 5 14033 ,
France
A. Korolev , MD
ECSTO, European Clinic of Sports Traumatology
and Orthopaedics , Moscow , Russia
Peoples Friendship University of Russia, ASTAOR ,
Moscow, Russia

© ESSKA 2016　3
C. Hulet et al. (eds.), *Surgery of the Meniscus*, DOI 10.1007/978-3-662-49188-1_1

态、几何构造和半月板附着部位来完成。正常膝关节生物力学的研究表明，膝关节存在滚动运动和滑动运动，随着膝关节的屈曲活动，胫股接触点逐渐向后移动，外侧半月板随之向后移动的距离（8.2±3.2mm）要大于内侧半月板移动的距离（3.3±1.5mm）[37]。在运动学方面，膝关节内侧间室和外侧间室存在差异，这是在人和其他哺乳动物中已明确的一个特征[12,14]。它决定了人类在膝关节屈曲运动时胫骨会发生一定程度的内旋。膝关节具有的4个骨性特征有助于我们理解双足哺乳动物的膝关节功能的解剖特点：股骨干相对于股骨内、外髁平面呈现一定的扭转；股骨滑车外侧突起；在水平面膝关节外侧髁轮廓、形状；干骺端外形[12,14,21]。塔迪厄（Tardieu）描述了3种不同的人类胫股关节特征，以适应双足直立的步态[31]。其中与软组织相关的特征就是外侧半月板前角、后角在胫骨平台均存在止点。本章主要介绍膝关节和半月板的种系学、半月板的组织胚胎学和盘状半月板的特殊情况。

1.2　膝关节半月板的种系学

膝关节复杂的结构和功能特点并不是人类所特有的，原始人类与所有的四足动物都经过同样的进化过程，形成了内外侧不对称的膝关节形态[9]。四足动物包括两栖动物、爬行动物、鸟类和哺乳动物。鸟类的膝关节与人类有相同的功能特点，如具有前交叉韧带、不对称的侧副韧带、半月板和髌骨[11]。人类和鸟类所具有的共同特征说明它们都来源于远古时期相同的基因谱，也提示它们可能来源于共同的祖先。

海恩斯（Haines）研究了四足动物膝关节的结构[10,11]，并于1942年报道了多种动物的解剖学研究结果。莫斯曼（Mossman）和塞尔让（Sargeant）报道了不同种群四足动物的相关性[20]，他们认为蚓螈（古生代期）是爬行动物、鸟类和哺乳动物共同的祖先，蚓螈的膝关节与鳄鱼具有一定程度的相似性。鳄鱼的半月板是两块软组织结构，充填于股骨和胫骨之间，前方通过半月板前方韧带相连接，半月板外侧缘通过半月板股骨韧带、半月板胫骨韧带与关节囊内侧面相连。巨蜥（蜥蜴）的半月板与鳄鱼的完全不同，它的外侧半月板完全是一个整体，将股骨和胫骨完全分开，同时内侧半月板呈环形，贯穿在关节中央，中间有交叉韧带穿过。外侧半月板通过位于后方的半月板股骨韧带附着于腓骨，解剖特点和膝关节运动也不同。以上两个种属充分说明了在进化过程中解剖和形状与进化的一致性。蚓螈是四足动物，是鸟类和哺乳动物的共同祖先，在3.2亿年以前，蚓螈都没有髌骨；在距今7000万年后，鸟类、四足动物和哺乳动物出现了髌骨，并发育出现了股骨髁和交叉韧带[12,38]。

从蚓螈开始，包括盘龙中的异齿龙（追溯到动物）逐渐进化到哺乳动物[18]。在中生代，距今2.1亿年至7000万年，哺乳动物的前期和恐龙的股骨呈现内旋状态，使膝关节向前变尖，如同现在的人类。这正好决定了肢体位置的改变与脊柱直立有关：横向肢体向矢状位肢体改变。从新生代开始，在鸟类和哺乳类动物的化石中可以发现骨性髌骨[25]。对黑熊膝盖的检查发现哺乳动物的膝盖与人类的形态特征非常相似[29]。

距今400万年至300万年（南方古猿：lucy），灵长类动物向智人的进化过程中，猿类进化为两足动物并直立行走，在130万年前，出现了具有现在人类特征的髌股关节，髌骨的外侧关节面变长，并与股骨滑车相匹配[33]（图1.1）。

在哺乳动物中，膝关节如同两个圆球，与胫骨关节面接触很少，只能依赖于韧带和半月板增加接触面积，以防止关节过度移动。髌股关节形状高度分化以适应复杂的运动形式。泰德（Tardieu）和都彭（Dupont）指出解剖结构的不同取决于四足动物的运动形式[33]。

在马的种群中，膝关节处于屈曲位，无法伸直。它的膝关节股骨滑车和股骨髁之间无任何关联，马站立位睡觉，它的下肢形状处于随时奔跑或者快速运动的状态。在四足动物（马）[12]中，股骨干骺端无任何倾斜。股骨滑车与深度之间不对称，股骨外侧髁呈圆环形，干骺端不相同；股骨内侧髁比外侧髁大，在长度上，内侧髁和外侧髁也不同。

大猩猩和黑熊（图1.2）属于跖行动物家族，股骨干骺端无倾斜，膝关节呈外展位，股骨滑车扁平，与髌骨只有一个关节面接触。股骨外侧髁呈半环形，干骺端呈四方形（内侧髁比外侧髁大），交叉韧带与人类相似[29]。

人类3种不同的胫股关节形态取决于

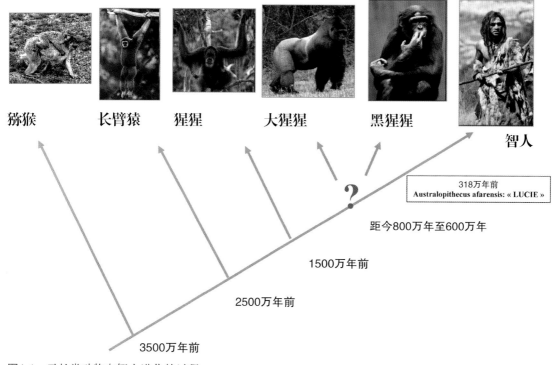

图1.1　灵长类动物向智人进化的过程

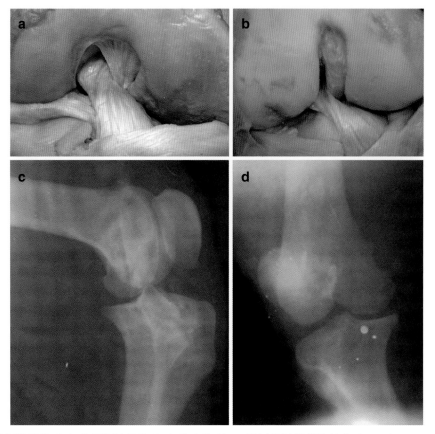

图1.2　大猩猩膝关节（a）和黑熊膝关节（b）的大体观。X线评价黑熊的膝关节（c、d）

类人双足动物的行走步态。第一个特征是股骨双侧髁角度，人类与黑猩猩的股骨完全不同，黑猩猩呈垂直型；第二个特征是髌股关节滑车沟，黑猩猩为扁平矩形，人类呈深沟槽状（正方形）[12,14,21]（图1.3）；第三个特征是外侧半月板前角、后角在胫骨平台均存在止点（图1.4）。人类不同于黑猩猩，人类外侧半月板后角附着在胫骨平台后侧，一定程度上限制了外侧半月板的运动范围。而黑猩猩只有一个附着点（图1.5），在膝关节伸直运动时，半月板后侧附着点阻止了外侧半月板的过度前移[30]。在股骨相对于胫骨内旋状态下，外侧半月板也具有很强的向前牵引作用。伸直时，外侧半月板后侧附着点限制了关节前移[31]。胫骨外侧嵴后方半月板附着点是哺乳动物特有的解剖形式。

人类膝关节，从出现半月板股骨韧带到出现交叉韧带，使外侧半月板获得了后向稳定性。从外侧看，外侧半月板股骨韧带附着于胫骨和后外侧角，提供了比黑猩猩更好的半月板稳定性和固定效果。的确，对于灵长类动物，即使它们在四足行走时，膝关节也不可能完全伸直。

南方猿人四足行走，具有在树上行走和悬吊的能力，它们完全不同于现在人类的生活习性[28]。泰德（Tardieu）研究从偶尔的直立行走到永恒的直立行走，观察到灵长类

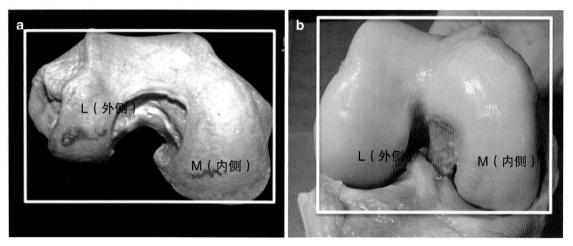

图1.3 大猩猩髌股滑车沟（a）和人类膝关节（b）的比较。大猩猩呈四方形，股骨髁小，不对称

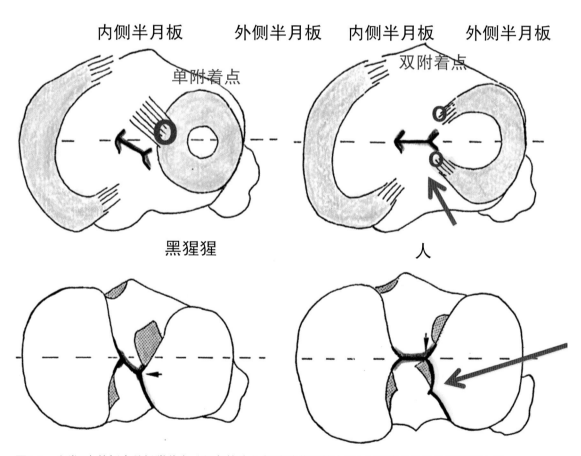

图1.4 人类2个外侧半月板附着点（红色箭头）与移动范围较大的1个附着点的半月板形态比较

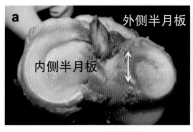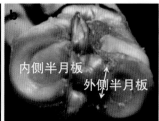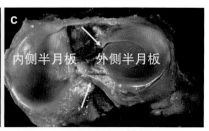

图1.5 黑猩猩的外侧半月板有1个附着点，半月板有前、后位移（a、b）；而人的外侧半月板有2个附着点，且比较稳定，很少移动（c）

动物和其他哺乳动物的膝关节都有内侧和外侧半月板[31-33]。

所有灵长类动物的内侧半月板基本相似，呈新月形，有2个附着点，不同于智人半月板，而外侧半月板在形状和胫骨附着部位有很大的变异[24,32,34]。现存的灵长类动物中，种类不同，外侧半月板切面有3个不同的外形特征：外侧半月板呈新月形，有1个附着点，前部附着于胫骨外侧嵴，如眼镜猴、新世界猴和类人猿；环形半月板只有1个附着点，位于胫骨髁间嵴点外侧前方，如除了类人猿和人类外的所有的狭鼻猴类；新月形外侧半月板具有2个附着点，一个附着于胫骨髁间嵴外侧前方，另一个位于后侧，只在智人中出现（图1.6）。

人们在原始人类的胫骨化石中发现外侧半月板的附着点，从1个附着点进化到2个附着点。南方古猿只有1个附着点，早期智人胫骨部位有2个附着点。这些特征说明在站立和双足摆动行走中，膝关节处于完全伸直状态[23]。

其他特征符合双足站立、跨越步态的特征。智人和灵长类动物的下肢具有不同的特征。与人类不同，一些灵长类动物的下肢处于半屈曲状态。

由于以上情况的不同，导致了股骨髁形状的不同（图1.7）。在灵长类动物进化成智人的过程中，膝关节从内收形转变成外展形，说明股骨的解剖角度进化成外翻7°，没有进化成人类的动物，其股骨内侧髁更加类似球形，股骨滑车变得更浅，双侧髁夹角更小。相反，人类的股骨滑车外侧高起，髌骨形态也发生改变。

人类的膝关节，内侧间室与内侧半月板更加匹配，人类和黑猩猩的内侧间室骨骼呈凹状（图1.8）。

黑猩猩的胫骨外侧平台比人类胫骨外侧平台更加凸起，这样有利于增强胫股关节接触时的骨性稳定性，外侧半月板有2个附着点趋于稳定，所有这些改变都是满足于双足行走和关节稳定性，以及减少外侧间室活动度（图1.9）。

所有这些改变都适应于骨盆改变，尤其是减少了髋臼之间的距离。根据泰德（Tardieu）的研究，双侧髁角度具有300万年的表观遗传特征，它不具有基因遗传特点[31]。现在在胎儿期出现股骨外侧髁凸起是遗传决定的。无疑这些改变首先都是由外源性因素决定，然后再通过遗传辅助完成的结果[33]。

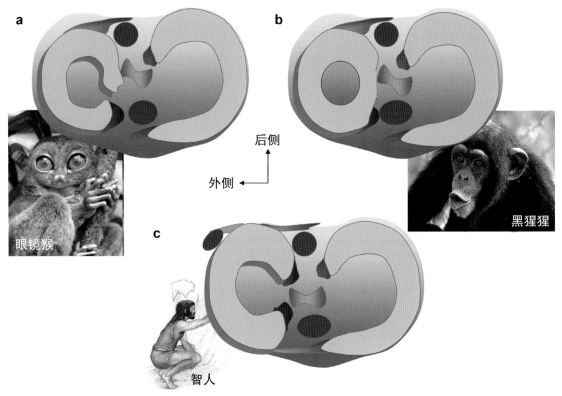

图1.6　现存的灵长类动物的3个半月板形态：外侧半月板呈新月形，有1个附着点（a）；外侧半月板呈环形，有1个附着点（b）；外侧半月板呈新月形，有2个附着点（c）

1.3　半月板的组织胚胎学

人们虽然对人类以外的脊椎动物的膝关节进行了大量的纵向研究，但对于半月板的出现和发育方面研究资料比较少[6]。加德纳（Gardner）和拉希利（Rahilly）[8]以及迈克德·莫特（McDermott）[17]等的研究提供了详细的、有关胎儿期膝关节发育状况的描述，关注最多的是胚胎发育（比如妊娠前3个月的发育）；克拉克（Clark）和奥格登（Ogden）[5]报道了人类半月板在出生前和出生后的发育，以及解剖学和组织学之间的相关性，他们的资料分析了生长过

程中半月板发生的一些改变。

人类胚胎的胚基附属骨骼最初是一个连续的结构，主要是胚胎原基之间没有空隙或者关节相互分开。然而，间叶细胞开始变成软骨，随之，在拟出现的区域有空隙存在[36]。这种结构由3层组织构成：2个平行的软骨层结构，1个结构疏松的中间结构层。关节面之间的中间结构层进一步凝结（如半月板和交叉韧带）。

克拉克（Clark）和奥格登（Ogden）[5]报道了在胚胎第8周，外侧半月板后角附着点开始形成，这与早期报道中半月板的出现时间和外形发育过程相符合。下肢胚芽出现在妊娠第4周，第6周时股骨、胫骨和腓骨

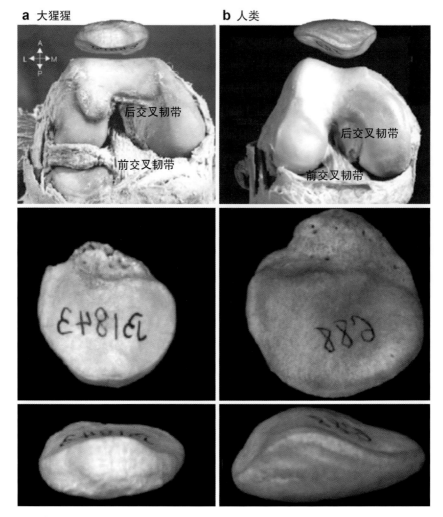

a 大猩猩　　　　　　　　　**b 人类**

后交叉韧带

后交叉韧带

前交叉韧带

前交叉韧带

图1.7　大猩猩的膝关节髌骨、滑车（a）与人类膝关节（b）的比较

软骨形成，此时膝关节部位聚集大量胚芽细胞，半月板在妊娠第7.5周出现，在胚胎第8周形成半月板韧带复合体[8]。

　　半月板在产前发育过程中呈现出特征性的大体形态。在任何时候，外侧半月板似乎均呈现盘状外形，外侧半月板与胫骨平台发育的大小比率，外侧半月板与内侧半月板的生长比率相当恒定。妊娠第8周，半月板有大量细胞聚集，细胞核与细胞质比率很高，血管丰富，尤其在关节囊和半月板附着部位。然而，血管明显穿过胚胎

半月板。在法国关节镜协会会议时，我们报道了胎儿期应用染色分析半月板的血管分布[3]（图1.10）。在出生前没有发现血管分布减少或者消失，只有在出生后血管分布进行性减少，随着半月板胶原纤维的增加，细胞量明显减少[5]。半月板血管分布正好与神经分布一致。阿西马科普洛斯（Assimakopoulos）等[1]报道人类半月板游离神经末梢在半月板外周和半月板内侧1/3出现，并在前角、后角发现3种神经感受器。

　　胎儿时期的半月板，胶原纤维沿着半

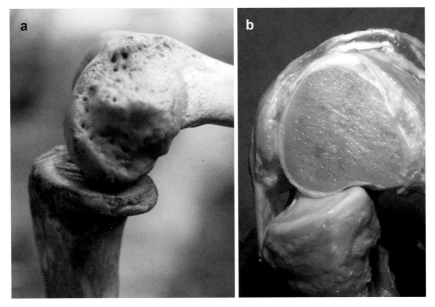

图1.8　黑猩猩膝关节内侧间室胫骨内侧平台（a）的形态与人类膝关节内侧间室胫骨内侧平台（b）的形态相似

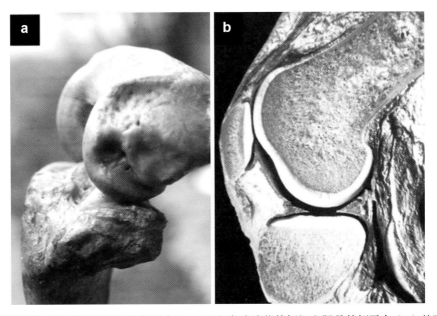

图1.9　黑猩猩膝关节外侧间室胫骨外侧平台（a）和人类膝关节外侧间室胫骨外侧平台（b）的形态差异

月板长轴方向排列成环形。放射状纤维只是在半月板表面出现，其作用是防止半月板纵行撕裂，起到捆扎的作用[4]。但也有少部分纤维方向发生改变，以垂直状分布在半月板内，尤其在婴儿开始步行后明显增加。英格曼（Ingman）等[13]研究发现，人类随着年龄的增长和半月板退化，半月板内蛋白质含量发生改变。随着年龄的增长，半月板内胶原蛋白与非胶原蛋白含量比率逐渐减少，直接的结果是半月板强度逐渐下降，这种改变在婴儿期和儿童期更加明显。年轻时半月板血管分布和生物力学特性决定了儿童期半月板损伤比较少见，基于生物力学和血管分布的特性，儿童期半月板比青春期和成人期半月板更加具有潜能。如果发生半月板撕裂，手术中处理半月板时尽可能保留外周半月板。

1.4　特例——盘状半月板

盘状半月板是半月板发育中出现的一种异常形态，几乎都发生于外侧[6]（图1.11）。由扬（Young）[38]于1889年第一次报道，根据关节镜检查后的报道，其发病率在0～20%之间。

盘状半月板的病因比较模糊，斯迈利（Smillie）[27]研究报道，1300例半月板切除

手术中，有29例先天性盘状半月板。他认为，这是从正常胎儿软骨盘发育而来处于恒定的状态。卡普兰（Kaplan）[15,16]研究了胎儿的半月板，包括死胎、早产儿和足月婴儿的半月板，他认为盘状半月板是胚胎在特殊环境下受生物力学因素影响后出现的异常情况。根据罗丝（Rose）的报道[26]，盘状半月板在胚胎早期阶段，未分化的胎盘出现期间发生，这些胎盘最后发育成软骨，看似如同一个盘子。事实上，克拉克（Clark）和奥格登（Ogdens）[5]进行的胚胎研究表明，如果胚胎发育正常，不可能会出现盘状半月板畸形。

通常情况下，外侧盘状半月板在后角部位没有附着点，只在后部出现半月板股骨韧带（Wrisberg韧带），在半月板后角于股骨内侧髁部位形成连接。除了人类，所有哺乳动物的半月板都是这样连接的。这种没有附着部位的情况被认为是盘状半月

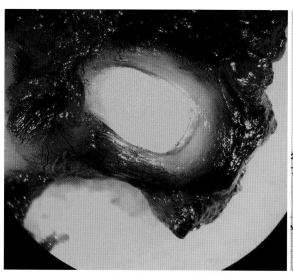
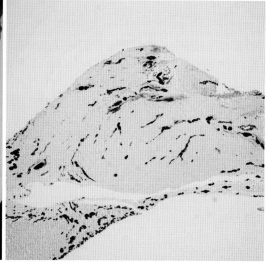

图1.10　人类胎儿期内侧半月板的血管（21周龄）。左侧图片显示血管明显沿着半月板外周和半月板附着处排列。右侧图片显示使用免疫显微镜分析的内侧半月板前角血管的排列

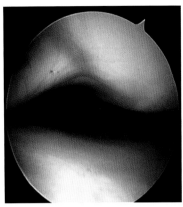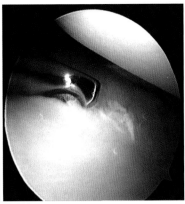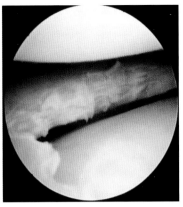

图1.11 关节镜下显示完全型盘状半月板的形态，以及手术前、手术后的图像

板的返祖现象，在明确半月板的胫骨附着点出现时，甚至在软骨腔形成前，主要的基因发生改变，从而出现盘状半月板。

盘状半月板有多种分类系统，最常采用的是1978年由渡边（Watanabe）提出的盘状半月板的分类[35]：第1种完全型，盘状半月板覆盖整个胫骨平台，半月板中央薄；第2种不完全型，盘状半月板呈半月形覆盖部分胫骨平台；第3种里斯伯格（Wrisberg）型，后角无附着点，半月板极易活动。在1998年，蒙劳（Monllau）[19]提出第4种类型的盘状半月板，即环形盘状半月板，最近博菲斯（Beaufils）[2]也报道了第4种类型的盘状半月板，其具有高度变异的外形，且附着点和稳定性变异很大。古德（Good）[9]考虑到盘状半月板的前角、后角而提出一个有意思的分类。前角附着点很可能由先天因素决定，也可能是过度的应力作用于半月板附着点导致半月板脱离。病理学研究表明，在盘状半月板附着部位发现明显的退化改变。目前人们仍不清楚盘状半月板是由先天性发育所致还是后天异常应力因素所致，或者两种因素共同所致的。

总结

半月板的形态改变和个体发育与半月板的生理功能相适应。人类的进化过程中，胫股关节有3种不同的演化方式。原始人用双足行走，膝关节外侧半月板从1个胫骨附着点进化到2个附着点，骨性改变也随之形成，如股骨滑车和外侧间室形成。这些形态改变发生于南方猿人和智人时期，在胚胎的早期通过基因突变发展而来。人类的发育过程中半月板的出现主要是由基因决定的。在胚胎早期和婴儿期，半月板的主要变化是血管化和结构组成方面的变化。

参考文献

[1] Assimakopoulos AP, Katonis PG, Agapitos MV, Exarchou EI (1992) Ring-shaped lateral meniscus. Clin Orthop 275:232–236

[2] Beaufils P, Hardy P, Chambat P, Clavert P, Djian P, Frank A, Hulet C, Potel JF, Verdonk R, Société Française d'Arthroscopie (2006) Adult latéral meniscus. Rev Chir Orthop Reparatrice Appar Mot 92(5 Suppl):2S169–2S194

[3] Belot D, Geffard B, Lebel B, Lautridou C, Abadie P, Hulet C, Locker B, Salame E (2006) Meniscal vascularisation during intra-uterine life: 16 cases. Rev

Chir Orthop 92(8 Suppl):68–69

[4] Bullough PG, Munevra L, Murphy J, Weinstein AM (1970) The strength of the menisci of the knee as it relates to their fine structure. J Bone Joint Surg 52(3):564–567

[5] Clark CR, Ogden JA (1983) Development of the menisci of the human knee joint. J Bone Joint Surg Am 65-A:538–547

[6] Dickhaut SC, DeLee JC (1982) The discoid lateral meniscus syndrome. J Bone Joint Surg Am 64: 1068–1073

[7] Dye SF (2003) Functional morphologic features of the human knee: an evolutionary perspective. Clin Orthop 410:19–24

[8] Gardner E, O'Rahilly R (1968) The early development of the knee joint in staged human embryos. J Anat 102:289–299

[9] Good CR, Green DW, Griffith MH, Valen AW, Widmann RF, Rodeo SA (2007) Arthroscopic treatment of symptomatic discoid meniscus in children: classification, technique, and results. Arthroscopy 23:157–163

[10] Haines RW (1942) The tetrapod knee joint. J Anat 76:270–301

[11] Hepburn D (1889) The development of diarthrodial joints in the birds and mammals. J Anat Physiol 23:507–522

[12] Hulet C, Tardieu C, Pineau V, Delforge S, Klebaner I, Rochcongar G (2012) Phylogenese de la fémoropatellaire. 15 èmes Journées Lyonnaises du genou la Patella. Sauramps éditeur

[13] Ingman AM, Ghosh P, Taylor TF (1974) Variation of collagenous and non-collagenous proteins of human knee joint menisci with age and degeneration. Gerontologia 20:212–223

[14] Javois C, Tardieu C, Lebel B, Seil R, Hulet C, Société française d'arthroscopie (2009) Comparative anatomy of the knee joint: effects on the lateral meniscus. Orthop Traumatol Surg Res 8 Suppl 1:S49–S59. doi:10.1016/j.otsr.2009.09.008

[15] Kaplan EB (1955) The embryology of the menisci of the knee joint. Bull Hosp Joint Dis 16:111

[16] Kaplan EB (1957) Discoid lateral meniscus of the knee joint. J Bone Joint Surg 39-A:77–87

[17] McDermott LJ (1943) Development of the human knee joint. Arch Surg 46:705

[18] Mitrovic D (1978) Development of the diarthrodial joints in the rat embryo. Am J Anat 151:475

[19] Monllau JC, León A, Cugat R, Ballester J (1998) The innervation of the human meniscus. Arthroscopy 14:502–504

[20] Mossman DJ, Sargeant WAS (1983) The footprints of extinct animals. Scientific Am 250:78–79

[21] Owen Lovejoy C (2007) The natural history of human gait and posture Part 3. The knee. Gait Posture 25:325–341

[22] Parsons FG (1900) The joints of mammals compared with those of man. J Anat Physiol 34:301

[23] Preuschoft H, Tardieu C (1996) Biomechanical reasons for the divergent morphology of the knee joint and the distal epiphyseal suture in hominoids. Folia Primatol 66:82–92

[24] Retterer E (1907) De la forme et des connexions que presentent les fibro-cartilages du genou chez quelques singes d'Afrique. CR Soc Biol 63:20–25

[25] Romer AS (1962) The Vertebrate Body, 3rd edn. WB Saunders, Philadelphia

[26] Ross JK, Tovgh IK, English TA (1958) Congenital discoid cartilage. Report of a case of discoid medial cartilage, with an embryological note. J Bone Joint Surg Br 40-B(2):262–267

[27] Smillie IE (1948) The congenital discoid meniscus. J Bone Joint Surg 30-B:671–682

[28] Stern JT, Susman RL (1983) The locomotor anatomy of Australopithecus afarensis. Am J Phys Anthropol 60:279–317

[29] Tantisricharoenkul G, Linde-Rosen M, Araujo P, Zhou J, Smolinski P, Fu FH (2014) Anterior cruciate ligament: an anatomical exploration in humans and in a selection of animal species. Knee Surg Sports Traumatol Arthrosc 22:961–971

[30] Tardieu C (1986) Evolution of the knee menisci in primates. In: Else J, Lee J (eds) Primate evolution. Cambridge University Press, Cambridge, pp 183–190

[31] Tardieu C (1986) The knee joint in three hominoid primates. Evolutionary implications. In: Taub DM, King FA (eds) Current perspectives in primate biology. Van Nostrand Reinhold, New York, pp 182–192

[32] Tardieu C (1999) Ontogeny and phylogeny of femorotibial characters in humans and hominid fossils: functional influence and genetic determinism. Am J Phys Anthropol 110:365–377

[33] Tardieu C, Dupont JY (2001) The origin of femoral trochlear dysplasia: comparative anatomy, evolution, and growth of the patellofemoral joint. Rev Chir Orthop Reparatrice Appar Mot 87:373–383

[34] Vallois H (1914) Etude anatomique de l'articulation du genou chez les primates. L'Abeille, Montpellier

[35] Watanabe M, Takeda S, Ikeuchi H (1978) Atlas of arthroscopy. Igaku-Shoin, Tokyo, p 88

[36] Whillis J (1940) The development of synovial joint. J Anat 74:277–283

[37] Yao J, Lancianese SL, Hovinga KR, Lee J, Lerner AL (2008) Magnetic resonance image analysis of meniscal translation and tibio-menisco-femoral contact in deep knee flexion. J Orthop Res 26(5):673–684

[38] Young RB (1889) The external semilunar cartilage as a complete disc. In: Cleland J, Macke JY, Young RB (eds) Memoirs and memoranda in anatomy. Williams and Norgate, London

第2章 半月板的解剖和血管分布

2

Ureszula Zdanowicz, Robert Śmigielski, Alejandro Espejo–Reina, Alejandro Espejo–Baena, Henning Madry

目录

2.1 内侧半月板

2.1.1 概述

人类半月板组织内含水65%～75%，胶原纤维22%，氨基葡聚糖0.8%，DNA0.12%[9]。半月板含有独特的胶原纤维网格结构，中间分布着纤维软骨细胞，包绕在细胞外基质内，主要成分是蛋白聚糖和糖蛋白质[10]（图2.1）。半月板组织内胶原成分主要是Ⅰ型胶原蛋白，纤维方向呈环形，少部分纤维呈放射状分布，半月板组织内还有亲水蛋白多糖，这使半月板具有一定的黏弹性。

内侧半月板外形呈半月形，覆盖胫骨

U. Zdanowicz (✉)
Orthopaedic and Sport Traumatology Department , Carolina Medical Center , Warsaw , Poland
e-mail: urszula.zdanowicz@carolina.pl
R. Śmigielski
Chief of Orthopaedic and Sport Traumatology Department , Carolina Medical Center , Warsaw , Poland
A. Espejo-Reina
Department of Orthopaedic Surgery , Hospital Vithas Parque San Antonio, Málaga, Spain

Clínica Espejo, Málaga, Spain
A. Espejo-Baena
Department of Orthopaedic Surgery , Hospital Universitario Virgen de la Victoria , Málaga, Spain
Hospital Vithas Parque San Antonio, Málaga, Spain
Clínica Espejo, Málaga, Spain
H. Madry
Center of Experimental Orthopaedics, Department of Orthopaedic Surgery , Saarland University Medical Center , Homburg/Saar , Germany

© ESSKA 2016 15
C. Hulet et al. (eds.), *Surgery of the Meniscus*, DOI 10.1007/978-3-662-49188-1_2

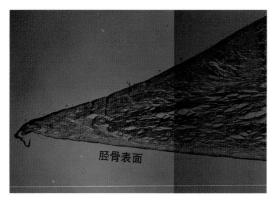

图2.1　用偏振光观察人内侧半月板结构。注意，在胫骨表面应力接触面积上，胶原纤维密度很高

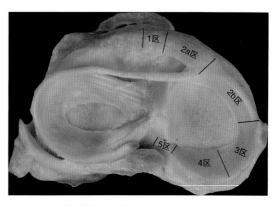

图2.3　左侧膝关节尸体标本，股骨被切除后。内侧半月板注明的5个解剖区域（参考Śmigielski）：1区半月板前根部，2区半月板前内侧部，3区内侧副韧带区，4区半月板后部，5区半月板后根部

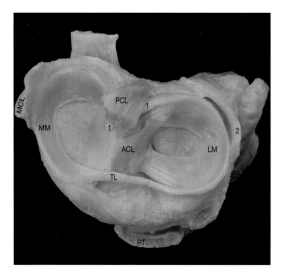

图2.2　左侧膝关节尸体标本。股骨已被切除。MM：内侧半月板；LM：外侧半月板；PCL：后交叉韧带；ACL：前交叉韧带；PT：髌腱；TL：横韧带；MCL：内侧副韧带。1. 前半月板股骨韧带（Humphry韧带）；2. 腘肌腱

平台内侧50%～60%[4,17]（图2.2）。

斯米吉斯（Smigielski）等[17]提出内侧半月板的5个解剖分区。在每一个分区内，半月板附着点都不同，为了能完成解剖重建，需要特殊的外科技术（图2.3）。

2.1.2　1区

1区包括半月板前根部，前根部中央位于胫骨髁间嵴内侧缘表面近段。在关节镜下标志，内侧半月板前根部位于胫骨髁间嵴顶点前部，胫骨内侧髁间嵴关节软骨的前外侧缘（图2.4）。

2.1.3　2区

2区位于内侧半月板前内侧部位，2区被分为两个部分：2a区位于前根部附着部位横韧带之间，2b区是指从横韧带到内侧副韧带前缘。2区有个重要的特点是，内侧半月板与骨之间只有半月板胫骨韧带（冠状韧带）连接（图2.5）。当半月板损伤后应该考虑重建该韧带，在2a区内侧半月板上表面外侧缘没有软组织附着点；然而，在2b区，内侧半月板上表面部位附着滑膜组织[12,13,16]。

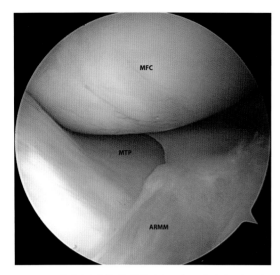

图2.4 从右侧膝关节前外侧入路观察内侧半月板的前角（ARMM）。MFC：股骨内侧髁；MTP：内侧胫骨平台

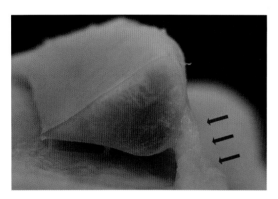

图2.5 尸体标本。在2b区的内侧半月板横截面。箭头标记为半月板胫骨韧带（冠状韧带）

2.1.4 3区

3区是指位于内侧副韧带部位的半月板，仅有该区域的半月板组织附着在关节囊上。很多研究证实，半月板附着在内侧副韧带深层，可对关节囊起到增强效果[17,20]（图2.6）。

2.1.5 4区

4区其实是内侧半月板后角。在该区，内侧半月板上缘与关节囊不连接（图2.7），而半月板下缘通过半月板胫骨韧带（冠状韧带）与胫骨附着。该韧带与后关节囊一起形成后内侧股骨隐窝（图2.8、图2.9）[6]。4区是半月板最特别的部位，不仅该部位的半月板最容易受到损伤，而且缝合时需要应用很多技术。很多外科医生都以能缝合该部位半月板而骄傲。但缝合该部位半月板有可能会影响到内侧半月板的活动度（尤其是用不可吸收线缝合），患者的长期随访结果不佳。正因为如此，需要考虑的问题是严格解剖内侧半月板（只重建半月板胫骨附着处）。

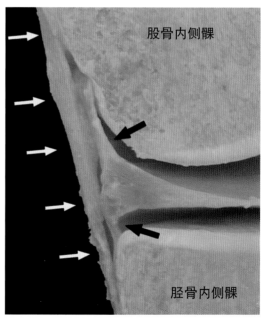

图2.6 尸体标本。冠状面内侧副韧带水平，横切膝关节内侧间室（白色箭头标记），显示内侧半月板3区。注意内侧半月板附着到关节周围组织的方式（用黑色箭头标记）

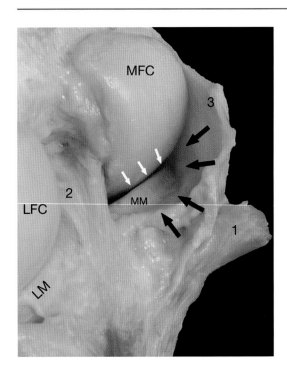

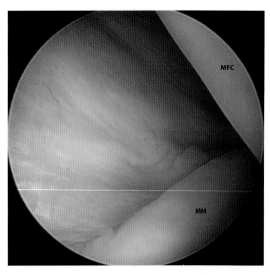

图2.8 关节镜下图像。从髁间窝观察后内侧隐窝，通过贯穿髁间窝入路可以观察到内侧半月板的上缘与关节囊上无连接。MFC为股骨内侧髁，MM为内侧半月板

图2.7 左侧膝关节尸体标本。从后侧观察：MFC：股骨内侧髁；LFC：股骨外侧髁；LM：外侧半月板；MM：内侧半月板。1. 远端附着半膜肌的肌腱。2. 后交叉韧带。3. 后关节囊。后内侧股骨隐窝用黑色箭头标记。注意4区中的内侧半月板的上部分与关节囊

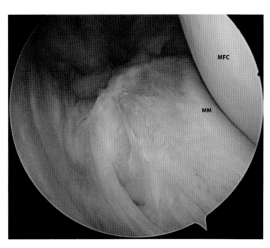

图2.9 关节镜下图像。从后内侧入路观察后内侧隐窝。内侧半月板上表面与关节囊无连接。MFC为股骨内侧髁，MM为内侧半月板

2.1.6 5区

5区是指内侧半月板后根部，内侧半月板后根附着点位于后部，胫骨髁间嵴内侧顶点的外侧面上[11]（图2.10）。

2.2 内、外侧半月板之间的连接

内、外侧半月板通过4个不同部位相互连接在一起[22]（图2.1、图2.11）。

半月板前部韧带连接，即横韧带，在60%~94%的人群中出现。

半月板后部韧带连接，在1%~4%的人群中出现。

半月板外侧斜行纤维连接，在4%的人群中出现。

半月板内侧斜行纤维连接，只在1%的

人群中出现。

2.3　外侧半月板

在外观上，外侧半月板比内侧半月板更圆。

2.3.1　半月板前根部

外侧半月板前根部附着在前交叉韧带胫骨附着点更内侧、更深的部位（图2.10）。在胫骨髁间嵴顶部前内侧附着[12,15]。这点在临床上有很重要的意义，因为该部位半月板在重建前交叉韧带时很容易受到损伤。

2.3.2　腘肌裂孔

进化与发育解剖学是了解后外侧角结构的复杂形态及其与外侧半月板关系的关键。360万年前，在脊椎动物以及人类胚胎发育过程中腓骨与股骨形成关节面。然而，作为脊椎动物进化形成的膝关节，腓骨和附着在外侧部位的关节囊向远端移动，形成了腘肌裂孔和关节内腘肌腱。在早期的进化过程中，腓骨与股骨仍然与股骨有关节面连接，腘肌腱近端附着于腓骨小头近端。在腓骨向远端迁移的过程中，腘肌腱股骨部位需要一个新的附着点，使肌腱远端保留在原有的腓骨部位[5]。

半月板腓骨韧带是关节囊韧带，是外侧半月板后外侧的一部分，前方是腘肌腱[3]（图2.12）。这种比较大的、经常被低估作用的韧带决定了外侧半月板的位置，从而

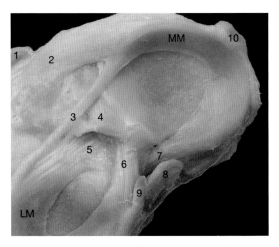

图2.10　左侧膝关节尸体标本。MM：内侧半月板；LM：外侧半月板。1.髌腱；2.内侧半月板前角；3.横韧带；4.前交叉韧带（注意它覆盖外侧半月板的前角附着点）；5.外侧半月板的前角附着点；6.外侧半月板后根部附着点；7.内侧半月板的后根部附着点；8.后交叉韧带；9.前半月板股骨韧带（Humphry韧带）；10.内侧副韧带

对半月板的生物力学产生很大的影响。如果不能重建半月板腓骨韧带，可能会继发半月板损伤。其他的稳定结构有腘肌腱半月板筋膜，它把外侧半月板连接到腘肌腱和关节囊上[18]。

2.3.3　半月板股骨韧带

半月板股骨韧带有2条：分别是位于前部的半月板股骨韧带（又称Humphry韧带）和位于后部的半月板股骨韧带（又称Wrisbery韧带）[14]。这两条韧带是阻止膝关节向后移动的次级稳定结构，也有助于缓解半月板部位胫股关节的压力[8,19]。如果这些韧带发生慢性损伤（半月板缝合失效或者半月板移植失败），将影响长期的治疗效果。

2.3.4　半月板后根部

外侧半月板后根部位于内侧半月板后角附着部位前方，内侧缘位于胫骨平台外侧关节边缘内侧[7]（图2.13）。尤（You）的研究显示[21]，半月板后根部有3种不同的附着模式；76%的患者外侧半月板后根部有2个附着位点，在胫骨结节间区，小部分纤维位于胫骨结节外侧后斜坡部位。而剩下24%的患者，后根附着部位比较恒定，分别位于结节间区或胫骨结节外侧后斜坡部位。

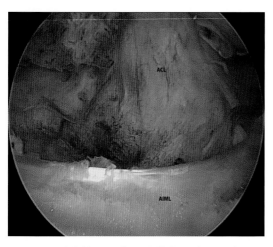

图2.11　关节镜下图像。从横穿肌腱的入路可观察到前半月板间韧带（AIML）（右膝）。注意其与前交叉韧带胫骨附着点的关系。(AIML：前半月板间韧带；ACL：前交叉韧带）

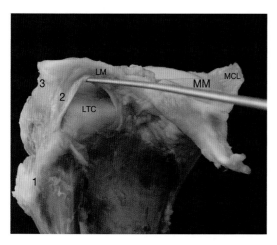

图2.12　左侧膝关节尸体标本。从后外侧入路观察。LM：外侧半月板；LTC：胫骨外侧髁；MM：内侧半月板；MCL：内侧副韧带韧带。1.腓骨头；2.半月板腓骨韧带；3.半月板胫骨韧带（冠状韧带）

2.4　血管分布

半月板的主要血供来源于膝动脉上、下分支，形成毛细血管进入半月板边缘的滑膜及周围半月板血管网（图2.14）。在胚胎发育期间，人的半月板都有血管分布。出生后，半月板内侧部位缺乏血液供应，这可能是负重或者膝关节活动所造成的。血管分布仅仅位于半月板周边部分。神经纤维随着血管进入，半月板的前角和后角是富含神经和血管的部位[2]。

半月板的内侧1/3无血管支配，称为"白区"，而半月板外周富含血管区称为"红区"。血管的数量与半月板愈合能力

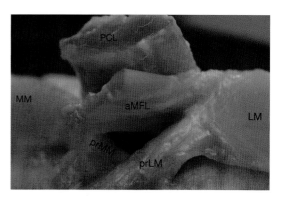

图2.13　左侧膝关节尸体标本。放大后观察膝关节后侧的结构，从前面观察。MM：内侧半月板；LM：外侧半月板；PCL：后交叉韧带；prMM：内侧半月板后根；prLM：外侧半月板后根；aMFL：前半月板股骨韧带

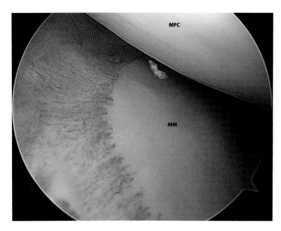

图2.14 通过膝中动脉供应半月板滑膜血管网。关节镜下观察滑膜血管供应到内侧半月板边缘（MM）、股骨内侧髁（MFC）

有直接的关系[1]。人们将来有必要研究如何通过保存或恢复半月板的血供来提高半月板的自我修复和愈合能力。

参考文献

[1] Arnoczky SP, Warren RF (1982) Microvasculature of the human meniscus. Am J Sports Med 10(2):90–95

[2] Benedetto KP, Glötzer W, Künzel KH, Gaber O (1985) The vascularization of the menisci. Morphological basis for the repair. Acta Anat (Basel) 124(1–2):88–92

[3] Bozkurt M, Elhan A, Tekdemir I, Tönük E (2004) An anatomical study of the meniscofibular ligament. Knee surg sports traumatol arthrosc 12(5): 429–433

[4] Clark CR, Ogden JA (1983) Development of the menisci of the human knee joint. Morphological changes and their potential role in childhood meniscal injury. J Bone Joint Surg Am 65(4):538–547

[5] Covey DC (2001) Injuries of the posterolateral corner of the knee. J bone joint surg Am 83-A(1):106–118

[6] Fenn S, Datir A, Saifuddin A (2009) Synovial recesses of the knee: MR imaging review of anatomical and pathological features. Skeletal Radiol 38(4):317–328

[7] Feucht MJ, Salzmann GM, Bode G, Pestka JM, Kühle J, Südkamp NP, Niemeyer P (2014) Posterior root tears of the lateral meniscus, *Knee surgery, sports traumatology, arthroscopy : official journal of the ESSKA*

[8] Gupte CM, Bull AMJ, Atkinson HD, Thomas RD, Strachan RK, Amis AA (2006) Arthroscopic appearances of the meniscofemoral ligaments: introducing the "meniscal tug test". Knee surg sports traumatol arthrosc 14(12):1259–1265

[9] Herwig J, Egner E, Buddecke E (1984) Chemical changes of human knee joint menisci in various stages of degeneration. Ann Rheum Dis 43(4):635–640

[10] Ingman AM, Ghosh P, Taylor TK (1974) Variation of collagenous and non-collagenous proteins of human knee joint menisci with age and degeneration. Gerontologia 20(4):212–223

[11] Johannsen AM, Civitarese DM, Padalecki JR, Goldsmith MT, Wijdicks CA, LaPrade RF (2012) Qualitative and quantitative anatomic analysis of the posterior root attachments of the medial and lateral menisci. Am J Sports Med 40(10):2342–2347

[12] LaPrade CM, Ellman MB, Rasmussen MT, James EW, Wijdicks CA, Engebretsen L, LaPrade RF (2014) Anatomy of the anterior root attachments of the medial and lateral menisci: a quantitative analysis. Am J Sports Med 42(10):2386–2392

[13] Lougher L, Southgate CR, Holt MD (2003) Coronary ligament rupture as a cause of medial knee pain. Arthroscopy 19(10):e157–e158

[14] Masouros SD, McDermott ID, Amis AA, Bull AM (2008) Biomechanics of the meniscus-meniscal ligament construct of the knee. Knee surg sports traumatol arthrosc 16(12):1121–1132

[15] Siebold R, Schuhmacher P, Fernandez F, Śmigielski R, Fink C, Brehmer A, Kirsch J (2015) Flat midsubstance of the anterior cruciate ligament with tibial "C"-shaped insertion site. Knee surg sports traumatol arthrosc 23(11):3136–3142

[16] Stärke C, Kopf S, Gröbel KH, Becker R (2010) The effect of a nonanatomic repair of the meniscal horn attachment on meniscal tension: a biomechanical study. Arthroscopy 26(3):358–365

[17] Śmigielski R, Becker R, Zdanowicz U, Ciszek B (2015) Medial meniscus anatomy-from basic science to treatment. Knee surg sports traumatol arthrosc 23(1):8–14

[18] Van Thiel GS, Verma N, Yanke A, Basu S, Farr J, Cole B (2009) Meniscal allograft size can be predicted by height, weight, and gender. Arthroscopy 25(7):722–727

[19] Wan ACT, Felle PK (1995) The menisco-femoral ligaments. Clin Anat 8(5):323–326

[20] Wymenga AB, Kats JJ, Kooloos J, Hillen B (2006) Surgical anatomy of the medial collateral ligament and the posteromedial capsule of the knee. Knee surg sports traumatol arthrosc 14(3):229–234

[21] You MW, Park JS, Park SY, Jin W, Ryu KN (1987) Posterior root of lateral meniscus: the detailed anatomic description on 3T MRI. Acta radiol 55(3):359–365

[22] Zivanović S (1974) Menisco-meniscal ligaments of the human knee joint. Anat Anz 135(1–2):35–42

第3章 半月板组织的超微结构和生理学

3

Hélder Pereira, Ibrahim Fatih Cengiz, Joana Silva-Correia, Maggali Cucciarini, Pablo E. Gelber, Joao Espregueira-Mendes, Joaquim Miguel Oliveira, Rui Luís Reis

目录

3.1 前言

半月板是由两个半月形的楔状纤维软骨组织构成的（图3.1），在膝关节保持稳定和发挥功能方面起着非常重要的作用[31]。但在过去，人们认为半月板与膝关节的关节功能、软骨营养和稳定性方面的关系不大[43]。因此，必须承认，人们在近几年

H. Pereira , MD (✉)
Orthopedic Department , Centro Hospitalar Póvoa de Varzim - Vila do Conde , Vila do Conde , Portugal
3B's Research Group – Biomaterials, Biodegradables and Biomimetics , Univ. Minho, Headquarters of the European Institute of Excellence on Tissue Engineering and Regenerative Medicine ,
Avepark – Parque de Ciência e Tecnologia, Zona Industrial da Gandra , 4805-017 Guimarães, Portugal
ICVS/3B's – PT Government Associated Laboratory , Braga, Portugal
Ripoll y De Prado Sports Clinic FIFA Medical Centre of Excellence , Murcia-Madrid , Spain
e-mail: helderduartepereira@gmail.com
I. F. Cengiz • J. Silva-Correia • J. M. Oliveira • R. L. Reis
3B's Research Group – Biomaterials, Biodegradables and Biomimetics , Univ. Minho, Headquarters of the European Institute of Excellence on Tissue Engineering and Regenerative Medicine ,
Avepark – Parque de Ciência e Tecnologia, Zona Industrial da Gandra , 4805-017 Guimarães, Portugal
ICVS/3B's – PT Government Associated Laboratory , Braga, Portugal

M. Cucciarini
Center of Experimental Orthopaedics , Saarland University Medical Center , Homburg , Germany
P. E. Gelber
Department of Orthopaedic Surgery , Hospital de la Santa Creu i Sant Pau , Barcelona , Spain
ICATME– Hospital Universitari Quirón Dexeus , Barcelona , Spain
J. Espregueira-Mendes
3B's Research Group – Biomaterials, Biodegradables and Biomimetics , Univ. Minho, Headquarters of the European Institute of Excellence on Tissue Engineering and Regenerative Medicine ,
Avepark – Parque de Ciência e Tecnologia, Zona Industrial da Gandra , 4805-017 Guimarães, Portugal
ICVS/3B's – PT Government Associated Laboratory , Braga, Portugal
Clínica do Dragão , Espregueira-Mendes Sports Centre – FIFA Medical Centre of Excellence ,
Porto, Portugal

© ESSKA 2016 23
C. Hulet et al. (eds.), *Surgery of the Meniscus*, DOI 10.1007/978-3-662-49188-1_3

认识发生了很多变化，提出了保留半月板的重要性[49]。

简而言之，半月板主要由胶原纤维交织形成的网格（主要是I型胶原）组成，软骨细胞和蛋白聚糖、糖蛋白组成的细胞外基质（ECM）位于网格中（图3.2）[41]。内、外侧半月板位于股骨内、外侧髁间对应的胫骨平台中。半月板部分或全部丧失后将对关节功能产生很大影响，尤其是对关节的长期影响更加显著[16]。

针对半月板的认识已经发生了翻天覆地的改变，半月板损伤的治疗方法从切除半月板到现在的"尽可能保留半月板或替代半月板"[49]，从以前的开放性手术到现在的关节镜手术[16]。由于半月板具有维持膝关节稳定、长久保护膝关节的功能，所以人们一直在探讨如何能有效地保留半月板。

了解半月板组织的生物学特性是临床难题之一。然而，过去几年随着技术的迅速发展，人们已发现半月板的细胞分布不同[48]，并且存在阶段性变化，比如细胞类型、细胞密度、半月板的超微结构、细胞外基质和生物力学性能等均有不同[38]。

围绕半月板的基础科学研究对临床治疗有至关重要的关联性。解剖学、生物学和生物力学研究的方法，不能停留在静态的观察上。这些研究对将来的半月板治疗、半月板组织工程学研究和再生医学的发展有很大的推动作用[40]。本章旨在总结近期的基础科学知识，帮助临床医生和研究人员进一步了解半月板。

3.2 半月板的解剖和生物力学概述

20世纪80年代，人们研究最多的是半月板荷载传导机制，如果全部切除半月板，在膝关节完全伸直时接触面积将减少

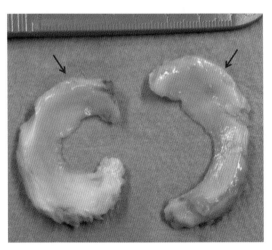

图3.1 内侧半月板（红色箭头）和外侧半月板（蓝色箭头）

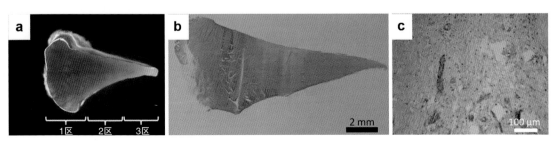

图3.2 人半月板立体显微镜下图像。可观察到致密的胶原纤维（a）、HE染色组织学的显微图像（b）和半月板血管区（1区）的HE染色组织学的显微图像（2800μm×2100μm）（c）

$1/3 \sim 1/2^{[27]}$。膝关节的生物力学特征是理解半月板组织功能特性的基础[28-44]。根据沃克（Walker）的研究报道，外侧半月板传导大部分是外侧间室受到的应力，而内侧间室应力则通过裸露的软骨和相对应的内侧半月板传递[51]。

体外试验说明50%～70%的负荷传递是通过对应的外侧间室和内侧间室完成的[6]。研究结果显示，半月板在应力传递中发挥主要作用，也明确了一旦切除半月板后会带来很严重的不良后果。切除半月板后不仅会影响关节面，也会影响软骨下骨、胫骨近端的骨小梁和骨皮质[16,17]。

半月板与胫骨附着部位结合并不紧密，在关节运动过程中，膝关节发生前后移动，半月板也随之发生移动。由于解剖特点（内侧半月板紧贴在内侧关节囊上），内侧半月板活动度变小。在稳定的膝关节中，有中央枢轴韧带的保护，内侧半月板作为次级稳定结构，发挥着较小的阻止胫骨向前移动的作用[31]。在内侧半月板和胫骨平台同股骨后髁接触前，前交叉韧带（主要稳定结构）阻止膝关节向前脱位[29]。在ACL损伤的膝关节中，半月板通常容易发生损伤[4,31]。半月板的出现增加了关节的完整性，特别是在外侧胫股关节间室，胫骨外侧平台比内侧平台更加凸起[29,31]，因此，外侧半月板比内侧半月板具有更高的适配性，有助于增加关节接触面积。

内侧半月板的外形为新月形，而外侧半月板呈对称的"C"形（图3.1）。此外，内侧半月板附着点更加灵活，并有一定的变异。外侧半月板前角和后角附着部位靠近，大体上很少有变化[8,52,53]。这些差异对半月板的修复或移植手术有很好的参考价值。

关节运动过程中，半月板也有降低摩擦的作用。在外部力量的作用下，半月板的显微几何结构和超微结构以及解剖附着位点发挥重要的作用（图3.3）。半月板的浅层胶原纤维束随机排列，类似于透明软骨结构[5]。

半月板中央有两种典型的排列不同的胶原纤维，如放射状纤维束排列于最内侧的1/3部位，而环形纤维束排列于最外侧的2/3部位[5]。这样，最内侧的1/3部位放射状纤维束承担应力，而外侧的2/3部位环形纤维束承担向外侧的应力。第3种纤维称为"领结纤维"，这些辐射状排列的胶原纤维存在于半月板组织内，它们的功能是阻止胶原纤维束纵向劈裂[9]。内侧半月板和外侧半月板前角由前半月板间韧带即半月板膝横韧带连接在一起。在60%的人群中发现有该韧带，它的真正意义目前仍不清楚[26]。

有两条板股韧带连接外侧半月板后角[23]，它们附着在股骨内侧髁的外侧面：Humphrey韧带（大约74%的人群中出现）位于后交叉韧带的前方；Wrisberg韧带（大约69%的人群中出现）位于后交叉韧带的后方。

人们对这两条韧带的功能与关节的相关性已进行了很多研究，在负重情况下膝关节屈曲90°时这两条韧带提供了28%的阻止关节后移的应力，如果后交叉韧带缺如，它提供70.1%应力[22]。前外侧韧带因为走向远端，与外侧半月板也有相互影响。然而，在半月板完整或者损伤的情况下，

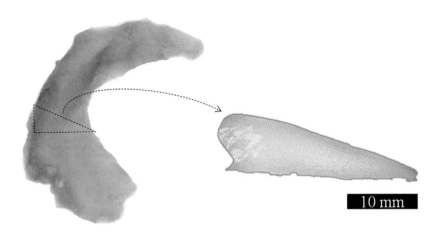

图3.3   显微CT设备获得新鲜的人内侧半月板的超微X线图像

这两条韧带的作用仍不清楚[50]。

3.3   半月板的超微结构，细胞和细胞外基质

半月板在湿重下含水量极高（72%），剩下的28%由有机物，主要由细胞外基质和细胞组成[30]。有机物主要是胶原纤维（75%），其次是糖胺聚糖（GAGs）（17%）、DNA（2%）、氨聚糖蛋白（<1%）、黏蛋白和弹性蛋白（<1%）[24,30]。这些成分随着年龄的增长、半月板损伤或病理条件改变而发生不同的变化[45]。

胶原是半月板的关键组成部分。不同部位和不同区域的半月板，胶原纤维的成分和数量也不尽相同[2,14]。在1区（红-红区），Ⅰ型胶原纤维占主导地位（80%干重），而其他的胶原纤维（比如Ⅱ、Ⅲ、Ⅳ、Ⅵ和ⅩⅧ）也有，含量极少（小于1%）。在3区（白-白区）[2]，胶原纤维占70%的干重。在3区，60%是Ⅱ型胶原纤维，40%是Ⅰ型胶原纤维[14]。除了胶原纤维，另一种是弹性蛋白纤维成分。在成人半月板中，有非常少的成熟和不成熟的弹性纤维成分（<0.6%）[20]。半月板弹性蛋白的临床意义是人们现在研究的焦点[30]。

细胞外基质的另一个相关部分是"多糖"，这些分子有一个核心蛋白，被糖胺聚糖（GAGs）"装饰"。在人体正常半月板组织中发现的主要类型是硫酸软骨素-6（60%）、硫酸皮肤素（20%~30%）、硫酸软骨素-4（10%~20%）和角蛋白硫酸盐（15%）[24]。

蛋白多糖是半月板组织内最重要的"大糖"分子，而二聚糖和核心蛋白聚糖的主要代表是"小蛋白多糖"[42]。蛋白多糖的功能是允许半月板吸收水分，水分有助于半月板发挥生物力学功能，以抵抗来自身体的压缩应力[30]。半月板内侧2/3有较高比例的蛋白聚糖，而外侧只有1/3[42]。细胞外基质也包括黏附的糖蛋白，这是基质和细胞连接不可缺少的成分。纤维连接蛋白，血小板和Ⅵ型胶原是人体半月板的主要黏附糖蛋白成分[34]。

关于半月板的超微结构，显微CT（Micro-CT）分析表明（图3.4），外侧半月板和内侧半月板的平均孔隙率分别为55.5%±17.5%和64.7%±8.7%[38]。此外，平均关联度分别是26.3%±8.4%和31.7%±13.1%。平均壁厚外侧半月板是143.4（114.4～172.5）μm，内侧半月板是139.2（110.6～167.9）μm；而外侧半月板平均孔径为152.6（113.2～192.1）μm，内侧半月板平均孔径为189（164.3～213.8）μm[38]。

关于半月板的细胞分型和命名（如成纤维细胞、纤维细胞、半月板纤维软骨细胞和软骨细胞），文献中仍有一些争议[36]。考虑到形状分类和细胞外基质区域，在20世纪80年代初文献已经报道了不同类型的细胞：软骨细胞、成纤维细胞、在纤维细胞和软骨细胞之间的中间细胞、肥大细胞、退化和坏死细胞[19,32]。最近，文献又报道了4种半月板细胞类型[48]：①纤维软骨细胞；②成纤维细胞样细胞；③浅表层细胞；④纤维软骨细胞和成纤维细胞样细胞之间的中间形态的细胞（图3.5）。纤维软骨细胞的形态呈圆形或椭圆形[11]，它们产生Ⅰ型胶原纤维。成纤维细胞样细胞的形态呈扁平形或者纺锤形，有很多细长的细胞质突起。这些突起连接其他细胞和细胞外基质，发挥信息互通作用。成纤维细胞样细胞主要合成Ⅱ型胶原纤维，通常在半月板1区出现。

半月板表层细胞通常呈扁平形，缺少细胞质突起[48]。围绕这些细胞周围的细胞外基质主要是Ⅰ型胶原纤维，还有少量的糖蛋白和Ⅲ型及Ⅴ型胶原纤维[33]。半月板内层细胞呈圆形，细胞周围细胞外基质主要是Ⅱ型胶原纤维和比较小的但相对数量多的Ⅰ型胶原纤维。在1区细胞内有高含量的GAGs。半月板内侧含有大量的Ⅱ胶原纤维和糖蛋白，几乎接近于透明关节软骨组织的含量。基于这些特点，人们把这些细胞命名为纤维软骨细胞或者关节软骨样细胞[48]。第3种细胞在半月板最表面，细胞形态不一：呈扁平形、纺锤形或缺乏细胞外突起。推测这些细胞为多能性细胞，具有更多的再生能力[46]。

总之，半月板细胞之间的细胞间基质（CAM）的合成有3种类型：第一种合成的CAM由大量的Ⅰ型、Ⅱ型胶原纤维和含量低的蛋白聚糖组成[48]。第二种合成的CAM含有大量的Ⅰ型胶原纤维、少量的Ⅱ型胶原纤维和大量的蛋白多糖。它们被称为$CD44^+$、$CD105^+$、$CD34^-$、$CD31^{-[48]}$。第3种合成是$CD34^+$细胞（干细胞标记物），但不会产生CAM[48]。

用荧光激活细胞分析（FACS）人的半月板细胞，发现97%表达CD44、CD73、CD90和CD105，少量表达CD31和CD34（分别为2.3%±0.8%和3.2%±1%），CD45（造血干细胞标志物）是一个百分比更小（0.2%±0.1%）的细胞识别。然而，这少数的$CD45^+$造血细胞在干细胞向软骨分化过程中发挥更大的作用[1]。

与少血管区相比，血管丰富区域的半月板区（1区）含有更多的干细胞，这种细胞发挥修复半月板的作用[37]。在实验条件下，位于半月板外侧的1区细胞似乎比位于半月板内侧的细胞（2区和3区）迁移更快，表现出较低的黏附强度[21]。

关于半月板的黏弹性，在遇到高强度

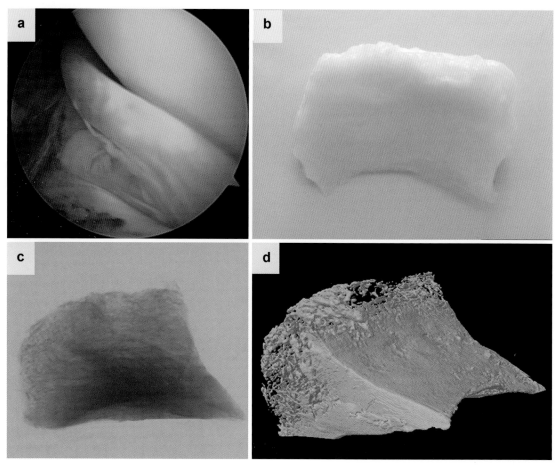

图3.4　关节镜下内侧半月板部分桶柄状撕裂的形态（a）；切除的半月板碎片（b）；冻干内侧半月板与显微CT设备获得的部分半月板的X线图像（c）；部分半月板的三维CT重建图像（d）

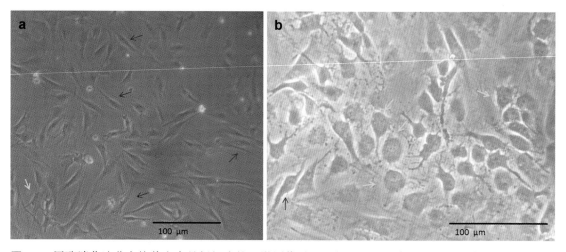

图3.5　用酶消化法分离培养人半月板细胞的显微图像（a、b），可以观察到圆形（黄色箭头）和梭形（红色箭头）半月板细胞

负荷的作用下，半月板组织具有类似橡胶一样的弹性和较低的黏性耗散。这样的属性有赖于ECM成分。胶原蛋白在黏弹性性能中起着次要的作用。然而，GAG含量与半月板黏弹性有重要的直接的关系，而与水分的含量有反向关系。

不同部位的半月板的黏弹性也有不同的变化[10]，动物的半月板组织被糖胺聚糖覆盖，形状和细胞密度也与人类不同[25]。

最近，从新鲜的人半月板样本的研究中得出结论，内侧半月板比外侧半月板具有更高的存储模量（E）和损耗因子（tan δ）[38]。此外，半月板后部和中间部位比前部有更强的硬度（更高的E）。无论是外侧半月板还是内侧半月板前段都具有很高的tan δ，表明它们更倾向于消耗机械能[38]。

在对人类半月板细胞进行的2D研究中，人类半月板区域和阶段2D细胞存在显著差异[38]。按照区域分析，在富含血管区域（高密度）和血管缺乏区域之间，2D细胞有很大不同；半月板的前角比其他部位具有较高的阻尼性能；另一方面，前角部位的2D细胞比其他部位相对要少[38]。

最近，人们对人类外侧半月板细胞密度的三维有限元分析研究得出结论，血管区3D细胞密度与缺血区细胞密度进行比较，分别是27 199细胞/mm³和12 820细胞/mm³[12]。这项研究也证实了外侧半月板的细胞密度显著高于前角。

这些最新研究表明，通过半月板2D和3D分析，半月板前角部位的细胞密度明显比其他部位高[12,38]。按照这种方式分析，人们得出这样的结论：阻尼性能较高的前角

部位可能与细胞密度含量高有关系。

3.4 半月板的血管和神经支配

内侧和外侧膝下动脉和膝关节中间动脉为半月板提供血液供应，成年人的半月板体部的血供比外周少，内侧半月板的血供10%～30%，外侧为10%～25%。丰富的血管丛放射状分布于外周前角、后角以及半月板附着部位，间断性进入到半月板内[7]，在腘肌腱周围无血管区分布[3]。根据血管分布不同，半月板可分为3个部位：红-红区、红-白区和白-白区。然而，膝关节外科学术委员会（ISAKOS）的分类方法更准确，越来越多的人采用ISAKOS分类方法进行分类（图3.6）[2]。

半月板外周组织具有丰富的神经。大多数神经沿着血管网进入半月板组织内，

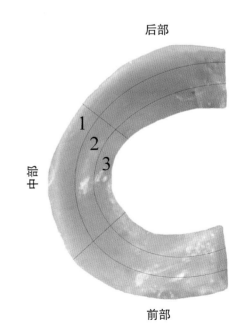

图3.6 根据膝关节外科学术委员会分类，外侧半月板分为3个不同区域

而较小的神经和轴突呈放射状，以扭曲方式、单轴突方式穿过半月板外周组织。丰富的神经支配位于半月板外周区域的细胞外基质，半月板前角和后角都有各种神经的分布。然而，半月板内侧缘组织内没有神经纤维[7]。

关于人类半月板的血管和神经供应方面的研究有重要的临床意义。长期以来，半月板的血供与半月板的组织愈合能力有关。然而，也有一些缺乏血液供应的部位得到了愈合的报道[4]。在人类胎儿期，半月板的血液供应更为广泛，血管的分布达到胎儿内部的1/3。半月板有一个显著的特点是神经分布与血管分布相似，这些功能在成长过程中逐渐退化。

3.5 从半月板生物学到修复和移植

组织工程学（TE）的发展将会改变临床医学，它将生命科学和组织工程学相结合，以达到修复或提高组织的功能[39,40]。TE在再生医学领域占据重要地位，它涉及细胞和基因治疗等领域[39,40]。TE的目的是通过使用3个主要组件再生受损组织（图3.7）：1代表了组织工程支架，2代表细胞，3代表生长因子、生物活性因子和/或机械刺激。

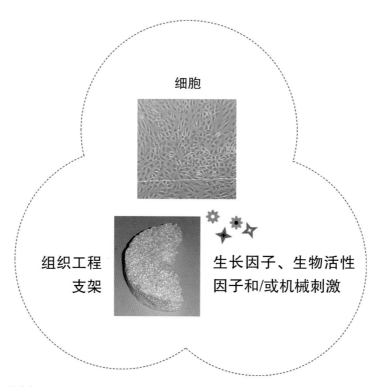

图3.7 1.组织工程支架；2.细胞；3.生长因子、生物活性因子和/或机械刺激

这一领域所要探讨的是组织生物学、组织结构学和组织超微结构。一些组织工程产品，即结合支架材料和种子细胞仍有待于改进，但目前这些产品已经改变了临床治疗，也为未来的治疗带来新的选择[39]。脱细胞支架明显迈出了重要的一步[18,35,47,54]，未来可能包括结合细胞和/或生长因子[39,40]或基因治疗支架[15]。

半月板特异性细胞植入的发展非常缓慢[13]。这种植入物的构建是在患者磁共振成像的基础上，克服了目前对脱细胞支架和异体半月板移植的限制（图3.8）。在不久的将来，整体和部分体外构建的模仿自然组织特征和生物性能的半月板移植将成为一种可行的治疗方式。

然而，只有深入了解半月板特有的组织生物学、超微结构和功能，我们才能在体外构建一个完美的半月板组织。

总结

对半月板结构、生物学和生物力学性能的深入研究正在兴起。这些知识在生物结构治疗方案的发展中起着决定性作用，而生物结构的完全修复/再生对于膝关节的长期生理功能至关重要。生物学是探索未来有效治疗方法或者再生医学的一个跳板。

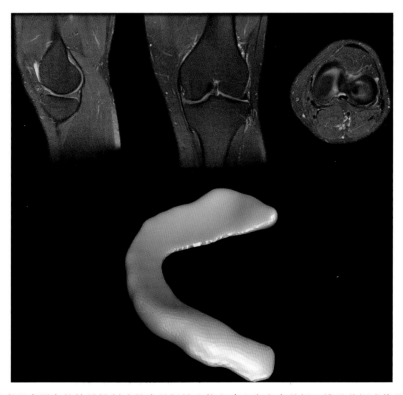

图3.8　基于患者丝素蛋白的特异性制造的半月板植入物和建立在人半月板三维磁共振成像基础上的分析

参考文献

[1] Ahmed N, Vogel B, Rohde E, Strunk D, Grifka J, Schulz MB, Grassel S (2006) CD45-positive cells of haematopoietic origin enhance chondrogenic marker gene expression in rat marrow stromal cells. Int J Mol Med 18(2):233–240

[2] Anderson AF, Irrgang JJ, Dunn W, Beaufils P, Cohen M, Cole BJ, Coolican M, Ferretti M, Glenn RE Jr, Johnson R, Neyret P, Ochi M, Panarella L, Siebold R, Spindler KP, Ait Si Selmi T, Verdonk P, Verdonk R, Yasuda K, Kowalchuk DA (2011) Interobserver reliability of the International Society of Arthroscopy, Knee Surgery and Orthopaedic Sports Medicine (ISAKOS) classification of meniscal tears. Am J Sports Med 39(5):926–932. doi:10.1177/0363546511400533

[3] Arnoczky SP, Warren RF (1982) Microvasculature of the human meniscus. Am J Sports Med 10(2):90–95

[4] Beaufils P, Englund M, Järvinen TLN, Pereira H, Pujol N (2014) How to share guidelines in daily practice on meniscus repair, degenerate meniscal lesion, and meniscectomy. In: Zaffagnini S, Becker R, Kerkhoffs GMMJ, Espregueira-Mendes J, van Dijk CN (eds) ESSKA instructional course lecture book Amsterdam 2014. Springer, Berlin, pp 97–112

[5] Beaupre A, Choukroun R, Guidouin R, Garneau R, Gerardin H, Cardou A (1986) Knee menisci. Correlation between microstructure and biomechanics. Clin Orthop Relat Res 208:72–75

[6] Bourne RB, Finlay JB, Papadopoulos P, Andreae P (1984) The effect of medial meniscectomy on strain distribution in the proximal part of the tibia. J Bone Joint Surg Am 66(9):1431–1437

[7] Brian D, Mackenzie WG, Shim SS, Leung G (1985) The vascular and nerve supply of the human meniscus. Arthroscopy 1(1):58–62

[8] Brody JM, Hulstyn MJ, Fleming BC, Tung GA (2007) The meniscal roots: gross anatomic correlation with 3-T MRI findings. AJR Am J Roentgenol 188(5):W446–W450. doi:10.2214/AJR.06.0509

[9] Bullough PG, Munuera L, Murphy J, Weinstein AM (1970) The strength of the menisci of the knee as it relates to their fine structure. J Bone Joint Surg 52(3):564–567

[10] Bursac P, Arnoczky S, York A (2009) Dynamic compressive behavior of human meniscus correlates with its extra-cellular matrix composition. Biorheology 46(3):227–237. doi:10.3233/BIR-2009-0537

[11] McDevitt CA, Webber RJ (1990) The ultrastructure and biochemistry of meniscal cartilage. Clin Orthop Relat Res 252:8–18

[12] Cengiz IF, Pereira H, Pego JM, Sousa N, Espregueira-Mendes J, Oliveira JM, Reis RL (2015a) Segmental and regional quantification of 3D cellular density of human meniscus from osteoarthritic knee. Journal of Tissue Engineering and Regenerative Medicine:Epub ahed of print. doi:10.1002/term.2082

[13] Cengiz IF, Pitikakis M, Parascandolo P, Cesario L, Vosilla L, Viano G, Oliveira JM, Reis RL (2015b) Segmentation of meniscus tissue from medical images for the use of tissue engineering. Paper presented at the CARS, Computer Assisted Radiology and Surgery 29th International Congress and Exhibition, Barcelona

[14] Cheung HS (1987) Distribution of type I, II, III and V in the pepsin solubilized collagens in bovine menisci. Connect Tissue Res 16(4):343–356

[15] Cucchiarini M, Schmidt K, Frisch J, Kohn D, Madry H (2015) Overexpression of TGF-beta via rAAV-Mediated Gene Transfer Promotes the Healing of Human Meniscal Lesions Ex Vivo on Explanted Menisci. Am J Sports Med 43(5):1197–1205. doi:10.1177/0363546514567063

[16] Fayard JM, Pereira H, Servien E, Lustig S, Neyret P (2010) Meniscectomy global results-complications. The Meniscus. Springer, Berlin/Heidelberg. doi:10.1007/978-3-642-02450-4

[17] Fukubayashi T, Kurosawa H (1980) The contact area and pressure distribution pattern of the knee. A study of normal and osteoarthrotic knee joints. Acta Orthop Scand 51(6):871–879

[18] Gelber PE, Isart A, Erquicia JI, Pelfort X, Tey-Pons M, Monllau JC (2015) Partial meniscus substitution with a polyurethane scaffold does not improve outcome after an open-wedge high tibial osteotomy. Knee Surg Sports Traumatol Arthrosc 23(1):334–339. doi:10.1007/s00167-014-3206-z

[19] Ghadially FN, Thomas I, Yong N, Lalonde JM (1978) Ultrastructure of rabbit semilunar cartilages. J Anat 125(Pt 3):499–517

[20] Ghosh P, Taylor TK (1987) The knee joint meniscus. A fibrocartilage of some distinction. Clin Orthop Relat Res 224:52–63

[21] Gunja NJ, Dujari D, Chen A, Luengo A, Fong JV, Hung CT (2012) Migration responses of outer and inner meniscus cells to applied direct current electric fields. J Orthop Res 30(1):103–111. doi:10.1002/jor.21489

[22] Gupte CM, Bull AM, Thomas RD, Amis AA (2003) The meniscofemoral ligaments: secondary restraints to the posterior drawer. Analysis of anteroposterior and rotary laxity in the intact and posterior-cruciate-deficient knee. J Bone Joint Surg 85(5):765–773

[23] Gupte CM, Smith A, McDermott ID, Bull AM, Thomas RD, Amis AA (2002) Meniscofemoral ligaments revisited. Anatomical study, age correlation and clinical implications. J Bone Joint Surg 84(6):846–851

[24] Herwig J, Egner E, Buddecke E (1984) Chemical changes of human knee joint menisci in various stages of degeneration. Ann Rheum Dis 43(4):635–640

[25] Killian ML, Lepinski NM, Haut RC, Haut Donahue TL (2010) Regional and zonal histo-morphological characteristics of the lapine menisci. Anat Rec (Hoboken) 293(12):1991–2000. doi:10.1002/ar.21296

[26] Kohn D, Moreno B (1995) Meniscus insertion anatomy as a basis for meniscus replacement: a morphological cadaveric study. Arthroscopy 11(1):96–103

[27] Kurosawa H, Fukubayashi T, Nakajima H (1980) Load-bearing mode of the knee joint: physical behavior of the knee joint with or without menisci. Clin Orthop Relat Res 149:283–290

[28] Lai JH, Levenston ME (2010) Meniscus and cartilage

exhibit distinct intra-tissue strain distributions under unconfined compression. Osteoarthritis Cartilage 18(10):1291–1299, http://dx.doi.org/10.1016/j. joca.2010.05.020

[29] Levy IM, Torzilli PA, Warren RF (1982) The effect of medial meniscectomy on anterior-posterior motion of the knee. J Bone Joint Surg Am 64(6):883–888

[30] Makris EA, Hadidi P, Athanasiou KA (2011) The knee meniscus: structure-function, pathophysiology, current repair techniques, and prospects for regeneration. Biomaterials 32(30):7411–7431. doi:10.1016/j.biomaterials.2011.06.037

[31] McDermott ID, Masouros SD, Amis AA (2008) Biomechanics of the menisci of the knee. Curr Orthop 22:193–201

[32] McDevitt CA, Webber RJ (1992) The ultrastructure and biochemistry of meniscal cartilage. Clin Orthop Relat Res 252:8–18

[33] Melrose J, Smith S, Cake M, Read R, Whitelock J (2005) Comparative spatial and temporal localisation of perlecan, aggrecan and type I, II and IV collagen in the ovine meniscus: an ageing study. Histochem Cell Biol 124(3-4):225–235. doi: 10. 1007/ s00418-005-0005-0

[34] Miller RR, McDevitt CA (1991) Thrombospondin in ligament, meniscus and intervertebral disc. Biochim Biophys Acta 1115(1):85–88

[35] Monllau JC, Gelber PE, Abat F, Pelfort X, Abad R, Hinarejos P, Tey M (2011) Outcome after partial medial meniscus substitution with the collagen meniscal implant at a minimum of 10 years' follow-up. Arthroscopy 27(7):933–943. doi:10.1016/j. arthro.2011.02.018

[36] Nakata K, Shino K, Hamada M, Mae T, Miyama T, Shinjo H, Horibe S, Tada K, Ochi T, Yoshikawa H (2001) Human meniscus cell: characterization of the primary culture and use for tissue engineering. Clin Orthop Relat Res 391(Suppl):S208–S218

[37] Osawa A, Harner CD, Gharaibeh B, Matsumoto T, Mifune Y, Kopf S, Ingham SJ, Schreiber V, Usas A, Huard J (2013) The use of blood vessel-derived stem cells for meniscal regeneration and repair. Med Sci Sports Exerc 45(5):813–823. doi:10.1249/MSS.0b013e31827d1e06

[38] Pereira H, Caridade SG, Frias AM, Silva-Correia J, Pereira DR, Cengiz IF, Mano JF, Oliveira JM, Espregueira-Mendes J, Reis RL (2014) Biomechanical and cellular segmental characterization of human meniscus: building the basis for Tissue Engineering therapies. Osteoarthritis Cartilage 22(9):1271–1281. doi:10.1016/j.joca.2014.07.001

[39] Pereira H, Frias AM, Oliveira JM, Espregueira-Mendes J, Reis RL (2011) Tissue engineering and regenerative medicine strategies in meniscus lesions. Arthroscopy 27(12):1706–1719. doi:10.1016/j. arthro.2011.08.283

[40] Pereira H, Silva-Correia J, Oliveira JM, Reis RL, Espregueira-Mendes J (2013) Future Trends in the Treatment of Meniscus Lesions: From Repair to Regeneration. In: Verdonk R, Espregueira-Mendes J, Monllau JC (eds) Meniscal transplantation. Springer, Heidelberg/New York/Dordrecht/London, pp 103–114

[41] Pereira H, Silva-Correia J, Oliveira JM, Reis RL, Espregueira-Mendes J (2013) The Meniscus: Basic Science. In: Verdonk R, Espregueira-Mendes J, Monllau JC (eds) Meniscal transplantation. Springer, Heidelberg/New York/Dordrecht/London, pp 7–14

[42] Scott PG, Nakano T, Dodd CM (1997) Isolation and characterization of small proteoglycans from different zones of the porcine knee meniscus. Biochim Biophys Acta 1336(2):254–262

[43] Smillie IS (1972) Injuries of the knee joint, 4th edn. Churchill Livingstone, Edinburgh

[44] Smith CD, Masouros S, Hill AM, Wallace AL, Amis AA, Bull AMJ (2008) Mechanical testing of intra-articular tissues. Relating experiments to physiological function. Curr Orthop 22:341–348

[45] Sweigart MA, Athanasiou KA (2001) Toward tissue engineering of the knee meniscus. Tissue Eng 7(2):111–129. doi:10.1089/107632701300062697

[46] Van der Bracht H, Verdonk R, Verbruggen G, et al. (2007) Cell based meniscus tissue engineering. In: Ashammakhi N, Reis R, Chiellini E (eds) Topics in tissue engineering, Vol. 3. Biomaterials and Tissue Engineering Group (BTE), http://www.oulu.fi/spareparts/ebook_topics_in_t_e_vol3/.

[47] Verdonk P, Beaufils P, Bellemans J, Djian P, Heinrichs EL, Huysse W, Laprell H, Siebold R, Verdonk R (2012) Successful treatment of painful irreparable partial meniscal defects with a polyurethane scaffold: two-year safety and clinical outcomes. Am J Sports Med 40(4):844–853. doi:10.1177/0363546511433032

[48] Verdonk PC, Forsyth RG, Wang J, Almqvist KF, Verdonk R, Veys EM, Verbruggen G (2005) Characterisation of human knee meniscus cell phenotype. Osteoarthritis Cartilage 13(7):548–560. doi:10.1016/j.joca.2005.01.010, S1063-4584(05)00050-6 [pii]

[49] Verdonk R (2011) The meniscus: past, present and future. Knee Surg Sports Traumatol Arthrosc 19(2):145–146. doi:10.1007/s00167-010-1333-8

[50] Vincent JP, Magnussen RA, Gezmez F, Uguen A, Jacobi M, Weppe F, Al-Saati MF, Lustig S, Demey G, Servien E, Neyret P (2012) The anterolateral ligament of the human knee: an anatomic and histologic study. Knee Surg Sports Traumatol Arthrosc 20(1):147–152. doi:10.1007/s00167-011-1580-3

[51] Walker PS, Hajek JV (1972) The load-bearing area in the knee joint. J Biomech 5(6):581–589

[52] Wilmes P, Anagnostakos K, Weth C, Kohn D, Seil R (2008) The reproducibility of radiographic measurement of medial meniscus horn position. Arthroscopy 24(6):660–668. doi:10.1016/j.arthro.2007.12.012

[53] Wilmes P, Pape D, Kohn D, Seil R (2007) The reproducibility of radiographic measurement of lateral meniscus horn position. Arthroscopy 23(10):1079–1086. doi:10.1016/j.arthro.2007.04.006

[54] Zaffagnini S, Marcheggiani Muccioli GM, Lopomo N, Bruni D, Giordano G, Ravazzolo G, Molinari M, Marcacci M (2011) Prospective long-term

outcomes of the medial Collagen Meniscus implant versus partial medial meniscectomy: a minimum 10-year follow-up study. Am J Sports Med 39(5):977–985. doi:10.1177/0363546510391179, 0363546510391179 [pii]

第4章 生理学：生物力学

4

Camilla Halewood, Andrew A.Amis

目录

C. Halewood
The Biomechanics Group, Department of Mechanical
Engineering , Imperial College London ,
London SW7 2AZ , UK
e-mail: c.halewood@imperial.ac.uk
A. A. Amis (✉)
The Biomechanics Group, Department of Mechanical
Engineering , Imperial College London ,
London SW7 2AZ , UK
The Musculoskeletal Surgery Lab, Department of
Surgery and Cancer , Imperial College London ,
London , UK
e-mail: a.amis@imperial.ac.uk

© ESSKA 2016
C. Hulet et al. (eds.), *Surgery of the Meniscus*, DOI 10.1007/978-3-662-49188-1_4

4.1 前言

半月板位于胫股关节内、外侧间室之间，由半月形纤维软骨组成。以前人们曾认为半月板是胚胎残余结构，对人体没有任何意义[3]。现在人们认为在膝关节屈曲时半月板发挥稳定关节、分散应力及保护股骨远端和胫骨近端的关节软骨的作用。这个功能得益于半月板特有的几何结构、半月板的物理构成和半月板与骨组织结合部位的韧带性能。同时，在关节运动过程中半月板起到润滑关节和营养关节软骨的作用[22,33]。但是半月板损伤后的自愈能力有限，一旦得不到有效治疗，关节加速退化，所以未来对损伤半月板的修复和半月板移植是人们研究的重点。

4.2 半月板的形态学

从上表面观察，内、外侧半月板都呈"C"形，内侧半月板较大，更像一个大写的"C"形（图4.1）。放射状切开半月板，它的外形呈楔形。通过半月板周围缘和半月板前角韧带、后角韧带与关节囊相连接，并部分覆盖关节表面（图4.2）。在矢状位，外侧间室比内侧间室更加凸起，半月板也适应这种胫骨和股骨的几何结构（图4.3、图4.4）。

半月板移植手术前，必须准确测定半月板的大小[30]。人们从44具尸体内取出88个内、外侧半月板进行测定，使用数字游标卡尺测定三维大小（图4.5），结果见表4.1。准确测定半月板的大小与半月板移植和体外构建有十分重要的意义[23,41]。

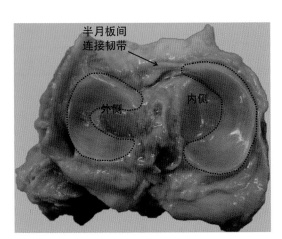

图4.1　从上面观察胫骨平台。尸体捐赠者是一名65岁的女性，患有中度髌股关节（PFJ）骨关节炎（OA）和轻度胫股关节炎（TFJ）

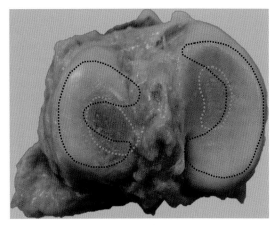

图4.2　本图所示为与图4.1相同的胫骨平台，半月板切除后。观察到半月板轮廓，沿着软骨损伤区域，无半月板内侧和外侧覆盖区域（绿色虚线标记）

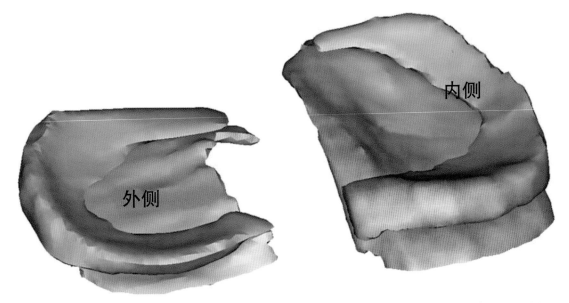

图4.3　半月板的三维重建（粉红色）和胫骨平台关节软骨（灰色）。清晰显示半月板外侧凸起和内侧凹陷的轮廓

4.3　半月板组织的物理特性

半月板组织的超微结构（第3章）中提出，半月板组织的物理特性和几何特性，以及半月板的抗扭力和抗压缩应力由半月板组织内胶原纤维的排列和方向决定[4,37,38]。

4.3.1　半月板的抗扭力特性

有关半月板的抗扭力的研究，文献报道比较少[13,14,26,27,45]。因为半月板的形状和半月板微结构没有统一的标准。为了统一，从半月板组织内取出特殊形状（四边形或者哑铃形）的半月板来研究，这些试

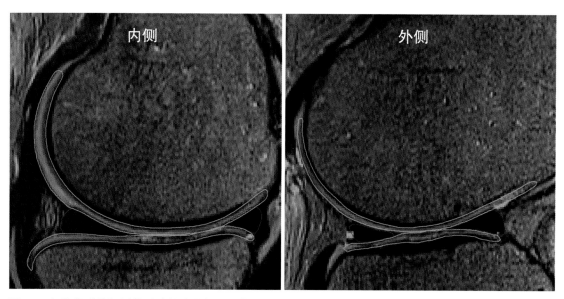

图4.4　矢状位磁共振图像重建的关节软骨轮廓（蓝色和绿色）和半月板（粉红色）

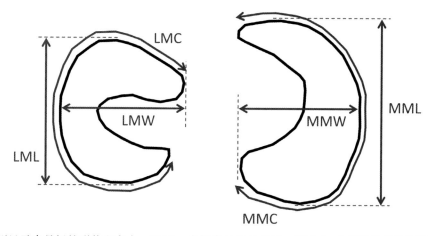

图4.5　左侧显示半月板的形状和大小。MMC：内侧半月板的外径；MMW：内侧半月板的宽度；MML：内侧半月板的长度；LMC：外侧半月板的外径；LMW：外侧半月板的宽度；LML：外侧半月板的长度

表4.1 44具尸体的半月板测定

	平均±SD/mm	最小值/mm	最大值/mm
内侧半月板的外径（MMC）	99.0±9.3	84.0	119.0
内侧半月板的宽度（MMW）	27.4±2.5	23.3	32.7
内侧半月板的长度（MML）	45.7±5.0	30.1	56.1
外侧半月板的外径（LMC）	91.7±9.6	78.0	112.0
外侧半月板的宽度（LMW）	29.3±3.0	24.0	36.3
外侧半月板的长度（LML）	35.7±3.7	29.5	51.2

验标本，沿着半月板底切线或者平行方向按照放射状或者纵行方向切取（图4.6）。试验标本根据来自的不同部位进行标记，水平面方向分为前部、中部和后部。研究结果表明，在微结构不变的情况下，半月板组织的环形纤维比放射状纤维强度大10倍（100MPa比10MPa，表4.2），这就是半月板组织容易纵向撕裂的原因。半月板受到放射状和纵行方向的应力后，出现放射状撕裂相对较少。一旦半月板放射状撕裂，自愈的可能性极低（半月板缝合后，

将撕裂的胶原纤维拉回到原来的部位，如果受到纵行应力后，愈合能力受到影响）；相反，一旦放射状应力作用于半月板，放射状纤维少，很容易出现纵行撕裂，缝合后半月板受到的应力很低，愈合的可能性很高。Lechner等[26]研究显示，半月板的横断面所受到的应力与受到的张力呈相反的效果，厚的半月板含水胶原量比薄的半月板多（表4.2），虽然没有组织学结果证实，但这些研究结论提示半月板后1/3抵抗纵行方向的应力作用较低。

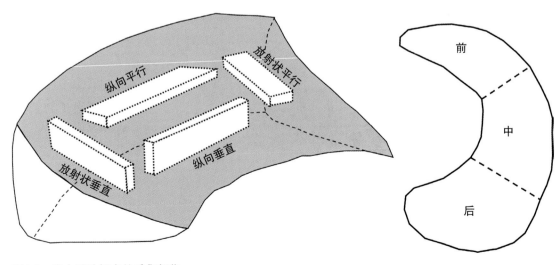

图4.6 张力试验标本的采集部位

4.3.2 半月板的抗压缩特性

人们对人体半月板进行了3种不同的压缩应力试验：极限压缩、有限压缩和破坏压缩[8,21,32,42,44]。通过半月板弹性模量测定，结合这些试验方式获得非线性和半月板黏弹性模量（在压缩应力下物质的弹性 H_A）、平衡模量（当液体流动停止后物质的弹性 E_{eq}）、液体回吸收（液体容易回流组织内 k）和Poisson's率（横向与纵向应力比 V）。文献报道的结果相差很大（表4.3），这可能是试验方式和标本选择不同，但有一点可以肯定，半月板组织受到压应力作用后变形能力有限（不到1MPa）。当膝关节运动时，由于半月板组织发生横向移动以适应骨性几何结构，老年人的半月板组织很容易发生损伤或者断裂，尤其在膝关节极度屈曲时，后内侧半月板极易发生撕裂，它很容易挤进胫骨平台外侧缘，引起半月板的横向变形。

4.4 半月板韧带

研究表明，半月板生物力学功能的发挥受到多种因素的影响，其中之一就是半月板周围韧带，有12条韧带分别附着在内、外侧半月板上。如果要进行异体半月板移植，必须考虑恢复这些韧带结构和功能。如果这些韧带结构无法恢复或者重建，移植的半月板的功能必然会受到一定影响。

4.4.1 半月板胫骨韧带

有两条韧带是连接半月板与胫骨的：冠状韧带和胫骨附着部位韧带。

冠状韧带又名为"裙状"韧带，是半月板外周与胫骨近段关节囊之间的连接结构，文献报道很少，冠状韧带的功能至今不明，推测与维护膝关节的稳定和与半月板在关节腔内的移动有一定关系。

表4.2 人类半月板拉伸性能

标本类型	研究者	标本横截面面积/mm²	拉伸模量	前平均值	中平均值	后平均值
外周	Fithian等	0.4	159	161	159	160
	Tissakht和Ahmed	2.6~6.0	91	77	81	83
	Lechner等	0.5	141	116	108	122
		1.5	105	94	61	86
		3.0	72	43	67	61
	Fischenich等	1.0	170	—	105	138
放射状	Tissakht和Ahmed	1.4~6.0	8	11	13	11

表4.3   人类半月板的抗压缩特性

研究者	试验方法	H_A/MPa	K/（10^{-15}m⁴/Ns）	E_{eq}/MPa
Joshi等[21]	有限压缩	0.23	1.99	
Sweigart等[44]	压痕	0.12	1.78	
Seitx等[42]	有限压缩	0.06	4.24	
Chia和Hull[8]	无限压缩			0.08
Moyer等[32]	压痕			1.59

胫骨附着部位韧带（半月板胫骨韧带）通过4个角将半月板与胫骨平台连接在一起，这些韧带有大量的胶原纤维，呈环形穿过半月板。文献报道，这些韧带的拉出力量有赖于半月板所处的位置（表4.4）。有研究来检查不同固定方法治疗半月板根部撕裂后的修复强度，发现没有一种方法能使其恢复到原有半月板根部附着的强度[12,24]，异体半月板移植时牢固地固定至关重要。

4.4.2   半月板股骨韧带

有两条半月板股骨韧带：位于前方的称为Humphry韧带，位于后方的称为Wrisberg韧带。人们不一定全部都有两条韧带，文献报道两条韧带出现的概率不同[2,17,40]。在膝关节屈曲90°后或者在膝关节极度屈曲时，这两条韧带能发挥限制胫骨向后方移动的作用，同时可限制膝关节过度外旋[16]。

4.4.3   内侧副韧带深层结构

内侧副韧带深层结构起于胫骨，止于股骨，它连接内侧副韧带与内侧半月板外

表4.4   尸体膝关节胫骨附着韧带的最大应力

	平均/N	范围/N	根部试验数量/单位
前外侧（AL）	673	250~1100	23
前内侧（AM）	532	200~824	24
后外侧（PL）	579	300~875	25
后内侧（PM）	596	388~850	19

数据来源于Kopf等[24]和Ellman等[11]。

周缘。虽然文献报道很少，但初步推测与限制内侧半月板过度移动有关。韧带本身具有维持胫骨旋转稳定性和抵抗过度外翻的作用。

4.4.4   半月板间前侧韧带

内、外侧半月板前角之间的韧带称为膝关节横韧带或者前横韧带，连接内、外侧半月板前角（图4.1）。其解剖结构在以前的章节中有所描述[15,34]，具体生物学功能不清。也有研究表明，在1/4的膝关节中，在没有前内侧角或者角很小的情况下[34]，前横韧带是最初连接内侧半月板和胫骨平台的结构。这说明在膝关节外科手术中，比如前交叉韧带重建时，应避免将前横韧带损伤。

4.5　半月板的生物学功能

4.5.1　负荷分散作用

半月板最主要的功能是分散应力负荷，在日常活动中，膝关节受到轴向负荷，关节面承受到很大接触应力。半月板的存在使股骨和胫骨关节面之间的压力分布均匀，增加关节面之间的接触面积，减少接触压力。由于胫骨平台内侧更加凹陷（图4.4），膝关节内侧间室比外侧间室更加平坦。外侧间室扁平，几乎呈凸起（图4.4），在膝关节横切片上显示，外侧间室股骨和胫骨接触面积减少，而承受压力较大（图4.7），关节软骨受到损伤的机会增加（图4.8），提示外侧半月板部分或者全部切除后骨性关节炎的发生率提高[9]。

由于外侧半月板比内侧半月板对关节面的覆盖更大，结合外侧间室与股骨的适配性差，一旦外侧半月板切除后很容易诱发骨性关节炎。但是临床结果不尽相同，也有外侧半月板切除后加速了外侧骨性关节炎发生的报道[19,20,31]，但也有报道称两者结果无差异[5,28,36]。人们根据进行的尸体研究结果认为，切除内、外侧半月板后观察接触面积和压力变化相似[25,35]（图4.9）。即使外侧间室比内侧间室的适配性差，但在膝关节负重情况下，膝关节外展运动时，应力仍都集中在内侧关节面。

4.5.2　稳定关节

半月板位于胫骨和股骨之间，它们在关节运动时有一定的自由移动，发挥稳定

完整内侧半月板　　　　　　　半月板切除术后

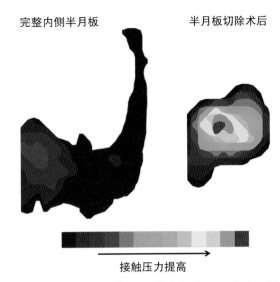

接触压力提高

图4.7　膝关节屈曲0°，轴向加载700N应力，压力敏感膜贴在人尸体膝关节内侧半月板下，使用Tekscan K-SCAN 4000测定半月板切除术后压力分布

关节的效果。尤其是内侧半月板是阻止胫骨向前移动的第二个重要结构[1,43]，内侧半月板也有阻止胫骨旋转和轴移运动的功能[7,39]。

4.5.3　膝关节屈曲时的半月板移动

半月板通过周围韧带和前角、后角附着在胫骨平台上，在膝关节的运动过程（伸直到屈曲160°）中，半月板有一定的移动，移动方向不定，并承受关节之间的应力。很多研究提示，在尸体研究和临床观察中，都是通过MRI来研究在负重状态下半月板的移动情况。

韦迪（Vedi）[46]提出正常膝关节运动中（图4.10），当膝关节屈曲时，内、外侧半月板向后移动，前角移动比后角大，外侧半月板比内侧半月板移动多。内侧半月

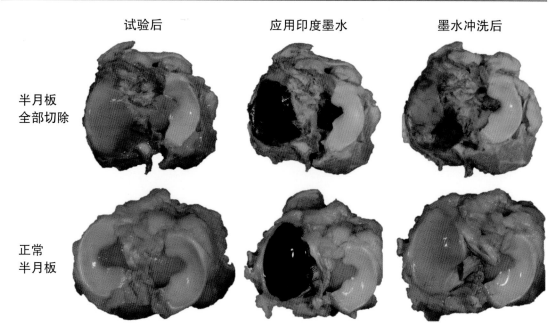

图4.8   照片显示半月板切除术的测定结构。使用羊膝关节模型。保留半月板或者半月板被切除后固定在定制的屈伸试验台上，加500 000次屈曲—伸直负载循环活动。模拟站立位关节的受力情况。在试验结束后，分离关节，内侧间室涂印度墨水。冲洗墨水后半月板完整的关节无软骨损伤，半月板切除后的关节软骨有明显损伤，墨水一直保留在表面[18]

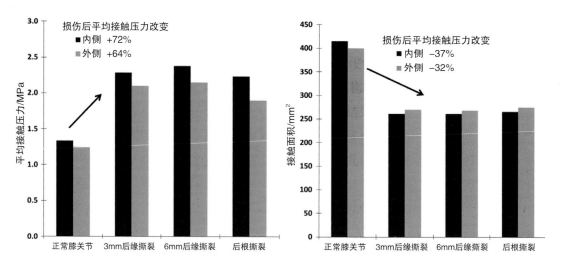

图4.9   条形图显示不同程度半月板损伤的测定结果，显示内侧间室和外侧间室平均接触压力（左）和接触面积（右），汇集膝关节0°～90°屈曲范围的数据。这些数据是从同一研究小组发表的不同期刊文章中汇集的［（内侧数据来源于帕达里克（Padalecki）研究团队[35]，外侧数据来源于拉普拉德（LaPrade）团队[25]）］

板后角移动相对较少，外侧半月板移动性大于内侧半月板，部分原因是内侧半月板与内侧副韧带深层结构连接紧密，而且胫骨平台凹陷结构也是其中原因之一，所以在膝关节极度屈曲时，内侧半月板向后移动受到一定限制，同时外侧半月板凸起结构为外侧半月板向后移动提供了方便。

这些观测结果一定程度上解释了为什么内侧半月板损伤比外侧半月板损伤多，内侧发生率高出外侧2倍[6]，也解释了为何内侧半月板损伤常发生于后角[10]。

总结

膝关节半月板及其附属韧带的结构复杂。半月板的功能、外形、结构和半月板韧带，胫骨和股骨的骨性结构，它们之间的相互作用密不可分。其功能的重要性得到人们的高度重视，在手术中通过各种外科学手段尽可能保留半月板。但在半月板异体移植中，半月板冠状位的结构、半月板股骨韧带和半月板之间的韧带往往被忽视，胫骨半月板韧带无法得到有效的重建，所以半月板移植患者的长期随访结果不很令人满意。但体外观测到，移植后半月板确实能发挥压力分散作用[29]。对于半月板解剖学的研究有利于将来能在体外构建一个更加符合机体的半月板，为体外构建半月板提供更精准的支架或者组织工程替代组织，促使半月板替代技术的提高。

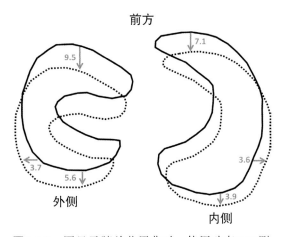

前方

外侧

内侧

图4.10　图显示膝关节屈曲时，使用动态MRI测量半月板运动移动范围。负重下膝关节0°～90°屈曲，两侧半月板向外周移动距离基本相同，外侧半月板向后移动更大，前角移动比后角大（数据来源于Vedi团队，图未缩放）

参考文献

[1] Arno S, Hadley S, Campbell KA, Bell CP, Hall M, Beltran LS, Recht MP, Sherman OH, Walker PS (2013) The effect of arthroscopic partial medial meniscectomy on tibiofemoral stability. Am J Sports Med 41(1):73–79. doi:10.1177/0363546512464482

[2] Bintoudi A, Natsis K, Tsitouridis I (2012) Anterior and posterior meniscofemoral ligaments: MRI evaluation. Anat Res Int. doi:10.1155/2012/839724

[3] Bland-Sutton J (1897) Ligaments. Their nature and morphology, 2nd edn. H.K. Lewis, London

[4] Bullough PG, Munuera L, Murphy J, Weinstein AM (1970) The strength of the menisci of the knee as it relates to their fine structure. J Bone Joint Surg Br 52(3):564–570

[5] Burks RT, Metcalf MH, Metcalf RW (1997) Fifteen-year follow-up of arthroscopic partial meniscectomy. Arthroscopy 13(6):673–679

[6] Campbell SE, Sanders TG, Morrison WB (2001) MR imaging of meniscal cysts. Am J Roentgenol 177(2):409–413. doi:10.2214/ajr.177.2.1770409

[7] Chen L, Linde-Rosen M, Hwang S, Zhou J, Xie Q, Smolinski P, Fu F (2015) The effect of medial meniscal horn injury on knee stability. Knee Surg Sports Traumatol Arthrosc 23(1):126–131. doi:10.1007/s00167-014-3241-9

[8] Chia HN, Hull M (2008) Compressive moduli of the human medial meniscus in the axial and radial directions at equilibrium and at a physiological strain rate. J Orthop Res 26(7):951–956. doi:10.1002/jor.20573

[9] Claes S, Hermie L, Verdonk R, Bellemans J, Verdonk P (2012) Is osteoarthritis an inevitable consequence of anterior cruciate ligament reconstruction? A meta-analysis. Knee Surg Sports Traumatol Arthrosc 21(9):1967–1976. doi:10.1007/s00167-012-2251-8

[10] Drosos G, Pozo J (2004) The causes and mechanisms of meniscal injuries in the sporting and non-sporting environment in an unselected population. Knee 11(2):143–149

[11] Ellman MB, LaPrade CM, Smith SD, Rasmussen MT, Engebretsen L, Wijdicks CA, LaPrade RF (2014)

Structural properties of the meniscal roots. Am J Sports Med. doi:10.1177/0363546514531730

[12] Feucht MJ, Grande E, Brunhuber J, Burgkart R, Imhoff AB, Braun S (2013) Biomechanical evaluation of different suture techniques for arthroscopic transtibial pull-out repair of posterior medial meniscus root tears. Am J Sports Med 41(12):2784–2790. doi:10.1177/0363546513502464

[13] Fischenich KM, Lewis J, Kindsfater KA, Bailey TS, Haut Donahue TL (2015) Effects of degeneration on the compressive and tensile properties of human menisci. J Biomech 48(8):1407–1411. doi:10.1016/j.jbiomech.2015.02.042

[14] Fithian DC, Kelly MA, Mow VC (1990) Material properties and structure-function relationships in the menisci. Clin Orthop Relat Res 252(Issue):19–31

[15] Gray H (2008) Gray's anatomy. The anatomical basis of clinical practice, 14th edn. Churchill Livingstone, Edinburgh

[16] Gupte CM, Bull AM, Thomas RD, Amis AA (2003) The meniscofemoral ligaments: secondary restraints to the posterior drawer. Analysis of anteroposterior and rotary laxity in the intact and posterior-cruciate-deficient knee. J Bone Joint Surg Br 85(5):765–773. doi:10.1302/0301-620X.85B5.13771

[17] Gupte CM, Smith A, McDermott ID, Bull AM, Thomas RD, Amis AA (2002) Meniscofemoral ligaments revisited. Anatomical study, age correlation and clinical implications. J Bone Joint Surg Br 84(6):846–851

[18] Halewood C, Nawabi DH, Amis AA (2012) Development of a novel test method for intra-articular fatigue and wear testing of meniscal reconstructions. In: 15th ESSKA Congress, Geneva, May 2012

[19] Hede A, Larsen E, Sandberg H (1992) The long term outcome of open total and partial meniscectomy related to the quantity and site of the meniscus removed. Int Orthop 16(2):122–125

[20] Jorgensen U, Sonne-Holm S, Lauridsen F, Rosenklint A (1987) Long-term follow-up of meniscectomy in athletes. A prospective longitudinal study. J Bone Joint Surg Br 69(1):80–83

[21] Joshi MD, Suh J-K, Marui T, Woo SLY (1995) Interspecies variation of compressive biomechanical properties of the meniscus. J Biomed Mater Res 29(7):823–828. doi:10.1002/jbm.820290706

[22] Karahan M, Kocaoglu B, Cabukoglu C, Akgun U, Nuran R (2010) Effect of partial medial meniscectomy on the proprioceptive function of the knee. Arch Orthop Trauma Surg 130(3):427–431. doi:10.1007/s00402-009-1018-2

[23] Khoshgoftar M, Vrancken AC, van Tienen TG, Buma P, Janssen D, Verdonschot N (2015) The sensitivity of cartilage contact pressures in the knee joint to the size and shape of an anatomically shaped meniscal implant. J Biomech 48(8):1427–1435. doi:10.1016/j.jbiomech.2015.02.034

[24] Kopf S, Colvin AC, Muriuki M, Zhang X, Harner CD (2011) Meniscal root suturing techniques implications for root fixation. Am J Sports Med 39(10):2141–2146. doi:10.1177/0363546511413250

[25] LaPrade CM, Jansson KS, Dornan G, Smith SD, Wijdicks CA, LaPrade RF (2014) Altered tibiofemoral contact mechanics due to lateral meniscus posterior horn root avulsions and radial tears can be restored with in situ pull-out suture repairs. J Bone Joint Surg Am 96(6):471–479. doi:10.2106/JBJS.L.01252

[26] Lechner K, Hull ML, Howell SM (2000) Is the circumferential tensile modulus within a human medial meniscus affected by the test sample location and cross-sectional area? J Orthop Res 18(6):945–951. doi:10.1002/jor.1100180614

[27] LeRoux MA, Setton LA (2002) Experimental and biphasic FEM determinations of the material properties and hydraulic permeability of the meniscus in tension. J Biomech Eng 124(3):315–321. doi:10.1115/1.1468868

[28] Maletius W, Messner K (1996) The effect of partial meniscectomy on the long-term prognosis of knees with localized, severe chondral damage a twelve-to fifteen-year followup. Am J Sports Med 24(3):258–262

[29] McDermott ID, Lie DTT, Edwards A, Bull AMJ, Amis AA (2008) The effects of lateral meniscal allograft transplantation techniques on tibiofemoral contact pressures. Knee Surg Sports Traumatol Arthrosc 16:553–560

[30] McDermott ID, Sharifi F, Bull AM, Gupte CM, Thomas RW, Amis AA (2004) An anatomical study of meniscal allograft sizing. Knee Surg Sports Traumatol Arthrosc 12(2):130–135. doi:10.1007/s00167-003-0366-7

[31] McNicholas M, Rowley D, McGurty D, Adalberth T, Abdon P, Lindstrand A, Lohmander L (2000) Total meniscectomy in adolescence a thirty-year follow-up. J Bone Joint Surg Br 82(2):217–221

[32] Moyer JT, Abraham AC, Donahue TLH (2012) Nanoindentation of human meniscal surfaces. J Biomech 45(13):2230–2235. doi:10.1016/j.jbiomech.2012.06.017

[33] Musumeci G, Loreto C, Carnazza ML, Cardile V, Leonardi R (2013) Acute injury affects lubricin expression in knee menisci: an immunohistochemical study. Ann Anat 195(2):151–158. doi:10.1016/j.aanat.2012.07.010

[34] Nelson EW, LaPrade RF (2000) The anterior intermeniscal ligament of the knee: an anatomic study. Am J Sports Med 28(1):74–76

[35] Padalecki JR, Jansson KS, Smith SD, Dornan GJ, Pierce CM, Wijdicks CA, LaPrade RF (2014) Biomechanical consequences of a complete radial tear adjacent to the medial meniscus posterior root attachment site: in situ pull-out repair restores derangement of joint mechanics. Am J Sports Med 42(3):699–707. doi:10.1177/0363546513499314

[36] Pengas IP, Assiotis A, Nash W, Hatcher J, Banks J, McNicholas MJ (2012) Total meniscectomy in adolescents: a 40-year follow-up. J Bone Joint Surg Br 94-B(12):1649–1654. doi:10.1302/0301-620x.94b12.30562

[37] Petersen W, Tillmann B (1995) Age-related blood and lymph supply of the knee menisci: a cadaver study.

Acta Orthop 66(4):308–312

[38] Petersen W, Tillmann B (1998) Collagenous fibril texture of the human knee joint menisci. Anat Embryol 197(4):317–324. doi:10.1007/s004290050141

[39] Petrigliano F, Musahl V, Suero E, Citak M, Pearle A (2011) Effect of meniscal loss on knee stability after single-bundle anterior cruciate ligament reconstruction. Knee Surg Sports Traumatol Arthrosc 19(1): 86–93. doi:10.1007/s00167-011-1537-6

[40] Poynton AR, Javadpour SM, Finegan PJ, O'Brien M (1997) The meniscofemoral ligaments of the knee. J Bone Joint Surg Br 79-B(2):327–330

[41] Samitier G, Alentorn-Geli E, Taylor DC, Rill B, Lock T, Moutzouros V, Kolowich P (2015) Meniscal allograft transplantation. Part 1: systematic review of graft biology, graft shrinkage, graft extrusion, graft sizing, and graft fixation. Knee Surg Sports Traumatol Arthrosc 23(1):310–322. doi:10.1007/s00167-014-3334-5

[42] Seitz AM, Galbusera F, Krais C, Ignatius A, Dürselen L (2013) Stress-relaxation response of human menisci under confined compression conditions. J Mech Behav Biomed Mater 26:68–80. doi:10.1016/j.jmbbm.2013.05.027

[43] Stephen J, Halewood C, Kittl C, Bollen S, Williams A, Amis AA (2016) Posteromedial meniscocapsular lesions increase tibiofemoral joint laxity with anterior cruciate ligament deficiency, and their repair reduces laxity. Am J Sports Med 44(2):400–408. doi:10.1177/0363546515617454

[44] Sweigart MA, Zhu CF, Burt DM, deHoll PD, Agrawal CM, Clanton TO, Athanasiou KA (2004) Intraspecies and interspecies comparison of the compressive properties of the medial meniscus. Ann Biomed Eng 32(11):1569–1579. doi:10.1114/B:ABME.0000049040.70767.5c

[45] Tissakht M, Ahmed A (1995) Tensile stress-strain characteristics of the human meniscal material. J Biomech 28(4):411–422

[46] Vedi V, Spouse E, Williams A, Tennant SJ, Hunt DM, Gedroyc WMW (1999) Meniscal movement: an invivo study using dynamic MRI. J Bone Joint Surg Br 81-B(1):37–41

第5章 半月板病变的病理生理学

5

Hélder Pereira, Ricardo Varatojo, Nuno Sevivas, Luis Serratosa, Pedro Luis Ripoll, Joaquim Miguel Oliveira, Rui Luís Reis, João Espregueira–Mendes

目录

5.1 前言

半月板在膝关节中发挥重要的生理功能[57]。一旦半月板发生损伤，将引起继发性膝关节软骨损伤，进而诱发很多骨科疾病[33,81]。在美国，据报道半月板病变的年平均发生率为61～66人/100 000人[5,51]，对大多数患者的处置仍然是半月板切除术[33]。膝关节损伤主要发生于运动员中，常伴发前

H. Pereira , MD (✉)
Orthopedic Department, Centro Hospitalar Póvoa de Varzim - Vila do Conde, Vila do Conde, Portugal
3B's Research Group – Biomaterials, Biodegradables and Biomimetics , Univ. Minho, Headquarters of the European Institute of Excellence on Tissue Engineering and Regenerative Medicine ,
Avepark – Parque de Ciência e Tecnologia, Zona Industrial da Gandra , 4805-017 Guimarães, Portugal
ICVS/3B's – PT Government Associated Laboratory , Braga, Portugal
Ripoll y De Prado Sports Clinic FIFA Medical Centre of Excellence , Murcia-Madrid , Spain
e-mail: helderduartepereira@gmail.com
R. Varatojo
Department of Knee, Ankle, Arthroscopy and Sports Trauma Unit , Hospital CUF –Descobertas: Knee, Ankle, Arthroscopy and Sports Trauma Unit , Lisboa , Portugal
N. Sevivas
Department of Orthopedics and Sports Traumatology , ICVS/3B's–PT Government Associate

Clínica do Dragão , Espregueira-Mendes Sports Centre – FIFA Medical Centre of Excellence , Porto, Portugal
Hospital de Braga, Braga, Portugal
L. Serratosa
Department of Sports Medicine , Ripoll y De Prado Sport Clinic – FIFA Medical Centre of Excellence , Murcia-Madrid , Spain
P. L. Ripoll
Department of Orthopedics and Sports Traumatology , Ripoll y De Prado Sport Clinic – FIFA Medical Centre of Excellence , Murcia-Madrid , Spain
J. M. Oliveira • R. L. Reis
Department of 3B's Research Group–Biomaterials, Biodegradables and Biomimetics , University of Minho, Headquarters of the European Institute of Excellence on Tissue Engineering and Regenerative Medicine , AvePark, S. Cláudio de Barco , 4806-909 Taipas, Guimarães, Portugal
ICVS/3B's–PT Government

© ESSKA 2016 47
C. Hulet et al. (eds.), *Surgery of the Meniscus*, DOI 10.1007/978-3-662-49188-1_5

交叉韧带（ACL）损伤（20.34%），其次为内侧半月板损伤（10.76%）和外侧半月板损伤（3.66%）[53]。

半月板损伤男性比女性高，男∶女发病率为（2.5～4）∶1之间。男女发病高峰均为20～29岁[5,33,54]，右侧膝关节比左侧多见[5]。

尽管半月板损伤可发生在任何年龄组中，但患者的年龄对病因、病理、生理有重大影响[9,66,81]。半月板内水含量、细胞、细胞外基质、胶原蛋白和黏附糖蛋白的组成比例[88]，随着患者的年龄增长、损伤程度和病理改变而变化[88]。

无论膝关节在正常还是异常状态下运动，半月板的解剖特点、生理和生物力学特性，以及外部力量作用于半月板的不同部位，都是决定半月板损伤机制的重要因素[9,34,54,59,91]。

人们已经认识到，半月板部分切除或全部切除会对膝关节带来负面影响，尤其是长期影响巨大[27]。

近几年的临床实践证实了半月板损伤后对膝关节功能的影响，因此，治疗模式已经改变为"半月板保留或替代治疗"[93]。关节镜技术为临床治疗带来了一次革命，主要是为严重半月板损伤的临床治疗提供一种有效和持续的手段[9]。了解半月板损伤机制和损伤后半月板的生物反应有助于进一步发现有效的治疗策略[70-72]。

半月板是一个复杂的组织，其细胞、超微结构、细胞外基质和生物力学性能具有节段性变化[70]。不同的细胞在半月板功能和攻击反应（损伤）中也起着不同的作用[92]。

本章将介绍相关的半月板损伤机制及其超微结构与解剖关系。

5.2　半月板损伤相关的解剖、生理和生物力学

半月板位于胫骨和股骨髁之间，是一个呈"C"形的纤维软骨。半月板含有70%的Ⅰ型胶原，细胞、细胞外基质（ECM）、蛋白聚糖和糖蛋白分布在胶原内[73]。胶原纤维束分布成不同方向，分别承受不同压力、径向应力和剪切应力[73]。胶原纤维分为以下3层[10,17]：

（1）半月板表层纤维束随机分布，类似透明软骨。

（2）放射状纤维束，常位于半月板内缘1/3。

（3）环形排列纤维束，常位于半月板外缘2/3。

半月板内缘1/3的纤维主要是抗压缩应力，而外缘2/3的纤维抗放射状应力[17]。

另一组胶原纤维即所谓的连接纤维，呈放射状排列，它的功能是对抗环形纤维的纵向应力，以避免半月板出现纵向劈裂[17]。

内侧半月板较大，呈半月形，外侧半月板呈圆环形。与外侧半月板相比，内侧半月板与胫骨连接程度更紧密、更牢固[73]。

内、外侧半月板的前角和后角牢固地附着在胫骨平台上，其前方由横韧带相互连接。

半月板股骨韧带有助于稳定外侧半月板后角，并与股骨髁连接[36]。而冠状韧带

比较"疏松"，将半月板外缘与胫骨连接在一起。外侧半月板在外侧副韧带部位没有任何连接结构。

关节囊连接内、外侧半月板边缘，内侧半月板比外侧连接更紧密[54]。腘肌腱裂孔允许腘肌腱穿过关节到达股骨附着点，外侧半月板在中间部位没有关节囊连接。在膝关节屈曲过程中，腘肌收缩牵拉外侧半月板向后，防止外侧半月板卡入关节腔[75]。

内侧半月板无直接的肌肉连接，在关节腔内，它的移动距离只有几毫米，而外侧半月板可移位超过1cm[57]。

由于内、外侧半月板不同的移动模式，决定了两者损伤类型的不同[9]。动态MRI研究证明，在膝关节做屈伸运动时，半月板明显向后方移动[44]。内侧半月板前角向前后移动、后角向下移动的距离很大[44]。

在受到垂直方向压缩应力时，当膝关节负荷超过体重（BW）的200%，内侧半月板及其附着部位发生显著移位，达$2.66 \pm 1.2mm$（$P < 0.01$）[28]。此外，前角和后角之间的距离增加了0.9mm（$P < 0.001$）[28]。半月板及其附着部位的平均径向拉伸0.6%，平均轴向拉伸0.9%，平均轴向压缩11.6%[28]。在体内动态MRI研究半月板运动表明，在负重条件下，内侧半月板前角运动平均7.1mm，后角移动3.9mm，向内外径移动3.6mm[91]。前角的高度增加了4mm，后角增加2.0mm。外侧半月板的前角移动9.5mm，后角移动5.6mm，向外侧径向移动3.7mm[91]。前角的高度增加了4mm，后角增加2.4mm[91]。在负重和非负重情况

下，外侧半月板的前角运动和垂直高度有显著差异[91]。

膝关节屈曲通常导致半月板向后移动，使其前后径缩短，从而在屈曲时，胫股关节接触点和曲率增加[41]。

半月板组织在受到外力作用下的反应是理解这种生物力学行为的基础[47,87]。

很多研究已经阐明了半月板的载荷传导作用[31,49,50]，了解关节的生物力学行为是理解病理生理学的基础。

当膝关节受到一定负载时，其70%和50%的负载是通过在内侧、外侧半月板传导到相应的内、外侧间室的[15]。

外侧半月板传导来自外侧间室的应力，而内侧间室的应力传导的主要是内侧半月板和内侧关节软骨[94]。

在正常膝关节，半月板受到压缩应力、径向应力和剪切应力作用[1,35,65]。

了解这方面的知识对于理解半月板损伤和损伤后对全关节的影响有深远意义[27]（图5.1）。

在一个稳定的膝关节中，与前交叉韧带（ACL）相比，作为辅助稳定结构的内侧半月板在阻止胫骨前移方面作用很小[57]。一旦起主要稳定作用的ACL出现损伤，胫骨发生向前脱位，股骨髁与内侧半月板后角接触明显增加（图5.2）[50]。然而，在ACL缺损的膝关节，应力作用下半月板损伤很常见，包括急性的纵向和水平撕裂[9,57]。

侧副韧带的功能与半月板损伤有一定关系，一旦副韧带缺失，将增加交叉韧带和半月板与软骨之间的应力传导。尤其是膝关节受到内翻—外翻应力作用时，大大增加半月板损伤的风险[12]。

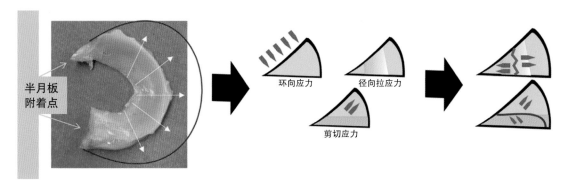

图5.1 图像显示半月板损伤的病理生理学：半月板受到垂直应力（箍）、径向拉伸和剪切应力（绿色箭头）后发生变化

膝关节是匹配度不一致关节（图5.3），与踝关节比较，所受到的荷载传递完全不同，而踝关节是下肢关节匹配较好的关节[90]。半月板有重要的作用，它增加了关节的一致性。在确保关节一致性方面，外侧半月板比内侧更加重要。在了解半月板损伤的病理生理学方面前，应对这些原理有所掌握[61]。

根据半月板区域和分布不同分别进行研究[3]。

血供丰富的半月板1区比血供少的2区和3区有较多的干细胞数量，这些细胞可能在半月板修复中发挥作用[67]。半月板血管化与半月板组织愈合能力以及恢复载荷能力有关。然而，也有报道显示，在一些非血管区，半月板也可以愈合[9]，前角和后角附着部位血管更加丰富[16]。

对动物半月板组织的研究表明[18]，半月板部位不同，其黏弹性性质、糖胺聚糖含量以及细胞的大小和密度也不同[43]。

最近的一项研究第一次提出人体新鲜半月板中，内侧半月板组织比外侧半月板有更高的刚度（储存模量——E'）和损耗因子（$\tan \delta$）。此外，半月板前角比中间和后角部位的刚度（较低E'）低[70]。然而无论是外侧或内侧半月板前角，$\tan \delta$都很高，这表明它们更容易分散所受到的应力[70]。除此之外，前角具有较高的阻尼性能，但同时与其他部位比较也有不足[19,70]。这些研究结果对半月板损伤和半月板修复有积极的意义。

尽管具有这些特性，作用在半月板上的应力对半月板几何形状（半月板股骨表面的宽度和曲率半径）仍很敏感[61,62]。

生物力学不仅与半月板损伤机制有关，而且也影响到半月板修复。已经表明，通过物理治疗关节负荷，可促进炎症条件下半月板损伤的愈合[60]。

5.3 年轻人群外伤性半月板损伤

半月板损伤在体育运动或高能量损伤中比较常见，膝关节周围骨折时也有发生[78]。急性撕裂的临床表现包括膝关节疼痛和/或肿胀。膝关节不稳定，查体时伴有机械症状，如弹响、错位或交锁症状[74]。

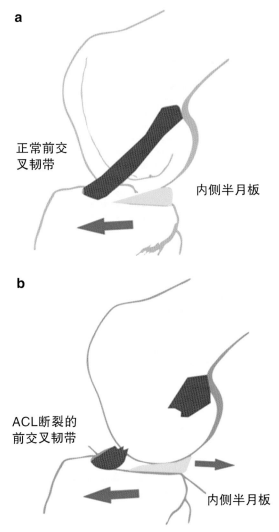

a

正常前交
叉韧带

内侧半月板

b

ACL断裂的
前交叉韧带

内侧半月板

图5.2　示意图说明ACL主要作用是阻止胫骨前移，而后内侧半月板角作为二级辅助结构（a）；如果ACL断裂，在胫骨前移位时，膝关节内侧半月板后角经常被股骨髁牵拉向后（b）

半月板撕裂常见于年轻人和喜好运动的人群，特别是竞技水平高的运动员，包括从事频繁的扭转运动如足球、橄榄球、美式足球等运动员[74]。然而，这种类型的损伤也可能会在非剧烈活动如步行或蹲起时发生[6]。

最常见的受伤模式是膝关节弯曲时合并扭转运动（图5.4），扭转应力或垂直应力（轴向载荷）作用于股骨和胫骨关节面之间的半月板，可引起不同程度的半月板损伤[30]。如果合并外翻应力，导致胫骨发生外旋，也可能造成膝关节三联损伤，即半月板合并内侧副韧带和前交叉韧带撕裂[20,83]。另一个典型的运动是从膝关节过度屈曲到突然伸直，半月板被卡压在股骨和胫骨之间造成损伤[30]。

如上所述，外侧半月板具有更大的关节表面积，因此参与更多的吸收和传递载荷，外侧半月板由于移动灵活，在膝关节周围骨折时比内侧半月板损伤要少[55]。

半月板损伤后患者的主要症状是膝关节部位疼痛和肿胀，如果患侧膝关节承受更高的负载（例如跑步时），症状会更加明显。另一个典型的临床症状是关节交锁，患者主诉无法完全伸直膝关节。有时出现"咔嗒"声，也有一些患者出现打软腿状况[30]。

患者往往对特定的外伤史记忆犹新，能很清晰地回忆所参加的活动，以及运动过程时发生的关节损伤。诊断主要基于临床检查，但是，磁共振成像评价也很有必要[80]。

半月板撕裂的分类方法很多（图5.5）：可以按解剖部位或按血液供应来分类。按损伤程度分为不完整型或完整型、稳定型或不稳定型[69]。不同撕裂形状和撕裂方式分类[13,40]见表5.1。

这些分类的重要意义是帮助外科医生确定半月板是否可修复。

最近，膝关节外科学术委员会（ISAKOS）提出了半月板分类方法，根据国际临床试验和治疗目的评价治疗结果，

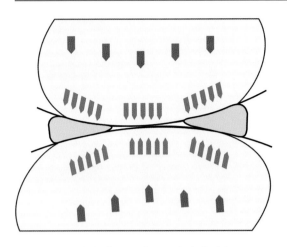

图5.3 抗压荷载传递示意图（灰色箭头），不匹配关节（如膝关节）和负载传输的半月板的重要作用（绿色箭头）

该方法得到了广泛认可[3]。

有些危险因素与退行性半月板损伤或急性半月板撕裂有一定关联，其中一些因素是可以发生改变的[85]。

有证据表明，创伤后即刻负重对急性半月板损伤的患者是一个很危险的因素[29]，体育活动可能是半月板损伤的次级危险因素[6,7,85]。有些对抗性体育运动与半月板撕裂有关。美式足球、篮球、足球、棒球和滑雪，尤其会累及半月板，超过1/3的半月板损伤都是在做以上运动时发生的[54]。然而，尽管有些运动对抗性低，游泳也被确定为急性半月板撕裂的危险因素之一[7]。有一些证据表明，跑步也可能导致半月板损伤。全身关节松弛是另一个半月板损伤的危险因素，应将这些具有较高风险的人列入预防计划中[6]。

伤后12个月以上的延期ACL重建，内侧半月板损伤比率比早期修复ACL半月板发生损伤比率高出3.5倍[85]。相反，没有证据发现外侧半月板损伤与ACL损伤后是否重建了之间的关系[85]。这些发现可以对内侧和外侧半月板在膝关节运动时发挥不同功能有着更好的理解[57]。此外在儿童和青少年，手术治疗延迟与内侧半月板撕裂发病率较高有关[63]。年龄和体重指数增加是内侧半月板撕裂率增高的独立性因素[21]。

有症状的水平型半月板损伤（图5.6）在年轻患者比较少见，往往伴发其他类型半月板损伤，主要是过度劳损所致[76]。

完全性放射状撕裂（图5.7）显著降低了半月板所能提供的桶箍效应，残留的半月板可能会继续发挥一些传递负荷和分散应力的作用[11]。而完全型放射状半月板撕裂的修复技术是将来研究重点[56]。

外伤或退行性病变引起半月板根部损伤（MRTS）（图5.8）。创伤性MRTS常伴发ACL撕裂，特别是外侧半月板损伤比较常见[9]。胶原纤维在半月板根部断裂，半月板环形强度降低，最终导致半月板生物力学特性降低，继而发生半月板脱出[68]。在高能量创伤引起的急性胫骨平台骨折中，关节线消失是预示半月板或者韧带损伤的征象[86]。

5.4 老年人退行性半月板损伤

半月板损伤在中年和老年患者中经常发生[23]。这些损伤典型的撕裂形式是水平撕裂和/或舌瓣状/斜形撕裂，累及内侧半月板体部或后角（图5.5d）。大多数人没有半月板撕裂的临床症状，撕裂常在膝关节磁共振检查或者其他检查时被意外发现[23]。在这个年龄组的患者中，长期的退行性病变

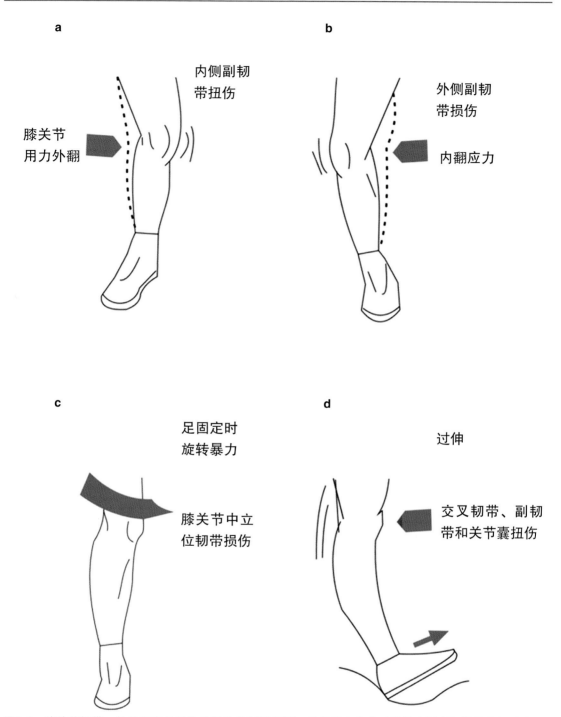

图5.4 膝关节韧带、软骨和半月板常见损伤机制示意图：关节用力向内（常伴内侧副韧带损伤）（a）；关节用力向外（常有侧副韧带损伤）（b）；足固定，膝关节旋转暴力（轴移和半月板）（c）；过伸（多发性关节内和关节外损伤）（d）

通常是导致撕裂的原因。这种半月板损伤可能引发关节肿胀、关节间隙疼痛和/或机械交锁[8,23]。在临床和影像学检查均提示为骨关节炎的患者中，半月板损伤的发病率为68%～90%[26,45]。尽管发病率高，但因为无特征的临床表现，常导致误诊或者延误治疗。只有半月板撕裂引起膝关节症状，人们才能认识到半月板有损伤，才会选择有效的治疗方法。可以采用半月板部分切除术来治疗半月板损伤，但并不能缓解骨性关节炎所引起的症状[9]。

对于老年人半月板修复比年轻人的效果差[8]。主要原因是老年患者一旦发生退行性半月板撕裂，其关节亦发生退行性病变，半月板也存在血管老化问题[9,54]。

有症状的膝关节半月板撕裂，目前大多数外科医生首选的治疗方案是半月板切除，根据半月板损伤程度采用部分或全部切除[23]。

除了自述的膝关节损伤外，与退行性病变进展有关的风险因素还包括膝关节力学轴线异常（单间室过度负重）和双手明显的骨性关节炎[22]。这种X线筛查方法可以识别全身或潜在的骨性关节炎患病因素[22]。患者的职业与半月板损伤的发展也有一定

关系[79]。

一旦半月板损伤，关节退变过程加速，可能使半月板撕裂后分散应力和吸收震荡的作用消失。对于老年患者而言，半月板撕裂属于关节退化的一种形式[22-25]。

膝关节半月板损伤的患病率随年龄的增加而升高，50～59岁的老年妇女患病率16%，70～90岁男性患病率50%[23]。此外，在老年患者，有报道显示，约10%半月板组织部分断裂或完全缺如[23]。这不应被归类

表5.1　半月板损伤分类

损伤类型	说明
纵向撕裂	最常见的半月板损伤，29%为内侧半月板，33%为外侧半月板[69]
桶柄状撕裂	通常发生于内侧半月板，完全性纵行撕裂可以发展为桶柄状撕裂
斜行撕裂（或者舌瓣撕裂）	常发生于半月板中间和后角部位
复合型撕裂	常见于反复膝关节损伤
放射状撕裂	常发生于半月板游离缘损伤
水平撕裂	通常退行性病变

Pellacci 等[69]

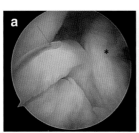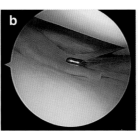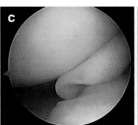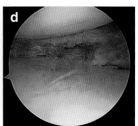

图5.5　关节镜图像：外侧半月板桶柄状撕裂（蓝色箭头），*代表ACL（a）；内侧半月板纵向撕裂（b）；内侧半月板舌瓣/鹦鹉嘴撕裂（c）；退行性复杂内侧半月板撕裂（d）

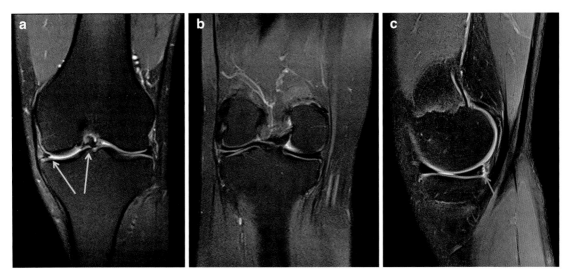

图5.6 MRI T2加权像：内侧半月板桶柄样撕裂（黄色箭头）（a）；外侧半月板水平撕裂（红色箭头）（b）；内侧半月板近滑膜缘完全性纵向撕裂（蓝色箭头）（c）

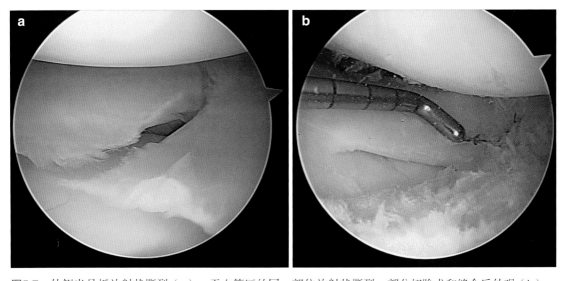

图5.7 外侧半月板放射状撕裂（a）；无血管区的同一部位放射状撕裂，部分切除术和缝合后外观（b）

为半月板撕裂，但通常在骨关节炎相关的放射学检查时被发现[23]。

然而，在老年患者中，多数半月板损伤不引起膝关节症状，60%以上的撕裂不会出现膝关节疼痛、酸胀或僵硬[23]。半月板撕裂是在膝关节磁共振成像时偶然被发现的。为什么MRI检查时出现如此多的半月板损伤？主要原因是膝关节骨性关节炎与放射学检查比较，在30个月的观察比较后，高出了6倍[24]。

除了半月板形态完整性外，另一个关键问题是膝关节半月板撕裂后，半月板在关节运动时所处的位置[48]。对于一个膝关节骨性关节炎，半月板体部外凸比较

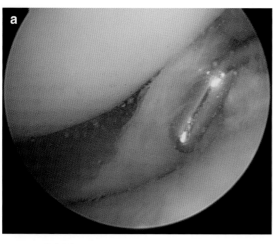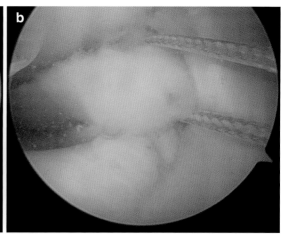

图5.8 内侧半月板后角撕裂（a）和后根部位骨性隧道，图示半月板固定和缝合（b）

常见[32,42,87]。此外，半月板脱出降低胫骨表面覆盖，常导致关节软骨损失[25,38,82]，X线片可见胫股关节间隙变窄[37,39]。

总之，退行性病变引起的半月板撕裂伤通常是多因素造成的。除了受到外伤因素外，综合评估膝关节力线，半月板组织随着年龄的变化和膝关节骨关节炎内环境发生改变也是造成半月板损伤的原因。

5.5 儿童半月板损伤

儿童半月板损伤与成人有很大不同，儿童半月板损伤大多数情况（＞71%）下为孤立性损伤[4,52,77]。

儿童半月板损伤最常见的机制是在运动时出现膝关节旋转扭力。少数情况下可能与盘状半月板有关[46]。诊断主要依赖临床病史和物理检查。如果怀疑是半月板撕裂，往往需要其他诊断手段。然而，MRI对于儿童半月板病变的诊断灵敏度和特异性比成人低[58,89]。

有关儿童半月板损伤治疗效果与成年比较的文献较少。然而，大多数参考文献一致认为，儿童半月板修复后成功率与成人比较基本相同，特别是对于孤立的半月板撕裂患者[2,14,64]。

重要信息

内侧半月板与外侧半月板的生物学、解剖和生物力学有明显差异，这种差异在撕裂的类型和流行病学特征上起着决定性作用。此外，半月板部位和不同节段性的功能和修复机制也有不同，半月板必须承受压缩、拉伸、剪切应力。

综合因素和创伤的不同决定了半月板损伤的类型。

其他因素如年龄、关节力线、体重指数、活动水平和年龄对半月板撕裂的病理生理机制也起作用。

老年人群中多种因素和复杂因素可导致退行性半月板撕裂，通常很难从众多诱发影响因素中具体确定是哪一因素导致了半月板撕裂。此外，大多数退行性半月板撕裂无明显症状，常在磁共振检查时被发现。对这些患者治疗时必须考虑到这些问题。

儿童半月板损伤比较少见，大多与运动创伤有关，而在少数情况下，可能是盘状半月板撕裂造成的。

基础研究为临床一些棘手的半月板损伤提供了治疗手段和希望，为半月板损伤的病理生理学带来了新的途径。

参考文献

[1] Abraham AC, Edwards CR, Odegard GM, Donahue TL (2011) Regional and fiber orientation dependent shear properties and anisotropy of bovine meniscus. J Mech Behav Biomed Mater 4(8):2024–2030. doi:10.1016/j.jmbbm.2011.06.022

[2] Anderson AF (2003) Transepiphyseal replacement of the anterior cruciate ligament in skeletally immature patients. A preliminary report. J Bone Joint Surg Am 85-A(7):1255–1263

[3] Anderson AF, Irrgang JJ, Dunn W, Beaufils P, Cohen M, Cole BJ, Coolican M, Ferretti M, Glenn RE Jr, Johnson R, Neyret P, Ochi M, Panarella L, Siebold R, Spindler KP, Ait Si Selmi T, Verdonk P, Verdonk R, Yasuda K, Kowalchuk DA (2011) Interobserver reliability of the International Society of Arthroscopy, Knee Surgery and Orthopaedic Sports Medicine (ISAKOS) classification of meniscal tears. Am J Sports Med 39(5):926–932. doi:10.1177/0363546511400533

[4] Angel KR, Hall DJ (1989) The role of arthroscopy in children and adolescents. Arthroscopy J Arthrosc Relat Surg Off Publ Arthrosc Assoc North Am Int Arthrosc Assoc 5(3):192–196

[5] Baker BE, Peckham AC, Pupparo F, Sanborn JC (1985) Review of meniscal injury and associated sports. Am J Sports Med 13(1):1–4

[6] Baker P, Coggon D, Reading I, Barrett D, McLaren M, Cooper C (2002) Sports injury, occupational physical activity, joint laxity, and meniscal damage. J Rheumatol 29(3):557–563

[7] Baker P, Reading I, Cooper C, Coggon D (2003) Knee disorders in the general population and their relation to occupation. Occup Environ Med 60(10):794–797

[8] Barrett GR, Field MH, Treacy SH, Ruff CG (1998) Clinical results of meniscus repair in patients 40 years and older. Arthroscopy J Arthrosc Relat Surg Off Publ Arthrosc Assoc North Am Int Arthrosc Assoc 14(8):824–829

[9] Beaufils P, Englund M, Järvinen TLN, Pereira H, Pujol N (2014) How to share guidelines in daily practice on meniscus repair, degenerate meniscal lesion, and meniscectomy. In: Zaffagnini S, Becker R, Kerkhoffs GMMJ, Espregueira-Mendes J, van Dijk CN (eds) ESSKA instructional course lecture book Amsterdam 2014. Springer, Berlin/Heidelberg, pp 97–112

[10] Beaupre A, Choukroun R, Guidouin R, Garneau R, Gerardin H, Cardou A (1986) Knee menisci. Correlation between microstructure and biomechanics. Clin Orthop Relat Res (208):72–75

[11] Bedi A, Kelly NH, Baad M, Fox AJ, Brophy RH, Warren RF, Maher SA (2010) Dynamic contact mechanics of the medial meniscus as a function of radial tear, repair, and partial meniscectomy. J Bone Joint Surg Am 92(6):1398–1408. doi:10.2106/JBJS.I.00539

[12] Bendjaballah MZ, Shirazi-Adl A, Zukor DJ (1997) Finite element analysis of human knee joint in varus-valgus. Clin Biomech (Bristol, Avon) 12(3):139–148

[13] Bernstein J (2010) In brief: meniscal tears. Clin Orthop Relat Res 468(4):1190–1192. doi:10.1007/s11999-010-1253-4

[14] Bloome DM, Blevins FT, Paletta GA Jr, Newcomer JK, Cashmore B, Turker R (2000) Meniscal repair in very young children. Arthroscopy J Arthrosc Relat Surg Off Publ Arthrosc Assoc North Am Int Arthrosc Assoc 16(5):545–549. doi:10.1053/jars.2000.7676

[15] Bourne RB, Finlay JB, Papadopoulos P, Andreae P (1984) The effect of medial meniscectomy on strain distribution in the proximal part of the tibia. J Bone Joint Surg Am 66(9):1431–1437

[16] Brian D, Mackenzie WG, Shim SS, Leung G (1985) The vascular and nerve supply of the human meniscus. Arthroscopy J Arthroscopic Relat Surg 1(1):58–62

[17] Bullough PG, Munuera L, Murphy J, Weinstein AM (1970) The strength of the menisci of the knee as it relates to their fine structure. J Bone Joint Surg 52(3):564–567

[18] Bursac P, Arnoczky S, York A (2009) Dynamic compressive behavior of human meniscus correlates with its extra-cellular matrix composition. Biorheology 46(3):227–237. doi:10.3233/BIR-2009-0537

[19] Cengiz IF, Pereira H, Pego JM, Sousa N, Espregueira-Mendes J, Oliveira JM, Reis RL (2015) Segmental and regional quantification of 3D cellular density of human meniscus from osteoarthritic knee. J Tissue Eng Regen Med. doi:10.1002/term.2082, Epub ahed of print

[20] Dacombe PJ (2013) Shelbourne's update of the O'Donoghue knee triad in a 17-year-old male Rugby player. BMJ Case Rep. 2013. doi:10.1136/bcr.01.2012.5593

[21] Dumont GD, Hogue GD, Padalecki JR, Okoro N, Wilson PL (2012) Meniscal and chondral injuries associated with pediatric anterior cruciate ligament tears: relationship of treatment time and patient-specific factors. Am J Sports Med 40(9):2128–2133. doi:10.1177/0363546512449994

[22] Englund M, Felson DT, Guermazi A, Roemer FW, Wang K, Crema MD, Lynch JA, Sharma L, Segal NA, Lewis CE, Nevitt MC (2011) Risk factors for medial meniscal pathology on knee MRI in older US adults: a

multicentre prospective cohort study. Ann Rheum Dis 70(10):1733–1739. doi:10.1136/ard.2011.150052

[23] Englund M, Guermazi A, Gale D, Hunter DJ, Aliabadi P, Clancy M, Felson DT (2008) Incidental meniscal findings on knee MRI in middle-aged and elderly persons. N Engl J Med 359(11):1108–1115. doi:10.1056/NEJMoa0800777

[24] Englund M, Guermazi A, Roemer FW, Aliabadi P, Yang M, Lewis CE, Torner J, Nevitt MC, Sack B, Felson DT (2009) Meniscal tear in knees without surgery and the development of radiographic osteoarthritis among middle-aged and elderly persons: the Multicenter Osteoarthritis Study. Arthritis Rheum 60(3):831–839. doi:10.1002/art.24383

[25] Englund M, Guermazi A, Roemer FW, Yang M, Zhang Y, Nevitt MC, Lynch JA, Lewis CE, Torner J, Felson DT (2010) Meniscal pathology on MRI increases the risk for both incident and enlarging subchondral bone marrow lesions of the knee: the MOST Study. Ann Rheum Dis 69(10):1796–1802. doi:10.1136/ard.2009.121681

[26] Englund M, Niu J, Guermazi A, Roemer FW, Hunter DJ, Lynch JA, Lewis CE, Torner J, Nevitt MC, Zhang YQ, Felson DT (2007) Effect of meniscal damage on the development of frequent knee pain, aching, or stiffness. Arthritis Rheum 56(12):4048–4054. doi:10.1002/art.23071

[27] Fayard JM, Pereira H, Servien E, Lustig S, Neyret P (2010) Meniscectomy global results-complications. The Meniscus, Springer-Verlag, Berlin Heidelberg. doi:10.1007/978-3-642-02450-4

[28] Freutel M, Seitz AM, Galbusera F, Bornstedt A, Rasche V, Knothe Tate ML, Ignatius A, Durselen L (2014) Medial meniscal displacement and strain in three dimensions under compressive loads: MR assessment. J Magn Reson Imaging JMRI 40(5):1181–1188. doi:10.1002/jmri.24461

[29] Friden T, Erlandsson T, Zatterstrom R, Lindstrand A, Moritz U (1995) Compression or distraction of the anterior cruciate injured knee. Variations in injury pattern in contact sports and downhill skiing. Knee Surg Sports Traumatol Arthrosc 3(3):144–147

[30] Frizziero A, Ferrari R, Giannotti E, Ferroni C, Poli P, Masiero S (2012) The meniscus tear. State of the art of rehabilitation protocols related to surgical procedures. Muscles Ligaments Tendons J 2(4):295–301

[31] Fukubayashi T, Kurosawa H (1980) The contact area and pressure distribution pattern of the knee. A study of normal and osteoarthrotic knee joints. Acta Orthop Scand 51(6):871–879

[32] Gale DR, Chaisson CE, Totterman SM, Schwartz RK, Gale ME, Felson D (1999) Meniscal subluxation: association with osteoarthritis and joint space narrowing. Osteoarthritis Cartilage 7(6):526–532

[33] Garrett WE Jr, Swiontkowski MF, Weinstein JN, Callaghan J, Rosier RN, Berry DJ, Harrast J, Derosa GP (2006) American board of orthopaedic surgery practice of the orthopaedic surgeon: part-II, certification examination case mix. J Bone Joint Surg Am 88(3):660–667. doi:10.2106/JBJS.E.01208

[34] Guilak F, Butler DL, Goldstein SA, Baaijens FP (2014) Biomechanics and mechanobiology in functional tissue engineering. J Biomech 47(9):1933–1940. doi:10.1016/j.jbiomech.2014.04.019

[35] Guo H, Maher SA, Spilker RL (2013) Biphasic finite element contact analysis of the knee joint using an augmented Lagrangian method. Med Eng Phys 35(9):1313–1320. doi:10.1016/j.medengphy.2013.02.003

[36] Gupte CM, Bull AM, Thomas RD, Amis AA (2003) The meniscofemoral ligaments: secondary restraints to the posterior drawer. Analysis of anteroposterior and rotary laxity in the intact and posterior-cruciate-deficient knee. J Bone Joint Surg 85(5):765–773

[37] Hunter DJ, Buck R, Vignon E, Eckstein F, Brandt K, Mazzuca SA, Wyman BT, Otterness I, Hellio Le Graverand MP (2009) Relation of regional articular cartilage morphometry and meniscal position by MRI to joint space width in knee radiographs. Osteoarthritis Cartilage 17(9):1170–1176. doi:10.1016/j.joca.2009.04.001

[38] Hunter DJ, Zhang YQ, Niu JB, Tu X, Amin S, Clancy M, Guermazi A, Grigorian M, Gale D, Felson DT (2006) The association of meniscal pathologic changes with cartilage loss in symptomatic knee osteoarthritis. Arthritis Rheum 54(3):795–801. doi:10.1002/art.21724

[39] Hunter DJ, Zhang YQ, Tu X, Lavalley M, Niu JB, Amin S, Guermazi A, Genant H, Gale D, Felson DT (2006) Change in joint space width: hyaline articular cartilage loss or alteration in meniscus? Arthritis Rheum 54(8):2488–2495. doi:10.1002/art.22016

[40] Jackson RW, Dandy DJ (1976) Arthroscopy of the knee. Grune Stratton, New York

[41] Kawahara Y, Uetani M, Fuchi K, Eguchi H, Hayashi K (1999) MR assessment of movement and morphologic change in the menisci during knee flexion. Acta Radiol 40(6):610–614

[42] Kenny C (1997) Radial displacement of the medial meniscus and Fairbank's signs. Clin Orthop Relat Res 339:163–173

[43] Killian ML, Lepinski NM, Haut RC, Haut Donahue TL (2010) Regional and zonal histo-morphological characteristics of the lapine menisci. Anat Rec (Hoboken) 293(12):1991–2000. doi:10.1002/ar.21296

[44] Kim E, Kim YJ, Cha JG, Kim MY, Lee DH, Cho SG, Kim RS (2015) Kinematic change of the meniscus and the tibiofemoral joint space in asymptomatic volunteers using a wide bore 3T closed MRI system. Skeletal Radiol 44(10):1441–1451. doi:10.1007/s00256-015-2187-4

[45] Kornaat PR, Bloem JL, Ceulemans RY, Riyazi N, Rosendaal FR, Nelissen RG, Carter WO, Hellio Le Graverand MP, Kloppenburg M (2006) Osteoarthritis of the knee: association between clinical features and MR imaging findings. Radiology 239(3):811–817. doi:10.1148/radiol.2393050253

[46] Kramer DE, Micheli LJ (2009) Meniscal tears and discoid meniscus in children: diagnosis and treatment. J Am Acad Orthop Surg 17(11):698–707

[47] Lai JH, Levenston ME (2010) Meniscus and cartilage

exhibit distinct intra-tissue strain distributions under unconfined compression. Osteoarthritis Cartilage 18(10):1291–1299, http://dx.doi.org/10.1016/j.joca.2010.05.020

[48] Lee DH, Lee BS, Kim JM, et al. (2011) Predictors of degenerative medial meniscus extrusion: radial component and knee osteoarthritis. Knee Surg Sports Traumatol Arthrosc 19:222–229.

[49] Levy IM, Torzilli PA, Gould JD, Warren RF (1989) The effect of lateral meniscectomy on motion of the knee. J Bone Joint Surg Am 71(3):401–406

[50] Levy IM, Torzilli PA, Warren RF (1982) The effect of medial meniscectomy on anterior-posterior motion of the knee. J Bone Joint Surg Am 64(6):883–888

[51] Logerstedt DS, Snyder-Mackler L, Ritter RC, Axe MJ (2010) Knee pain and mobility impairments: meniscal and articular cartilage lesions. J Orthop Sports Phys Ther 40(6):A1–A35. doi:10.2519/jospt.2010.0304

[52] Maffulli N, Chan KM, Bundoc RC, Cheng JC (1997) Knee arthroscopy in Chinese children and adolescents: an eight-year prospective study. Arthroscopy J Arthrosc Relat Surg Off Publ Arthrosc Assoc North Am Int Arthrosc Assoc 13(1):18–23

[53] Majewski M, Susanne H, Klaus S (2006) Epidemiology of athletic knee injuries: a 10-year study. Knee 13(3):184–188. doi:10.1016/j.knee.2006.01.005

[54] Makris EA, Hadidi P, Athanasiou KA (2011) The knee meniscus: structure-function, pathophysiology, current repair techniques, and prospects for regeneration. Biomaterials 32(30):7411–7431. doi:10.1016/j.biomaterials.2011.06.037

[55] Masouros SD, McDermott ID, Amis AA, Bull AM (2008) Biomechanics of the meniscus-meniscal ligament construct of the knee. Knee Surg Sports Traumatol Arthrosc 16(12):1121–1132. doi:10.1007/s00167-008-0616-9

[56] Matsubara H, Okazaki K, Izawa T, Tashiro Y, Matsuda S, Nishimura T, Nakanishi Y, Kawamura H, Iwamoto Y (2012) New suture method for radial tears of the meniscus: biomechanical analysis of cross-suture and double horizontal suture techniques using cyclic load testing. Am J Sports Med 40(2):414–418. doi:10.1177/0363546511424395

[57] McDermott ID, Masouros SD, Amis AA (2008) Biomechanics of the menisci of the knee. Curr Orthopaed 22:193–201

[58] McDermott MJ, Bathgate B, Gillingham BL, Hennrikus WL (1998) Correlation of MRI and arthroscopic diagnosis of knee pathology in children and adolescents. J Pediatr Orthop 18(5):675–678

[59] McDevitt CA, Webber RJ (1990) The ultrastructure and biochemistry of meniscal cartilage. Clin Orthop Relat Res 252:8–18

[60] McNulty AL, Estes BT, Wilusz RE, Weinberg JB, Guilak F (2010) Dynamic loading enhances integrative meniscal repair in the presence of interleukin-1. Osteoarthritis Cartilage 18(6):830–838. doi:10.1016/j.joca.2010.02.009

[61] McNulty AL, Guilak F (2015) Mechanobiology of the meniscus. J Biomech 48(8):1469–1478. doi:10.1016/j.jbiomech.2015.02.008

[62] Meakin JR, Shrive NG, Frank CB, Hart DA (2003) Finite element analysis of the meniscus: the influence of geometry and material properties on its behaviour. Knee 10(1):33–41

[63] Millett PJ, Willis AA, Warren RF (2002) Associated injuries in pediatric and adolescent anterior cruciate ligament tears: does a delay in treatment increase the risk of meniscal tear? Arthroscopy J Arthrosc Relat Surg Off Publ Arthrosc Assoc North Am Int Arthrosc Assoc 18(9):955–959

[64] Mintzer CM, Richmond JC, Taylor J (1998) Meniscal repair in the young athlete. Am J Sports Med 26(5):630–633

[65] Nishimuta JF, Levenston ME (2012) Response of cartilage and meniscus tissue explants to in vitro compressive overload. Osteoarthritis Cartilage 20(5):422–429. doi:10.1016/j.joca.2012.01.004

[66] Noble J, Hamblen DL (1975) The pathology of the degenerate meniscus lesion. J Bone Joint Surg 57(2):180–186

[67] Osawa A, Harner CD, Gharaibeh B, Matsumoto T, Mifune Y, Kopf S, Ingham SJ, Schreiber V, Usas A, Huard J (2013) The use of blood vessel-derived stem cells for meniscal regeneration and repair. Med Sci Sports Exerc 45(5):813–823. doi:10.1249/MSS.0b013e31827d1e06

[68] Papalia R, Vasta S, Franceschi F, D'Adamio S, Maffulli N, Denaro V (2013) Meniscal root tears: from basic science to ultimate surgery. Br Med Bull 106:91–115. doi:10.1093/bmb/ldt002

[69] Pellacci F, Zmerly H, Sacco G (1997) Anatomia patologica dei menischi. J Sports Traum Relat Res 19:2–5

[70] Pereira H, Caridade SG, Frias AM, Silva-Correia J, Pereira DR, Cengiz IF, Mano JF, Oliveira JM, Espregueira-Mendes J, Reis RL (2014) Biomechanical and cellular segmental characterization of human meniscus: building the basis for Tissue Engineering therapies. Osteoarthritis Cartilage 22(9):1271–1281. doi:10.1016/j.joca.2014.07.001

[71] Pereira H, Frias AM, Oliveira JM, Espregueira-Mendes J, Reis RL (2011) Tissue engineering and regenerative medicine strategies in meniscus lesions. Arthroscopy J Arthrosc Relat Surg Off Publ Arthrosc Assoc North Am Int Arthrosc Assoc 27(12):1706–1719. doi:10.1016/j.arthro.2011.08.283

[72] Pereira H, Silva-Correia J, Oliveira JM, Reis RL, Espregueira-Mendes J (2013) Future trends in the treatment of meniscus lesions: from repair to regeneration. In: Verdonk R, Espregueira-Mendes J, Monllau JC (eds) Meniscal transplantation. Springer, Heidelberg/New York/Dordrecht/London, pp 103–114

[73] Pereira H, Silva-Correia J, Oliveira JM, Reis RL, Espregueira-Mendes J (2013) The meniscus: basic science. In: Verdonk R, Espregueira-Mendes J, Monllau JC (eds) Meniscal transplantation. Springer, Heidelberg/New York/Dordrecht/London, pp 7–14

[74] Poulsen MR, Johnson DL (2011) Meniscal injuries in the young, athletically active patient. Phys Sportsmed 39(1):123–130. doi:10.3810/psm.2011.02.1870

[75] Proffen BL, McElfresh M, Fleming BC, Murray MM (2012) A comparative anatomical study of the human knee and six animal species. Knee 19(4):493–499.

doi:10.1016/j.knee.2011.07.005

[76] Pujol N, Bohu Y, Boisrenoult P, Macdes A, Beaufils P (2013) Clinical outcomes of open meniscal repair of horizontal meniscal tears in young patients. Knee Surg Sports Traumatol Arthrosc 21(7):1530–1533. doi:10.1007/s00167-012-2099-y

[77] Robert M, Gouault E, Moulies D, Alain JL (1986) Meniscal lesions in the child athlete. Acta Orthop Belg 52(1):72–80

[78] Ruiz-Iban MA, Diaz-Heredia J, Elias-Martin E, Moros-Marco S, Cebreiro Martinez Del Val I (2012) Repair of meniscal tears associated with tibial plateau fractures: a review of 15 cases. Am J Sports Med 40(10):2289–2295. doi:10.1177/0363546512457552

[79] Rytter S, Jensen LK, Bonde JP, Jurik AG, Egund N (2009) Occupational kneeling and meniscal tears: a magnetic resonance imaging study in floor layers. The Journal of rheumatology 36:1512–1519

[80] Ryzewicz M, Peterson B, Siparsky PN, Bartz RL (2007) The diagnosis of meniscus tears: the role of MRI and clinical examination. Clin Orthop Relat Res 455:123–133. doi:10.1097/BLO.0b013e31802fb9f3

[81] Salata MJ, Gibbs AE, Sekiya JK (2010) A systematic review of clinical outcomes in patients undergoing meniscectomy. Am J Sports Med 38(9):1907–1916. doi:10.1177/0363546510370196

[82] Sharma L, Eckstein F, Song J, Guermazi A, Prasad P, Kapoor D, Cahue S, Marshall M, Hudelmaier M, Dunlop D (2008) Relationship of meniscal damage, meniscal extrusion, malalignment, and joint laxity to subsequent cartilage loss in osteoarthritic knees. Arthritis Rheum 58(6):1716–1726. doi:10.1002/art.23462

[83] Shelbourne KD, Nitz PA (1991) The O'Donoghue triad revisited. Combined knee injuries involving anterior cruciate and medial collateral ligament tears. Am J Sports Med 19(5):474–477

[84] Smith CD, Masouros S, Hill AM, Wallace AL, Amis AA, Bull AMJ (2008) Mechanical testing of intra-articular tissues. Relating experiments to physiological function. Curr Orthopaed 22:341–348

[85] Snoeker BA, Bakker EW, Kegel CA, Lucas C (2013) Risk factors for meniscal tears: a systematic review including meta-analysis. J Orthop Sports Phys Ther 43(6):352–367. doi:10.2519/jospt.2013.4295

[86] Spiro AS, Regier M, Novo de Oliveira A, Vettorazzi E, Hoffmann M, Petersen JP, Henes FO, Demuth T, Rueger JM, Lehmann W (2013) The degree of articular depression as a predictor of soft-tissue injuries in tibial plateau fracture. Knee Surg Sports Traumatol Arthrosc 21(3):564–570. doi:10.1007/s00167-012-2201-5

[87] Sugita T, Kawamata T, Ohnuma M, Yoshizumi Y, Sato K (2001) Radial displacement of the medial meniscus in varus osteoarthritis of the knee. Clin Orthop Relat Res 387:171–177

[88] Sweigart MA, Athanasiou KA (2001) Toward tissue engineering of the knee meniscus. Tissue Eng 7(2):111–129. doi:10.1089/107632701300062697

[89] Takeda Y, Ikata T, Yoshida S, Takai H, Kashiwaguchi S (1998) MRI high-signal intensity in the menisci of asymptomatic children. J Bone Joint Surg 80(3):463–467

[90] van Dijk CN, Reilingh ML, Zengerink M, van Bergen CJ (2010) Osteochondral defects in the ankle: why painful? Knee Surg Sports Traumatol Arthrosc 18(5):570–580. doi:10.1007/s00167-010-1064-x

[91] Vedi V, Williams A, Tennant SJ, Spouse E, Hunt DM, Gedroyc WMW (1999) Meniscal movement. An in-vivo study using dynamic MRI. J Bone Joint Surg B 81(1):37–41. doi:10.1302/0301-620X.81B1.8928

[92] Verdonk PC, Forsyth RG, Wang J, Almqvist KF, Verdonk R, Veys EM, Verbruggen G (2005) Characterisation of human knee meniscus cell phenotype. Osteoarthritis Cartilage 13(7):548–560. doi:10.1016/j.joca.2005.01.010, S1063-4584(05)00050-6 [pii]

[93] Verdonk R (2011) The meniscus: past, present and future. Knee Surg Sports Traumatol Arthrosc 19(2):145–146. doi:10.1007/s00167-010-1333-8

[94] Walker PS, Hajek JV (1972) The load-bearing area in the knee joint. J Biomech 5(6):581–589

第6章　半月板基础研究：概述

6

Helder Pereira

基础科学应理解为科学家致力于研究的基本原则或任何主题的核心，在近几年，这种多学科的方法致力于对半月板组织的研究并获得了明显发展。

我们有新的方法来评估半月板组织，了解半月板的功能，并预测半月板对外伤后的反应，以及在未来为半月板损伤后的治疗提供新的创新点。

然而，我们一致认为半月板与系统发育、个体发育、相关血管、解剖学、生物力学、超微结构和病理生理学有关，这些都对半月板功能有重要影响。

在这里，我们从"物种进化"的角度了解半月板生理功能、系统发育和个体发育的意义。第1章进一步阐明了物种之间、解剖和功能之间的密切联系。

第2章重点以视图形式介绍了半月板的解剖，涉及内容都是外科医生关心的实际问题。对于半月板解剖结构的了解是创新和改善手术技术并获得新疗效的关键。

同时，详细介绍了半月板和周围组织的生物力学性能，各种半月板韧带及其功能，阐明了它们的作用，以及如何发挥其功能途径。

半月板是不对称结构，不同部位、不同阶段，其生物特性、细胞的分布和生物力学有所不同。这些新的概念在组织工程学和再生医学方面有重大意义。

半月板损伤后病理生理改变应考虑到半月板所承受的垂直应力、扭力和剪切力。除了组织本身的特点，其他很多因素也被纳入半月板撕裂的病因中，包括半月板承受到的外部负荷或者创伤、关节力学轴线、年龄、体重指数或患者的活动水平等。另一

H. Pereira , MD
Orthopedic Department, Centro Hospitalar Póvoa de Varzim - Vila do Conde , Vila do Conde , Portugal
3B's Research Group – Biomaterials, Biodegradables and Biomimetics , Univ. Minho, Headquarters of the European Institute of Excellence on Tissue Engineering and Regenerative Medicine ,
Avepark – Parque de Ciência e Tecnologia, Zona Industrial da Gandra , 4805-017 Guimarães, Portugal
ICVS/3B's – PT Government Associated Laboratory , Braga, Portugal
Ripoll y De Prado Sports Clinic FIFA Medical Centre of Excellence , Murcia-Madrid , Spain
e-mail: helderduartepereira@gmail.com

© ESSKA 2016　63
C. Hulet et al. (eds.), *Surgery of the Meniscus*, DOI 10.1007/978-3-662-49188-1_6

方面，退行性半月板撕裂通常受多因素影响，综合考虑时不应该与全身骨性关节分开。

半月板"基础科学"的研究如同雨后春笋，这些研究对将来进一步的生物学和外科治疗起着决定性作用。

生物学是未来有效治疗半月板和半月板再生的有效治疗方法。

Hélder Pereira

第二部分

半月板损伤分类

第7章 创伤性半月板损伤

Matteo Denti, J.Espregueira–Mendes, Hélder Pereira,
Vasilios Raoulis, Michael Hantes

目录

M. Denti , MD (✉)
Luganese Clinic, Lugano, Switzerland
e-mail: matteo@denti.ch.it
J. Espregueira-Mendes , MD, Pr.
Clínica do Dragão, Espregueira-Mendes Sports
Centre – FIFA Medical Centre of Excellence ,
Porto, Portugal
3B's Research Group – Biomaterials, Biodegradables
and Biomimetics , University Minho, Headquarters of
the European Institute of Excellence on Tissue
Engineering and Regenerative Medicine ,
Guimarães, Portugal
ICVS/3B's – PT Government Associated Laboratory ,
Guimarães, Portugal
e-mail: jem@espregueira.com
H. Pereira , MD
Orthopedic Department, Centro Hospitalar Póvoa de
Varzim - Vila do Conde , Vila do Conde , Portugal
3B's Research Group – Biomaterials, Biodegradables
and Biomimetics , Univ. Minho, Headquarters of the
European Institute of Excellence on Tissue
Engineering and Regenerative Medicine ,
Avepark – Parque de Ciência e Tecnologia, Zona
Industrial da Gandra , 4805-017 Guimarães, Portugal
ICVS/3B's – PT Government Associated Laboratory ,
Braga, Portugal
Ripoll y De Prado Sports Clinic FIFA Medical Centre
of Excellence , Murcia-Madrid , Spain
e-mail: helderduartepereira@gmail.com
V. Raoulis • M. Hantes
Department of Orthopaedic Surgery and
Musculoskeletal Trauma, Faculty of Medicine ,
School of Health Sciences, University of Thessalia ,
Larissa , Greece

© ESSKA 2016 67
C. Hulet et al. (eds.), *Surgery of the Meniscus*, DOI 10.1007/978-3-662-49188-1_7

7.1　引言：创伤性半月板撕裂和退变性半月板撕裂

创伤性半月板撕裂（TMTs）是指因外伤导致的膝关节半月板撕裂。患者常能回忆起引起半月板撕裂的活动、运动或创伤发生时的情形。TMTs可发生于体育运动或者高能量所致的损伤中，在前者，TMTs常合并膝关节周围骨折[32]。TMTs经常发生于年轻人或体育爱好者中，尤其是经常有轴向转身运动的人群，如足球、橄榄球运动员。另外，尽管游泳的运动强度较低，但游泳也是半月板急性撕裂的危险因素[4,5]。同样，跑步也是危险因素之一[4,5]。半月板撕裂亦可见于低能量活动中，如步行和下蹲[4]。总之，运动是急性半月板撕裂的相关危险因素[4,35]。创伤发生的机制常常是膝关节屈曲到一定程度时发生扭转。胫骨的外翻、外旋可引起膝关节三联损伤，包括半月板撕裂、内侧副韧带损伤和前交叉韧带损伤[10,33]。总体来看，在运动所导致的半月板损伤中，内侧半月板损伤占24%，外侧半月板损伤约占8%，其中20%～30%的半月板损伤合并韧带损伤[16]。

急性半月板撕裂可引起膝关节急性、进行性疼痛，可伴随关节肿胀。症状可能来源于撕裂半月板的形变，多数情况下还可出现关节机械症状，如弹响、交锁等[26]。当半月板桶柄样撕裂时，撕裂的半月板可突出于髁间窝，产生交锁症状[36]。

本章将讨论半月板撕裂的分类方法[2]。垂直或纵向撕裂以及桶柄样撕裂和放射状撕裂（图7.1）属于创伤性半月板撕裂[25]。瓣状撕裂也属于创伤性撕裂。不同于以上所述，半月板水平样撕裂通常非创伤所致，而是有一个自然的退变过程（即使年轻患者也如此）[34]。

有一些证据表明，创伤发生时关节负重是半月板撕裂的重要危险因素[4]。

常见的关节松弛也是半月板撕裂的危险因素。它不易缓解，需要预防[4]。ACL损伤是半月板撕裂的另一种伴随症状或发病因素。

急性胫骨平台骨折所致的关节面压缩是半月板损伤（和韧带损伤）的潜在信号[32]。

不同于创伤性损伤，半月板退变性损伤的特征主要包括：症状进展较为缓慢，半月板真空征，复合型撕裂，半月板组织软化，纤维化以及其他的半月板退行性病变[2]。

7.2　半月板撕裂性的分类

目前推荐的半月板撕裂分类方法主要是从撕裂的解剖位置以及损伤邻近的血供等方面考虑（图7.1）。以下是对不同半月板撕裂方式和位置的描述[6,8]。

7.2.1　放射状撕裂

放射状撕裂经常由创伤所致，可以是完全撕裂或部分撕裂（图7.2）。裂口从半月板内缘垂直向外缘延伸，放射状撕裂一般被认为是不稳定的[37]，无法修复，因为半月板环形纤维的断裂以及裂口大部分组织缺乏血供。然而，修复完全性半月板放射状撕裂对于恢复半月板的机械完整性是

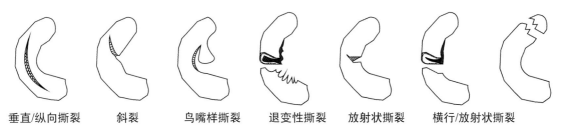

垂直/纵向撕裂　　斜裂　　鸟嘴样撕裂　　退变性撕裂　　放射状撕裂　　横行/放射状撕裂

图7.1　半月板撕裂常见类型示意图

极其重要的，它可以保持半月板周缘的张力。目前，半月板放射状撕裂的修复对于外科医师来说是一个挑战和艰难的决定[20]，修复的主要目的是获得半月板初始的稳定，这对于半月板获得愈合的机会是很重要的[20]。联合使用缝合和纤维蛋白凝块技术修复半月板放射状撕裂已经取得了较好的效果[31]。

7.2.2　瓣状或鸟嘴样撕裂

放射状撕裂向周缘延伸通常产生瓣状或鸟嘴状撕裂（图7.3）。

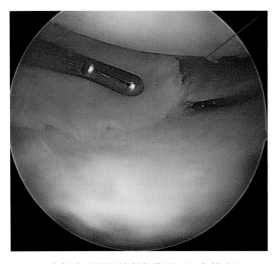

图7.2　内侧半月板的放射状撕裂（红色箭头）

7.2.3　边缘纵向撕裂

这种类型的撕裂通常是平行于半月板边缘的纵向破裂，纵向撕裂经常由创伤引起，而且大多修复效果理想（图7.4）。对于部分撕裂或较小的撕裂，如果探针牵拉无移位，则属于稳定性撕裂。

7.2.4　桶柄样撕裂

当纵向撕裂的半月板内侧部移位于髁间窝部位时，通常称为桶柄状撕裂（图7.5）。应尽可能地对这些缺损进行复位和修复，因其裂口可能继续扩大。

7.2.5　水平撕裂

这种撕裂指半月板上、下表面的分离（图7.6），大多由退变所致，通常见于老年人。年轻患者症状性水平样撕裂较为特殊，这是一种特殊的半月板严重损伤。完全切除这类撕裂会导致半月板次全切除。开放手术修复复杂的水平撕裂可以延伸到白区。在一项针对年轻患者或较活跃患者的中期随访中，这种方法证明是有效的，失败率较低[29]。

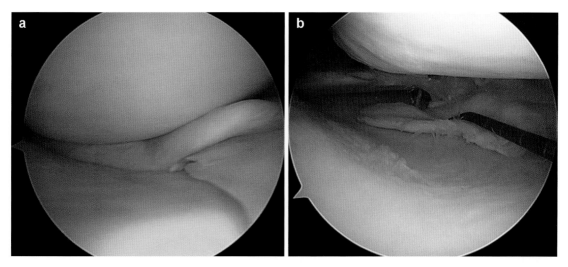

图7.3　内侧半月板的瓣状撕裂（a）；探针探查撕裂（b）

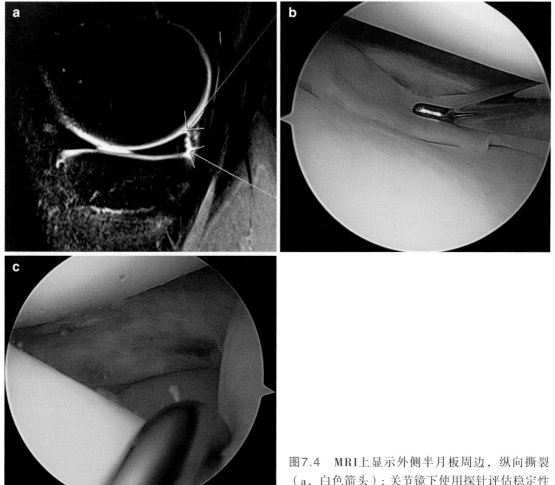

图7.4　MRI上显示外侧半月板周边，纵向撕裂
（a，白色箭头）；关节镜下使用探针评估稳定性
（b，c）

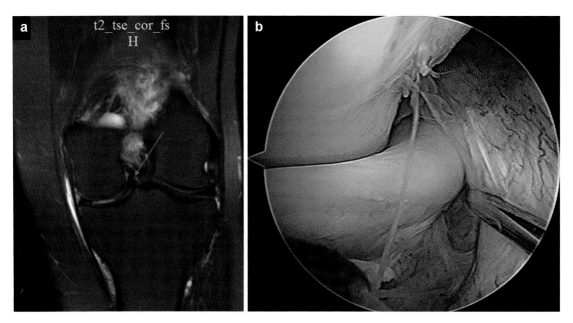

图7.5　MRI上显示内侧半月板桶柄样撕裂（a）；关节镜观察外侧半月板桶柄样撕裂（b）

7.2.6　复杂、退变性撕裂

半月板复杂的撕裂是其他各种撕裂的联合，发生于多平面。这种撕裂更常见于老年患者，多发生于半月板后角（图7.7）。总的来说复杂撕裂是不可修复的，撕裂应该根据主要撕裂方式分级。复杂撕裂包括两种或两种以上的撕裂方式。外侧半月板撕裂，裂口部分或完全延伸至腘肌腱裂孔前方应被看作撕裂至腘肌腱裂孔中央部。

7.2.7　半月板根部损伤（MRTs）

这种半月板损伤类型近期才被报道，但越来越引起关注[7]。严格来说，根部撕裂

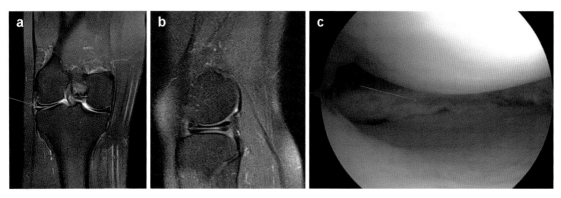

图7.6　MRI横断面（a）和侧面（b），内侧半月板的水平退行性撕裂（蓝色箭头）；关节镜下可见半月板水平撕裂（蓝色箭头）（c）

是自然退变的结果，需要与创伤引起的真性半月板根部撕裂区分，后者很罕见。真性根部撕裂常伴随ACL损伤，尤其多见于外侧半月板后角（图7.8）。这种损伤一直被忽略，一些学者认为在ACL重建术中，应当对根部撕裂做一个系统性的评价[7]。根部损伤，可使用经胫骨隧道技术予以重新固定[1]。

在发生MRTs时，维持半月板环形强度的胶原纤维断裂，最终将导致半月板外凸，丧失其生物学特性。MRTs临床诊断比较困难，但是MRI可以鉴别出损伤。严格来说，MRTs位于半月板血运丰富区域，因此，MRTs的处理首先考虑使用关节镜经骨隧道缝合或使用锚钉缝合[23]，两种方法被证明无显著性差异[23]。生物力学和临床研究表明，急性创伤性半月板根损伤经外科修复后，可完全恢复半月板的生物学特性，减轻患者疼痛，改善功能。

功能修复和临床分类系统最终决定了最合适的治疗过程。半月板损伤的修复涉及多种因素[1]，这些因素包括：

年龄/体质

活动水平

撕裂方式

陈旧性撕裂

伴随损伤（前交叉韧带损伤）

愈合潜能/血管化

7.3　半月板撕裂的国际分类

ESSKA和ISAKOS膝关节委员会于2006年成立了半月板资料分类委员会，旨在建立一个可靠的国际半月板评价资料系统，以促进对治疗结果的评价[18]。经过5年观察，就观察者间的可信度而言，ISAKOS委员会对于半月板撕裂的深度、长度、部位、撕裂方式以及组织质量和半月板切除率的分级结果是可接受的。半月板撕裂的ISAKOS分类为评估半月板撕裂的治疗效果提供了足够的国际临床试验[2]。

7.3.1　撕裂深度

半月板部分撕裂从其上表面或下表面延伸。水平撕裂也可能是部分撕裂。完全

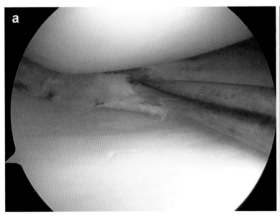
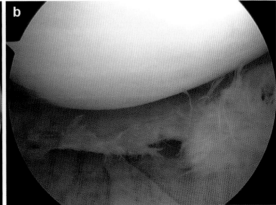

图7.7　内侧半月板的复杂性（a）和退变性撕裂（b）

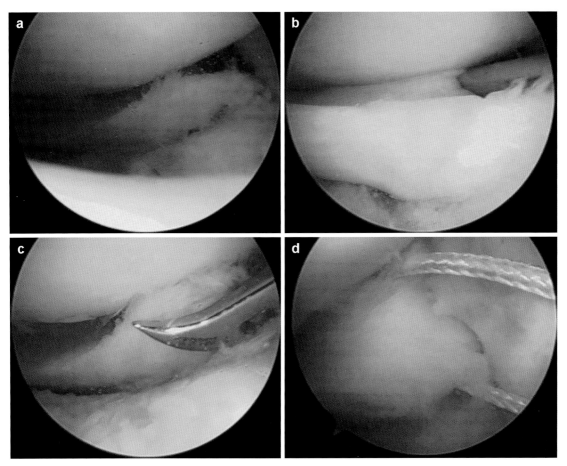

图7.8 关节镜下显示外侧半月板根部撕裂（a）；探针用于评估稳定性并探查损伤部位（b）；缝线缝合修复后，经胫骨隧道进行固定（c，d）

撕裂则同时累及半月板上、下表面[11,19]。

7.3.2 边缘宽度

在区域分类中，半月板撕裂可涉及一个以上区域。撕裂根据裂口在半月板的延伸分级。例如，穿过3区、2区和1区的完整放射状撕裂应分级为1区撕裂[3,9,13]。

1区撕裂边缘宽度小于3mm

2区撕裂边缘宽度介于3~5mm

3区撕裂边缘宽度大于5mm

7.3.3 辐射位置

撕裂的位置分类包括两方面：

（1）无论撕裂位于半月板的后角、体部或是前角，撕裂分级应考虑到涉及的所有区域。例如，内侧半月板桶柄样撕裂可能涉及半月板的后角、体部和前角[9]。

（2）后—前分类应遵循ISAKOS分类提出的适应证[2]。注明撕裂是位于半月板前部、后部或两者均有。从前向后延伸的外侧半月板体部放射状撕裂应称为体部放射状撕裂[13]。

从临床观察和统计分析来看，前后分类的一致性高于前、中、后分类。尽管如此，为描述方便，委员会达成的共识仍选择了历史标准，即前、中、后分类，因为一些撕裂位于特定区域[2]。

7.3.4 撕裂方式和治疗

研究表明，与半月板切除术相比，如果可能的话，半月板修复可提供更好的临床和生物力学结果[15,17,24]。但是半月板修复具有比半月板切除术更高的再手术率[24]。

根据可靠的研究，半月板修复愈合率为：完全愈合率60%，部分愈合率25%，失败率15%[30]。部分或不完全愈合的半月板患者通常在短期内无临床症状[27,29]。

基于基础科学的进步，半月板缝合技术发展迅速。一个代表性例子是，考虑到胶原纤维走行的新式斜向缝合技术，比标准双水平缝合技术显示出了更好的固定效果[20]。

据文献报道，关节镜下半月板修复失败率为5%～43.5%（平均15%）[27]。修复失败导致的半月板切除术的数量与未进行修复的半月板切除术的数量相比，并没有增加[27]。根据这些事实，可以得出结论，当半月板损伤被认为可修复从而给予缝合时，不会对患者带来不利的后果。尽管存在失败风险，衡量半月板修复可能的益处时，必须考虑到已知的半月板切除术后长期随访结果[15]。

关节镜下半月板修复可为膝关节提供长期的保护作用，即使初始为不完全愈合[30]。修复可以使用各种方法（图7.9），由内向外或由外向内的技术可以单独或组合使用（图7.10）。新鲜化或使用纤维蛋白凝块有助于提高愈合率。

对于无法修复的复杂的急性半月板撕裂，过去总是选择半月板切除术，但是认识到其较差的远期效果，目前认为半月板切除是"最后一个选择"[15]。此外，切除组织的量直接影响半月板切除术的效果[14]。在某些情况下，可以组合治疗，切除半月板的一部分，但仍缝合剩余的可修复部分[1]。

患者必须接受知情同意，并根据实际的期望参与选择最终治疗方式。

7.4 创伤性半月板损伤合并ACL损伤

如果半月板撕裂合并ACL损伤，应尽力避免行半月板切除术。无论是否进行ACL重建，合并ACL损伤膝关节行半月板切除将损害关节功能、关节稳定性和软骨面[15]。半月板修复甚至"保留损伤半月板"被认为是最好的选择。应考虑几种不同的情况。

7.4.1 高运动量个体膝关节症状性前方松弛（功能性不稳定）

在高强度运动患者中，推荐进行ACL重建。如在ACL手术之前诊断或手术期间发现有半月板损伤，应同时进行半月板治疗。如果可能的话，尽量保留半月板。无论是进行了半月板修复还是保留损伤半月板，ACL重建术后康复方案不变。

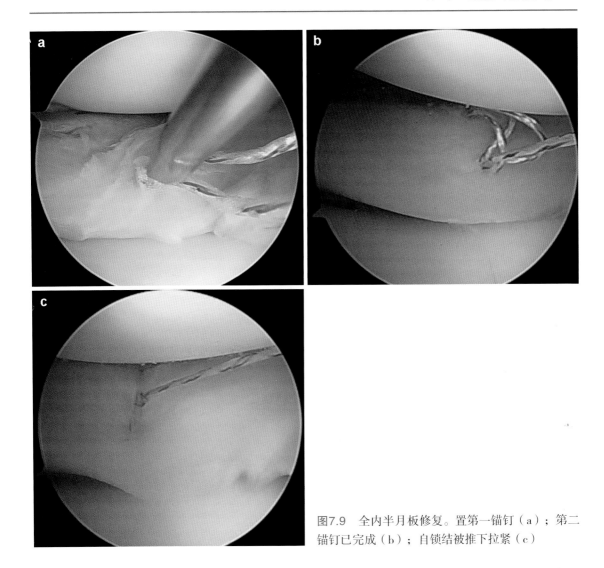

图7.9 全内半月板修复。置第一锚钉（a）；第二锚钉已完成（b）；自锁结被推下拉紧（c）

7.4.2 较低运动量个体轻度膝关节前方松弛

个体运动量较小情况下膝关节前方松弛是否需要进行ACL重建仍然存在争议。伴有可修复的半月板损伤的诊断是支持手术的重要依据。ACL重建的目的是保护关节软骨，改善膝关节的自然病史。经常久坐的中年患者，在无膝关节功能性不稳定的情况下出现症状性半月板损伤，才应考虑单纯半月板切除术，而不是重建ACL。

7.4.3 损伤半月板的修复与搁置

普遍被接受的一个观点是，不稳定或有症状的半月板撕裂应在ACL重建时手术修复，而稳定的无症状半月板撕裂则不需要治疗（有意被搁置）。然而，不稳定性半月板损伤的概念尚存在争议，而且建立适当标准（例如，损伤的大小和半月板

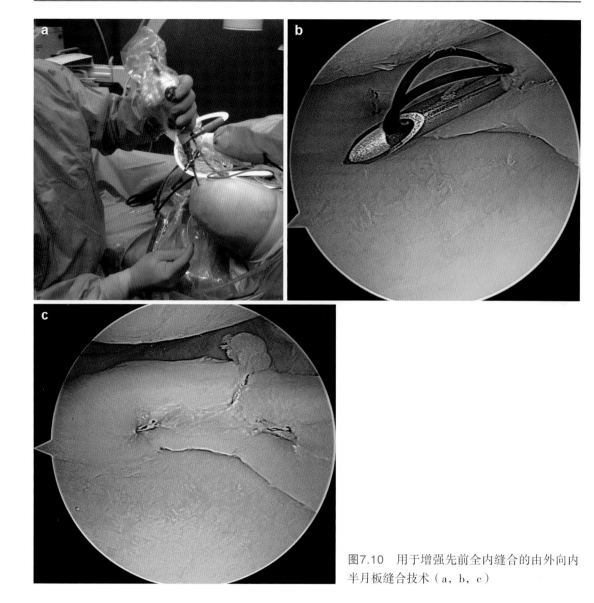

图7.10　用于增强先前全内缝合的由外向内半月板缝合技术（a，b，c）

的异常移动性）的问题仍未解决。Pujol和Beaufils认为修复内侧半月板的手术适应证可以放宽，尤其对于小的稳定性损伤（如果保留，会增加二次半月板切除的风险）[28]。另一方面，对于外侧半月板小的稳定性损伤，选择"保留半月板"可以降低再次切除的风险，似乎更值得推崇[5]。

与ACL损伤后不足12个月行ACL重建手术相比，超过12个月行ACL重建手术时内

侧半月板发生撕裂的可能性整体比值（OR值）为3.50，表明ACL损伤与重建之间的时间量是内侧半月板发生撕裂的一个危险因素[35]。另一方面，对于外侧半月板撕裂，几乎没有证据支持ACL损伤后和重建手术之间存在时间相关的风险因素[35]。

众所周知，内侧和外侧半月板在膝关节中所扮演的角色是不同的，这些发现也与其作用原理在一定程度上相符。内侧半

月板相当于胫骨前移时的次级稳定结构，而外侧半月板具有相对更高的移动性，它们之间是高度相关的[21]。此外，手术治疗时间的拖延也与儿童和青少年人群中内侧半月板撕裂的发生率相关[22]。ACL损伤后＞150天手术治疗的儿童患者与损伤后≤150天的患者相比，内侧半月板损伤的发生率更高[12]。

要点总结

半月板撕裂的分型对于撕裂损伤的评估是非常重要的，国际统一的指南对于半月板撕裂治疗的有效评估亦至关重要。国际统一分类可以使世界各地的骨科医生对半月板的评估工作更容易，因为统一分类更有利于他们的沟通。创伤性半月板损伤往往呈现广泛而多样性的表现，并且可能同时出现多种类型的损伤。了解损伤机制、组织的超微结构和整体关节运动学对于制定预防半月板损伤的策略至关重要。同时，ACL-功能缺失的膝关节是一个不同的话题，需要特殊关注。最近，关节外科治疗领域也有一些明显的进展。目前，治疗半月板损伤的理念及趋势更倾向于适宜地修复而不是彻底地切除，即便在以前被认为是不可挽回的一些撕裂类型，也同样如此。

参考文献

[1] Ahn JH, Wang JH, Yoo JC (2004) Arthroscopic all-inside suture repair of medial meniscus lesion in anterior cruciate ligament--deficient knees: results of second-look arthroscopies in 39 cases. Arthroscopy J Arthrosc Relat Surg Off Publ Arthrosc Assoc North Am Int Arthrosc Assoc 20(9):936–945. doi:10.1016/j.arthro.2004.06.038

[2] Anderson AF, Irrgang JJ, Dunn W, Beaufils P, Cohen M, Cole BJ, Coolican M, Ferretti M, Glenn RE Jr, Johnson R, Neyret P, Ochi M, Panarella L, Siebold R, Spindler KP, Ait Si Selmi T, Verdonk P, Verdonk R, Yasuda K, Kowalchuk DA (2011) Interobserver reliability of the International Society of Arthroscopy, Knee Surgery and Orthopaedic Sports Medicine (ISAKOS) classification of meniscal tears. Am J Sports Med 39(5):926–932. doi:10.1177/0363546511400533

[3] Arnoczky SP, Warren RF (1983) The microvasculature of the meniscus and its response to injury. An experimental study in the dog. Am J Sports Med 11(3):131–141

[4] Baker P, Coggon D, Reading I, Barrett D, McLaren M, Cooper C (2002) Sports injury, occupational physical activity, joint laxity, and meniscal damage. J Rheumatol 29(3):557–563

[5] Beaufils P, Hulet C, Dhenain M, Nizard R, Nourissat G, Pujol N (2009) Clinical practice guidelines for the management of meniscal lesions and isolated lesions of the anterior cruciate ligament of the knee in adults. Orthop Traumatol Surg Res OTSR 95(6):437–442. doi:10.1016/j.otsr.2009.06.002

[6] Bernstein J (2010) In brief: meniscal tears. Clin Orthop Relat Res 468(4):1190–1192. doi:10.1007/s11999-010-1253-4

[7] Bhatia S, LaPrade CM, Ellman MB, LaPrade RF (2014) Meniscal root tears: significance, diagnosis, and treatment. Am J Sports Med 42(12):3016–3030. doi:10.1177/0363546514524162

[8] Ciccotti MG, Shields CLJ, El Attrache NS (1994) Meniscectomy. In: Fu FH, Harner CD, Vince KG (eds) Knee surgery, vol 1. Williams & Wilkins, Philadelphia, pp 591–613

[9] Cooper DE, Arnoczky SP, Warren RF (1991) Meniscal repair. Clin Sports Med 10(3):529–548

[10] Dacombe PJ (2013) Shelbourne's update of the O'Donoghue knee triad in a 17-year-old male Rugby player. BMJ Case Rep 2013. doi:10.1136/bcr.01.2012.5593

[11] Dillon EH, Pope CF, Jokl P, Lynch K (1990) The clinical significance of stage 2 meniscal abnormalities on magnetic resonance knee images. Magn Reson Imaging 8:411–415

[12] Dumont GD, Hogue GD, Padalecki JR, Okoro N, Wilson PL (2012) Meniscal and chondral injuries associated with pediatric anterior cruciate ligament tears: relationship of treatment time and patient-specific factors. Am J Sports Med 40(9):2128–2133. doi:10.1177/0363546512449994

[13] Dunn WR, Wolf BR, Amendola A, Andrish JT, Kaeding C, Marx RG, McCarty EC, Parker RD, Wright RW, Spindler KP (2004) Multirater agreement of arthroscopic meniscal lesions. Am J Sports Med 32(8):1937–1940

[14] Englund M, Roos EM, Roos HP, Lohmander LS (2001) Patient-relevant outcomes fourteen years after meniscectomy: influence of type of meniscal tear and size of resection. Rheumatology (Oxford) 40(6):631–639

[15] Fayard JM, Pereira H, Servien E, Lustig S, Neyret P (2010) Meniscectomy global results-complications. The Meniscus, Springer-Verlag, Berlin Heidelberg. doi:10.1007/978-3-642-02450-4

[16] Frizziero A, Ferrari R, Giannotti E, Ferroni C, Poli P, Masiero S (2012) The meniscus tear. State of the art of rehabilitation protocols related to surgical procedures. Muscles Ligaments Tendons J 2(4): 295–301

[17] Huber J, Lisinski P, Kloskowska P, Gronek A, Lisiewicz E, Trzeciak T (2013) Meniscus suture provides better clinical and biomechanical results at 1-year follow-up than meniscectomy. Arch Orthop Trauma Surg 133(4):541–549. doi:10.1007/s00402-013-1681-1

[18] Jakobson BW (2007) Meniscal injuries. ISAKOS/ESSKA standard terminology, definitions, classification and scoring systems for arthroscopy: knee, shoulder and ankle joint. ISAKOS/ESSKA, http://www.esska.org/upload/pdf/Standard_Terminology.pdf

[19] Lotysch M, Mink J, Crues JV, Schwartz SA (1986) Magnetic resonance imaging in the detection of meniscal injuries. Magn Reson Imaging 4:185

[20] Matsubara H, Okazaki K, Izawa T, Tashiro Y, Matsuda S, Nishimura T, Nakanishi Y, Kawamura H, Iwamoto Y (2012) New suture method for radial tears of the meniscus: biomechanical analysis of cross-suture and double horizontal suture techniques using cyclic load testing. Am J Sports Med 40(2):414–418. doi:10.1177/0363546511424395

[21] McDermott ID, Masouros SD, Amis AA (2008) Biomechanics of the menisci of the knee. Curr Orthop 22:193–201

[22] Millett PJ, Willis AA, Warren RF (2002) Associated injuries in pediatric and adolescent anterior cruciate ligament tears: does a delay in treatment increase the risk of meniscal tear? Arthroscopy J Arthrosc Relat Surg Off Publ Arthrosc Assoc North Am Int Arthrosc Assoc 18(9):955–959

[23] Papalia R, Vasta S, Franceschi F, D'Adamio S, Maffulli N, Denaro V (2013) Meniscal root tears: from basic science to ultimate surgery. British Med Bull 106:91–115. doi:10.1093/bmb/ldt002

[24] Paxton ES, Stock MV, Brophy RH (2011) Meniscal repair versus partial meniscectomy: a systematic review comparing reoperation rates and clinical outcomes. Arthroscopy J Arthrosc Relat Surg Off Publ Arthrosc Assoc North Am Int Arthrosc Assoc 27(9):1275–1288. doi:10.1016/j.arthro.2011.03.088

[25] Poehling GG, Ruch DS, Chabon SJ (1990) The landscape of meniscal injuries. Clin Sports Med 9(3):539–549

[26] Poulsen MR, Johnson DL (2011) Meniscal injuries in the young, athletically active patient. Phys Sportsmed 39(1):123–130. doi:10.3810/psm.2011.02.1870

[27] Pujol N, Barbier O, Boisrenoult P, Beaufils P (2011) Amount of meniscal resection after failed meniscal repair. Am J Sports Med 39(8):1648–1652. doi:10.1177/0363546511402661

[28] Pujol N, Beaufils P (2009) Healing results of meniscal tears left in situ during anterior cruciate ligament reconstruction: a review of clinical studies. Knee Surg Sports Traumatol Arthrosc Off J ESSKA 17(4):396–401. doi:10.1007/s00167-008-0711-y

[29] Pujol N, Bohu Y, Boisrenoult P, Macdes A, Beaufils P (2013) Clinical outcomes of open meniscal repair of horizontal meniscal tears in young patients. Knee Surg Sports Traumatol Arthrosc Off J ESSKA 21(7):1530–1533. doi:10.1007/s00167-012-2099-y

[30] Pujol N, Tardy N, Boisrenoult P, Beaufils P (2013) Long-term outcomes of all-inside meniscal repair. Knee Surg Sports Traumatol Arthrosc Off J ESSKA. doi:10.1007/s00167-013-2553-5

[31] Ra HJ, Ha JK, Jang SH, Lee DW, Kim JG (2013) Arthroscopic inside-out repair of complete radial tears of the meniscus with a fibrin clot. Knee Surg Sports Traumatol Arthrosc Off J ESSKA 21(9):2126–2130. doi:10.1007/s00167-012-2191-3

[32] Ruiz-Iban MA, Diaz-Heredia J, Elias-Martin E, Moros-Marco S, Cebreiro Martinez Del Val I (2012) Repair of meniscal tears associated with tibial plateau fractures: a review of 15 cases. Am J Sports Med 40(10):2289–2295, 10.1177/0363546512457552

[33] Shelbourne KD, Nitz PA (1991) The O'Donoghue triad revisited. Combined knee injuries involving anterior cruciate and medial collateral ligament tears. Am J Sports Med 19(5):474–477

[34] Smillie IS (1968) The current pattern of the pathology of meniscus tears. Proc R Soc Med 61(1):44–45

[35] Snoeker BA, Bakker EW, Kegel CA, Lucas C (2013) Risk factors for meniscal tears: a systematic review including meta-analysis. J Orthop Sports Phys Ther 43(6):352–367. doi:10.2519/jospt.2013.4295

[36] Vanhoenacker FM, Maas M, Gielen J (2006) Imaging of orthopedic sports injuries. In: Medical radiology/diagnostic imaging. Springer, Berlin

[37] Weiss CB, Lundberg M, Hamberg P, DeHaven KE, Gillquist J (1989) Non-operative treatment of meniscal tears. J Bone Joint Surg Am 71(6):811–822

第8章 退变性半月板损伤、软骨退化和膝关节骨性关节炎 **8**

Martin Englund

目录

M. Englund
Orthopaedics, Department of Clinical Sciences Lund,
Lund University, Lund, Sweden
Clinical Epidemiology Unit, Boston University
School of Medicine, Boston, MA , USA
e-mail: dr.martin.englund@gmail.com

© ESSKA 2016 79
C. Hulet et al. (eds.), *Surgery of the Meniscus*, DOI 10.1007/978-3-662-49188-1_8

8.1 退变性半月板损伤：发病机制与病理改变

与创伤性半月板损伤不同，退变性半月板损伤更为复杂，病程更长，且发病机制至今尚不清楚。越来越多的证据表明，退行性损伤是半月板组织已有的退行性病理变化逐步发展的结果[31,55,57,78]，此类损伤的典型表现为水平撕裂和/或水平方向上的瓣状撕裂，好发于内侧半月板体部和/或后角[18,61]。

对半月板撕裂病例行MRI检查随访时，发现43例与急性膝关节创伤相关的中年患者中，仅报道有1例纵向撕裂（自然病程）[46]。同时，此类损伤病程进展缓慢（可达数年），病程发展可能出现渐进性黏液样变性和半月板超微结构的退化（图8.1）。

因此，MRI上存在特征性的内侧线性黏液样变性信号，可以认为是退变性半月板损伤的危险因素[31,46,78]。在一些个体中，半月板退变性损伤也可通过轻度膝关节创伤引起，而在另一些个体中可由慢性高重复性膝关节

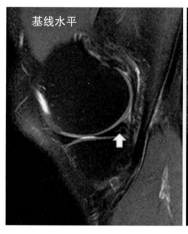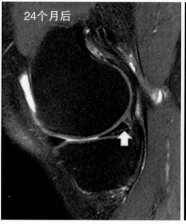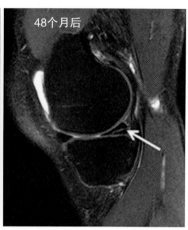

基线水平　　　　　　　　24个月后　　　　　　　　48个月后

图8.1　内侧半月板后角水平撕裂：3.0T膝关节MRI随访显示4年间内侧信号进展情况

负荷（作用于半月板的剪切应力）引起[16]。膝关节力线不良、肥胖和频繁蹲跪等姿势可能导致此类慢性负荷加重。过度负重和退行性半月板基质变化可能与早期骨关节炎相关，也可能导致半月板磨损、挤压和破裂[17,58,68]。关于半月板退化尚有许多机制未能阐明，一般认为是中年患者早期典型膝关节骨关节炎退化的结果，或至少是结果的一部分。若此类患者骨关节炎继续发展，则通常表现为关节组织对异常生物力学产生的病理反应，导致半月板功能部分丧失[16]。

8.2　退变性半月板损伤：关节镜检查或磁共振成像标准

　　尽管目前尚无严格或广泛接受的形态学标准区分退变性半月板损伤与创伤性半月板撕裂，退变性半月板损伤仍具有一些典型特征，例如，退变性半月板损伤可以基于膝关节MRI形态外观来分类（通常用于研究目的）。

　　MRI影像上，在至少两个连续窗口，若半月板内有高信号影，并贯通其上、下缘或半月板游离缘（或上述两者或两者以上），表明存在半月板撕裂，不论其为创伤性还是退变性。对于放射状撕裂，在冠状位和矢状位均应看到贯穿半月板上下表面的三级信号[14,15,19,25]。半月板撕裂可粗略地分为以下类型：（Ⅰ）水平撕裂，即平行于胫骨平台的撕裂，将半月板分成上部和下部；（Ⅱ）斜形（鸟嘴形）撕裂，即贯穿环形胶原纤维的斜行撕裂；（Ⅲ）纵向撕裂，即垂直于胫骨平台并且平行于环形胶原纤维方向的垂直撕裂；（Ⅳ）放射状撕裂，即从半月板游离缘开始并且垂直于胫骨平台和环形纤维方向的垂直撕裂；（Ⅴ）复合型撕裂，包含上述两种或多种类型的撕裂；（Ⅵ）根部撕裂，即在后角或前角附着部的撕裂[54]。由于完全崩解、破坏或先前手术切除而导致在MRI影像上或关节镜检查中半月板组织缺如，可归类为Ⅶ型半月板损伤，但不应认为此类半月板损伤为原发性。典型的退变性损伤包括水平撕裂、瓣状撕裂或复合型撕裂，最后一种通常可并发累及半月板后角的瓣状撕裂[18,19]。尽管缺乏确凿证据，目前认为退化也可能是放射状撕裂的重要病因。重要的是，延伸到关节囊的放射状撕裂或根部撕裂可能会对半月板功能产生严重的影响，因为它贯穿了环形胶原纤维，而此类纤维是半月板纤维的主要组成部分，对产生环向应力以防止半月板突出和位移至关重要。

8.3 退变性半月板损伤：流行病学

一般来说，人群中退变性半月板损伤的患病率随着年龄的增长而增加，在50~59岁的女性中为16%，70~90岁男性中可超过50%（图8.2）[18]。此外，在弗雷明汉地区的研究中，约10%的右膝关节表现为半月板部分破坏或崩解，即正常半月板组织缺如（无膝关节手术史）。虽然此类损伤未被分类为半月板撕裂，但作为半月板损伤的一种，此类损伤证明半月板损伤可能与骨关节炎的其他结构变化/证据相关，并且可能是导致半月板吸收及破坏的骨关节炎退化的一部分。流行病学研究还指出，90%有症状的骨关节炎患者合并半月板撕裂症状[5,22,42,49]。

这些流行病学研究的重要性体现在如下几个方面：第一，它表现为在人群中半月板损伤的显著高发的发病率——以至于可以认为是正常衰老的一部分。第二，

此类半月板撕裂不会直接引起膝关节症状，因为超过60%的合并半月板撕裂的受试者完全没有膝关节疼痛、麻木或僵硬症状[18]。需要指出的是，该研究基于普遍人群，研究的受试者随机取样，既不基于任何已表现出的膝关节症状，亦不存在抽样偏差。因此，退变性半月板损伤常常在膝关节MRI或关节镜中被误认为是一种偶发的病理现象。

8.4 退变性半月板损伤：膝关节症状

1974年，Noble和Hamblen的一系列尸检研究报道："半月板水平撕裂的病理发病率较高，而产生症状的水平撕裂却只有一小部分，因此，应当存在其他因素参与了症状的产生[57]。"表明退变性半月板损伤和膝关节症状之间的关联相当具有挑战性，对于有明确膝关节骨关节炎影像学证据的病例和没有证据或证据并不充分的膝关节骨关节炎病例而言，都是如此[5,18,56]。

在弗雷明汉地区的研究中，50~90岁人群中，约61%合并有半月板损伤（膝关节MRI筛查的研究人群），但并没有发现任何膝关节疼痛、麻木或僵硬症状。而几乎所有的半月板损伤患者，在MRI上均表现为水平撕裂、复合型撕裂甚至较大的斜行/瓣状撕裂，即典型的退行性损伤。不论是分类中涉及外周1/3，或瓣状撕裂，或典型的退行性损伤，不同撕裂分类之间的症状亦无区别。重要的是，尽管剩余39%的半月板损伤研究对象出现了膝关节疼痛、麻木或僵硬症状，但并不一定意味着半月

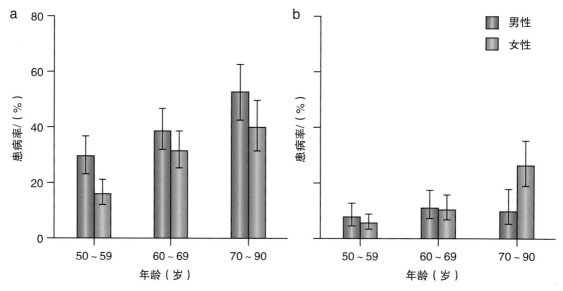

图8.2   在随机招募的人群样本中半月板撕裂和损伤的可能性。来自美国马萨诸塞州弗雷明汉地区50～90岁男性（*n*=426）和女性（*n*=565）右膝的半月板撕裂和半月板损伤（未分类为撕裂）。 诊断基于MRI，参与者未基于膝关节或其他关节问题选择；误差线示95%CI（经New Engl J Med许可转载）

板损伤是造成这些症状的直接原因。这些以普通人群为基础的表现出膝关节症状的患者也有骨关节炎和其他典型的影像学证据，诸如软骨下骨髓损伤，而它们也可以解释相关症状[18,24]。此外，Zanetti等报告，63%的关节镜下半月板撕裂患者（年龄18～73岁，平均年龄42岁）中，MRI显示对侧无症状的膝关节亦存在半月板损伤。

半月板周围囊肿偶有发病，且确定与退行性水平撕裂相关（图8.3）[9,13]。这些囊肿可能由于滑膜液的渗漏而发展，并且可能与关节症状有关[86]。

半月板撕裂可造成膝关节不稳定[8]，桶柄状撕裂是此类不稳定撕裂的经典类型，即中央撕裂部向膝关节中心区移位，导致膝关节弹响或交锁等症状，通常来源于创伤。然而，退变性半月板损伤是否导致此类撕裂和相关症状的证据尚不确定。在假性膝关节交锁等退行性膝关节病中，活动受限症状通常"较轻"，症状不如急性膝关节创伤患者典型。在退行性膝关节病中，症状波动性通常较大，患者可在一段时间内完全无症状，在另一段时间内则表现出较重的症状。在退行性膝关节病患者中，症状可能与骨关节炎相关，例如软骨表面不平，滑膜炎和/或软骨下骨髓损伤。此外，即使是较为典型的退变性半月板损伤，如非瓣状撕裂的水平撕裂，表现为真性膝关节弹响或交锁症状的证据也较少[8]。

尽管广泛认为，对于退行性半月板损伤患者，在膝关节镜下行术前活动性检查具有一定的有效性[11,23,39,44,45,62,64,65,80,87]，目前却尚无支持此类诊疗手段的证据。Matsusue和Thomson[51]报道，55%的65岁或以上患者，术前即存在的膝关节交锁或弹响症状在半月板部分切除术后约8年内仍然存

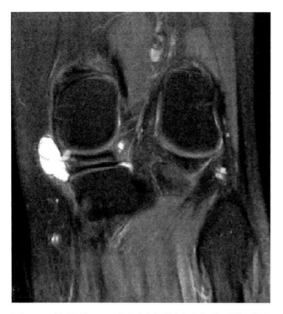

图8.3　膝关节MRI示内侧半月板后角水平撕裂及内侧的半月板周围囊肿（高信号强度）

在。类似的，McBride等[52]报道，在一项35个月的随访中，仅有17%（1/6）进行关节镜半月板切除术的退行性半月板撕裂患者的交锁症状减轻。在芬兰Fidelity试验中，与对照手术（半月板切除术）相比，在减轻患者膝关节弹响或交锁感的次数这一指标上，撕裂半月板组织切除术并没有使患者获益。然而，在创伤性半月板撕裂的患者中，关节镜下半月板部分切除术治愈活动性症状的成功率报告范围在76%[52]～100%之间[37]。然而，在相关证据不足的情况下，对具有交锁和/或伸膝受限的退化性膝关节患者而言，撕裂半月板的不稳定性自然被认为是这些症状的可能原因。

对照研究表明，与非疼痛症状膝关节的骨关节炎相比，半月板外凸——一种与退变性半月板损伤共同存在的特征，在具有疼痛症状的膝关节中，出现程度更为频繁。但半月板外凸是否可能与滑膜囊的拉伸/刺激而引起的疼痛直接相关，在很大程度上尚不清楚[84]。

重要的是，接诊膝关节疼痛患者的医疗保健专业人员需要意识到，半月板损伤在膝关节疼痛患者中本身可能并无症状。仅仅因为存在退行性半月板损伤，在膝关节MRI上或在关节镜检查时可见撕裂的半月板组织，并不一定意味着撕裂的半月板引发了疼痛，也不意味着手术切除将解决患者的疼痛或使患者长期获益[29,41,53,74]。关节弹响可能来源于膝关节中的其他问题，例如软骨缺陷，或将偶发的疼痛感误认为"活动受限"。

识别不稳定的退行性半月板损伤的证据非常有限，临床试验的准确性、可靠性也不佳。半月板撕裂临床研究试验中的常见缺点在于：通常假设半月板撕裂是所有症状的来源；大多数研究如McMurras或Apley的研究纳入了膝关节创伤患者，采用混合研究或对照研究[30,67,72,77]；而膝关节弹响和交锁感具有非特异性；有许多因素可能导致关节压痛和退行性膝关节疼痛。排除这些因素具有挑战性[24,79,88]。因此，对退行性膝关节中半月板试验测试临床效果，只能通过综合试验者双盲法和假半月板，运用试验者控制的随机临床试验来确定，如Sihvonen等的FIDELITY试验[76]。

总之，越来越多的证据表明，退变性半月板损伤和膝关节症状之间的联系往往并不明确，即半月板直接导致患者膝关节症状的认识并不准确[5,22,57,76]。例如，疼痛可能是撕裂和突出的半月板功能受损的结果，从而增加了关节软骨和软骨下骨的应力，可能导致软骨下骨髓损伤[21]。已发现骨髓损伤与膝关节疼痛的发生高度相关[24,88]。半月板周围囊肿可能引起关节症状。半月板撕裂也被报道与滑膜炎相关，滑膜炎可能是疼痛的原因[66]。最近，还有报道认为膝关节骨关节炎患者半月板的血管和神经生长增强[1]。重要的是，退行性半月板损伤在普通人群中相当常见，不应该被归因为一种"疾病诊断"，应当认为它揭示了退行性膝关节病（或膝关节病的风险因素）的一个（或多个）结构特征，即膝关节的早期骨关节炎。

8.5 退变性半月板损伤对膝关节的影响

在20世纪70年代后期，已有多个生物力学研究观察切除半月板所造成的生物力学影响[26,47,69,70,73,83]。然而，半月板撕裂的位置和程度，也可能导致半月板功能的缺失，这对退变性和创伤性半月板损伤同样适用。据一项观察性研究报道，在X线下，患有退变性半月板损伤的患者并发膝关节骨关节炎的风险明显增加[20]，可能是由于半月板分担载荷的潜在功能受损。然而，它也可能与膝关节中已经存在的骨关节炎疾病过程相关，其中退变性半月板损伤是疾病的首要形态学特征之一。据报道，软骨磨损常发生在退行性半月板损伤处附近，表明半月板损伤与骨关节炎的结构进展之间有紧密的因果关系[10]。

除了其形态整体性之外，半月板在膝关节内的解剖位置也十分关键，例如，退

行性半月板损伤通常伴随不同程度的半月板外凸，即半月板在关节边缘外的径向位移[40,48]。多项研究认为，半月板外凸不仅仅发生在骨关节炎的膝关节中[27,40,81]。半月板外凸和半月板在胫骨表面的低覆盖率已经被报道是软骨损伤的重要危险因素[35,71]。此外，半月板体部突出还是骨髓损伤发生的高危因素[21]。同时也有报道认为，半月板广泛突出或磨损也是膝关节X线平片上关节间隙狭窄的诱因之一，关节软骨的损失不能完全解释膝关节间隙的狭窄[6,7,34,36]。然而，也有研究表明在半月板部分切除后，膝关节间隙不一定立即发生改变，说明保留完整的外周边缘可能相当重要[2,63]。

8.6 膝关节骨关节炎

根据最近的全球疾病负担研究，膝关节病已成为全球第十一大致残性疾病[12]，这对卫生保健系统乃至全社会提出了新的挑战。该研究同时发现，膝关节炎最为常见的并发症为髋关节炎。

随着老龄化进程加速和人群肥胖率的上升，膝关节骨关节炎的患病率预计将迅速增加。根据瑞典的数据，与现有人群相比，到2032年，每100万名45岁及以上的成年人中将增加46 000名（+34%）膝关节骨关节炎患者，远远大于一般人群的预后（仅为+18%）[82]（图8.4）。这一趋势的原因在于肥胖率增加和欧洲老龄化影响，两者都与骨关节炎相关。因此，可以预计"膝关节骨关节炎流行"将会来临。

膝关节骨关节炎通常于中年发病，可

影响患者参与职业和休闲活动，从而降低生活质量[32]。由于体重增加、活动较少，除引发疼痛、活动受限和残疾外，膝关节骨关节炎患者也可能受到抑郁症和心血管疾病等病的影响[38]。目前针对膝关节骨关节炎一般为对症治疗，也就是说，并没有在生物学意义上的治愈性治疗手段。此外，只有10%~20%的膝关节骨关节炎患者可在疾病晚期接受全膝关节置换术[59]。这意味着，要满足膝关节骨关节炎患者的医疗保健需求，需要针对患者较长的病程制订个性化治疗方案。

膝关节骨关节炎是一种临床诊断，诊断通常可以基于膝关节症状的持续时间和特征，包括存在骨关节炎的高危风险因素（年龄、肥胖、遗传、膝关节损伤史和/或手术史），以及临床检查结果。在出现膝关节疼痛的中老年患者的诊断过程中，推荐负重半屈曲位膝关节X线片（例如Lyon Schuss位片），但在一般实践中通常无须此检查。重要的是，即使根据治疗方案使用负重半屈曲位，膝关节影像学检查仍然无法确保早期诊断骨关节炎。

8.7 退变性半月板损伤与骨关节炎的关联

虽然膝关节骨关节炎是多种危险因素（如基因、肥胖、关节损伤和/或不利的职业负荷）的结果，并且发病机制复杂，但通常认为该病是由于在敏感个体增加了生物力学负荷后，关节对这种异常生物力学应力的一种病理反应[21]。一旦半月板失去其在膝关节中的一部分关键功能，关节软骨上

增加的生物力学负荷模式可导致软骨磨损加速[4,35]及一系列骨质改变，包括骨小梁变化[43,60,85]、骨密度增加[50]、软骨下骨髓损伤加重以及骨排列紊乱，从而形成膝关节骨关节炎的恶性循环（图8.5）。

例如，有报道称，并发掌指关节炎和膝关节不对称（内侧负载膝关节室增加）是退行性半月板损伤发展的相关风险因素，表明全身因素或潜在的环境因素可能参与发病[17]。此外，对照研究发现，建筑工人相比平面设计工作者的发病率更高，尽管由于数据的对照性质，其因果推理强度有限[68]，但仍表明职业负荷可能对其发展产生影响。膝关节不对称、肥胖和职业危害可能导致膝关节慢性超负荷，其与退行性半月板基质变化（可能与早期骨关节炎相关）相结合可能导致半月板磨损、挤压和破裂[17,58,68]。这种连锁反应也可以由

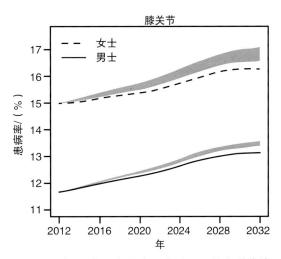

图8.4　到2032年，年龄在45岁及以上的人群膝关节骨关节炎患病率就医估计数。根据瑞典医疗保健数据和人口登记数据交叉结果，人口预后结果（规模和年龄结构，黑色）和预计BMI增加后的结果（灰色）

膝关节创伤触发，导致半月板功能丧失。半月板功能丧失的生物力学影响已有诸多文献报道[26,47,69,70,73,83]。

8.8　退变性膝关节（骨关节炎）影像检查：膝关节平片的定位

在临床中定义膝关节骨关节炎（通常是关节间隙狭窄和骨赘）影像检查的灵敏度和特异性十分困难，因为我们目前无法精确地定义退变性膝关节炎"转变"为骨关节炎的"阈值"，这主要是由于骨关节炎发展缓慢，常有多个结构特征/过程参与，而病理解剖学和患者报告症状的性质之间，常常并没有良好的相关性[3]。然而，一般经验认为，膝关节平片的敏感性和特异性较好，这意味着，通过膝关节X线影像，可以发现大量具有膝关节骨关节炎症状的患者，但远非所有真正患者（特别是早期膝关节骨关节炎症状），以及膝关节平片不易产生骨关节炎的假阳性。

如上所述，膝关节骨关节炎平片的最典型特征包括骨赘和关节间隙狭窄，上述两个发现即支持骨关节炎的临床诊断。然而，需要谨记骨关节炎和膝关节症状的严重程度与平片结果之间的关联度相当低[3]（图8.6）。膝关节半屈曲位负重平片正常，无法排除早期（拍片前）骨关节炎的临床诊断。一般来说，处理具有膝关节非创伤性病变的中老年患者时，通常不需要膝关节平片检查。

8.9　退变性膝关节和骨关节炎的影像评估：MRI检查

MRI能够提供大量的组织变化信息，但是目前对于如何区分正常老龄化和退行性损伤（如骨关节炎）的知识非常有限[28]。因此在临床中，对中老年膝关节疼痛患者的诊疗过程中很少应用膝关节MRI。应当严格控制膝关节MRI的使用指征，节省医疗资源，同时避免对偶然发现的与临床无任何相关性的结果进行过度医疗。在MRI中，在中老年患者中偶然发现的病变属于正常现象，并非一定通过治疗来处理[18,28]。因此，应当全面回顾患者的病史、症状和临床检查结果，做出治疗决定（例如，手术或不进行手术）。在难治性症状的病例治疗中，或需要排除更罕见的疾病（例如骨坏死）的情况下，可以使用膝关节MRI（在膝关节X线影像检查之后）。

然而，在研究中，膝关节MRI是获得膝关节骨关节炎病因、进展信息的有用工具，膝关节骨关节炎涉及包括半月板以及整个膝关节，已有指南对膝关节骨关节炎的MRI研究性诊断提出定义[33]。根据这一定义，MRI下骨关节炎的诊断为：排除在过去6个月内的关节创伤史、排除炎性关节炎（通过病史、放射学结果和实验室检查）之后，满足所有"A组"特征，或一个"A组"特征和两个或多个"B组"特征的影像学结果。

A组特征包括：

（i）有限的骨赘形成。

（ii）全层软骨缺如。

危险因素：

系统性，局部，环境，基因，关节损伤，肥胖

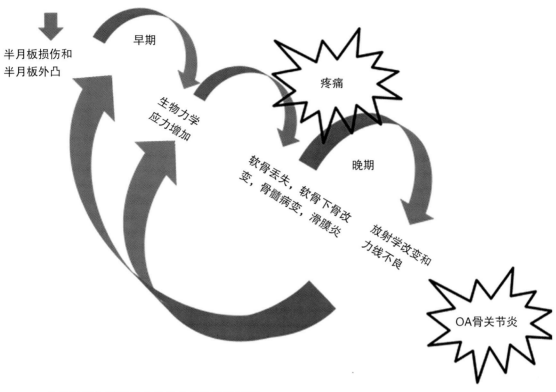

图8.5 半月板损伤到膝关节骨关节炎的发展过程

B组特征包括：

（i）软骨下骨髓损伤或与半月板或韧带附着物不相关的囊肿。

（ii）半月板半脱位，吸收或退行性（水平）撕裂。

（iii）部分厚度的软骨磨损（其中不存在全层软骨缺如）。

（iv）骨磨损。

髌骨骨关节炎的诊断需要满足髌骨和/或股骨前侧的以下所有条件：

（i）有明确的骨赘形成。

（ii）部分或全层软骨磨损。

在临床中，膝关节MRI很少报告退行

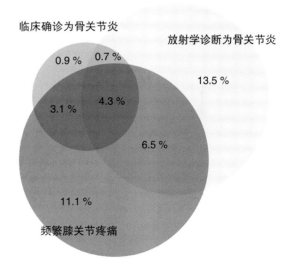

图8.6 骨关节炎影像学改变与膝关节症状之间的不一致性（OA）。图示为56～84岁人群中，骨关节炎患病率与频繁膝关节疼痛、影像学证实骨关节炎之间的重叠部分

性膝关节病变。由于退行性半月板损伤与
症状相关性差，应当避免退变性半月板撕
裂的"诊断"。相反，应认为它揭示了早
期膝关节骨关节炎的特征，提示对患者进
行其他治疗。

参考文献

[1] Ashraf S, Wibberley H, Mapp PI, Hill R, Wilson D, Walsh DA (2011) Increased vascular penetration and nerve growth in the meniscus: a potential source of pain in osteoarthritis. Ann Rheum Dis 70(3):523–529. doi:10.1136/ard.2010.137844

[2] Ayral X, Bonvarlet JP, Simonnet J, Auleley GR, Dougados M, Ravaud P (2003) Influence of medial meniscectomy on tibiofemoral joint space width. Osteoarthritis Cartilage 11(4):285–289

[3] Bedson J, Croft PR (2008) The discordance between clinical and radiographic knee osteoarthritis: a systematic search and summary of the literature. BMC Musculoskelet Disord 9:116. doi:10.1186/1471-2474-9-116

[4] Berthiaume MJ, Raynauld JP, Martel-Pelletier J, Labonte F, Beaudoin G, Bloch DA, Choquette D, Haraoui B, Altman RD, Hochberg M, Meyer JM, Cline GA, Pelletier JP (2005) Meniscal tear and extrusion are strongly associated with progression of symptomatic knee osteoarthritis as assessed by quantitative magnetic resonance imaging. Ann Rheum Dis 64(4):556–563

[5] Bhattacharyya T, Gale D, Dewire P, Totterman S, Gale ME, McLaughlin S, Einhorn TA, Felson DT (2003) The clinical importance of meniscal tears demonstrated by magnetic resonance imaging in osteoarthritis of the knee. J Bone Joint Surg Am 85-A(1):4–9

[6] Bloecker K, Guermazi A, Wirth W, Benichou O, Kwoh CK, Hunter DJ, Englund M, Resch H, Eckstein F, OAI investigators (2013) Tibial coverage, meniscus position, size and damage in knees discordant for joint space narrowing - data from the Osteoarthritis Initiative. Osteoarthritis Cartilage 21(3):419–427. doi:10.1016/j.joca.2012.11.015

[7] Bloecker K, Wirth W, Hunter DJ, Duryea J, Guermazi A, Kwoh CK, Resch H, Eckstein F (2013) Contribution of regional 3D meniscus and cartilage morphometry by MRI to joint space width in fixed flexion knee radiography--a between-knee comparison in subjects with unilateral joint space narrowing. Eur J Radiol 82(12):e832–e839. doi:10.1016/j.ejrad.2013.08.041

[8] Boxheimer L, Lutz AM, Zanetti M, Treiber K, Labler L, Marincek B, Weishaupt D (2006) Characteristics of displaceable and nondisplaceable meniscal tears at kinematic MR imaging of the knee. Radiology 238(1):221–231. doi:10.1148/radiol.2381041234

[9] Campbell SE, Sanders TG, Morrison WB (2001) MR imaging of meniscal cysts: incidence, location, and clinical significance. AJR Am J Roentgenol 177(2):409–413. doi:10.2214/ajr.177.2.1770409

[10] Chang A, Moisio K, Chmiel JS, Eckstein F, Guermazi A, Almagor O, Cahue S, Wirth W, Prasad P, Sharma L (2011) Subregional effects of meniscal tears on cartilage loss over 2 years in knee osteoarthritis. Ann Rheum Dis 70(1):74–79. doi:10.1136/ard.2010.130278

[11] Conaghan PG, Dickson J, Grant RL (2008) Care and management of osteoarthritis in adults: summary of NICE guidance. BMJ 336(7642):502–503. doi:10.1136/bmj.39490.608009.AD

[12] Cross M, Smith E, Hoy D, Nolte S, Ackerman I, Fransen M, Bridgett L, Williams S, Guillemin F, Hill CL, Laslett LL, Jones G, Cicuttini F, Osborne R, Vos T, Buchbinder R, Woolf A, March L (2014) The global burden of hip and knee osteoarthritis: estimates from the Global Burden of Disease 2010 study. Ann Rheum Dis. doi:10.1136/annrheumdis-2013-204763

[13] De Smet AA, Graf BK, del Rio AM (2011) Association of parameniscal cysts with underlying meniscal tears as identified on MRI and arthroscopy. AJR Am J Roentgenol 196(2):W180–W186. doi:10.2214/AJR.10.4754

[14] De Smet AA, Norris MA, Yandow DR, Quintana FA, Graf BK, Keene JS (1993) MR diagnosis of meniscal tears of the knee: importance of high signal in the meniscus that extends to the surface. AJR Am J Roentgenol 161(1):101–107

[15] De Smet AA, Tuite MJ (2006) Use of the "two-slice-touch" rule for the MRI diagnosis of meniscal tears. AJR Am J Roentgenol 187(4):911–914

[16] Englund M (2010) The role of biomechanics in the initiation and progression of OA of the knee. Best Pract Res Clin Rheumatol 24(1):39–46. doi:10.1016/j.berh.2009.08.008

[17] Englund M, Felson DT, Guermazi A, Roemer FW, Wang K, Crema MD, Lynch JA, Sharma L, Segal NA, Lewis CE, Nevitt MC (2011) Risk factors for medial meniscal pathology on knee MRI in older US adults: a multicentre prospective cohort study. Ann Rheum Dis 70(10):1733–1739. doi:10.1136/ard.2011.150052

[18] Englund M, Guermazi A, Gale D, Hunter DJ, Aliabadi P, Clancy M, Felson DT (2008) Incidental meniscal findings on knee MRI in middle-aged and elderly persons. N Engl J Med 359(11):1108–1115. doi:10.1056/NEJMoa0800777

[19] Englund M, Guermazi A, Lohmander SL (2009) The role of the meniscus in knee osteoarthritis: a cause or consequence? Radiol Clin North Am 47(4):703–712. doi:10.1016/j.rcl.2009.03.003

[20] Englund M, Guermazi A, Roemer FW, Aliabadi P, Yang M, Lewis CE, Torner J, Nevitt MC, Sack B, Felson DT (2009) Meniscal tear in knees without surgery and the development of radiographic osteoarthritis among middle-aged and elderly persons: the multicenter osteoarthritis study. Arthritis Rheum 60(3):831–839. doi:10.1002/art.24383

[21] Englund M, Guermazi A, Roemer FW, Yang M, Zhang Y, Nevitt MC, Lynch JA, Lewis CE, Torner J, Felson DT (2010) Meniscal pathology on MRI

increases the risk for both incident and enlarging sub-chondral bone marrow lesions of the knee: the MOST Study. Ann Rheum Dis 69(10):1796–1802. doi:10.1136/ard.2009.121681

[22] Englund M, Niu J, Guermazi A, Roemer FW, Hunter DJ, Lynch JA, Lewis CE, Torner J, Nevitt MC, Zhang YQ, Felson DT (2007) Effect of meniscal damage on the development of frequent knee pain, aching, or stiffness. Arthritis Rheum 56(12):4048–4054. doi:10.1002/art.23071

[23] Felson DT (2010) Arthroscopy as a treatment for knee osteoarthritis. Best Pract Res Clin Rheumatol 24(1):47–50. doi:10.1016/j.berh.2009.08.002, S1521-6942(09)00083-7 [pii]

[24] Felson DT, Chaisson CE, Hill CL, Totterman SM, Gale ME, Skinner KM, Kazis L, Gale DR (2001) The association of bone marrow lesions with pain in knee osteoarthritis. Ann Intern Med 134(7):541–549

[25] Fox MG (2007) MR imaging of the meniscus: review, current trends, and clinical implications. Radiol Clin North Am 45(6):1033–1053. doi:10.1016/j.rcl.2007.08.009, S0033-8389(07)00141-8 [pii]

[26] Fukubayashi T, Kurosawa H (1980) The contact area and pressure distribution pattern of the knee. A study of normal and osteoarthrotic knee joints. Acta Orthop Scand 51(6):871–879

[27] Gale DR, Chaisson CE, Totterman SM, Schwartz RK, Gale ME, Felson D (1999) Meniscal subluxation: association with osteoarthritis and joint space narrowing. Osteoarthritis Cartilage 7(6):526–532

[28] Guermazi A, Niu J, Hayashi D, Roemer FW, Englund M, Neogi T, Aliabadi P, McLennan CE, Felson DT (2012) Prevalence of abnormalities in knees detected by MRI in adults without knee osteoarthritis: population based observational study (Framingham Osteoarthritis Study). BMJ 345, e5339. doi:10.1136/bmj.e5339

[29] Herrlin S, Hallander M, Wange P, Weidenhielm L, Werner S (2007) Arthroscopic or conservative treatment of degenerative medial meniscal tears: a prospective randomised trial. Knee Surg Sports Traumatol Arthrosc 15(4):393–401

[30] Hing W, White S, Reid D, Marshall R (2009) Validity of the McMurray's test and modified versions of the test: a systematic literature review. J Man Manip Ther 17(1):22–35

[31] Hodler J, Haghighi P, Pathria MN, Trudell D, Resnick D (1992) Meniscal changes in the elderly: correlation of MR imaging and histologic findings. Radiology 184(1):221–225

[32] Hubertsson J, Petersson IF, Thorstensson CA, Englund M (2013) Risk of sick leave and disability pension in working-age women and men with knee osteoarthritis. Ann Rheum Dis 72(3):401–405. doi:10.1136/annrheumdis-2012-201472

[33] Hunter DJ, Arden N, Conaghan PG, Eckstein F, Gold G, Grainger A, Guermazi A, Harvey W, Jones G, Hellio Le Graverand MP, Laredo JD, Lo G, Losina E, Mosher TJ, Roemer F, Zhang W, Group OOIW (2011) Definition of osteoarthritis on MRI: results of a Delphi exercise. Osteoarthritis Cartilage 19(8):963–969. doi:10.1016/j.joca.2011.04.017

[34] Hunter DJ, Buck R, Vignon E, Eckstein F, Brandt K, Mazzuca SA, Wyman BT, Otterness I, Hellio Le Graverand MP (2009) Relation of regional articular cartilage morphometry and meniscal position by MRI to joint space width in knee radiographs. Osteoarthritis Cartilage 17(9):1170–1176. doi:10.1016/j.joca.2009.04.001

[35] Hunter DJ, Zhang YQ, Niu JB, Tu X, Amin S, Clancy M, Guermazi A, Grigorian M, Gale D, Felson DT (2006) The association of meniscal pathologic changes with cartilage loss in symptomatic knee osteoarthritis. Arthritis Rheum 54(3):795–801. doi:10.1002/art.21724

[36] Hunter DJ, Zhang YQ, Tu X, Lavalley M, Niu JB, Amin S, Guermazi A, Genant H, Gale D, Felson DT (2006) Change in joint space width: hyaline articular cartilage loss or alteration in meniscus? Arthritis Rheum 54(8):2488–2495. doi:10.1002/art.22016

[37] Jackson RW, Rouse DW (1982) The results of partial arthroscopic meniscectomy in patients over 40 years of age. J Bone Joint Surg 64(4):481–485

[38] Jamsen E, Peltola M, Eskelinen A, Lehto MU (2013) Comorbid diseases as predictors of survival of primary total hip and knee replacements: a nationwide register-based study of 96 754 operations on patients with primary osteoarthritis. Ann Rheum Dis 72(12):1975–1982. doi:10.1136/annrheumdis-2012-202064

[39] Jevsevar DS, Yates AJ Jr, Sanders JO (2014) Arthroscopic partial meniscectomy for degenerative meniscal tear. N Engl J Med 370(13):1260. doi:10.1056/NEJMc1401128#SA2

[40] Kenny C (1997) Radial displacement of the medial meniscus and Fairbank's signs. Clin Orthop Relat Res 339:163–173

[41] Kirkley A, Birmingham TB, Litchfield RB, Giffin JR, Willits KR, Wong CJ, Feagan BG, Donner A, Griffin SH, D'Ascanio LM, Pope JE, Fowler PJ (2008) A randomized trial of arthroscopic surgery for osteoarthritis of the knee. N Engl J Med 359(11):1097–1107. doi:10.1056/NEJMoa0708333, 359/11/1097 [pii]

[42] Kornaat PR, Bloem JL, Ceulemans RY, Riyazi N, Rosendaal FR, Nelissen RG, Carter WO, Hellio Le Graverand MP, Kloppenburg M (2006) Osteoarthritis of the knee: association between clinical features and MR imaging findings. Radiology 239(3):811–817

[43] Kraus VB, Feng S, Wang S, White S, Ainslie M, Brett A, Holmes A, Charles HC (2009) Trabecular morphometry by fractal signature analysis is a novel marker of osteoarthritis progression. Arthritis Rheum 60(12):3711–3722. doi:10.1002/art.25012

[44] Krych AJ, Carey JL, Marx RG, Dahm DL, Sennett BJ, Stuart MJ, Levy BA (2014) Does arthroscopic knee surgery work? Arthroscopy 30(5):544–545. doi:10.1016/j.arthro.2014.02.012

[45] Krych AJ, Stuart MJ, Levy BA (2014) Arthroscopic partial meniscectomy for degenerative meniscal tear. N Engl J Med 370(13):1259. doi:10.1056/NEJMc1401128#SA1

[46] Kumm J, Turkiewicz A, Guermazi A, Roemer F, Englund M (2015) Natural history of intrameniscal

signal on knee magnetic resonance imaging: six years of data from the Osteoarthritis Initiative. Radiology (in press)

[47] Kurosawa H, Fukubayashi T, Nakajima H (1980) Load-bearing mode of the knee joint: physical behavior of the knee joint with or without menisci. Clin Orthop Relat Res 149:283–290

[48] Lee DH, Lee BS, Kim JM, Yang KS, Cha EJ, Park JH, Bin SI (2011) Predictors of degenerative medial meniscus extrusion: radial component and knee osteoarthritis. Knee Surg Sports Traumatol Arthrosc 19(2):222–229. doi:10.1007/s00167-010-1274-2

[49] Link TM, Steinbach LS, Ghosh S, Ries M, Lu Y, Lane N, Majumdar S (2003) Osteoarthritis: MR imaging findings in different stages of disease and correlation with clinical findings. Radiology 226(2):373–381

[50] Lo GH, Niu J, McLennan CE, Kiel DP, McLean RR, Guermazi A, Genant HK, McAlindon TE, Hunter DJ (2008) Meniscal damage associated with increased local subchondral bone mineral density: a Framingham study. Osteoarthritis Cartilage 16(2):261–267. doi:10.1016/j.joca.2007.07.007, S1063-4584(07)00258-0 [pii]

[51] Matsusue Y, Thomson NL (1996) Arthroscopic partial medial meniscectomy in patients over 40 years old: a 5- to 11-year follow-up study. Arthroscopy 12(1):39–44

[52] McBride GG, Constine RM, Hofmann AA, Carson RW (1984) Arthroscopic partial medial meniscectomy in the older patient. J Bone Joint Surg Am 66(4):547–551

[53] Moseley JB, O'Malley K, Petersen NJ, Menke TJ, Brody BA, Kuykendall DH, Hollingsworth JC, Ashton CM, Wray NP (2002) A controlled trial of arthroscopic surgery for osteoarthritis of the knee. N Engl J Med 347(2):81–88

[54] Newman AP, Daniels AU, Burks RT (1993) Principles and decision making in meniscal surgery. Arthroscopy 9(1):33–51

[55] Noble J (1977) Lesions of the menisci. Autopsy incidence in adults less than fifty-five years old. J Bone Joint Surg Am 59(4):480–483

[56] Noble J, Erat K (1980) In defence of the meniscus. A prospective study of 200 meniscectomy patients. J Bone Joint Surg 62-B(1):7–11

[57] Noble J, Hamblen DL (1975) The pathology of the degenerate meniscus lesion. J Bone Joint Surg 57(2):180–186

[58] Pauli C, Grogan SP, Patil S, Otsuki S, Hasegawa A, Koziol J, Lotz MK, D'Lima DD (2011) Macroscopic and histopathologic analysis of human knee menisci in aging and osteoarthritis. Osteoarthritis Cartilage 19(9):1132–1141. doi:10.1016/j.joca.2011.05.008

[59] Peat G, McCarney R, Croft P (2001) Knee pain and osteoarthritis in older adults: a review of community burden and current use of primary health care. Ann Rheum Dis 60(2):91–97

[60] Podsiadlo P, Dahl L, Englund M, Lohmander LS, Stachowiak GW (2008) Differences in trabecular bone texture between knees with and without radiographic osteoarthritis detected by fractal methods. Osteoarthritis Cartilage 16(3):323–329.

doi:10.1016/j.joca.2007.07.010, S1063-4584(07)00259-2 [pii]

[61] Poehling GG, Ruch DS, Chabon SJ (1990) The landscape of meniscal injuries. Clin Sports Med 9(3):539–549

[62] Price A, Beard D (2014) Arthroscopy for degenerate meniscal tears of the knee. BMJ 348:g2382. doi:10.1136/bmj.g2382

[63] Prove S, Charrois O, Dekeuwer P, Fallet L, Beaufils P (2004) Comparison of the medial femorotibial joint space before and immediately after meniscectomy. Rev Chir Orthop Reparatrice Appar Mot 90(7):636–642

[64] Richmond J, Hunter D, Irrgang J, Jones MH, Levy B, Marx R, Snyder-Mackler L, Watters WC 3rd, Haralson RH 3rd, Turkelson CM, Wies JL, Boyer KM, Anderson S, St Andre J, Sluka P, McGowan R (2009) Treatment of osteoarthritis of the knee (nonarthroplasty). J Am Acad Orthop Surg 17(9):591–600, doi:17/9/591 [pii]

[65] Richmond JC (2010) Is there a role for arthroscopy in the treatment of osteoarthritis? Arthroscopy 26(2):143–144. doi:10.1016/j.arthro.2009.12.003, S0749-8063(09)01074-3 [pii]

[66] Roemer FW, Guermazi A, Hunter DJ, Niu J, Zhang Y, Englund M, Javaid MK, Lynch JA, Mohr A, Torner J, Lewis CE, Nevitt MC, Felson DT (2009) The association of meniscal damage with joint effusion in persons without radiographic osteoarthritis: the Framingham and MOST osteoarthritis studies. Osteoarthritis Cartilage 17(6):748–753. doi:10.1016/j.joca.2008.09.013, S1063-4584(08)00312-9 [pii]

[67] Rytter S, Jensen LK, Bonde JP (2008) Clinical knee findings in floor layers with focus on meniscal status. BMC Musculoskelet Disord 9:144. doi:10.1186/1471-2474-9-144, 1471-2474-9-144 [pii]

[68] Rytter S, Jensen LK, Bonde JP, Jurik AG, Egund N (2009) Occupational kneeling and meniscal tears: a magnetic resonance imaging study in floor layers. J Rheumatol 36(7):1512–1519. doi:10.3899/jrheum.081150, jrheum.081150 [pii]

[69] Seedhom BB, Dowson D, Wright V (1974) Proceedings: Functions of the menisci. A preliminary study. Ann Rheum Dis 33(1):111

[70] Seedhom BB, Hargreaves DJ (1979) Transmission of the load in the knee joint with special reference to the role of the meniscus. Part I+II. Eng Med 4:207–228

[71] Sharma L, Eckstein F, Song J, Guermazi A, Prasad P, Kapoor D, Cahue S, Marshall M, Hudelmaier M, Dunlop D (2008) Relationship of meniscal damage, meniscal extrusion, malalignment, and joint laxity to subsequent cartilage loss in osteoarthritic knees. Arthritis Rheum 58(6):1716–1726. doi:10.1002/art.23462

[72] Shrier I, Boudier-Reveret M, Fahmy K (2010) Understanding the different physical examination tests for suspected meniscal tears. Curr Sports Med Rep 9(5):284–289. doi:10.1249/JSR.0b013e3181f2727e

[73] Shrive NG, O'Connor JJ, Goodfellow JW (1978) Load-bearing in the knee joint. Clin Orthop Relat Res 131:279–287

[74] Sihvonen R, Paavola M, Malmivaara A, Itala A, Joukainen A, Nurmi H, Kalske J, Jarvinen TL, Finnish Degenerative Meniscal Lesion Study G (2013) Arthroscopic partial meniscectomy versus sham surgery for a degenerative meniscal tear. N Engl J Med 369(26):2515–2524. doi:10.1056/NEJMoa1305189

[75] Sihvonen R, Paavola M, Malmivaara A, Jarvinen TL (2013) Finnish Degenerative Meniscal Lesion Study (FIDELITY): a protocol for a randomised, placebo surgery controlled trial on the efficacy of arthroscopic partial meniscectomy for patients with degenerative meniscus injury with a novel 'RCT within-a-cohort' study design. BMJ Open 3(3). doi:10.1136/bmjopen-2012-002510

[76] Sihvonen R, Englund M, Turkiewicz A, Järvinen TL (2016) Finnish degenerative meniscal lesion study group. Mechanical symptoms and arthroscopic partial meniscectomy in patients with degenerative meniscus tear: A secondary analysis of a randomized trial. Ann Intern Med. doi: 10.7326/M15-0899. [Epub ahead of print] PMID: 26856620

[77] Solomon DH, Simel DL, Bates DW, Katz JN, Schaffer JL (2001) The rational clinical examination. Does this patient have a torn meniscus or ligament of the knee? Value of the physical examination. JAMA 286(13):1610–1620

[78] Stoller DW, Martin C, Crues JV 3rd, Kaplan L, Mink JH (1987) Meniscal tears: pathologic correlation with MR imaging. Radiology 163(3):731–735

[79] Stoppiello LA, Mapp PI, Wilson D, Hill R, Scammell BE, Walsh DA (2014) Structural associations of symptomatic knee osteoarthritis. Arthritis Rheumatol 66(11):3018–3027. doi:10.1002/art.38778

[80] Stuart MJ, Lubowitz JH (2006) What, if any, are the indications for arthroscopic debridement of the osteoarthritic knee? Arthroscopy 22(3):238–239

[81] Sugita T, Kawamata T, Ohnuma M, Yoshizumi Y, Sato K (2001) Radial displacement of the medial meniscus in varus osteoarthritis of the knee. Clin Orthop Relat Res 387:171–177

[82] Turkiewicz A, Petersson IF, Björk J, Dahlberg LE, Englund M (2012) Prognosis for the year 2030: the consultation prevalence of osteoarthritis in Sweden may increase by 50%. Paper presented at the American College of Rheumatology annual scientific meeting, Washington, DC.

[83] Walker PS, Erkman MJ (1975) The role of the menisci in force transmission across the knee. Clin Orthop Relat Res 109:184–192

[84] Wenger A, Englund M, Wirth W, Hudelmaier M, Kwoh K, Eckstein F (2011) Relationship of 3D meniscal morphology and position with knee pain in subjects with knee osteoarthritis: a pilot study. Eur Radiol. doi:10.1007/s00330-011-2234-z

[85] Wolski M, Podsiadlo P, Stachowiak GW, Lohmander LS, Englund M (2010) Differences in trabecular bone texture between knees with and without radiographic osteoarthritis detected by directional fractal signature method. Osteoarthritis Cartilage 18(5):684–690. doi:10.1016/j.joca.2010.01.002

[86] Wu CC, Hsu YC, Chiu YC, Chang YC, Lee CH, Shen HC, Huang GS (2013) Parameniscal cyst formation in the knee is associated with meniscal tear size: an MRI study. Knee 20(6):556–561. doi:10.1016/j.knee.2013.03.008

[87] Zhang W, Moskowitz RW, Nuki G, Abramson S, Altman RD, Arden N, Bierma-Zeinstra S, Brandt KD, Croft P, Doherty M, Dougados M, Hochberg M, Hunter DJ, Kwoh K, Lohmander LS, Tugwell P (2007) OARSI recommendations for the management of hip and knee osteoarthritis, part I: critical appraisal of existing treatment guidelines and systematic review of current research evidence. Osteoarthritis Cartilage 15(9):981–1000. doi:10.1016/j.joca.2007.06.014, S1063-4584(07)00234-8 [pii]

[88] Zhang Y, Nevitt M, Niu J, Lewis C, Torner J, Guermazi A, Roemer F, McCulloch C, Felson DT (2011) Fluctuation of knee pain and changes in bone marrow lesions, effusions, and synovitis on magnetic resonance imaging. Arthritis Rheum 63(3):691–699. doi:10.1002/art.30148

第9章　半月板隐匿损伤和根部撕裂

9

Jin Hwan Ahn, Sang Hak Lee, Benjamin Freychet,
Bertrand Sonnery–Cottet

目录

9.1　前交叉韧带损伤并发内侧半月板损伤：膝关节镜下全内缝合修复

9.1.1　引言

多达2/3的前交叉韧带（ACL）撕裂合并内侧半月板后角（MMPH）撕裂[20,22,33,42]。与半月板切除术相比，对此类半月板行解剖修复，可提高膝关节ACL重建后的稳定性[1,4,31]。然而，由于此类损伤位置隐蔽，前路难以发现损伤，容易被许多外科医生忽略[41]。先前的研究表明，急性或慢性ACL撕裂患者中，磁共振成像（MRI）检测此类合并损伤的阳性率为69%～89%[10,38,39]。

Electronic supplementary material The online version of
this chapter (doi: 10.1007/978-3-662-49188-1_9) contains
supplementary material, which is available to authorized
users.

J. H. Ahn , MD (⊠)
Department of Orthopedic Surgery , Dongguk University
Ilsan Hospital , 814 Siksadong, Ilsandonggu, Goyangsi ,
Gyeonggido 411-773 , South Korea
e-mail: Jha3535@naver.com
S. H. Lee , MD

Department of Orthopaedic Surgery ,
Kyung Hee University Hospital at Gangdong ,
892 Dongnam-ro, Gangdong-gu, Seoul ,
Gyeonggido 134-727 , Korea
e-mail: drsky71@duih.org
B. Freychet , MD • B. Sonnery-Cottet , MD
Centre Orthopedique Santy, FIFA Medical Center of
Excellence , 24 av Paul Santy , 69008 Lyon , France
e-mail: Sonnerycottet@aol.com

© ESSKA 2016 93
C. Hulet et al. (eds.), *Surgery of the Meniscus*, DOI 10.1007/978-3-662-49188-1_9

全内半月板修复器械的发展已经成为关节镜技术的一个转折点，具有方便植入、缩短手术时长的优点[23,27,28]。此类装置虽然使用方便，但已有相关的并发症报道。对MMPH的纵向撕裂经后内侧（PM）入路行全内缝合，是一种较为有效和安全的技术。此类方法不仅可恢复撕裂半月板的解剖位置，同时也方便垂直方向缝合、加强固定，并使神经血管或软骨损伤的风险最小化。我们曾报道双PM入路下使用关节镜全内缝合修复MMPH撕裂的技术[2]。然而，最近我们开始通过单PM入路进行关节镜下MMPH撕裂的缝合[4,6]。通过建立一个单独的后入路以代替通道，缝合技术增加了缝合钩活动的自由度，扩大了后室的可视范围，允许撕裂的半月板解剖复位，在增强固定的同时避免了对残余半月板和关节软骨的损伤。

9.1.2　分类

我们对内侧半月板撕裂进行了分类。A型损伤在探查时表现为低移动性，发生在半月板韧带后方的Ramp区域；B型损伤同样在探查时表现为低移动性，但发生在半月板韧带前缘上部；C型损伤是在探查时表现为高移动性的局限性下缘损伤（隐性损伤）；D型损伤是在探查时具有非常高的移动性的完全撕裂；E型损伤是双撕裂（图9.1）。

9.1.3　手术方法

该修复方法适用于半月板侧缘5mm内、大于1cm的后角纵向撕裂。关节镜下采

用缝合钩行全内垂直缝合复位较为安全有效，同时可增加MMPH撕裂患者的预期愈合率。

采用30°关节镜和探头行标准前外侧（AL）和前内侧（AM）入路下的全面检查。如果术前MRI或关节镜检查中怀疑MMPH撕裂或合并ACL撕裂，则经前外侧入路，使用30°关节镜通过股骨内髁和后交叉韧带（PCL）之间的髁间窝切迹进入膝关节后室，前外侧入路要靠近髌韧带外周边缘。然后在关节镜直视下建立标准PM入路，从而方便缝合钩等器械的移动和操纵。使用探针全面探查膝关节后室（图9.2）。将关节镜插入PM入路，重新探查半月板后角。在确定缝合计划后，将70°关节镜再次由前外侧入路插入，通过髁间窝切迹，探查膝关节后室。

使用70°关节镜由前外侧入路通过髁间窝切迹行探查膝关节后室操作时，通过PM入路引入无套管的刨刀或锉刀，对撕裂两侧进行清创（图9.3）。通过标准PM入路插入装有0号PDS缝线（Ethicon，Somerville，NJ）的45°弯曲缝合钩（Linvatec，Largo，FL）。将装有PDS缝线的缝合钩引入PM入路，然后在内侧撕裂缘的中心部位，做贯穿上下表面的垂直缝合。由于缝合钩锐利的尖端靠近股骨髁，所以缝合过程中必须小心操作，避免损伤此处软骨。经PM入路，用抓线钳取出0号PDS缝线。用直头止血钳标记缝线上端，保留缝线下端。然后通过PM入路引入装有MAXON 2-0号缝线（Syneture™，Norwalk，Connecticut，美国）的缝合钩，用相同的方式从上到下，刺穿靠近关节囊侧的撕裂半

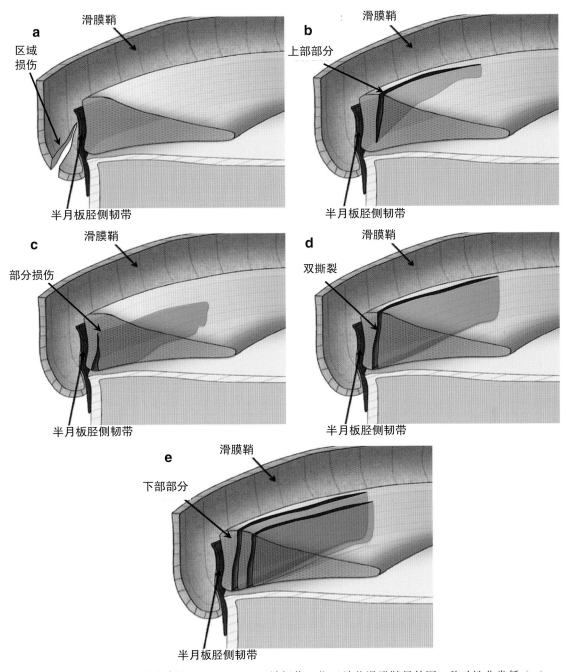

图9.1　内侧半月板撕裂分类建议。1型：Ramp区域损伤，位于关节滑膜鞘最外围，移动性非常低（a）。2型：上部部分损伤，较为稳定，只能采用通过穿髁间入路才能诊断（b）。3型：下缘部分损伤或隐性损伤。在通过穿髁间入路无法观察到，但由于移动性较高，可以通过探查移动性时发现可疑病例（c）。4型：半月板红区完全撕裂，移动性非常高（d）。5型：双撕裂（e）

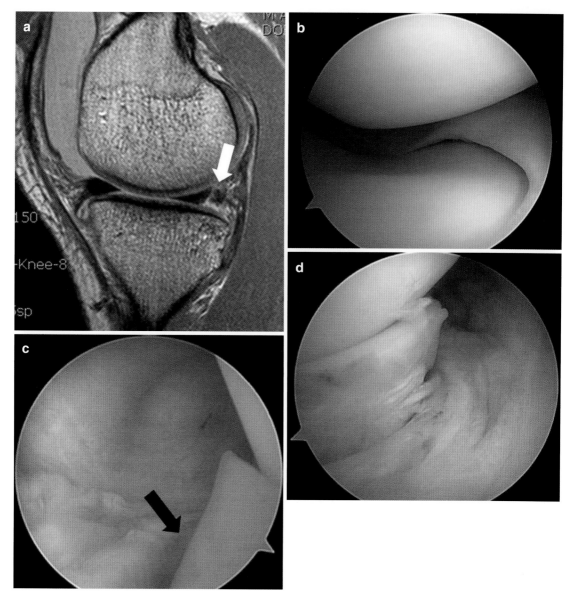

图9.2 矢状位MRI示内侧半月板后角纵裂（箭头处）（a）；前入路无法看到后角的外周撕裂（b）；30°关节镜经前外侧入路进入后内侧关节室，见后角的纵裂（箭头）（c）；后内侧入路明确显示损伤（d）

月板。在MAXON缝线的两端用抓线钳从PM入路取出之后，用直头止血钳标记缝线上端。使用抓线钳，同时从PM入路取出PDS和MAXON缝线的下端，以避免两束缝线之间的软组织嵌入。然后将MAXON与PDS缝线的下侧末端系在一起，拉住夹住MAXON缝线上端的止血钳。此时PDS缝线穿过半月板撕裂缘两侧，随着将PDS从胫骨端到股骨端拉出，MAXON缝线为PDS线所取代。PDS缝线的两端均通过PM入路使用抓线钳同时拉出关节外。打SMC结（Samsung Medical Center）[24]收紧缝线，继续用推结器反向打2个或3个半扣结，用关节镜仔细探查复位情况。为保证对合良好，撕裂的半月板稳固固定，建议以4~5mm的间距打3~4个线结。如果撕裂扩展到半月板体部，则应结合我们改进的由内向外技术或半月板固定器，与全内缝合组合使用。若患者合并ACL撕裂，还应在半月板修复后行ACL重建。

9.1.4　临床疗效

我们评估了140例使用改进的全内缝合（或伴随ACL重建的由内向外技术）方法接受MMPH修复的患者[5]。在术后平均37.7个月后对患者行第二次关节镜复查，140例患者中，118例（84.3%）显示完全愈合，17例（12.1%）为不完全愈合，5例（3.6%）为未愈合。由于不完全组的患者均无半月板撕裂相关的临床症状，临床成功率为96.4%（135/140）。

9.2　半月板后根部撕裂伴前交叉韧带重建：关节镜下全内缝合修复

9.2.1　引言

外侧半月板后角（Lateral Meniscus Posterior Horn, LMPH）根部撕裂可伴发ACL撕裂，可能与外侧半月板受到挤压有关[9]。LMPH根部撕裂即与附着点距离小于1cm的撕裂[19]。据报道，外侧半月板撕裂可采用磨损成形术、环钻术或原位保留修复，可修复的具体类型包括后角撕裂、稳定的横行瓣状撕裂，以及腘肌肌腱前方延伸不超过1cm的外侧或后侧撕裂[37,40]。

LMPH附着于股骨与半月板股骨韧带（MFL）之间[35]。在外侧半月板的后角中可观察到根部有两个附着点，其中前部分连接胫骨髁间突，后部分通过半月板股骨间韧带连接股骨内侧髁[8,26,36]。因此即使骨性附属结构已经完全切除，移位的后外侧半月板根部撕裂仍然有可能被漏诊[3,5]。由于残留半月板股骨间附属结构，后根的完全放射状撕裂可能与后根瓣状撕裂混淆[43]。在这种情况下，环形应变机制失效，对撕裂部行部分半月板切除可能导致不良预后[11,14,16,17]。本章将介绍LMPH根部撕裂的经验分类，及采用改良全内缝合技术修复LMPH根部撕裂。

9.2.2　LMPH根部撕裂分类

排除所有距离后角根部附着点1cm以外的周围不完全放射状撕裂或纵向撕裂，根据半月板股骨韧带（MFL）附属结构延伸的横向和纵向撕裂方向，我们将关节镜探查到的撕裂分为4种类型：①具有斜瓣状的放射状撕裂；②骨附着点和MFL附着点间的纵向撕裂；③急性"T"形撕裂；④慢性内部磨损（图9.4）。4种类型所需的关节镜修复技术类似，纵向和"T"形撕裂还需要使用额外的PL入路修复纵向撕裂。在慢性内部磨损型中，我们认为有必要对半月板残余瓣状结构在股骨附着点进行修复，以防止半月板突出。

9.2.3　手术方法

使用标准AL和AM入路行诊断性膝关

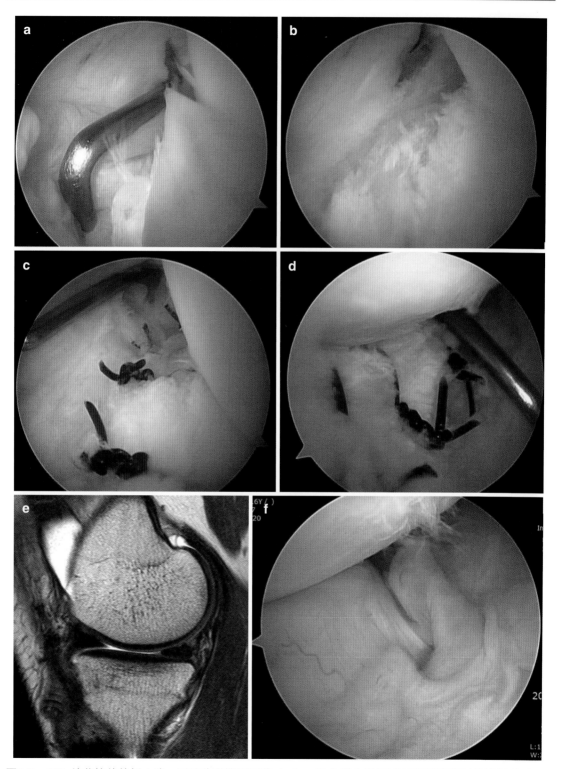

图9.3 70°关节镜前外侧入路，可见清晰撕裂图像（a）；后内侧入路刨刀对两侧撕裂面行清创（b）；70° 关节镜从前外侧入路进入后内侧关节室，示在内侧半月板后角纵向撕裂处的4个垂直缝线（c）；30° 关节镜后内侧入路显示相同发现（d）；术后7个月在MRI上显示完全愈合（e）；术后1年11个月的第二次关节镜复查（f）

节镜检查。当通过关节镜AM入路观察时，根据图9.4的膝关节形态，通过AL入路用探针探查撕裂区域。使用电动关节镜刨刀在撕裂部位进行轻柔新鲜化清创。根据术野情况，从上到下或反向插入垂直缝线。将装有0号PDS缝线的直缝合钩通过AL入路引入，然后从上至下方向穿透LMPH撕裂边缘的侧边3~5mm处。经AL入路用抓线钳取出PDS缝线的两端。用直止血钳标记缝线上端，保留缝线下端。通过AL入路插入装有MAXON 2-0缝线的缝合钩，用相同的方式穿透LM的后胫骨附属结构（图9.5）。将PDS和MAXON的下端结扎在一起，同时使

用缝线取出器从AL入路内取出，以避免软组织插入。如前所述，MAXON 2-0的底端与PDS的底端相连，牵拉夹持MAXON缝线上端的止血钳，使PDS缝线跨过胫骨到股骨表面的撕裂。通过AL入路取出PDS缝线的两端，并打SMC结。根据撕裂长度放置一根或两根缝线。

9.2.4 临床疗效

2003—2007年，388例前交叉韧带重建患者组成的连续病例中，有27例（7%）伴发LMPH根部撕裂。其中25例（92.6%）

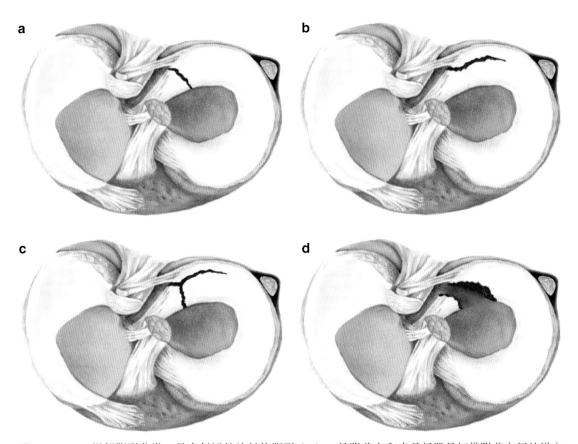

图9.4 LMPH根部撕裂分类：具有斜瓣的放射状撕裂（a）；骨附着点和半月板股骨韧带附着点间的纵向撕裂（b）；急性"T"形撕裂（c）；慢性内部磨损（d）

随访1年以上，在最后一次随访时没有观察到术后积液、关节间隙压痛或McMurray试验阳性。术前和随访MRI之间相比，虽然冠状面上的改善无统计学显著意义，但观察到了患者矢状面上半月板外凸有显著改善。根据关节镜检查，对LMPH根部撕裂病例进行如9.2.2节所述的分类，发现Ⅰ型撕裂7例，Ⅱ型4例，Ⅲ型4型，Ⅳ型为10例。在LMPH根部撕裂修复后，外侧半月板MRI矢状面示移位显著减少。

9.3　关节镜下半月板根部重建术：改良Mason–Allen缝合法

9.3.1　引言

MMPH根部完全撕裂导致环形应变机制失效，轴向载荷下抵抗挤压的能力丧失，生物力学损伤与半月板完全切除术相当[7,32,34]。MMPH根部撕裂好发于中年妇女，是此类人群半月板退行性疾病的结果，常发生在无半月板软骨附着的部位[21,25]。因此，最常用的根部撕裂修补技术是关节镜经胫骨骨道抽出式缝合[13,15,18,29,30]。生物力学研究评估了4种不同的缝合技术对MMPH根部撕裂的生物力学性能，发现改良的Mason–Allen技术提供的生物力学性能最佳[12]。Lee等[30]证明改良的Mason–Allen缝合与改善愈合、缩短半月板外凸恢复时间和延迟软骨退化呈正相关。本章将介绍一种使用改良Mason–Allen缝合的后根修复技术，由单水平线和单垂直线组成缝合面，可使后内侧半月板撕裂端有效对合。

9.3.2　手术方法

严格掌握手术指征是成功修复根部撕裂的另一关键。拉出缝合技术修复的适应证为关节炎症状较轻、有临床症状的MMPH根部撕裂，当MMPH撕裂合并膝关节内翻角度超过5°、弥漫性3或4级软骨损伤时，就可能实施胫骨高位截骨术。

使用标准前外侧（AL）和前内侧（AM）入路进行常规诊断检查。为测量合并半月板变形的根部撕裂水平，评估MMPH根部复位的可能性，应进行仔细探查。关节镜直视下创建标准PM入路。将监视器切换到PM入路，重新检查后角的根部撕裂。在确定MMPH的根部后，用刮匙制备插入根部的骨床。向AL入路引入ACL定位器，尖端置于MMPH的根部。从前外侧近端胫骨向插入位点插入两根导针（图9.6）。

当从AL入路观察时，通过AM入路引入刨刀或锉刀对撕裂处末端行清创术。通过AM入路引入装载有PDS 0号缝线的直缝合钩（Linvatec，Largo，FL）。在从股骨侧到胫骨侧的垂直方向上，MMPH的分离部分被缝合钩的尖锐尖端穿透到撕裂边缘内侧3～5mm处。然后，通过缝合钩推进PDS 0号缝线，使用缝线取出器通过前内侧入路取出PDS的胫骨侧缝线。缝线上端用弯曲的蚊式镊标记，用于在下一步骤中与另一缝线绑扎。另一条缝线以相同的方式通过相同的入路放置在第一道缝线之前。接下来，将两根单线的上端系在入路外，然后牵拉第一道缝线的下端。使用往复传递缝线的方法，交换第一道缝线与第二道缝

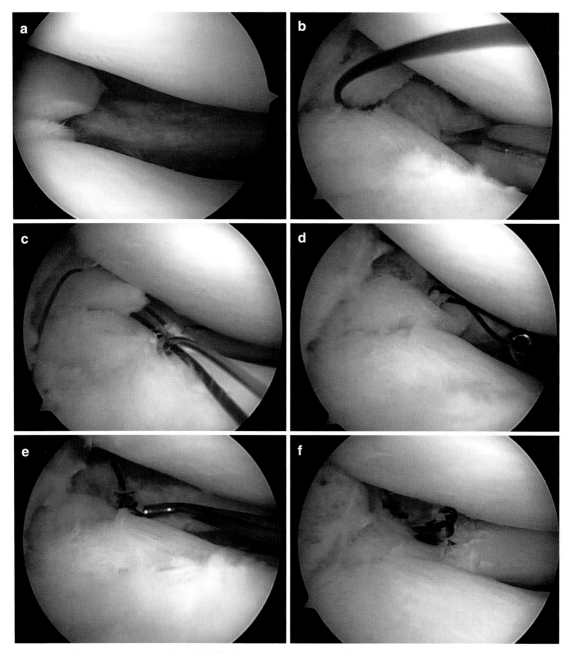

图9.5 关节镜示LMPH根部的放射状撕裂（a）；装有PDS缝线的缝合钩自上至下从侧面插入（b）；MAXON线下端与PDS线下端系在一起，同时牵拉MAXON上端止血钳（c）；随着PDS线替代了MAXON线，PDS线通过了半月板撕裂的两侧（d）；用推结器打结（e）；在外侧半月板后角的放射撕裂处，关节镜下显示两条垂直缝线（f）

线。最后完成水平循环（图9.7）。然后，通过前内侧入路引入装载有MAXON缝线的缝合钩。制作一个简单的垂直缝线，覆盖并穿过水平缝线的中心，缝线的两端通过前内侧入路取出。这种形成的"十"字形线迹类似于改良的Mason-Allen技术。在足够的张力下通过胫骨隧道拉动缝线的端部，缝线端部系在前内侧胫骨皮质上。进行最后的关节镜检查，确认整个内侧半月板的张力，同时确保撕裂的后根已重新连接。

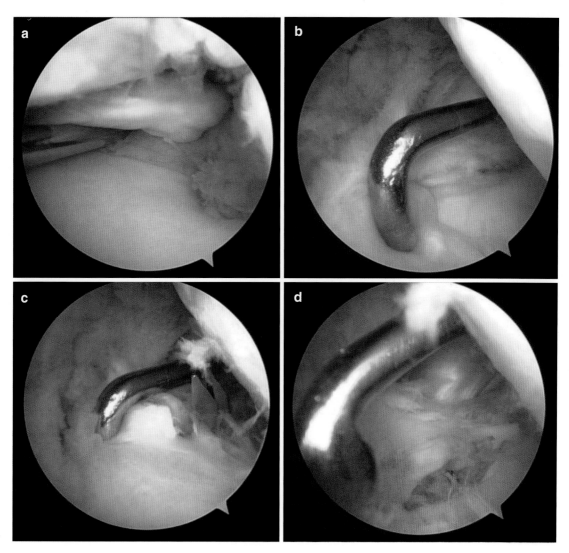

图9.6　从前外侧入路插入的30°关节镜显示内侧半月板后角根部的放射状撕裂（a）；从后内侧入路插入的30°关节镜显示在内侧半月板根部区域的撕裂（b）；通过放置ACL钻定位器钻出两组经骨的胫骨隧道（c）；用在PCL止点前方的弯刮匙除去软骨（d）

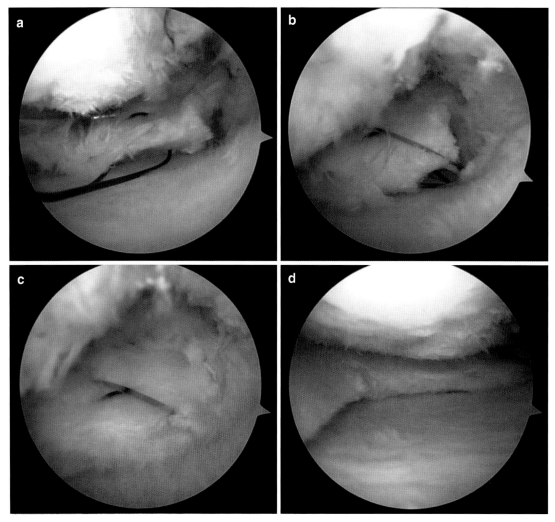

图9.7 从前外侧入路引入的30° 关节镜显示内侧半月板后角处的两条PDS缝合线，并通过前内侧入路引出
（a）；缝合线"十"字形交叉，并且将其末端拉出胫骨隧道（b）；通过胫骨隧道，将撕裂的根部拉向附
着部位（c）；后角移位修复，在足够的张力下打结（d）

参考文献

[1] Ahn JH, Bae TS, Kang KS, Kang SY, Lee SH (2011) Longitudinal tear of the medial meniscus posterior horn in the anterior cruciate ligament-deficient knee significantly influences anterior stability. Am J Sports Med 39(10):2187–2193. doi:10.1177/0363546511416597

[2] Ahn JH, Kim SH, Yoo JC, Wang JH (2004) All-inside suture technique using two posteromedial portals in a medial meniscus posterior horn tear. Arthroscopy 20(1):101–108. doi:10.1016/j.arthro.2003.11.008 [doi]S0749806303011071 [pii]

[3] Ahn JH, Lee YS, Chang JY, Chang MJ, Eun SS, Kim SM (2009) Arthroscopic all inside repair of the lateral meniscus root tear. Knee 16(1):77–80. doi:10.1016/j.knee.2008.07.008, doi:S0968-0160(08)00119-1 [pii]

[4] Ahn JH, Lee YS, Yoo JC, Chang MJ, Koh KH, Kim MH (2010) Clinical and second-look arthroscopic evaluation of repaired medial meniscus in anterior cruciate ligament-reconstructed knees. Am J Sports Med38(3):472–477.doi:10.1177/0363546509348102, doi:0363546509348102 [pii]

[5] Ahn JH, Lee YS, Yoo JC, Chang MJ, Park SJ, Pae YR (2010) Results of arthroscopic all-inside repair for lateral meniscus root tear in patients undergoing concomitant anterior cruciate ligament reconstruction. Arthroscopy 26(1):67–75.doi:10.1016/j.arthro.2009.07.007,doi:S0749-8063(09)00606-9 [pii]

[6] Ahn JH, Yoo JC, Lee SH (2012) Posterior horn tears: all-inside suture repair. Clin Sports Med 31(1):113–134. doi:10.1016/j.csm.2011.09.003, doi:S0278-5919(11)00081-0 [pii]

[7] Allaire R, Muriuki M, Gilbertson L, Harner CD (2008) Biomechanical consequences of a tear of the posterior root of the medial meniscus. Similar to total meniscectomy. J Bone Joint Surg Am 90(9):1922–1931. doi:10.2106/JBJS.G.00748

[8] Amis AA, Gupte CM, Bull AM, Edwards A (2006) Anatomy of the posterior cruciate ligament and the meniscofemoral ligaments. Knee Surg Sports Traumatol Arthrosc 14(3):257–263. doi:10.1007/s00167-005-0686-x

[9] Brody JM, Lin HM, Hulstyn MJ, Tung GA (2006) Lateral meniscus root tear and meniscus extrusion with anterior cruciate ligament tear. Radiology 239(3):805–810. doi:10.1148/radiol.2393050559, doi:239/3/805 [pii]

[10] De Smet AA, Graf BK (1994) Meniscal tears missed on MR imaging: relationship to meniscal tear patterns and anterior cruciate ligament tears. AJR Am J Roentgenol 162(4):905–911

[11] Feucht MJ, Bigdon S, Mehl J, Bode G, Muller-Lantzsch C, Sudkamp NP, Niemeyer P (2015) Risk factors for posterior lateral meniscus root tears in anterior cruciate ligament injuries. Knee Surg Sports Traumatol Arthrosc 23(1):140–145. doi:10.1007/s00167-014-3280-2

[12] Feucht MJ, Grande E, Brunhuber J, Burgkart R, Imhoff AB, Braun S (2013) Biomechanical evaluation of different suture techniques for arthroscopic trans-tibial pull-out repair of posterior medial meniscus root tears. Am J Sports Med 41(12):2784–2790. doi:10.1177/0363546513502464

[13] Feucht MJ, Kuhle J, Bode G, Mehl J, Schmal H, Sudkamp NP, Niemeyer P (2015) Arthroscopic transtibial pullout repair for posterior medial meniscus root tears: a systematic review of clinical, radiographic, and second-look arthroscopic results. Arthroscopy. doi:10.1016/j.arthro.2015.03.022

[14] Feucht MJ, Salzmann GM, Bode G, Pestka JM, Kuhle J, Sudkamp NP, Niemeyer P (2015) Posterior root tears of the lateral meniscus. Knee Surg Sports Traumatol Arthrosc 23(1):119–125. doi:10.1007/s00167-014-2904-x

[15] Fithian DC, Kelly MA, Mow VC (1990) Material properties and structure-function relationships in the menisci. Clin Orthop Relat Res 252:19–31

[16] Forkel P, Herbort M, Schulze M, Rosenbaum D, Kirstein L, Raschke M, Petersen W (2013) Biomechanical consequences of a posterior root tear of the lateral meniscus: stabilizing effect of the meniscofemoral ligament. Arch Orthop Trauma Surg 133(5):621–626. doi:10.1007/s00402-013-1716-7

[17] Forkel P, Herbort M, Sprenker F, Metzlaff S, Raschke M, Petersen W (2014) The biomechanical effect of a lateral meniscus posterior root tear with and without damage to the meniscofemoral ligament: efficacy of different repair techniques. Arthroscopy 30(7):833–840. doi:10.1016/j.arthro.2014.02.040

[18] Forkel P, Petersen W (2012) Posterior root tear fixation of the lateral meniscus combined with arthroscopic ACL double-bundle reconstruction: technical note of a transosseous fixation using the tibial PL tunnel. Arch Orthop Trauma Surg 132(3):387–391. doi:10.1007/s00402-011-1429-8

[19] Forkel P, Reuter S, Sprenker F, Achtnich A, Herbst E, Imhoff A, Petersen W (2015) Different patterns of lateral meniscus root tears in ACL injuries: application of a differentiated classification system. Knee Surg Sports Traumatol Arthrosc 23(1):112–118. doi:10.1007/s00167-014-3467-6

[20] Henning CE (1990) Current status of meniscus salvage. Clin Sports Med 9(3):567–576

[21] Hwang BY, Kim SJ, Lee SW, Lee HE, Lee CK, Hunter DJ, Jung KA (2012) Risk factors for medial meniscus posterior root tear. Am J Sports Med 40(7):1606–1610.doi:10.1177/0363546512447792

[22] Indelicato PA, Bittar ES (1985) A perspective of lesions associated with ACL insufficiency of the knee. A review of 100 cases. Clin Orthop Relat Res 198:77–80.

[23] Jarvela S, Sihvonen R, Sirkeoja H, Jarvela T (2010) All-inside meniscal repair with bioabsorbable meniscal screws or with bioabsorbable meniscus arrows: a prospective, randomized clinical study with 2-year results. Am J Sports Med 38(11):2211–2217. doi:10.1177/0363546510374592

[24] Jee WH, McCauley TR, Kim JM (2004) Magnetic resonance diagnosis of meniscal tears in patients with acute anterior cruciate ligament tears. J Comput Assist Tomogr 28(3):402–406

[25] Kim SB, Ha JK, Lee SW, Kim DW, Shim JC, Kim JG, Lee MY (2011) Medial meniscus root tear refixation: comparison of clinical, radiologic, and arthroscopic findings with medial meniscectomy. Arthroscopy 27(3):346–354. doi:10.1016/j.arthro.2010.08.005

[26] Kohn D, Moreno B (1995) Meniscus insertion anatomy as a basis for meniscus replacement: a morphological cadaveric study. Arthroscopy 11(1):96–103

[27] Kotsovolos ES, Hantes ME, Mastrokalos DS, Lorbach O, Paessler HH (2006) Results of all-inside meniscal repair with the FasT-Fix meniscal repair system. Arthroscopy 22(1):3–9. doi:10.1016/j.arthro.2005.10.017

[28] Koukoulias N, Papastergiou S, Kazakos K, Poulios G, Parisis K (2007) Mid-term clinical results of medial meniscus repair with the meniscus arrow in the unstable knee. Knee Surg Sports Traumatol Arthrosc 15(2):138–143. doi:10.1007/s00167-006-0162-2

[29] Lee DW, Jang SH, Ha JK, Kim JG, Ahn JH (2013) Meniscus root refixation technique using a modified Mason-Allen stitch. Knee Surg Sports Traumatol Arthrosc 21(3):654–657. doi:10.1007/s00167-012-1992-8

[30] Lee DW, Kim MK, Jang HS, Ha JK, Kim JG (2014) Clinical and radiologic evaluation of arthroscopic medial meniscus root tear refixation: comparison of the modified Mason-Allen stitch and simple stitches. Arthroscopy 30(11):1439–1446. doi:10.1016/j.arthro.2014.05.029

[31] Levy IM, Torzilli PA, Warren RF (1982) The effect of medial meniscectomy on anterior-posterior motion of the knee. J Bone Joint Surg Am 64(6):883–888

[32] Marzo JM, Gurske-DePerio J (2009) Effects of medial meniscus posterior horn avulsion and repair on tibiofemoral contact area and peak contact pressure with clinical implications. Am J Sports Med 37(1):124–129. doi:10.1177/0363546508323254

[33] Noyes FR, Barber-Westin SD (2000) Arthroscopic repair of meniscus tears extending into the avascular zone with or without anterior cruciate ligament reconstruction in patients 40 years of age and older. Arthroscopy 16(8):822–829

[34] Padalecki JR, Jansson KS, Smith SD, Dornan GJ, Pierce CM, Wijdicks CA, Laprade RF (2014) Biomechanical consequences of a complete radial tear adjacent to the medial meniscus posterior root attachment site: in situ pull-out repair restores derangement of joint mechanics. Am J Sports Med 42(3):699–707. doi:10.1177/0363546513499314

[35] Park LS, Jacobson JA, Jamadar DA, Caoili E, Kalume-Brigido M, Wojtys E (2007) Posterior horn lateral meniscal tears simulating meniscofemoral ligament attachment in the setting of ACL tear: MRI findings. Skeletal Radiol 36(5):399–403. doi:10.1007/s00256-006-0257-3

[36] Peduto AJ, Nguyen A, Trudell DJ, Resnick DL (2008) Popliteomeniscal fascicles: anatomic considerations using MR arthrography in cadavers. AJR Am J Roentgenol 190(2):442–448. doi:10.2214/AJR.07.2643

[37] Pierre A, Hulet C, Locker B, Schiltz D, Delbarre JC, Vielpeau C (2001) Outcome of 95 stable meniscal tears left in place after reconstruction of the anterior cruciate ligament. Rev Chir Orthop Reparatrice Appar Mot 87(7):661–668

[38] Rubin DA, Britton CA, Towers JD, Harner CD (1996) Are MR imaging signs of meniscocapsular separation valid? Radiology 201(3):829–836

[39] Sanchis-Alfonso V, Martinez-Sanjuan V, Gastaldi-Orquin E (1993) The value of MRI in the evaluation of the ACL deficient knee and in the post-operative evaluation after ACL reconstruction. Eur J Radiol 16(2):126–130

[40] Shelbourne KD, Roberson TA, Gray T (2011) Long-term evaluation of posterior lateral meniscus root tears left in situ at the time of anterior cruciate ligament reconstruction. Am J Sports Med 39(7):1439–1443. doi:10.1177/0363546511398212

[41] Sonnery-Cottet B, Conteduca J, Thaunat M, Gunepin FX, Seil R (2014) Hidden lesions of the posterior horn of the medial meniscus: a systematic arthroscopic exploration of the concealed portion of the knee. Am J Sports Med 42(4):921–926. doi:10.1177/0363546514522394

[42] Yoo JC, Ahn JH, Lee SH, Kim JH (2007) Suturing complete radial tears of the lateral meniscus. Arthroscopy 23(11):1249.e1241–1249.e1247. doi:10.1016/j.arthro.2006.07.056, doi:S0749-8063(06)01049-8 [pii]

[43] You MW, Park JS, Park SY, Jin W, Ryu KN (2014) Posterior root of lateral meniscus: the detailed anatomic description on 3T MRI. Acta Radiol 55(3):359–365. doi:10.1177/0284185113496677

第10章 儿童半月板损伤：分类、盘状半月板、创伤性损伤

10

Loïc Geffroy, Nicolas Bouguennec

目录

10.1 引言

儿童和青少年半月板损伤的发病率尚不确定，但由于运动年龄越来越早、运动强度越来越大[8,9,43]，诊断工具如MRI不断改进[8]，实际发病率呈逐年升高趋势。对成人而言，半月板损伤可在稳定膝关节或不稳定的膝关节受到创伤时发生，或是膝关节进行性磨损退化的结果。但在儿童中，很可能是由于半月板解剖变异所致。半月板的解剖可分为两组：

"正常半月板"组：半月板附着点与周围附着结构均表现为经典的解剖结构。与成人类似，在该组中存在具有稳定或不稳定的膝关节创伤性损伤。与成人相比，儿童的半月板形态学分类无特异性。

"异常半月板"组：半月板存在形态异常，撕裂和损伤更容易发生，发生时间更早，具有一定的特点，而无真正的相关创伤性因素。病理学上，主要涉及盘状半月板和过度活动型半月板，来对半月板畸形的发生和发展有更好的理解，从而改变该组中的分

L. Geffroy (✉) • N. Bouguennec , MD
Orthopaedic Department ,
Centre Hospitalier Universitaire , Nantes , France
e-mail: geffroyloic@hotmail.fr;
nbouguennec@gmail.com

© ESSKA 2016 107
C. Hulet et al. (eds.), *Surgery of the Meniscus*, DOI 10.1007/978-3-662-49188-1_10

类。本章的目的不是仅仅描述不同形式的盘状半月板，而是对损伤实施个性化分析，从而实施更加经济有效的手术方式。

10.2 撕裂与正常半月板

10.2.1 概述

80%～90%的正常半月板撕裂病例发生在运动损伤后[43]。有时此类病变可发生在简单的创伤后，没有任何体育活动，类似于成年人。

半月板撕裂的分类方法，主要基于如下因素：半月板的血管化、撕裂的类型以及膝关节的稳定性。

10.2.2 撕裂的描述

10.2.2.1 半月板的血管化

在成人中，半月板的血管化是决定缝合的手术指征，也是影响预后的关键因素。Arnoczky和Warren描述的外周3区划分法，将半月板的血管分布划分为3区：红—红，红-白和白-白[7]。

儿童半月板的血管化随着生长而改变[11]。它在胚胎时期完全血管化，但半月板中央区在出生后迅速变成无血管区。半月板中1/3的血管在儿童期逐渐减少。在大约12岁时，半月板的血管分布即与成人相似。因此，这种分类在儿童中无法决定何时缝合半月板。由于愈合的可能性很大，因此即使损伤已经到达半月板的内边缘，也未必需要缝合，儿童行半月板缝合的指征也显得更为不确定[39,47]。

10.2.2.2 撕裂的类型

儿童半月板撕裂的类型与成年人相同，目前尚没有特定的儿童半月板损伤分类。O'Connor[41]（图10.1）和Trillat[45]基于半月板撕裂类型提出了半月板损伤分类，最初目的为描述内侧半月板，后来也应用于外侧半月板的创伤性撕裂（图10.2）[20]。

根据撕裂的方向划分撕裂类型，即撕裂相对于半月板的水平和纵向胶原纤维来说，损伤可能出现在垂直平面中，也可能出现于水平面。

水平撕裂平行于关节表面并对应于半月板的分层，它们主要发生在外侧半月板的中间部分，相当罕见，通常与盘状半月板有关。当撕裂到达半月板的外边缘时，儿童的半月板中可能会形成囊肿。因此，儿童和青少年的半月板囊肿与成年人的起源不同。成年人中，它主要与外侧半月板的退行性损伤有关[21]。儿童中，囊肿与半月板的前1/3和中1/3连接处的水平损伤相关联[8,26]，有时也可无任何创伤，半月板可以是正常的或为盘状半月板（图10.3）。囊肿通常位于关节间隙的旁边，正好位于侧副韧带前面，膝关节屈曲时容易触及。

垂直撕裂出现于半月板纵向或横向纤维，它们分为3类。

垂直纵向撕裂

根据Terzidis等[44]的研究，此类损伤最为常见，发生率可高达70%，与膝关节稳定或不稳定无关。主要位于半月板后段的外周1/3处，并可向前延伸以形成纵向的桶柄样损伤。其愈合的潜力非常好，超过

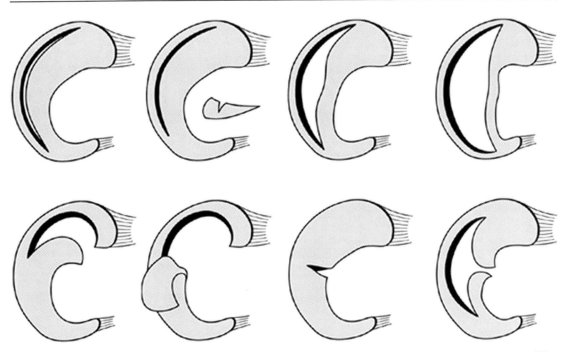

图10.1　O'Connor分类（复制于O'Connor's text book of arthroscopic surgery. Lippincott,Philadelphia 1992[41]）

85%[27,44]。如果撕裂到达半月板的内边缘，可形成半月板瓣状撕裂。

放射状撕裂

这种损伤是罕见的，通常位于半月板的中间或后段。此类损伤中纵向胶原纤维连续性发生断裂。放射状撕裂可以位于半月板的角端，特别是在内侧半月板的后角，并且形成半月板根部撕裂（MMPRA，内侧半月板后根撕脱），韧带损伤常与其相关[13]。生物力学上，放射状撕裂是一个严重的损伤，因为它可继发半月板外凸，又被称为"鬼影半月板"[40]，儿童中已有4例报告[17,28,42]。它不发生在半月板角端，而实际上是半月板骨撕脱或半月板角的胫骨附着处的撕脱，正如ACL附着处的撕脱。这也说明了与半月板和韧带结构相比骨骺更易损伤。

斜行撕裂

这些损伤在儿童中没有特殊性，也不需要特殊处理。

几种损伤可以组成半月板的复杂撕裂[29,36]。

这些放射、纵向或复杂损伤的愈合潜力较差（在18%和65%之间）[25]，但仍然优于成人[27]。因此，一些研究者认为，假如损伤可复位、缝合稳定，不论类型如何，所有儿童半月板损伤均可修复[24,37]。

10.2.2.3　膝关节的稳定性

发生在正常半月板上的创伤性半月板损伤可以是单独存在，或与ACL或PCL的损伤相关。稳定的膝关节中半月板损伤的发生率尚不确定[1]，但10岁以下的儿童中很少见[18]。Terzidis等报道了378例半月板撕裂，

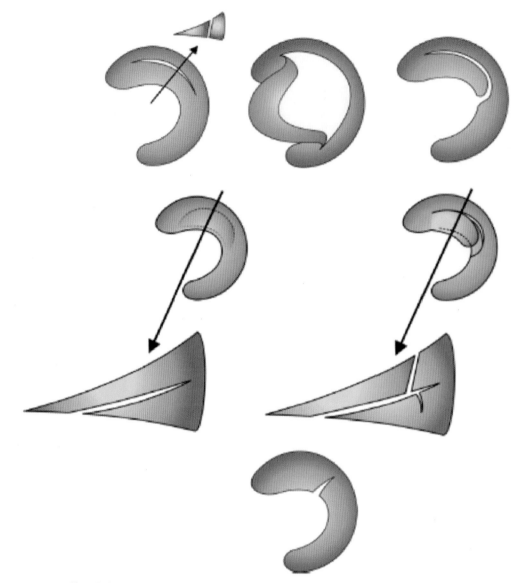

图10.2　Trillat 修正分类（Burdin P制图，复制于Hulet 等[20]）。

均发生在青少年稳定的膝关节中，其中70%的病例为内侧半月板损伤[44]。病变主要为垂直撕裂（78%），位于后部或半月板边缘（75%）。

半月板损伤与ACL断裂的相关报道很多。Stanitski等认为，45%的儿童和青少年患有半月板撕裂，其中3/4具有ACL的

损伤[43]。半月板撕裂可以与ACL撕裂同时发生。因此，在儿童中高达70%的ACL撕裂与半月板损伤有关[16,31,38]。它主要是涉及外侧半月板后段红–白区域的垂直撕裂[38]。半月板损伤也可以继发于慢性膝关节松弛，亦可涉及内侧半月板的后部[19,30]。

因此，膝关节的稳定性是治疗半月板

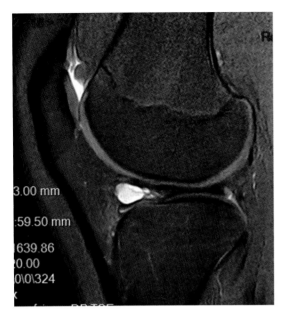

图10.3 膝关节矢状位MRI。显示外侧盘状半月板前角的囊肿

损伤的关键因素。与成年人一样，不推荐在不稳定的膝关节上进行单独的半月板缝合。

10.3 半月板撕裂与半月板形态异常

10.3.1 盘状半月板

盘状半月板是一种病因不明的半月板畸形，其发病率为0.4%~16.6%，好发于亚洲人[4,6]。该类异常多发于外侧半月板，内侧半月板报告不多。5%~20%的病例涉及双侧半月板[5,22]。Watanabe分类系统（图10.4）描述了盘状半月板的3种形态：Ⅰ型"稳定完全型盘状半月板"、Ⅱ型"稳定不完全型盘状半月板"和后方胫骨附着缺失导致的Ⅲ型"Wrisberg韧带型不稳定盘状半月板"[48]。

1998年Monllau等描述了第4型"环形盘状半月板"[32]。

现已明确，由于体积增大、组织厚度增加，盘状半月板畸形常会增加患者半

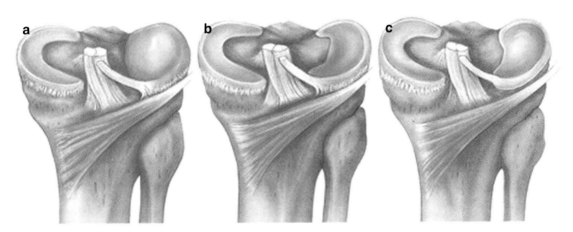

图10.4 盘状半月板Watanabe分类示意图：Ⅰ型，稳定完全型盘状半月板（a）；Ⅱ型，稳定不完全型盘状半月板（b）；Ⅲ型，Wrisberg韧带型不稳定盘状半月板（c）（转载自Andrish[49]）

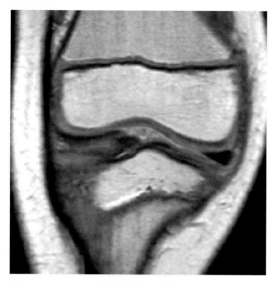

图10.5　MRI Ahn分类前中心移位型（冠状面）

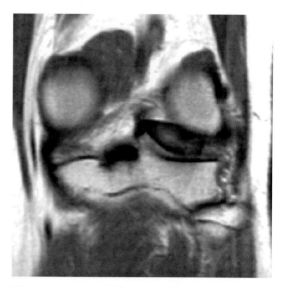

图10.7　MRI Ahn分类后中心移位型（冠状面）

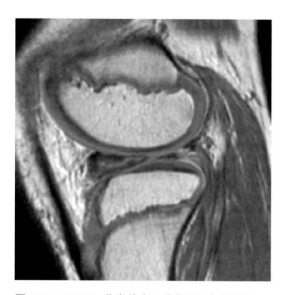

图10.6　MRI Ahn分类前中心移位型（矢状面）

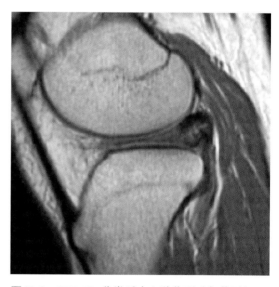

图10.8　MRI Ahn分类后中心移位型（矢状面）

月板损伤的风险[11,12,34,35]。其常见症状包括膝关节疼痛、痉挛、伸展受限及膝关节交锁。典型病变还包括半月板水平撕裂[8]或其他复杂病变。具体而言，盘状半月板的半月板病变主要表现为软骨剥离，可发生于膝关节前方和/或后方。Watanabe分类没有考虑这些损伤，因此仍然不足以确定治疗手段，判断所需要修复的类型。

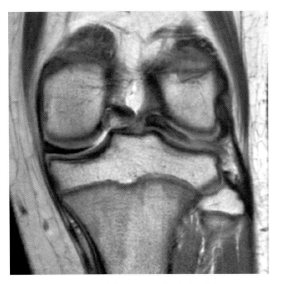

图10.9 MRI Ahn分类中心移位型（冠状面）

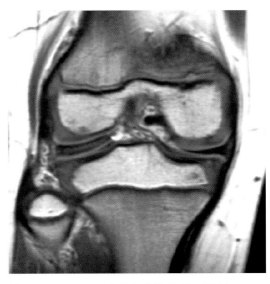

图10.11 MRI Ahn分类无移位型（冠状面）

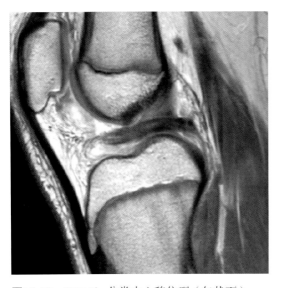

图10.10 MRI Ahn分类中心移位型（矢状面）

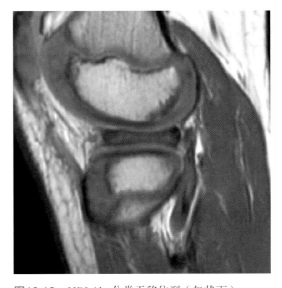

图10.12 MRI Ahn分类无移位型（矢状面）

多位学者提出了外周不稳定性盘状半月板（Peripheral Meniscal Instability of Discoid Meniscus）的概念[15,23]。2008年，Ahn等提出了两种较为实用的分类：一种

基于MRI[3]，而另一种基于关节镜形态[2]。两种分类既能解释膝关节弹响等症状，又满足了通过遵循半月板经济（Meniscal Economy）的原则，实施碟形成形手术、修

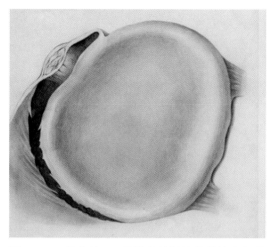

图10.13　关节镜Ahn分类半月板关节囊结合部前角型（MC-A）

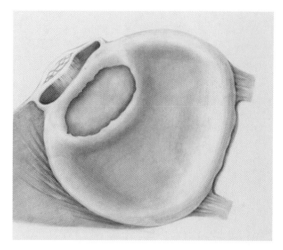

图10.15　关节镜Ahn分类后外侧角缺损型（PLC）

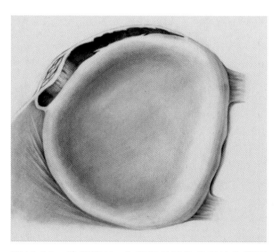

图10.14　关节镜Ahn分类半月板关节囊结合部后角型（MC-P）

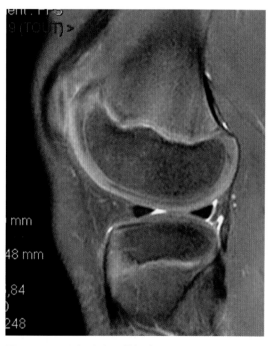

图10.16　过度活动型外侧半月板：MRI矢状面可见外侧半月板后段后部高信号区

复病损的需求。

盘状半月板边缘的纵向撕裂常可导致半月板移位，根据MRI下半月板的移位方向，MRI Ahn分类（图10.5～图10.8）提出了4种类型：

当半月板向前移位时，为前中心移位型（图10.5、图10.6）。

当半月板向后移位时，为后中心移位型（图10.7、图10.8）。

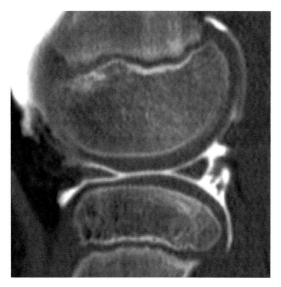

图10.17 过度活动型外侧半月板：CT关节造影（矢状面）

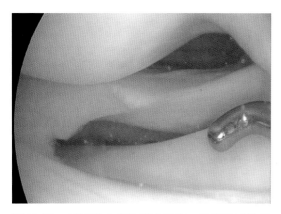

图10.18 过度活动型外侧半月板：关节镜示外侧半月板正常面

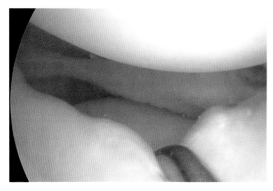

图10.19 过度活动型外侧半月板，因过度活动，用探针牵拉可移位至股骨髁前方

当半月板在关节腔中位移时，为中心移位型（图10.9、图10.10）。

当半月板无移位时，为无移位型（图10.8）。需要注意的是，此型MRI往往可以伴发其他病变，如半月板的水平撕裂，往往只有在进行关节镜下碟形成形手术后才可观察到（图10.11、图10.12）。

根据关节镜下盘状半月板的边缘稳定性和撕裂部位，关节镜Ahn分类（图10.13～图10.15）描述了3种类型：半月板关节囊结合部前角型（MC-A）、半月板关节囊结合部后角型（MC-P）和后外侧角缺损型（PLC）。根据Ahn等的研究，盘状半月板的裂缘常始于腘肌裂孔水平，然后向前（MC-A型，最为常见）或向后（MC-P型）走行。在其研究中，Ahn等[2]注意到MRI分类与关节镜分类间有很强的相关性。MRI后中心移位型常对应于关节镜下半月板关节囊结合部前角型（7/7例）。MRI前中心移位型则对应于关节镜下后外侧角缺损型（3/3例）。而MRI无移位型对应于关节镜下半月板关节囊结合部后角型（6/7例），MRI中心型亦对应于关节镜的后外侧角缺损型（9/11例）。

10.3.2 过度活动型外侧半月板

此类（过度活动型外侧半月板）畸形较为罕见，主要出现在儿童和青少年中，成人仅有数例报道[10,14]。患者外侧半月板于膝关节半屈曲位交锁时多考虑此病（图10.16～图10.19）。患者半月板形态多正常，半月板后侧常具有高活动性，可移位至股骨髁前方，发病机制尚不清楚。

一些研究认为属Wrisberg型盘状半月板的变异[15,33]，但该类半月板形状正常、无盘状外观，仅为后半月板滑膜连接紊乱。其他研究认为此类异常与创伤有关[14]。MRI可能正常，在膝关节屈曲位检查时较为敏感。CT关节镜亦可显示病损。半月板缝合可能是较为有效的治疗手段[46]。

总结

儿童半月板损伤可因外界创伤因素致病，半月板自身结构正常；或由非创伤性因素致病，半月板自身结构异常。

近来在年轻患者中，半月板缝合术的适应证有所扩展。考虑到这一因素，与成年人相比，除年轻患者愈合潜力较大外，结构正常的儿童和青少年的半月板损伤没有特殊性。

结构异常的半月板损伤，以起点在腘肌裂孔的半月板纵向垂直撕裂较有代表性。近期Ahn分类可较为客观地反映此类病变，结合缝合和半成形术的手术方案可降低复发率、保存半月板功能。

参考文献

[1] Accadbled F, Cassard X, Sales de Gauzy J, Cahuzac JP (2007) Meniscal tears in children and adolescents: results of operative treatment. J Pediatr Orthop B 16(1):56–60. doi:10.1097/BPB.0b013e328010b707

[2] Ahn JH, Lee SH, Yoo JC, Lee YS, Ha HC (2008) Arthroscopic partial meniscectomy with repair of the peripheral tear for symptomatic discoid lateral meniscus in children: results of minimum 2 years of follow-up. Arthroscopy 24(8):888–898. doi:10.1016/j.arthro.2008.03.002

[3] Ahn JH, Lee YS, Ha HC, Shim JS, Lim KS (2009) A novel magnetic resonance imaging classification of discoid lateral meniscus based on peripheral attachment. Am J Sports Med 37(8):1564–1569. doi:10.1177/0363546509332502

[4] Ahn JH, Shim JS, Hwang CH, Oh WH (2001) Discoid lateral meniscus in children: clinical manifestations and morphology. J Pediatr Orthop 21(6):812–816

[5] Aichroth PM, Patel DV, Marx CL (1991) Congenital discoid lateral meniscus in children. A follow-up study and evolution of management. J Bone Joint Surg 73(6):932–936

[6] Albertsson M, Gillquist J (1988) Discoid lateral menisci: a report of 29 cases. Arthroscopy 4(3):211–214

[7] Arnoczky SP, Warren RF (1982) Microvasculature of the human meniscus. Am J Sports Med 10(2):90–95

[8] Bellisari G, Samora W, Klingele K (2011) Meniscus tears in children. Sports Med Arthrosc 19(1):50–55. doi:10.1097/JSA.0b013e318204d01a

[9] Bonnard C, Chotel F (2007) Knee ligament and meniscal injury in children and adolescents. Rev Chir Orthop Reparatrice Appar Mot 93(6 Suppl):95–139

[10] Breitenseher MJ, Trattnig S, Dobrocky I, Kukla C, Nehrer S, Steiner E, Imhof H (1997) MR imaging of meniscal subluxation in the knee. Acta Radiol 38(5):876–879

[11] Clark CR, Ogden JA (1983) Development of the menisci of the human knee joint. Morphological changes and their potential role in childhood meniscal injury. J Bone Joint Surg Am 65(4):538–547

[12] Connolly B, Babyn PS, Wright JG, Thorner PS (1996) Discoid meniscus in children: magnetic resonance imaging characteristics. Can Assoc Radiol J 47(5):347–354

[13] Francavilla ML, Restrepo R, Zamora KW, Sarode V, Swirsky SM, Mintz D (2014) Meniscal pathology in children: differences and similarities with the adult meniscus. Pediatr Radiol 44(8):910–925. doi:10.1007/s00247-014-3022-0; quiz 907-919

[14] Garofalo R, Kombot C, Borens O, Djahangiri A, Mouhsine E (2005) Locking knee caused by subluxation of the posterior horn of the lateral meniscus. Knee Surg Sports Traumatol Arthrosc 13(7):569–571. doi:10.1007/s00167-004-0581-x

[15] Good CR, Green DW, Griffith MH, Valen AW, Widmann RF, Rodeo SA (2007) Arthroscopic treatment of symptomatic discoid meniscus in children: classification, technique, and results. Arthroscopy 23(2):157–163. doi:10.1016/j.arthro.2006.09.002

[16] Graf BK, Lange RH, Fujisaki CK, Landry GL, Saluja RK (1992) Anterior cruciate ligament tears in skeletally immature patients: meniscal pathology at presentation and after attempted conservative treatment. Arthroscopy 8(2):229–233

[17] Griffith CJ, LaPrade RF, Fritts HM, Morgan PM (2008) Posterior root avulsion fracture of the medial meniscus in an adolescent female patient with surgical reattachment. Am J Sports Med 36(4):789–792. doi:10.1177/0363546507308195

[18] Hede A, Jensen DB, Blyme P, Sonne-Holm S (1990) Epidemiology of meniscal lesions in the knee. 1,215 open operations in Copenhagen 1982-84. Acta Orthop Scand 61(5):435–437

[19] Henry J, Chotel F, Chouteau J, Fessy MH, Berard J, Moyen B (2009) Rupture of the anterior cruciate ligament in children: early reconstruction with open physes or delayed reconstruction to skeletal maturity? Knee Surg Sports Traumatol Arthrosc 17(7):748–755. doi:10.1007/s00167-009-0741-0

[20] Hulet C, Burdin G, Locker B, Vielpeau C, Burdin P (2006) Lésions méniscales traumatiques. In: Elsevier (ed) Arthroscopie, 2è éd. Elsevier, Paris, pp 79–90

[21] Hulet C, Schiltz D, Locker B, Beguin J, Vielpeau C (1998) Lateral meniscal cyst. Retrospective study of 105 cysts treated with arthroscopy with 5 year follow-up. Rev Chir Orthop Reparatrice Appar Mot 84(6):531–538

[22] Kato Y, Oshida M, Aizawa S, Saito A, Ryu J (2004) Discoid lateral menisci in Japanese cadaver knees. Mod Rheumatol 14(2):154–159. doi:10.1007/s10165-004-0283-8

[23] Klingele KE, Kocher MS, Hresko MT, Gerbino P, Micheli LJ (2004) Discoid lateral meniscus: prevalence of peripheral rim instability. J Pediatr Orthop 24(1):79–82

[24] Kraus T, Heidari N, Svehlik M, Schneider F, Sperl M, Linhart W (2012) Outcome of repaired unstable meniscal tears in children and adolescents. Acta Orthop 83(3):261–266. doi:10.3109/17453674.2012.693017

[25] Krych AJ, McIntosh AL, Voll AE, Stuart MJ, Dahm DL (2008) Arthroscopic repair of isolated meniscal tears in patients 18 years and younger. Am J Sports Med 36(7):1283–1289. doi:10.1177/0363546508314411

[26] Lantz B, Singer KM (1990) Meniscal cysts. Clin Sports Med 9(3):707–725

[27] Lucas G, Accadbled F, Violas P, Sales de Gauzy J, Knorr J (2015) Isolated meniscal injuries in paediatric patients: outcomes after arthroscopic repair. Orthop Traumatol Surg Res 101(2):173–177. doi:10.1016/j.otsr.2014.12.006

[28] Matava MJ, Kim YM (2011) Tibial avulsion fracture of the posterior root of the medial meniscus in a skeletally-immature child - a case report. Knee 18(1):62–65. doi:10.1016/j.knee.2010.01.007

[29] Metcalf M, Barrett G (2003) Meniscectomy. In: Callaghan JJ, Rosenberg AG (eds) The adult knee. Lippincott Williams and Wilkins, Philadelphia, pp 585–606

[30] Millett PJ, Willis AA, Warren RF (2002) Associated injuries in pediatric and adolescent anterior cruciate ligament tears: does a delay in treatment increase the risk of meniscal tear? Arthroscopy 18(9):955–959

[31] Mizuta H, Kubota K, Shiraishi M, Otsuka Y, Nagamoto N, Takagi K (1995) The conservative treatment of complete tears of the anterior cruciate ligament in skeletally immature patients. J Bone Joint Surg 77(6):890–894

[32] Monllau JC, Leon A, Cugat R, Ballester J (1998) Ring-shaped lateral meniscus. Arthroscopy 14(5):502–504

[33] Moser MW, Dugas J, Hartzell J, Thornton DD (2007) A hypermobile Wrisberg variant lateral discoid meniscus seen on MRI. Clin Orthop Relat Res 456:264–267. doi:10.1097/BLO.0b013e31802c29bd

[34] Nathan PA, Cole SC (1969) Discoid meniscus. A clinical and pathologic study. Clin Orthop Relat Res 64:107–113

[35] Rohren EM, Kosarek FJ, Helms CA (2001) Discoid lateral meniscus and the frequency of meniscal tears. Skeletal Radiol 30(6):316–320

[36] Rosenberg TD. (1990) Arthroscopic diagnosis and treatment of meniscal disorders. In: Scott W et al. (ed) Arthroscopy of the knee. Saunders, Philadelphia, pp 67–82

[37] Rubman MH, Noyes FR, Barber-Westin SD (1996) Technical considerations in the management of complex meniscus tears. Clin Sports Med 15(3):511–530

[38] Samora WP 3rd, Palmer R, Klingele KE (2011) Meniscal pathology associated with acute anterior cruciate ligament tears in patients with open physes. J Pediatr Orthop 31(3):272–276. doi:10.1097/BPO.0b013e31820fc6b8

[39] Scott GA, Jolly BL, Henning CE (1986) Combined posterior incision and arthroscopic intra-articular repair of the meniscus. An examination of factors affecting healing. J Bone Joint Surg Am 68(6):847–861

[40] Seil R, Duck K, Pape D (2011) A clinical sign to detect root avulsions of the posterior horn of the medial meniscus. Knee Surg Sports Traumatol Arthrosc 19(12):2072–2075. doi:10.1007/s00167-011-1550-9

[41] Shariaree H (1992) In: Wilkins LW (ed) O'Connor's textbook of arthroscopic surgery. J.B. Lippincott, Philadelphia

[42] Sonnery-Cottet B, Conteduca J, Thaunat M, Gunepin FX, Seil R (2014) Hidden lesions of the posterior horn of the medial meniscus: a systematic arthroscopic exploration of the concealed portion of the knee. Am J Sports Med 42(4):921–926. doi:10.1177/0363546514522394

[43] Stanitski CL, Harvell JC, Fu F (1993) Observations on acute knee hemarthrosis in children and adolescents. J Pediatr Orthop 13(4):506–510

[44] Terzidis IP, Christodoulou A, Ploumis A, Givissis P, Natsis K, Koimtzis M (2006) Meniscal tear characteristics in young athletes with a stable knee: arthroscopic evaluation. Am J Sports Med 34(7):1170–1175. doi:10.1177/0363546506287939

[45] Trillat A, Dejour H, Bousquet G (1973) Chirurgie du genou: journées lyonnaises de chirurgie du genou, avril 1971. SIMEP, Villeurbanne

[46] Van Steyn MO, Mariscalco MW, Pedroza AD, Smerek J, Kaeding CC, Flanigan DC (2014) The hypermobile lateral meniscus: a retrospective review of presentation, imaging, treatment, and results. Knee Surg Sports Traumatol Arthrosc. doi:10.1007/s00167-014-3497-0

[47] Vanderhave KL, Moravek JE, Sekiya JK, Wojtys EM (2011) Meniscus tears in the young athlete: results of arthroscopic repair. J Pediatr Orthop 31(5):496–500. doi:10.1097/BPO.0b013e31821ffb8d

[48] Watanabe M (1979) Arthroscopy: the present state. Orthop Clin North Am 10(3):505–522

[49] Andrish JT (1996) Meniscal injuries in children and adolescents: diagnosis and management. J Am Acad Orthop Surg 4:231–237

第11章 盘状半月板：组织学

11

Kecojević Vaso

目录

盘状半月板是一种半月板解剖形态异常。盘状半月板的外观由通常的半月状变为盘状，较正常半月板更厚，并覆盖胫骨平台的整个区域。盘状半月板多有症状，由Young[1]于1889年首次描述，常见于儿童和青少年。盘状半月板内外侧的发病率不同，外侧较内侧多发，外侧发病率为0.4%~17%，内侧发病率为0.06%~0.3%[2]。Smillie[3]报道3000例半月板中盘状半月板占6%，Nathan和Cole研究[4]在1219例中仅发现2.5%的盘状半月板。全球发病率亦有差异，亚洲国家发病率（日本约16.6%[5,6]，韩国10.9%[7]，印度5.8%[8]）较白人（希腊1.8%[9]）高。偶有家族报道[10]。亦有相关解剖结构异常的报告，涉及腓骨（腓骨头偏高，腓骨肌缺陷[11]）、外侧股骨髁（发育不全，骨软骨炎[12,13]）和胫骨（外侧胫骨棘发育不全，杯状胫骨外侧平台[4,14]）。

外侧盘状半月板的起源尚不清楚。在8周胎儿中已可见清晰的半月板结构[15,16]。

V. Kecojevic , MD
Department for Orthopaedic Surgery and
Traumatology , Clinical Center Vojvodina,
Clinic for Orthopaedic Surgery and Traumatology,
Novi Sad , Serbia
e-mail: keckons@gmail.com

© ESSKA 2016 119
C. Hulet et al. (eds.), *Surgery of the Meniscus*, DOI 10.1007/978-3-662-49188-1_11

9～14周时半月板与膝关节其他结构的正常关系已与成人无异[16,17]。Smillie认为盘状半月板是正常胎儿半月板发育的残余[18]。另一方面，Kaplan证明盘状半月板是由机械影响产生的病理状态[19,20]。Ross指出，只有在胚胎未分化的间充质细胞的最早期，半月板才会发育成类似椎间盘的结构[21]。Clark和Ogden测量了半月板覆盖的胫骨平台面积，发现两侧半月板的生长均匀，外侧半月板覆盖外侧胫骨平台面积的80%～93%，并得出结论。他们认为轻度至中度的不稳定性，半月板股骨间缺乏连接等因素，可促进外侧半月板环绕的中心区域的覆盖和填充[22]。Le Minor提出外侧盘状半月板是一种返祖性异常[23]。该研究亦指出，目前尚无胚胎学研究讨论人类胎儿外侧半月板向盘状半月板分化的初始过程[23]。许多学者认为，盘状半月板是一种先天性病变[22,24-27]。Kale等在2006年的论文中指出，半月板的原始形状是圆盘形，然后向其他形状转变[28]。他们排除了新生儿期的退行性变化，并推测成人半月板的最终形式由发育变化引导。外侧盘状半月板的组织学相关文献数据有限，目前仅有两项研究。2007年，Atay等发表了外侧盘状半月板的首个超微结构研究[29]，他们指出，外侧盘状半月板中的周围胶原纤维存在紊乱，数量亦有减少。胶原蛋白浓度降低类似于半月板变性，胶原纤维分解降低了组织应力，可能导致半月板更加脆弱，增加撕裂发生率。作者认为研究的局限性在于活检样本来自于已发生撕裂的半月板，未进行局部解剖分析和胶原纤维网络的评分，也没有评估纵向胶原纤维。

Papadopoulos等[30]发表了首个盘状半月板的组织学研究。研究结果表明，完整的外侧盘状半月板的胶原基质与其正常的胶原基质存在差异。关于膝关节半月板变异的许多问题研究尚不充分，目前没有理论可以解释所有情况下盘状半月板畸形的机制。虽然盘状半月板畸形的发病机制并不明确，但许多关节镜和成像研究表明，盘状半月板发生撕裂和囊性变性时脆性增加[31-34]。研究认为，半月板体积增加、生物力学行为的改变是造成盘状半月板易撕裂的重要原因。然而，即使是关节镜下半月板切除术后残余的正常构造的盘状半月板，仍然具有较高的撕裂率[6,33,35]。由于有充分证据表明，胶原蛋白的排列和半月板的生物力学特征之间存在密切关系，所以基质胶原蛋白网状结构的破坏可能是导致患者半月板撕裂的重要因素。目前已有报道[36,37]表明，正常半月板中的基质胶原蛋白高度组织化。目前已有4种胶原纤维网的报道。半月板表面的胶原纤维轮辐样分布，以抵抗剪切负荷。内部环形胶原纤维网组成了半月板的主要部分，并在承重时吸收半月板的环形应力。此外，还有两种附属胶原纤维网，分别由表面细小原纤维和与外周关节囊倾斜连接纤维组成。完整的胶原纤维网作为支架，能够支撑保持正常半月板功能所必需的糖胺聚糖。盘状半月板起源的组织形态学过程目前尚不清楚。Papadopoulos的研究对象为完全型盘状半月板。由于不完全型盘状半月板的关节镜诊断通常基于主观标准建立，Wrisberg韧带型盘状半月板病变罕见，发病机制多样，且半月板结构通常保持正常[38]，故后两类盘状半月板被排除在研究之外。与部分厚度活检标本相比，使用关节镜部分半月板切除术能够获得整片、全层的大半月板标本，从而能够进行胶原基质的形态学检查。尽管研究组中患者年龄存在差异，但即使在患者年龄较大、结构明显退化的半月板实验组中，盘状半月板组由于环形胶原纤维网解体，和正常半月板间仍然具有显著的结构差异。该研究的缺点与无法对整个盘状半月板组织进行组织形态学分析有关。由于研究材料在关节镜下采集，而此类患者通常选择的治疗方式为关节镜下半月板部分切除术，因此，研究组中分析的组织的解剖位置并不能精确地对应于对照组的组织位置，但目前尚没有技术能取得盘状半月板精确定位的组织切片。然而，研究结果仍然表明，盘状半月板和正常半月板间，基质胶原存在显著差异，这也为进一步的组织学和生物力学研究提供了基础，为解决盘状半月板的高度易损性问题打下了基础。

与正常半月板相比，盘状半月板中的环形胶原纤维网在连续性和均匀性上均发生了病理变化。这一发现表明，盘状半月板损伤是一种结构性损伤，而非形态学变异。

参考文献

[1] Young R (1889) The external semilunar cartilage as a complete disc. In: Cleland J, Mackey JY, Young RB (eds) Memoirs and memoranda in anatomy. Williams and Norgate, London, pp 179–187

[2] Sun Y, Jiang Q (2011) Review of discoid meniscus. Orthop Surg 3:219–223

[3] Smillie IS (1948) The congenital discoid meniscus. J Bone Joint Surg 30B:671

[4] Nathan PA, Cole SC (1969) Discoid meniscus. A clinical and pathologic study. Clin Orthop Relat Res 64:107–113

[5] Ikeuchi H (1982) Arthroscopic treatment of the discoid lateral meniscus. Technique and long-term results. Clin Orthop Relat Res167:19–28.

[6] Fukuta S, Masaki K, Korai F (2002) Prevalence of abnormal findings in magnetic resonance images of asymptomatic knees. J Orthop Sci 7:287–291

[7] Kim SJ, Lee YT, Kim DW (1998) Intraarticular anatomic variants associated with discoid meniscus in Koreans. Clin Orthop Relat Res 356:202–207.

[8] Rao PS, Rao SK, Paul R (2001) Clinical, radiologic, and arthroscopic assessment of discoid lateral meniscus. Arthroscopy 17:275–277

[9] Papadopoulos A, Karathanasis A, Kirkos JM, Kapetanos GA (2009) Epidemiologic, clinical and arthroscopic study of the discoid meniscus variant in Greek population. Knee Surg Sports Traumatol Arthrosc 17:600–606

[10] De Lambilly C et al (1991) External discoid menisci. Apropos of a familial series of 6 cases. Rev Chir Orthop Reparatrice Appar Mot 77:359–61

[11] Weiner B, Rosenberg N (1974) Discoid medial meniscus: association with bone changes in the tibia. A case report. J Bone Joint Surg Am 56:171–173

[12] Ha CW, Lee YS, Park JC (2009) The condylar cutoff sign: quantifying lateral femoral condylar hypoplasia in a complete discoid meniscus. Clin Orthop Relat Res 467:1365–1369

[13] Mitsuoka T, Shino K, Hamada M et al (1999) Osteochondritis dissecans of the lateral femoral condyle of the knee joint. Arthroscopy 15:20–26

[14] Engber WD, Mickelson MR (1981) Cupping of the lateral tibial plateau associated with a discoid meniscus. Orthopedics 4:904–906

[15] Arrequi JT, Asensio CB, Tirado FV, Fonolla JP, Gonzalez JM (2003) Arthroscopic study of the knee joint in fetuses. Arthrosc J Arthrosc Relat Surg 19(8):862–868

[16] Kelly BT, Green DW (2002) Discoid lateral meniscus in children. Curr Opin Pediatr 14(1):54–61

[17] Gebhart MR, Rosenthal RK (1979) Bilateral lateral discoid meniscus in identical twins. J Bone Joint Surg 61:1110–1111

[18] Smillie IS (1970) Injuries of the knee joint, 4th edn. Churchill Livingstone, New York

[19] Kaplan EB (1955) The embryology of the menisci of the knee joint. Bull Hosp Joint Dis 16:111–124

[20] Kaplan EB (1957) Discoid lateral meniscus of the knee joint. Nature, mechanism, and operative treatment. J Bone Joint Surg 39A:77–87

[21] Ross JA, Tough ICK, English TA (1958) Congenital discoid cartilage. Report of a case of discoid medial cartilage, with an embryological note. J Bone Joint Surg 40-B(2):262–267

[22] Clark CR, Ogden JA (1983) Development of the menisci of the human knee joint. Morphological changes and their potential role in childhood meniscal injury. J Bone Joint Surg Am 65(4):538–547

[23] Le Minor JM (1990) Comparative morphology of the lateral meniscus of the knee in primates. J Anat 170:161–171

[24] Alchroth PM, Patel DV, Marx CL (1991) Congenital discoid lateral meniscus in children: a follow-up study

and evolution of management. J Bone Joint Surg Br 73:932–936

[25] Fleissner PR, Ellert RE (1999) Discoid lateral meniscus. Am J Knee Surg 12:125–131

[26] Kim SJ, Choi CH (1996) Bilateral complete discoid medial menisci combined with anomalous insertion and cyst formation. Arthroscopy 12(1):112–115

[27] Woods GW, Whelan JM (1990) Discoid meniscus. Clin Sports Med 9:695–706

[28] Kale A, Kopuz C, Edyzer M, Aydin ME, Demyr M, Ynce Y (2006) Anatomic variations of the shape of the menisci: a neonatal cadaver study. Knee Surg Sports Traumatol Arthrosc 14:975–981

[29] Atay OA, Pekmezci M, Doral MN (2007) Discoid meniscus. An ultrastructural study with transmission electron microscopy. Am J Sports Med 35:475–478

[30] Papadopoulos A, Kirkos JM, Kapetanos GS (2009) Histomorphologic study of discoid meniscus. Arthroscopy 25:262–268

[31] Rohren EM, Kosarek FJ, Helms CA (2001) Discoid lateral meniscus and the frequency of meniscal tears. Skeletal Radiol 30:316–320

[32] Hayashi LK, Yamaga H, Ida K, Miura T (1988) Arthroscopic meniscectomy for discoid lateral meniscus in children. J Bone Joint Surg Am 70:1495–1500

[33] Vandermeer RD, Cunningham FK (1989) Arthroscopic treatment of the discoid lateral meniscus: results of long-term follow-up. Arthroscopy 5:101–109

[34] Washington ER, Root L, Liener UC (1995) Discoid lateral meniscus in children: long-term follow up after excision. J Bone Joint Surg Am 77:1357–1361

[35] Fujikawa K, Iseki F, Mikura Y (1981) Partial resection of the discoid meniscus in the child's knee. J Bone Joint Surg Br 63:391–395

[36] Hukins WL, Yarker YE, Aspden RM (1985) Collagen orientations in the meniscus of the knee joint. J Anat 140:371–380

[37] Petersen W, Tillmann B (1998) Collagenous fibril texture of the human knee joint menisci. Anat Embryol (Berl) 197:317–324

[38] Neuschwander D, Drez D, Finney T (1992) Lateral meniscal variant with absence of the posterior coronary ligament. J Bone Joint Surg Am 74:1186–1990

第12章 半月板损伤分类：总结

12

João Espregueira–Mendes

对半月板病变进行分类非常重要，但这一目标至今尚未完全实现。

有效的分类方法可以反映临床信息，能够体现预后和治疗方案的联系。

2006年，ESSKA和ISAKOS膝关节委员会（ESSKA 和 ISAKOS Knee Committee）创建了半月板文献委员会（Meniscal Documentation Subcommittee），目的是开发一个可靠的、国际化的半月板评估和文献系统，以促进结果评估。

半月板撕裂已有形态学、可修复性、症状和损伤类型等分类方法。

了解外伤性和退行性半月板撕裂的损伤机制，理解组织超微结构和全关节运动机制，对实施半月板撕裂的预防非常关键。

创伤性半月板损伤范围广泛，损伤类型多样。膝关节前交叉韧带（ACL）损伤则完全不同，需要多加关注。最近在诊断和手术治疗领域有了许多进展。

代谢性半月板损伤通常不是急性膝关节创伤的结果，它们通常涉及水平方向损伤，是缓慢发展的黏液样变性和对半月板的剪切应力变化的结果。不论有无膝关节症状，膝关节炎都非常常见。本质上说，由于病因不同，以及发病率高和与退行性关节疾病的强烈关联，退行性半月板病变应与创伤性半月板撕裂明确区分。

先前一些类型的半月板损伤被认为无法恢复，目前许多研究已能够对此类损伤进行处理。

近年来，半月板隐性撕裂和根部撕裂成为新的热点。

现已认识到，高达2/3的前交叉韧带断裂的患者合并内侧半月板后部撕裂。此外，一些研究认为，与半月板全切除术相比，对此类撕裂半月板行解剖重建修复，可使前交叉韧带修复后的膝关节更加稳定。

J. Espregueira-Mendes , M.D., Ph.D.
Orthopaedics and Sports Medicine , Clínica do Dragão, Espregueira-Mendes Sports Centre - FIFA Medical Centre of Excellence , Porto, Portugal
University of Minho, Braga, Portugal
e-mail: jem@espregueira.com

© ESSKA 2016 119
C. Hulet et al. (eds.), *Surgery of the Meniscus*, DOI 10.1007/978-3-662-49188-1_12

然而，由于半月板的隐蔽位置使得它难以从前入路辨认，此类损伤的处理仍然需要接受外科医生或系统评价的检验。MRI对检测急性或慢性前交叉韧带撕裂患者的半月板损伤有一定的局限性。

不过，最近的技术改进已经证明了此类技术的治疗效果和可靠性。后内侧入路对内侧半月板后角的周围纵向撕裂行全内缝合，已经显示是一种有效和安全的技术，同时使得神经血管和软骨损伤的风险最小化。

外侧半月板后角（LMPH）根部撕裂也可以合并ACL断裂，并且可能与外侧半月板的外凸相关。LMPH根部撕裂即距离半月板后止点小于1cm的撕裂。与内侧后角损伤相比，此类损伤处理的方法不同，预后也不同。

儿童半月板损伤的分类可从以下几个角度进行讨论：诊断、预后和治疗。尽管分类与成人相关疾病类似，但半月板损伤的存在与否是主要考虑的因素。

儿童中的半月板损伤可分为创伤性（通常发生在正常的半月板上）或非创伤性，并且常有半月板异常基础，如盘状半月板。

考虑到年轻患者半月板缝合适应证的扩展，与成年人相比，除年轻患者愈合潜力较大外，结构正常的儿童和青少年的半月板损伤没有特殊性。

半月板病变以盘状半月板和纵向撕裂为主（以腘窝裂孔为起点）。为了便于手术设计，将缝合和半月板成形术相结合，尽可能多地保留半月板，并提出了近期的手术分类。

总之，发现新的半月板损伤，创立新的分类，目的都在于更加精准地实施诊断和治疗。

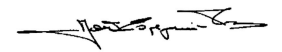

João Espregueira Mendes

第三部分

术前临床检查和影像学检查

第13章　临床检查，标准体位X线片

13

Giuseppe Filardo, Luca Andriolo,
Jean Francois Naouri, Francesco Perdisa,
Nicolas Lefevre

目录

G. Filardo , MD (✉) • L. Andriolo • F. Perdisa
II Orthopaedic and Traumatologic Clinic –
Biomechanics and Technology Innovation
Laboratory , Rizzoli Orthopaedic Institute ,
Bologna , Italy
e-mail: g.fi lardo@biomec.ior.it
J. F. Naouri
Clinique du Sport Paris V , Paris 75005 , France
N. Lefevre
Clinique du Sport Paris V , Institut de l'Appareil
Locomoteur Nollet , Paris 75005 , France
Institut de l'Appareil Locomoteur Nollet ,
Paris 75017 , France

© ESSKA 2016
C. Hulet et al. (eds.), *Surgery of the Meniscus*, DOI 10.1007/978-3-662-49188-1_13

119

13.1　前言

半月板损伤是膝关节内损伤的最常见的类型，发病率每年60～70人/10万人[14,20]。

虽然关节镜检查是唯一可以确诊的手段[8]，并且MRI影像是作为手术指征主要依据，但是可疑半月板损伤的诊断还是主要依靠临床检查。

在下文中，主要讨论膝关节临床检查，有效的半月板试验，以及半月板损伤的手术指征、X线诊断标准。

13.2　临床检查

13.2.1　病史

体格检查的目的是为了得出一个正确的解剖诊断[28]。膝关节特殊位置下特殊暴力常致典型的半月板损伤，这也可以提示某些解剖结构出现损伤的风险。因此，获得准确的病史非常重要，通过询问患者来了解受伤时膝关节的位置和暴力的方向，尽管大多数患者不能描述真实的创伤过程，但能说出剧烈疼痛发生在什么情况下：负重或者膝关节屈曲扭转等。

例如，一个屈曲内旋的动作会使半月板造成纵向撕裂。如果撕裂向前延伸超过内侧副韧带（MCL），造成桶柄撕裂，此时不稳定的半月板残端可在膝关节屈曲时引起交锁。外侧半月板活动度较大，不太可能在撕裂时发生交锁。老年患者更容易发生退行性半月板撕裂，其具有机械症状轻和起病隐匿的特点。

13.2.2　膝关节的一般临床检查

膝关节外观不对称可能提示肿胀，可以通过触诊和浮髌实验得到证实，这种方法不是用来检查膝关节半月板损伤的特定方法。

半月板损伤会影响膝关节的活动范围，伸膝或屈膝受限分别表明半月板前角或后角的撕裂。

13.2.3　评估半月板损伤的常用试验

已往半月板病变的文献中描述过检查半月板的几种试验[22]。表13.1列出了文献中最常使用和分析的统计数值，我们可对这些统计文献进行分析，从这种有用的研究中分析它们的灵敏度和特异性。试验可分为触诊试验（关节线压痛，McMurray's试验）和旋转试验（Apley's试验，Thessaly's试验，Steinmann I，Ege's试验，Childress's试验，Payr's试验，Bohler's试验）。

13.2.3.1　关节线压痛

患者屈膝屈髋仰卧于床上，检查者握住其膝关节的同时，用一只手的拇指按压关节线。患者沿关节线有痛感即为阳性（图13.1）。

证据水平：灵敏度64.1%（64.0% ~ 64.2%）、特异性65.4%（65.3% ~ 65.5%）、阳性预测值74.5%（74.4% ~ 74.6%）和阴性预测值53.6%（53.5% ~ 53.7%）。

13.2.3.2　McMurray's试验

患者屈曲膝关节和髋关节，仰卧于床上，尽可能使足跟部靠近臀部，检查者一只手的示指和拇指沿着关节线握住膝关节，同时用另一只手握住并扭动足部做外旋或内旋动作，患者感到疼痛并且检查者听到声音即为阳性（图13.2）。

证据水平：敏感性55.2%（53.0% ~ 57.5%）、特异性82.7%（80.4% ~ 85.0%）、阳性预测值85.1%（83.1% ~ 87.1%）和阴性预测值50.8%（48.4% ~ 53.1%）。

13.2.3.3　Apley's试验

患者俯卧在床上，将检查侧膝关节屈曲成90°。检查者用一只手使患者大腿紧贴床面，用另一只手旋转患者足部同时向半月板施加压力。如果患者感到疼痛，则可疑半月板损伤（图13.3）。

证据水平：灵敏度37.4%（34.1% ~ 40.8%）、特异性87.5%（84.4% ~ 90.0%）、阳性预测值81.2%（76.8% ~ 84.9%）和阴性预测值49.1%（46.0% ~ 52.2%）。

表13.1 最常用的半月板试验，对文献报道统计分析，显示其敏感性和特异性

方法	作者 发表时间	证据 等级	患者 数量	研究 人群	参考 标准	急/慢性	敏感性/ (%)	特异性/ (%)
关节线 压痛	Abdon (1990)[1]	4	145	疑似半月板 损伤	关节镜	慢性	50	84
	Akseki (2004)[2]	4	150	膝关节 疼痛	关节镜	慢性	78	62
	Barry (1983)[4]	4	44	半月板 损伤	关节镜 关节切开术	慢性	76	43
	Boeree (1991)[5]	4	203	膝关节 疼痛	MRI	急慢性	46	78
	Eren (2003)[9]	3	104	疑似半月板 损伤	关节镜	慢性	90	82
	Fowler (1989)[11]	1	160	膝关节 疼痛	关节镜	慢性	85	29
	Grifka (1994)[13]	4	113	疑似半月板 损伤	关节镜	慢性	95	3
	Karachalios (2005)[16]	1	410	膝关节 疼痛	关节镜	慢性	48	89
	Konan (2009)[17]	4	109	疑似半月板 损伤	关节镜	急慢性	79	92
	Kurosaka (1999)[18]	4	160	疑似半月板 损伤	关节镜	慢性	55	67
	Noble (1980)[21]	4	200	疑似半月板 损伤	关节镜	急慢性	79	11
	Pookarnjanamorakot (2004)[23]	4	100	前交叉韧带 功能不全	关节镜	急慢性	27	96
	Shelbourne 1995[27]	4	173	前交叉韧带 断裂	关节镜 关节切开术	急性	48	62
	Steinbrück 1988[29]	4	300	韧带、 半月板损伤	关节镜	急慢性	63	67
	Wadey 2007[31]	1	71	膝关节病变	关节镜	急慢性	85	31
	累计值（最低~最大）						64.1 （64.0~ 64.2）	65.4 （65.3~ 65.5）

续表

方法	作者 发表时间	证据 等级	患者 数量	研究 人群	参考 标准	急/慢性	敏感性/ %	特异性/ %
McMurray's 试验	Akseki (2004)[2]	4	150	膝关节疼痛	关节镜	慢性	60	79
	Anderson (1986)[3]	4	100	疑似半月 板损伤	关节镜	急慢性	69	86
	Barry (1983)[4]	4	44	半月板 损伤	关节镜 关节切开 术	慢性	56	100
	Boeree (1991)[5]	4	203	膝关节 疼痛	MRI	急慢性	27	89
	Corea (1994)[7]	4	93	疑似半月 板损伤	关节镜 关节切开 术	急慢性	59	94
	Evans (1993)[10]	1	104	膝关节 疼痛	关节镜	慢性	16	98
	Fowler (1989)[11]	1	160	膝关节 疼痛	关节镜	慢性	29	95
	Goossens (2015)[12]	2	593	疑似半月 板损伤	关节镜	急慢性	70	45
	Grifka (1994)[13]	4	113	疑似半月 板损伤	关节镜	慢性	66	62
	Jerosch (2004)[15]	1	64	疑似半月 板损伤	关节镜	急慢性	74	11
	Karachalios (2005)[16]	1	410	膝关节损伤	关节镜	慢性	81	90
	Konan (2009)[17]	4	109	疑似半月板 损伤	关节镜	急慢性	43	90
	Kurosaka (1999)[18]	4	160	疑似半月板 损伤	关节镜	慢性	37	77
	Noble (1980)[21]	4	200	疑似 半月板损伤	关节镜	急慢性	63	57
	Pookarnjana- morakot2004[23]	4	100	前交叉韧带 功能不全	关节镜	急慢性	28	92
	Steinbrück 1988[29]	4	300	韧带 半月板损伤	关节镜	急慢性	25	92
	累计值（最低~最大）						55.2 （53.0~ 57.5）	82.7 （80.4~ 85.0）

续表

方法	作者 发表时间	证据 等级	患者 数量	研究 人群	参考 标准	急/慢性	敏感性/ (%)	特异性/ (%)
Apley's 试验	Anderson (1986)[3]	4	100	疑似半月板 损伤	关节镜	急慢性	69	86
	Fowler (1989)[11]	1	160	膝关节 疼痛	关节镜	慢性	16	80
	Grifka (1994)[13]	4	113	半月板 损伤	关节镜	慢性	58	80
	Jerosch (2004)[15]	1	64	疑似半月板 病变	关节镜	急慢性	70	33
	Karachalios (2005)[16]	1	410	膝关节 损伤	关节镜	慢性	41	90
	Kurosaka (1999)[18]	4	160	疑似半月板 损伤	关节镜	慢性	13	90
	Pookarn- janamorakot (2004)[23]	4	100	前交叉韧带 功能不全	关节镜	急慢性	16	100
	Steinbrück (1988)[29]	4	300	韧带 半月板病变	关节镜	急慢性	35	91
	累计值 （最低~ 最大）						37.4 （34.1~ 40.8）	87.5 （84.4~ 90.0）
Thessaly's 试验	Goossens (2015)[12]	2	593	疑似 半月板病变	关节镜	急慢性	64	53
	Karachalios (2005)[22][16]	1	410	膝关节损伤	关节镜	慢性	91	97
	Konan (2009)[17]	4	109	疑似 半月板病变	关节镜	急慢性	53	88
	累计值 （最低~ 最大）						68.8 （65.4~ 72.0）	84.1 （79.7~ 87.7）
Steinmann I 试验	Grifka (1994)[13]	4	114	膝半月板 损伤	关节镜	慢性	63	62
	Pookarn janamorakot (2004)[23]	4	100	前交叉韧带 功能不全	关节镜	急慢性	29	100
	累计值（最 低~最大）						38.4 （29.5~ 48.1）	88.5 （82.8~ 92.6）

续表

方法	作者 发表时间	证据 等级	患者 数量	研究 人群	参考 标准	急/慢 性	敏感性/ (%)	特异性/ (%)
Ege's 试验	Akseki等. (2004)[2]	4	150	膝关节疼痛	关节镜	慢性	66	86
	累计值 （最低~最大）						66.1 （77.7~ 89.8）	86.0 （65.3~ 96.6）
Childress' 试验 征	Pookarnjanamorakot (2004)[23]	4	100	前交叉韧带 功能不全	关节镜	急慢性	68	60
	累计值 （最低~最大）						59.5 （39.0~ 77.0）	79.1 （68.7~ 86.8）
Payr's 试验	Grifka (1994)[13]	4	113	半月板病变	关节镜	慢性	60	79
	累计值 （最低~最大）						59.5 （39.0~ 77.0）	79.1 （68.7~ 86.8）
Bohler's 试验	Grifka (1994)[13]	4	113	半月板病变	关节镜	慢性	41	80
	累计值 （最低~最大）						41.4 （25.1~ 60.7%）	79.5 （68.6~ 87.1）

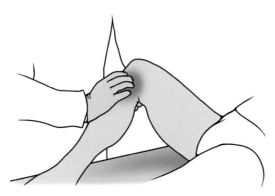

图13.1　关节线压痛

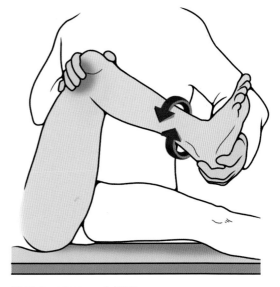

图13.2　McMurray's试验

13.2.3.4　Thessaly's试验

患者伸出双臂单脚站立于地板上，检查者握住患者的手，患者向内外转动其膝盖和身体3次，并使膝关节屈曲（20°）。疑有半月板撕裂的患者会感到内侧或外侧关节线不适并且可能会有关节交锁的感觉（图13.4）。

证据水平：敏感性68.8%（65.4%～72.0%）、特异性84.1%（79.7%～87.7%）、阳性预测值90.5%（87.8%～92.7%）和阴性预测值54.9%（50.6%～59.2%）。

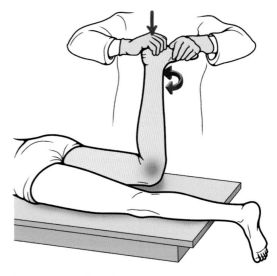

图13.3　Apley's试验

13.2.3.5　Steinmann I 试验

患者坐在检查桌上屈曲膝关节，检查者快速用力内旋或外旋其胫骨。强制内旋时疼痛提示外侧半月板损伤，强制外旋时疼痛提示内侧半月板损伤（图13.5）。

证据水平：敏感性38.4%（29.5%～48.1%）、特异性88.5%（82.8%～92.6%）、阳性预测值67.2%（54.2%～78.1%）和阴性预测值70.1%（63.7%～75.9%）。

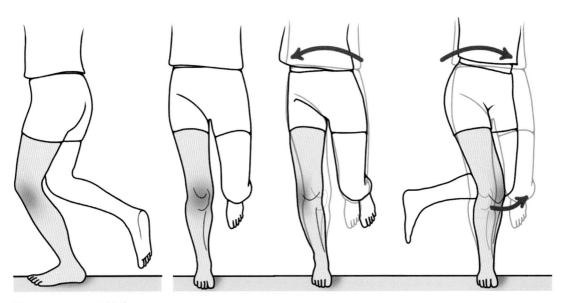

图13.4　Thessaly's试验

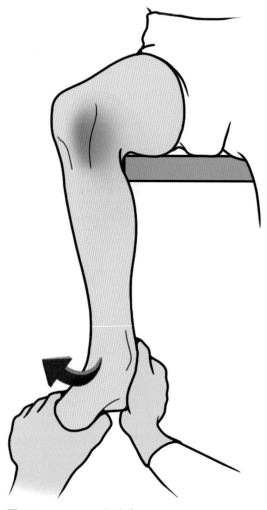

图13.5 Steinmann I 试验

13.2.3.6 Ege's试验

这个试验在患者站立的情况下进行。嘱患者膝关节伸直，双脚分开30~40cm。监测内侧半月板撕裂，患者深蹲双腿尽量外旋并慢慢站立。对于外侧半月板撕裂，双下肢尽量内旋，同时患者蹲下和站起。患者在相应的关节线部位感觉到疼痛和/或咔嗒声时（有时医生可听见），测试结果为阳性（图13.6）。

证据水平：灵敏度66.1%（77.7%~89.8%）、特异性86.0%（65.3%~96.6%）、阳性预测值96.6%（89.5%~99.1%）和阴性预测值31.7%（20.9%~44.8%）。

13.2.3.7 Childress's试验

嘱患者蹲着，像鸭子一样走。如果测试结果为阳性，患者会感觉到疼痛，不能久蹲，并且会从膝关节感到咯嗒或咔嗒声（图13.7）。

证据水平：灵敏度67.9%（56.5%~77.6%）、特异性59.9%（34.0%~79.0%）、阳性预测值87.3%（76.0%~94.0%）和阴性预测值29.8%（16.4%~47.2%）。

13.2.3.8 Payr's试验

患者膝关节屈曲大于90°，双腿交叉，给膝关节一个向下的力，膝关节内侧间室受压引起疼痛。该测试阳性提示内侧后角损伤（图13.8）。

证据水平：敏感性59.5%（39.0%~77.0%）、特异性79.1%（68.7%~86.8%）、阳性预测值47.1%（30.2%~64.6%）和阴性预测值86.1%（76.0%~92.5%）。

13.2.3.9 Bohler's试验

在Bohler's试验中，内翻应力和外翻应力作用于膝盖：撕裂半月板受压引起疼痛（图13.9）。

证据水平：灵敏度41.4%（25.1%~60.7%）、特异性79.5%（68.6%~87.1%）、阳性预测值43.3%（26.0%~62.3%）和阴性预测值78.3%（76.6%~86.3%）。

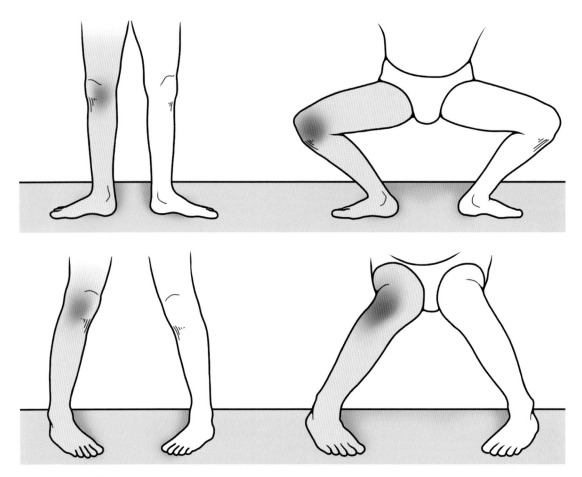

图13.6 Ege's 试验

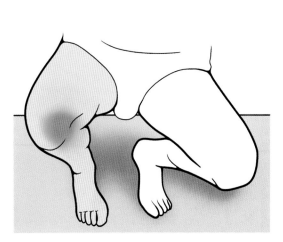

图13.7 Childress's 试验（下蹲试验）

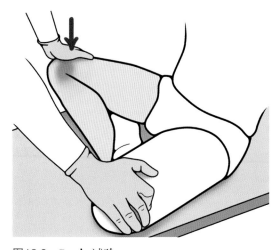

图13.8 Payr's 试验

13.2.3.10 不同测试的组合

总体来说，半月板试验的敏感性和特异性一直很低，在文献报道的结果中半月板试验的结果也是非常不确定。但是，通过不同的测试组合可以获得更满意的结果[6,12,17,19]。

因此，没有一个测试优于其他测试，但是几个测试组合使用会提高半月板损伤的临床检出率。

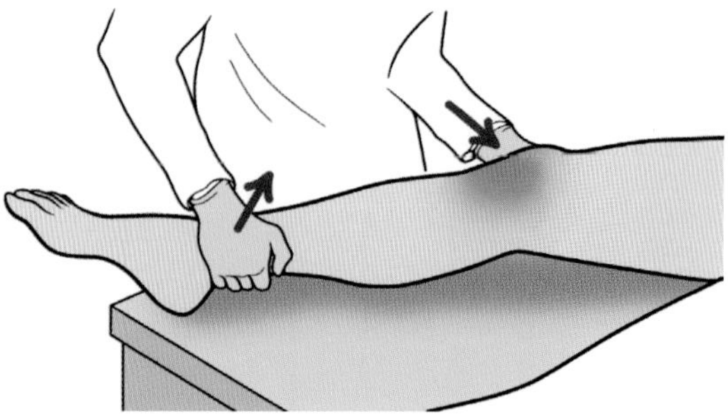

图13.9 Bohler's 试验

13.3 X线标准

尽管在半月板损伤的常规检查中X线不常用，但是标准膝关节的X线片能够在半月板损伤的诊断中提供有用的信息。仔细了解患者的可疑病因、年龄等。在怀疑年轻患者创伤性半月板撕裂的情况下，应行标准X线片检查以排除与创伤相关的骨折。推荐对受伤膝关节行正侧位X线检查。

在40岁以上患有非创伤性膝关节疼痛的患者中，膝关节骨性关节炎时常发现退行性半月板撕裂或发现单纯的半月板撕裂。因此，医生通常采取X线片来评估退变性关节的变化，如骨赘和关节间隙变窄。通过双侧负重正侧位X线片可发现骨赘，而且它们先于关节间隙变窄。必须拍摄负重状态下的正侧位X线片，以评估负重区关节间隙的高度并与对侧进行比较。

关节软骨过度使用的最常见区域是位于膝关节屈曲30°～60°之间的膝盖的接触区域，并且由于常规的伸直负重前后位X线片可能发现不了轻微的关节间隙变窄[30]，故应增加屈曲的前后位片：Schuss片是一个膝关节负重屈曲30°的后前位X线片[25]；Rosenberg片是在膝关节屈曲45°的前后位X线片，通过此片也可以发现较早的退行性病变[26]。但在文献中没有证明哪一个更优。

软骨间隙≥2mm的狭窄常提示三或四级软骨退变[26]；此外，关节间隙变窄不受半月板切除的影响，因此可被认为是骨性关节炎的病理改变[24]。

参考文献

[1] Abdon P, Lindstrand A, Thorngren KG (1990) Statistical evaluation of the diagnostic criteria for meniscal tears. Int Orthop 14(4):341–345

[2] Akseki D, Ozcan O, Boya H, Pinar H (2004) A new weight-bearing meniscal test and a comparison with McMurray's test and joint line tenderness. Arthroscopy 20(9):951–958. doi:10.1016/j.arthro.2004.08.020

[3] Anderson AF, Lipscomb AB (1986) Clinical diagnosis of meniscal tears. Description of a new manipulative test. Am J Sports Med 14(4):291–293

[4] Barry OC, Smith H, McManus F, MacAuley P (1983) Clinical assessment of suspected meniscal tears. Ir J Med Sci 152(4):149–151

[5] Boeree NR, Ackroyd CE (1991) Assessment of the menisci and cruciate ligaments: an audit of clinical practice. Injury 22(4):291–294

[6] Bonamo JJ, Shulman G (1988) Double contrast arthrography of the knee. A comparison to clinical diagnosis and arthroscopic findings. Orthopedics 11(7):1041–1046

[7] Corea JR, Moussa M, Othman A (1994) McMurray's

test tested. Knee Surg Sports Traumatol Arthrosc 2(2):70–72

[8] Dutka J, Skowronek M, Skowronek P, Dutka L (2012) Arthroscopic verification of objectivity of the orthopaedic examination and magnetic resonance imaging in intra-articular knee injury. Retrospective study. Wideochir Inne Tech Malo Inwazyjne 7(1):13–18. doi:10.5114/wiitm.2011.25638

[9] Eren OT (2003) The accuracy of joint line tenderness by physical examination in the diagnosis of meniscal tears. Arthroscopy 19(8):850–854

[10] Evans PJ, Bell GD, Frank C (1993) Prospective evaluation of the McMurray test. Am J Sports Med 21(4):604–608

[11] Fowler PJ, Lubliner JA (1989) The predictive value of five clinical signs in the evaluation of meniscal pathology. Arthroscopy 5(3):184–186

[12] Goossens P, Keijsers E, van Geenen RJ, Zijta A, van den Broek M, Verhagen AP, Scholten-Peeters GG (2015) Validity of the Thessaly test in evaluating meniscal tears compared with arthroscopy: a diagnostic accuracy study. J Orthop Sports Phys Ther 45(1):18–24. doi:10.2519/jospt.2015.5215, B11

[13] Grifka J, Richter J, Gumtau M (1994) Clinical and sonographic meniscus diagnosis. Orthopade 23(2):102–111

[14] Hede A, Jensen DB, Blyme P, Sonne-Holm S (1990) Epidemiology of meniscal lesions in the knee. 1,215 open operations in Copenhagen. Acta Orthop Scand 61(5):435–437

[15] Jerosch J, Riemer S (2004) How good are clinical investigative procedures for diagnosing meniscus lesions? Sportverletz Sportschaden 18(2):59–67. doi:10.1055/s-2004-813228

[16] Karachalios T, Hantes M, Zibis AH, Zachos V, Karantanas AH, Malizos KN (2005) Diagnostic accuracy of a new clinical test (the Thessaly test) for early detection of meniscal tears. J Bone Joint Surg Am 87(5):955–962. doi:10.2106/JBJS.D.02338

[17] Konan S, Rayan F, Haddad FS (2009) Do physical diagnostic tests accurately detect meniscal tears? Knee Surg Sports Traumatol Arthrosc 17(7):806–811. doi:10.1007/s00167-009-0803-3

[18] Kurosaka M, Yagi M, Yoshiya S, Muratsu H, Mizuno K (1999) Efficacy of the axially loaded pivot shift test for the diagnosis of a meniscal tear. Int Orthop 23(5):271–274

[19] Muellner T, Weinstabl R, Schabus R, Vecsei V, Kainberger F (1997) The diagnosis of meniscal tears in athletes. A comparison of clinical and magnetic resonance imaging investigations. Am J Sports Med 25(1):7–12

[20] Nielsen AB, Yde J (1991) Epidemiology of acute knee injuries: a prospective hospital investigation. J Trauma 31(12):1644–1648

[21] Noble J, Erat K (1980) In defence of the meniscus. A prospective study of 200 meniscectomy patients. J Bone Joint Surg Br 62B(1):7–11

[22] Ockert B, Haasters F, Polzer H, Grote S, Kessler MA, Mutschler W, Kanz KG (2010) Value of the clinical examination in suspected meniscal injuries. A meta-analysis. Unfallchirurg 113(4):293–299. doi:10.1007/s00113-009-1702-2

[23] Pookarnjanamorakot C, Korsantirat T, Woratanarat P (2004) Meniscal lesions in the anterior cruciate insufficient knee: the accuracy of clinical evaluation. J Med Assoc Thai 87(6):618–623

[24] Prove S, Charrois O, Dekeuwer P, Fallet L, Beaufils P (2004) Comparison of the medial femorotibial joint space before and immediately after meniscectomy. Rev Chir Orthop Reparatrice Appar Mot 90(7):636–642

[25] Railhac JJ, Fournie A, Gay R, Mansat M, Putois J (1981) A radiologic study of the knee in an antero-posterior incidence with light flexion and standing up position. Its interest in the diagnosis of femoro-tibial osteoarthrosis (author's transl). J Radiol 62(3):157–166

[26] Rosenberg TD, Paulos LE, Parker RD, Coward DB, Scott SM (1988) The forty-five-degree posteroanterior flexion weight-bearing radiograph of the knee. J Bone Joint Surg Am 70(10):1479–1483

[27] Shelbourne KD, Martini DJ, McCarroll JR, VanMeter CD (1995) Correlation of joint line tenderness and meniscal lesions in patients with acute anterior cruciate ligament tears. Am J Sports Med 23(2):166–169

[28] Solomon DH, Simel DL, Bates DW, Katz JN, Schaffer JL (2001) The rational clinical examination. Does this patient have a torn meniscus or ligament of the knee? Value of the physical examination. JAMA 286(13):1610–1620

[29] Steinbruck K, Wiehmann JC (1988) Examination of the knee joint. The value of clinical findings in arthroscopic control. Z Orthop Ihre Grenzgeb 126(3):289–295. doi:10.1055/s-2008-1040205

[30] Vignon E, Piperno M, Le Graverand MP, Mazzuca SA, Brandt KD, Mathieu P, Favret H, Vignon M, Merle-Vincent F, Conrozier T (2003) Measurement of radiographic joint space width in the tibiofemoral compartment of the osteoarthritic knee: comparison of standing anteroposterior and Lyon schuss views. Arthritis Rheum 48(2):378–384. doi:10.1002/art.10773

[31] Wadey VM, Mohtadi NG, Bray RC, Frank CB (2007) Positive predictive value of maximal posterior joint-line tenderness in diagnosing meniscal pathology: a pilot study. Can J Surg 50(2):96–100

第14章　术前MRI检查

14

Niccolo Rotigliano, Maurus Murer, Andreas Murer,
Michael T. Hirschmann, Anna Hirschmann

目录

N. Rotigliano • M. Murer • A. Murer
M. T. Hirschmann
Department of Orthopedic Surgery and
Traumatology , Kantonsspital Baselland
(Bruderholz, Liestal, Laufen) ,
Bruderholz CH-4101 , Switzerland
A. Hirschmann , MD (✉)
Clinic of Radiology and Nuclear Medicine ,
University of Basel Hospital ,
Petersgraben 4 , Basel CH-4031 , Switzerland
e-mail: anna.hirschmann@usb.ch

© ESSKA 2016 119
C. Hulet et al. (eds.), *Surgery of the Meniscus*, DOI 10.1007/978-3-662-49188-1_14

14.1　引言

自20世纪80年代开始进入临床应用以来，磁共振成像（MRI）已经成为评估半月板病理学的最佳影像学金标准。MRI在检测半月板撕裂时具有高精度（74% ~ 79%）、高灵敏度（73% ~ 84%）和特异性（75% ~ 81%）[6,16,20–22]。

在MRI之前，关节镜检查已被认为是膝关节内部紊乱的最佳诊断工具。然而，关节镜检查是侵入性手术，现在为膝关节内部紊乱的治疗优选手段。

MRI技术的进步，例如专用的高通道关节线圈和增加的磁场强度，在恰当的扫描时间可获得高分辨率图像。MRI已扩展成为一个关键性的决策工具，提供的信息不但可以决定外科术式，而且有时可以避免手术。

14.2　成像技术

矢状、冠状和轴向中间加权涡旋自旋回波（TSE）脂肪饱和（FS）序列已经被推荐用于半月板损伤的评估。冠状面三维薄层（＜1mm）各向同性序列可以行半月板的多平面重建，同时也需要冠状或矢状位的T1加权图像来完整了解半月板。应该调整到膝关节层厚度为3mm的TSE序列上，使用3.0T扫描仪并使用专用的关节线圈[4,5,9,15,17,19,25,32]以保证高分辨率。

14.3 半月板撕裂

半月板由软骨组成，在所有序列中具有低信号（SI）。半月板撕裂时MRI可见线性增加信号，延伸至上关节面或下关节面[9,15,34]。高信号强度（SI）穿透半月板的边缘也可以表示撕裂。如果这些表现存在于至少两个连续的图像上，则诊断半月板撕裂的灵敏度和特异性就会增加[6,7,9]。相比之下，只有一个异常MRI图像的半月板不太可能在关节镜检查时发现撕裂[7]。半月板内部的信号不应被误认为是撕裂，因为这也可能代表黏液型变性[15,21]。在儿童和青少年中，半月板内的不穿透关节表面线性高信号提示半月板残存的血管，这种情况主要存在于后角[15,21,31]。

14.4 影像误区

对正常MRI解剖及变异的深入了解非常重要。以下情况不能误认为半月板撕裂。

MRI片经常能看到的半月板横韧带等附件，不能认为是撕裂[10,15]。前(Humphrey)和后（Wrisberg）半月板股骨韧带被认为是PCL的第三部分，但不一定看到[23]。在矢状和冠状位片上，半月板股骨韧带可能被误认为半月板瓣撕裂。板间斜韧带附着在半月板前角到对侧半月板的后角，通过交叉韧带之间的髁间窝[27]。支撑髌肌腱的滑膜凹槽的线性形状可能被误诊为撕裂[10,15]，该腱邻近后外侧半月板。波浪图案出现在半月板主体的内部区域的半月板征象称为"半月板皱褶"[32]（图14.1）。这表示在轻微屈曲时半月板的弯曲，并在膝盖完全伸直时可以消失。在内侧副韧带和内侧半月板的后角之间，超过90%的尸体膝关节中可以看到小的滑液填充的黏液囊[33]。因此，区分这种黏液囊与囊膜间隔是比较困难的。

盘状半月板是膝关节常见的解剖变异，其半月板变厚并呈盘形，这种半月板覆盖的胫骨平台面积比正常的半月形半月板大。根据Watanabe描述的分类，盘状半月板可以分为3种类型：完全型、不完全型和Wrisberg型[2,28]。用于检测盘状半月板的最常用的标准是在连续矢状图像上存在3个或更多个完整的半月板或在冠状位图像上半月板体大于15mm，且延伸到髁间窝中[14,24,28,30]。

外侧盘状半月板比内侧半月板更常见，两者发病率分别为1.2%～16.6%和0.03%～0.6%[2,24,28]。

14.5 半月板撕裂的分类

半月板撕裂可以按半月板撕裂的方向（纵向、放射状或鸟嘴样撕裂）或空间平面（水平或垂直撕裂）分类。半月板撕裂的特殊类型包括桶柄样撕裂、半月板翻转、复杂的撕裂以及半月板根部撕裂。

14.5.1 纵向撕裂

纵向撕裂平行于半月板的长轴延伸，垂直于胫骨平台。它可以涉及单个关节表面或两个关节表面，将半月板分成内外两部分（图14.2）。根据撕裂是部分还是全层，来判断是稳定或不稳定的撕裂[15]。

纵向撕裂通常在创伤后的年轻患者中见到，并且与ACL的撕裂高度相关[25]。撕裂主要见于半月板的周边或中间1/3处，通常起源于后角[15]。矢状图像最适合展示这种撕裂。冠状图像可评估撕裂在半月板体内延伸的深度。涉及外侧半月板后角的外周纵裂常常难以识别，这是由于半月板的复杂解剖结构和后侧的附着结构。

14.5.2 放射状撕裂

放射状撕裂涉及半月板游离缘垂直于胫骨平台和半月板的长轴，将半月板分成前部和后部（图14.3）。按撕裂的深度应分为部分撕裂或完全撕裂。在MRI中诊断放射状撕裂比较困难，并且往往在MRI中大部分呈假阴性[15,18,25]。放射状撕裂在MRI上有以下几个征象：

• 三角截面征：当扫描方向与撕裂平行时，撕裂的边缘矢状和冠状图像表现为三角截面[11]。

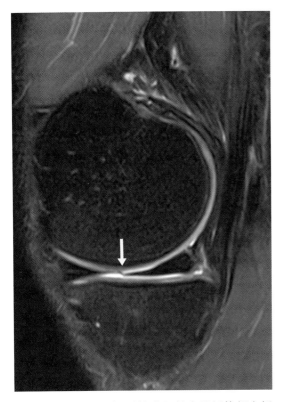

图14.1 半月板皱褶（箭头）是半月板体部内侧缘的解剖变异，可在完全伸展时消失

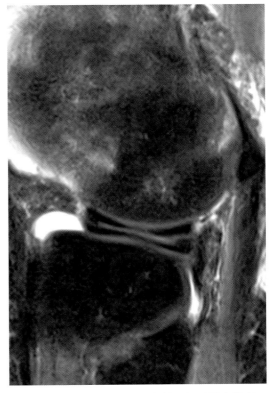

图14.2 沿半月板横向线性高信号提示纵向撕裂

- 裂隙征：在矢状和冠状图像上半月板出现裂隙[11]（图14.3a）。
- 裂隙行走征：发生在前角和体部接合处的斜行撕裂，因其方向与扫描方向倾斜，因此呈现进行性的裂缝外观[11]。
- 幽灵半月板征描述的是局灶性半月板组织完全缺如[11]。

其中两个最有效的征象是裂隙征和三角截面征。这两个征象使放射状半月板撕裂检出率增加到76%。综合考虑所有征象，检测放射状半月板撕裂的灵敏度增加到89%[11]。

14.5.3　鸟嘴样撕裂

鸟嘴样撕裂，也称为斜裂，它经典地反映了在放射状撕裂的中心附加了纵向撕裂。

在至少一个MRI图像上，游离边被钝化。在连续图像上可见一个垂直的纵向撕裂[15]。这种类型的撕裂最常见于创伤，通常发生于年轻人或运动员。

14.5.4　水平撕裂

水平撕裂，也称为分层撕裂，通常涉及游离边缘或一侧的关节面，并且沿着外周延伸（图14.4）。这种退行性撕裂最常见于老年人[15]。半月板滑膜结合部的半月板囊肿可以源于这些类型的撕裂[15,25]。

14.5.5　桶柄样撕裂

桶柄样撕裂属于纵向撕裂，其中内侧

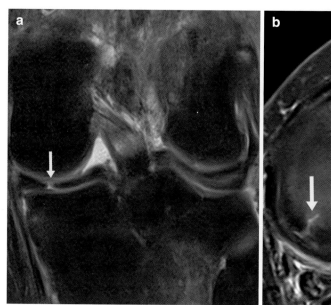
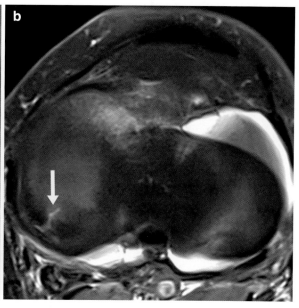

图14.3　冠状位中间加权脂肪饱和图像显示内侧半月板的裂隙征（a，箭头）；轴位图像确定放射状撕裂（b，箭头）

桶柄样部分向中心移动，并且是最常见的移位撕裂[10,15,25,26]。

桶柄样撕裂在MRI上有以下几个征象（图14.5）：

- 双后交叉韧带（PCL）征：中间的半月板移位到髁间窝前方和PCL平行，形如两个PCL（图14.5b）[25,26,29,35]。这个标志非常特殊，但不敏感，因为常不易被发现[19]。
- 双前角征或半月板翻转征：半月板片段向前翻转形成大的或甚至双倍的前角[19,25,26,35]（图14.5c）。
- 髁间窝内的片段征象[19,25,26,29,35]：它可以在冠状位上看到（图14.5a）。
- 领结缺失征：正常半月板体部，在矢状位上表现为至少连续两个类似于领结样的典型图像。如果半月板体部的一部分移位并因此变钝，则结果在矢状位上这种图像表

现出缺失或减弱[10,12,13,25]。
- 截断的半月板：冠状位上半月板体部区域截断（图14.5a）[8]。

14.5.6　翻转型撕裂

翻转型撕裂是一种特殊类型的桶柄样撕裂[29]。与桶柄样撕裂相反，翻转型撕裂更常累及外侧半月板（图14.6）。翻转的半月板片段可能很小，因此很容易漏诊。半月板的体积变化是重要的征象，其提醒临床医生仔细检查是否有隐匿的翻转半月板。

14.5.7　复杂撕裂

复杂撕裂不能归为单一类别，它包含不同撕裂的组合[15,25]（图14.7）。最常见的是在退行性水平撕裂的基础上又有创伤造成的垂直撕裂[15,25]。复杂半月板撕裂往往与半月板外凸有关[3]。

14.5.8　根部撕裂

内侧和外侧半月板具有很强的后方附着点，被称为半月板根部。这些重要的结构可以保持半月板在适当的位置，并为半月板周围纤维提供稳定性和防止半月板外凸。生物力学测试表明，半月板根部撕裂造成的功能障碍与全半月板切除术相当[1]。因此，半月板根部的撕裂被认为是严重的损伤（图14.8）。MRI和关节镜检查对根部撕裂的诊断不足，已引起了近来的外科和放射学文献的更多关注。根部撕裂将在后面被描述[10]。有半月板挤压痛的膝关节

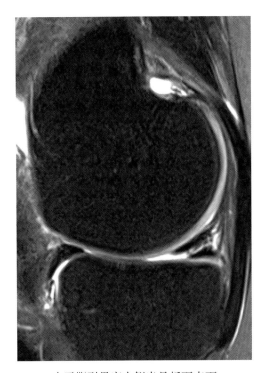

图14.4　水平撕裂贯穿内侧半月板下表面

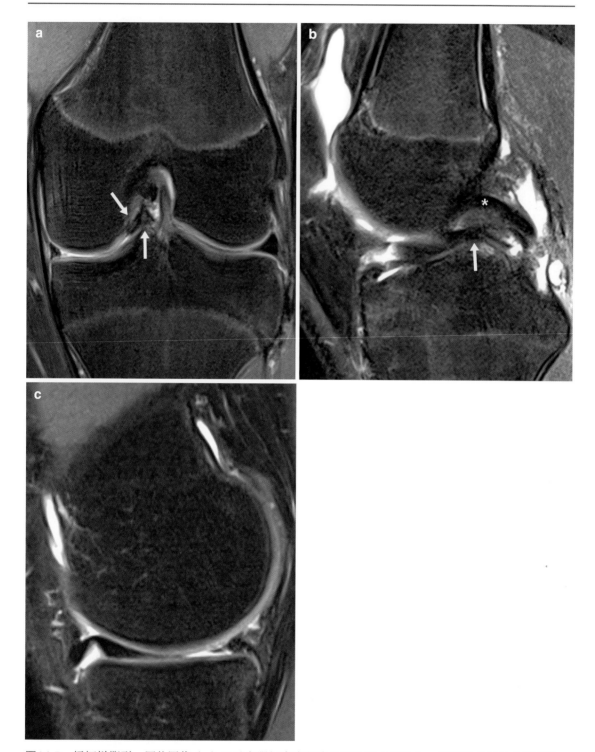

图14.5 桶柄样撕裂。冠状图像（a）显示在髁间窝内的半月板片段（箭头），残留半月板呈截断影像；矢状图像（b）显示在靠近PCL（星号）的髁间窝内的半月板片段，称为双PCL征象；向前方翻转的桶柄样撕裂（c）显示双前角征象

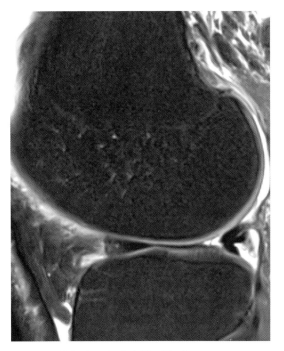

图14.6 外侧半月板的翻转型撕裂

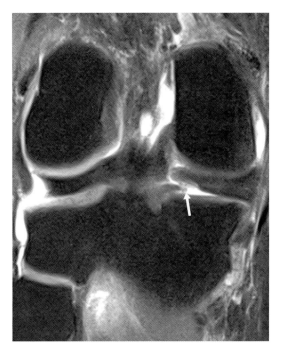

图14.8 内侧半月板的根部撕裂（箭头）

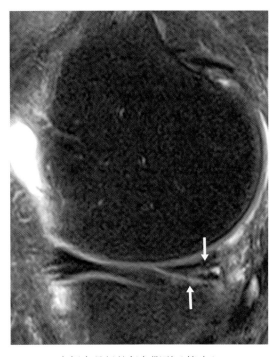

图14.7 内侧半月板的复杂撕裂（箭头）

必须仔细评估潜在的根部撕裂。外侧半月板的根部撕裂与ACL撕裂高度相关[5,25]。

14.6 半月板退化

半月板中高信号，不穿透关节表面最有可能反映半月板退化。

这个高信号可以是球形或线性。退化代表的是由于半月板上、下表面摩擦力的差异引起的胶原束的碎裂[15]。

参考文献

[1] Allaire R, Muriuki M, Gilbertson L, Harner CD (2008) Biomechanical consequences of a tear of the posterior root of the medial meniscus Similar to total meniscectomy. J Bone Joint Surg Am 90:1922–1931

[2] Auge WK 2nd, Kaeding CC (1994) Bilateral discoid medial menisci with extensive intrasubstance cleav-

age tears: MRI and arthroscopic correlation. Arthroscopy 10:313–318

[3] Brody JM, Hulstyn MJ, Fleming BC, Tung GA (2007) The meniscal roots: gross anatomic correlation with 3-T MRI findings. AJR Am J Roentgenol 188(5):W446–W450

[4] Choi SH, Bae S, Ji SK, Chang MJ (2012) The MRI findings of meniscal root tear of the medial meniscus: emphasis on coronal, sagittal and axial images. Knee Surg Sports Traumatol Arthrosc 20:2098–2103

[5] De Smet AA, Blankenbaker DG, Kijowski R, Graf BK, Shinki K (2009) MR diagnosis of posterior root tears of the lateral meniscus using arthroscopy as the reference standard. AJR Am J Roentgenol 192(2):480–486

[6] De Smet AA, Norris MA, Yandow DR, Quintana FA, Graf BK, Keene JS (1993) MR diagnosis of meniscal tears of the knee: importance of high signal in the meniscus that extends to the surface. AJR Am J Roentgenol 161:101–107

[7] De Smet AA, Tuite MJ (2006) Use of the "two-slice-touch" rule for the MRI diagnosis of meniscal tears. AJR Am J Roentgenol 187(4):911–914

[8] Dorsay TA, Helms CA (2003) Bucket-handle meniscal tears of the knee: sensitivity and specificity of MRI signs. Skeletal Radiol 32:266–272

[9] Englund M, Guermazi A, Gale D, Hunter DJ, Aliabadi P, Clancy M, Felson DT (2008) Incidental meniscal findings on knee MRI in middle-aged and elderly persons. N Engl J Med 359(11):1108–1115

[10] Fox MG (2007) MR imaging of the meniscus: review, current trends, and clinical implications. Magn Reson Imaging Clin N Am 15:103–123

[11] Harper KW, Helms CA, Lambert HS, Higgins LD 3rd (2005) Radial meniscal tears: significance, incidence, and MR appearance. AJR Am J Roentgenol 185(6):1429–1434

[12] Helms CA (2002) The meniscus: recent advances in MR imaging of the knee. AJR Am J Roentgenol 179:1115–1122

[13] Helms CA, Laorr A, Cannon WD Jr (1998) The absent bow tie sign in bucket-handle tears of the menisci in the knee. AJR Am J Roentgenol 170:57–61

[14] Hirschmann MT, Friederich NF (2010) Classification: discoid meniscus, traumatic lesions. In: The meniscus Beaufils P, Verdonk P. Springer Berlin Heidelberg 241–246

[15] Huysse WC, Verstraete KL, Verdonk PC, Verdonk R (2008) Meniscus imaging. Semin Musculoskelet Radiol 12:318–333

[16] Jones AO, Houang MT, Low RS, Wood DG (2006) Medial meniscus posterior root attachment injury and degeneration: MRI findings. Australas Radiol 50(4):306–313

[17] Lee SY, Jee WH, Kim JM (2008) Radial tear of the medial meniscal root: reliability and accuracy of MRI for diagnosis. AJR Am J Roentgenol 191(1):81–85

[18] Magee T, Shapiro M, Williams D (2002) MR accuracy and arthroscopic incidence of meniscal radial tears. Skeletal Radiol 31:686–689

[19] Magee TH, Hinson GW (1998) MRI of meniscal bucket-handle tears. Skeletal Radiol 27:495–499

[20] Miller GK (1996) A prospective study comparing the accuracy of the clinical diagnosis of meniscus tear with magnetic resonance imaging and its effect on clinical outcome. Arthroscopy 12:406–413

[21] Munk B, Madsen F, Lundorf E, Staunstrup H, Schmidt SA, Bolvig L, Hellfritzsch MB, Jensen J (1998) Clinical magnetic resonance imaging and arthroscopic findings in knees: a comparative prospective study of meniscus anterior cruciate ligament and cartilage lesions. Arthroscopy 14:171–175

[22] Oei EH, Nikken JJ, Verstijnen AC, Ginai AZ, Myriam Hunink MG (2003) MR imaging of the menisci and cruciate ligaments: a systematic review. Radiology 226(3):837–848

[23] Pfirrmann CW, Zanetti M, Hodler J (2002) Joint magnetic resonance imaging: normal variants and pitfalls related to sports injury. Radiol Clin North Am 40:167–180

[24] Rohren EM, Kosarek FJ, Helms CA (2001) Discoid lateral meniscus and the frequency of meniscal tears. Skeletal Radiol 30:316–320

[25] Rosas HG (2014) Magnetic resonance imaging of the meniscus. Magn Reson Imaging Clin N Am 22:493–516

[26] Ruff C, Weingardt JP, Russ PD, Kilcoyne RF (1998) MR imaging patterns of displaced meniscus injuries of the knee. AJR Am J Roentgenol 170:63–67

[27] Sanders TG, Linares RC, Lawhorn KW, Tirman PF, Houser C (1999) Oblique meniscomeniscal ligament: another potential pitfall for a meniscal tear--anatomic description and appearance at MR imaging in three cases. Radiology 213:213–216

[28] Singh K, Helms CA, Jacobs MT, Higgins LD (2006) MRI appearance of Wrisberg variant of discoid lateral meniscus. AJR Am J Roentgenol 187(2):384–387

[29] Stabler A, Glaser C, Reiser M (2000) Musculoskeletal MR: knee. Eur Radiol 10(2):230–241

[30] Tachibana Y, Yamazaki Y, Ninomiya S (2003) Discoid medial meniscus. Arthroscopy 19:E12–E18

[31] Takeda Y, Ikata T, Yoshida S, Takai H, Kashiwaguchi S (1998) MRI high-signal intensity in the menisci of asymptomatic children. J Bone Joint Surg Br 80:463–467

[32] Waldt S (2013) Meniscus Update. Radiologie Up2date 13:285–304

[33] Watanabe AT, Carter BC, Teitelbaum GP, Bradley WG Jr (1989) Common pitfalls in magnetic resonance imaging of the knee. J Bone Joint Surg Am 71:857–862

[34] White LM, Schweitzer ME, Weishaupt D, Kramer J, Davis A, Marks PH (2002) Diagnosis of recurrent meniscal tears: prospective evaluation of conventional MR imaging, indirect MR arthrography, and direct MR arthrography. Radiology 222:421–429

[35] Wright DH, De Smet AA, Norris M (1995) Bucket-handle tears of the medial and lateral menisci of the knee: value of MR imaging in detecting displaced fragments. AJR Am J Roentgenol 165:621–625

第15章 半月板超声检查

15

Burt Klos, Stephan Konijnenberg

目录

Electronic supplementary material The online version of this chapter (doi: 10.1007/978-3-662-49188-1_15) contains supplementary material, which is available to authorized users.

B. Klos , MD (✉) • S. Konijnenberg
Department of Orthopedics and Sports Traumatology , ICONE Orthopedics and Sports Traumatology , Postbus 41 , 5480 AA Schijndel , Netherlands
e-mail: bklos@icone.nl

© ESSKA 2016 119
C. Hulet et al. (eds.), *Surgery of the Meniscus*, DOI 10.1007/978-3-662-49188-1_15

15.1 前言

自2008年以来，我们一直应用超声来对膝关节的运动损伤和创伤做检查。

我们使用手持设备，逐步提高了操作技能并改善了图像质量。

使用动态成像可使我们获得半月板特殊部位清晰的图像。利用超声与来自关节镜的直接图像相结合来缩短学习曲线，并可以获得超声设备之前没有见到过的图像。即使到现在，很少有同行认为超声是重要的成像工具。

我们认为超声是研究半月板的可靠工具，不需要使用更昂贵的成像，例如磁共振成像（MRI）。

MRI与MSU：

肌肉骨骼超声（MSU）与MRI相比，优点见表15.1。超声检查具有陡峭的学习曲线，需要通过增加患者数量和交互式反馈来提高。我们大多数时间会在门诊诊室的咨询中使用。

表15.1　MSU／MRI的优点/缺点

	MSU	MRI
费用	廉价	昂贵
学习曲线	陡峭	不适用
动态成像	++	仅选择中心
恐惧	不适用	5%
患者互动	++	不适用
介入治疗	+很可能	很少

15.2　半月板的影像学评估

15.2.1　X线片

退行性关节炎和软骨钙质沉着病可能提示半月板变性。可以排除其他损伤，如骨肿瘤。

15.2.2　超声

可以用超声成像评估韧带、半月板或软骨损伤情况。

动态超声有助于预测病变的可修复性。在翻修病例中，有时难以将瘢痕与新鲜病变分开。在这些情况下，动态成像非常有助于检测半月板撕裂口的张开和闭合。在本章中，所有的图像都是左侧为股骨，右侧为胫骨。

如果使用不同方向，会在图中标题中说明。

15.2.3　探头

超声探头对于整个系统的性能来说非常重要。

现在大多数传感器都使用压电元件，它具有传输、接收和转换电信号与机械振动的功能。

超声图像的最终质量的提高程度取决于探头的类型、压电元件的数量、超声机的质量以及超声检查者的经验。

我们用于半月板超声的探头的频率大多为5M～12MHz。

在过去的8年中，我们开发了软骨、交叉韧带和副韧带的可视化方法，从间接征象到直接图像。初期我们用较小的手持设备进行半月板和膝关节超声检查，我们发现，通过更强的高分辨率设备和特殊探头可以实现更好的成像。

动态成像：

· 成像期间的移动。

· 位移，可以看作是半月板和ACL/ PCL或其他韧带不稳定的继发性征象。

- 患者的实时反馈，当超声探头探及关节空腔时，患者有时可能产生咔嗒声或交锁感。
- 对于症状不清楚的病例，行关节内注射。
- 它可以帮助给患有肌腱炎的患者在超声引导下在肌腱部位注射局部麻醉剂。
- 使用这种诊断工具，可以排除疼痛性肌腱炎或瘢痕组织作为膝关节疼痛的病因。

图15.1～图15.3显示了在过去的8年中图像改进前后的变化。

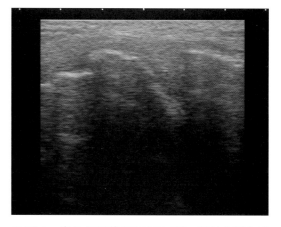

图15.1 半月板图像2006/2008年，带64个压电元件的多频线性探头

15.3 膝关节超声设备和操作步骤

半月板扫描位置

超声成像采用仰卧位和俯卧位两种体位，附加动态体位，对内侧或外侧间室施加应力可能会更好。探头位于股骨左侧、胫骨右侧，垂直于膝背部在俯卧位时，可以旋转足部，以便检查具有交叉韧带功能不全导致的半月板不稳定（图15.4）。

仰卧位膝关节屈曲（图15.5）时超声成像时超声成像可以扫描前角和中部、软骨情况和游离体；在完全屈曲动态检查中，ACL紧张或ACL松弛；和在俯卧位，PCL和后角病变。动态倾向，扫描时旋转足部，可以显示继发于半月板牵开或牵拉的股胫关节半脱位。有时可以通过运动感觉或疼痛来判断半月板后角的病变。

特殊条件下，可以用超声更好地观察ACL，半月板新鲜合并伤，过多的积液可能会使MRI图像不准确。例如，我们

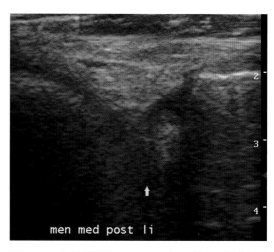

图15.2 半月板图像2008/2009年，带128个压电元件的多频线性探头

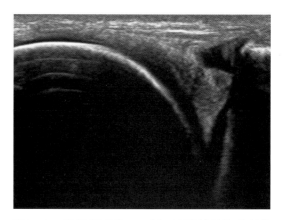

图15.3 半月板图像2015年，宽带线性阵列高分辨率探头5M～12 MHz 256压电元件，sonoCT

发现外侧胫骨平台（Segond损伤）的撕脱性骨折，超声的敏感性通常是MRI的5～10倍[3,5]。

15.4　半月板超声的历史

1990年，德国Jerosch[11]的第一项研究发表在《膝关节超声》上，表明超声的使用仅限于囊肿、滑囊炎和弹跳膝。

2002年意大利Azzoni的研究[2]得出结论，超声对于诊断半月板损伤不够准确。

自2008年以来，许多报告已经发表，发现超声改良后的敏感性和特异性可与MRI相比[1,6,24,27,29]。

同时，MRI特征似乎随着关节的退化而减少，这表明假阳性结果的风险随着人的衰老而增加。

15.5　正常半月板

半月板血管化容易通过超声检测。在外侧半月板中，大血管有时和病变混淆。在这种情况下，血管多普勒技术可能有帮助（图15.6）。外侧半月板的外侧凹陷需要定位，因为它可以类似于半月板破裂。半月板凹陷显示出一条直线。半月板撕裂显示模糊线（图15.10、图15.11）。

外侧半月板血管化

正常半月板超声中血管化的位置（红色区）（图15.6、图15.7）。

在外侧半月板和前外侧关节囊之间看到血管是正常的。在内侧也可看到。因

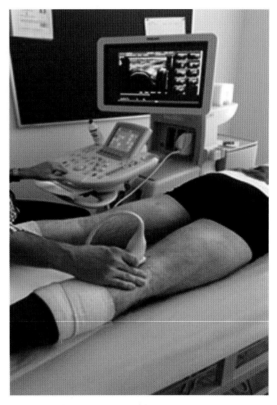

图15.4　俯卧位半月板超声，检查后角、PCL、囊肿和血管病理

此，这些超声所见不应认为是病理性的（图15.8、图15.9）。

15.6　病理情况

腘窝后外侧

正常外侧半月板后侧隐窝（图15.10）与半月板撕裂相比较（图15.11）。

15.7　半月板病理

15.7.1　半月板撕裂

可以通过超声检测几种类型的半月板

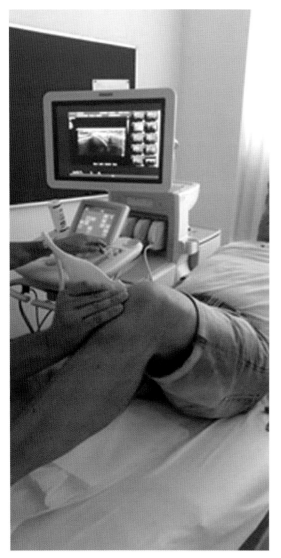

图15.5　膝关节屈曲位的半月板超声（90°）

损伤。如果半月板不移位，则可以在俯卧位（对于后部）直接观察。在桶柄样撕裂的病例中，我们可以看到一个短的后角，其中前部位移到膝关节。

在半月板扭转到桶柄的拐角处，我们可以看到一个双半月板，通常呈圆形并被积液包围（图15.12、图15.13）。

15.7.2　半月板瓣状撕裂

一些半月板瓣状撕裂可以由患者在关节线处感觉到并且可以通过超声检测。这一发现是由法国的Moraux在2008年提出的。利用这种成像技术，医生可以在手术前将半月板与游离体区分开。

15.7.3　内侧半月板的前角撕脱

这种情况（图15.14）在负重下可进行动态观察。负重时使用动态超声显示内侧半月板前角的向前错位[18,21]。

15.7.4　半月板桶柄样撕裂

桶柄样撕裂半月板脱位的征象是半月

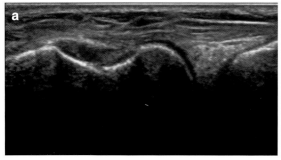
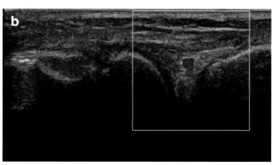

图15.6　前外侧半月板（a）；血管多普勒技术（b）

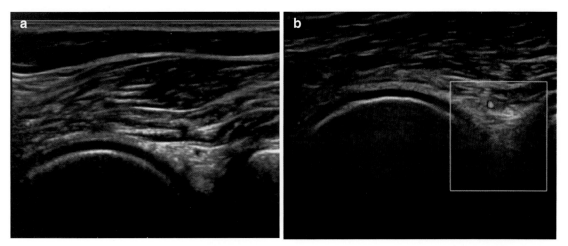

图15.7 后外侧半月板（a）；血管多普勒技术（b）

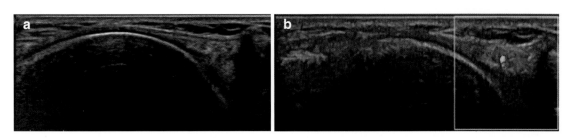

图15.8 前内侧半月板（a）；血管多普勒技术（b）

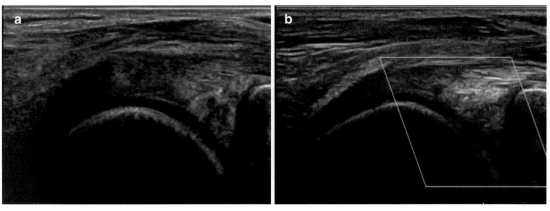

图15.9 后内侧半月板（a）；血管多普勒技术（b）

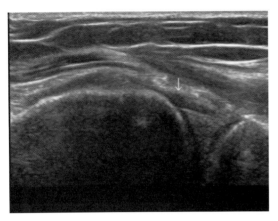

图15.10 正常的外侧半月板后外侧隐窝

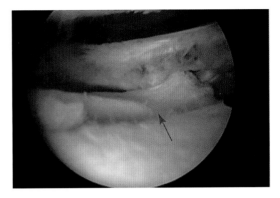

图15.13 外侧半月板后角瓣状撕裂

板变短（图15.15），在半月板的中心和中间部分有后部缺损和双重轮廓。可以在复发和慢性病例中看到软骨损伤。

15.7.5 半月板隐匿损伤

半月板一些病变通过超声比MRI更容易被发现（图15.16）。

一些特殊的病变，称为隐匿病变，位于后角的周围，在磁共振成像中难以辨别，但可以在超声图像中识别。

Sonnery-Cottet和Neyret描述了这些病变[20,26]。

从最近的MRI文献中发现，特别是半月板后角的病变有可能在MRI检查中被遗漏[23]。

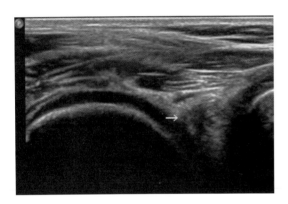

图15.11 外侧半月板撕裂

15.8 半月板复合损伤

15.8.1 半月板和前交叉韧带不稳定

在前交叉韧带损伤中，半月板后部的拉力和旋转增加。在俯卧位，可以在屈曲40°时旋转膝关节。

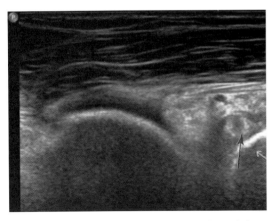

图15.12 外侧半月板后角病变，胫骨侧不稳定的半月板瓣状撕裂（图15.13）

在该位置中，可以看到后内侧平台相对于内侧股骨髁移位，并且可以拉开和闭合内侧半月板的后部（图15.17～图15.19）。

15.8.2 ACL缺损性膝关节的半月板随访

在前交叉韧带（ACL）损伤保守治疗的病例中，超声可以分析膝关节运动下半月板后角的受力情况。当存在半月板破裂的迹象时，必须重建ACL。这可以防止ACL损伤导致膝关节的继发性损伤。在这些情况下，患者会更容易依从超声而不是MRI[30]。

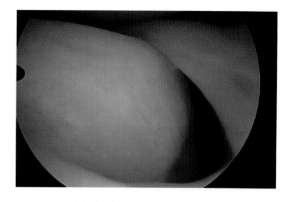

图15.14 内侧半月板前角撕脱的关节镜图像

伤且无变性（MRI /超声）。

·35岁以上患者的半月板撕脱，特别是合并ACL损伤的病例。

·活动半月板反复交锁。

半月板（再）破裂可以在没有明显的创伤或下蹲的情况下发生。

大多数患者描述在扭伤膝关节时受伤的膝关节发生了屈曲和/或旋转。

急性破裂后膝关节会疼痛，症状反映出破裂的严重程度和类型。检查评估肿胀的程度和疼痛的位置。肿胀是可变化并且

15.9 半月板修复

15.9.1 超声在半月板修复中的应用

下列情况需要修复破裂的半月板：

·35岁以下的患者，具有可修复的损

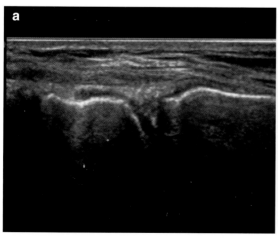
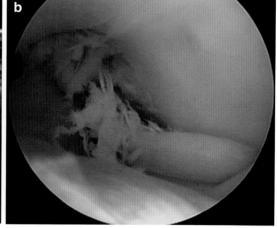

图15.15 右膝内侧短半月板（a）；关节镜下显示内侧半月板桶柄样撕裂（b）

可以限制运动范围的。半月板交锁可引起伸膝困难，但可能与急性肿胀难以区分。

动态超声能够检测半月板的移位和可修复性。可以使用高功率多普勒成像来检查半月板的血管，因为大多数外科医生喜欢修复有血管区的半月板损伤。

在外侧半月板和副韧带之间可以检测到一些特定的血管，例如正常的滋养血管（图15.16）。

15.9.2　半月板的自发愈合

当半月板撕裂位于半月板的外周血管

区的部位时，可以观察到半月板的自行愈合（图15.20）。如果患者症状持续，可以考虑修复半月板。如果病变合并ACL损伤，建议一起修复。

在ACL断裂时保守治疗中，我们观察到有些关节持续疼痛。在这些患者中会发现半月板损伤，甚至在关节镜检查之前会发现血管破裂。这些病变在ACL重建后具有良好的预后（图15.21）。在这种条件下在半月板上钻孔是促进血管化的选择。

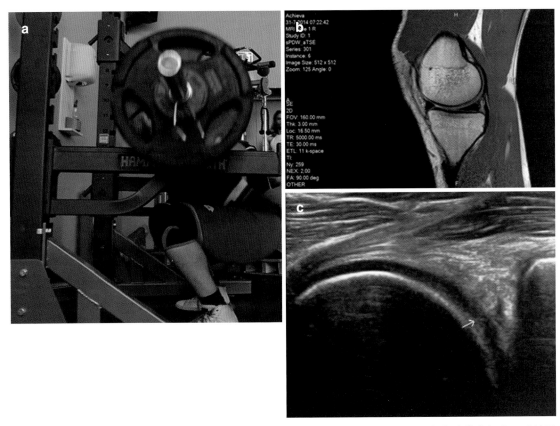

图15.16　24岁的患者在举重时（a）；在MRI上未发现半月板损伤（b）；但在动态高分辨率超声上看见了（c）

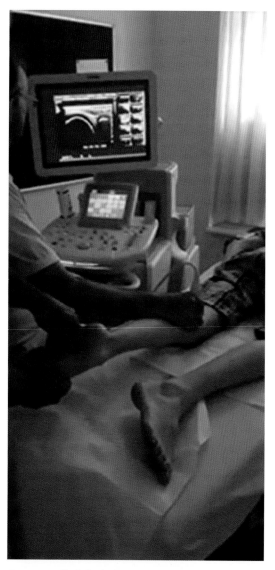

图15.17 俯卧位旋转时的半月板超声

15.9.3 半月板的修复能力

半月板外周撕裂具有良好的愈合能力，特别是发生在血管化区域的损伤。超声成像可以监测半月板愈合，并帮助在症状持续的情况下决定是否手术（图15.22）。

15.9.4 半月板的修复

超声也用于随访修复后的半月板愈合情况。我们可以看到半月板植入物周围的囊性病灶的修复愈合。

动态成像用于检查愈合半月板的稳定性（图15.23）。

修复方案可以根据半月板超声治疗的结果进行调整。半月板修复后的前几个月可以看到新生小血管向内生长。

15.9.5 半月板的急性损伤

半月板的新鲜损伤通常合并韧带损伤。

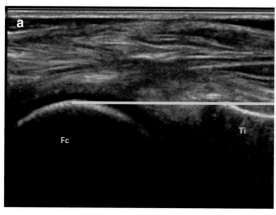
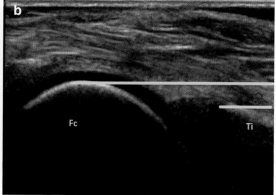

图15.18 不受影响的一侧

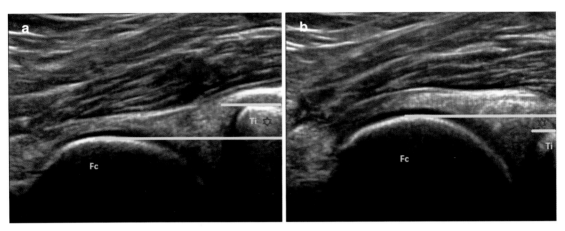

图15.19 受影响的一侧

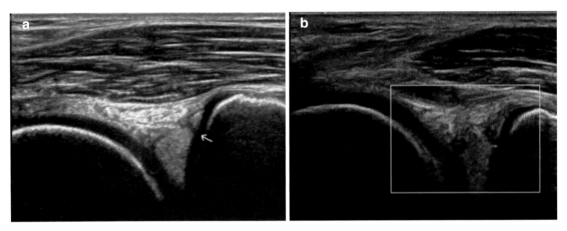

图15.20 内侧半月板外周损伤（a）；血管多普勒技术（b）

我们检查关节内和关节外韧带损伤，特别重要的是观察撕脱性骨折（Segond损伤）和急性复合损伤中的内侧副韧带。在高速创伤中，可以看到股骨髁外侧的压痕，通常与外侧半月板的破裂相关[9]。

在急性损伤中，关节腔的大量积液可以引起伪影。我们发现，急性血肿在超声检查中不是问题，并且有时有助于鉴别新鲜或陈旧的损伤。急性膝关节损伤中的Segond损伤中发现，检测急性损伤时超声比MRI更为敏感。由于关节积液和血肿，使用超声探头可在多个方向上快速定向观察。

在Segond损伤的检测中，MSU（图15.24）可以比MRI和X线更可靠[13]（表15.2）。

15.10 特殊条件

15.10.1 半月板退变

退变是半月板老化的迹象，但是在长期的ACL缺陷的情况下也可以看到退变，这被看作是半月板过载的征象。

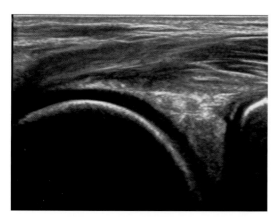

图15.21 创伤后1个月自发愈合

图15.22 超声加强多普勒血管化愈合中的半月板后角

15.10.2 半月板软骨钙化

可在普通膝关节X线片中看到钙化的半月板；最常累及双侧关节间隙。硬化的半月板更易于受伤和撕裂，并且如果机械性症状持续存在，则术前成像可能是一个问题。这种情况通常发生在老年人群中，合并老化和软骨钙化时MRI成像更为复杂。

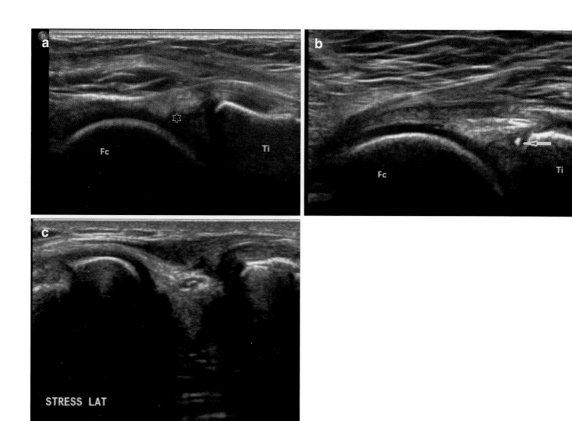

图15.23 半月板内后部损伤（a）；半月板修复术后1个月（b）；半月板修复术后6个月（c）

使用超声波时，半月板后部周围的液体和钙化间接提示损伤的机制（图15.25、图15.26）。

15.10.3 半月板外凸

半月板外凸被视为半月板病理学的间接征象。

在几篇文章中通过MSU和MRI确实描述了这个征象。

在半月板变性和半月板的其他病理状况中都可以看到半月板外凸，因为半月板在这两种情况下都失去其液压动力。如果内侧半月板的移位大于3mm，就被认为是异常的，而在外侧半月板4mm以上的移位是异常的[28]。

Noguira-Barbosa最近的一项研究证实了超声的可靠性[17]。

Nguyen[16]发现了半月板外凸和半月板囊肿是半月板损伤的表现（图15.27）。

15.10.4 半月板囊肿

超声不仅有助于检测囊肿，而且有助于检查：

- 半月板病理基础（外侧半月板囊肿）[10,22,25]。
- 原发或继发囊肿形成。
- 囊壁的大小。如果有囊壁增厚的迹象，可以考虑通过开放手术切除囊壁。
- 对于没有手术治疗可能性的患者，可以考虑做囊肿穿刺和注射。在半月板撕裂的情况下，囊肿与撕裂直接相连（图15.28、图15.29）。

在Baker's囊肿的情况下，通常在

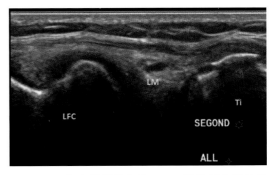

图15.24 超声检测的急性Segond损伤复合膝关节损伤

表15.2 Segond损伤在不同成像模式的发生率

	在ACL断裂时的发生率	
X线	9 %	Klos[13]
MRI	3% ~ 6%	Claes[5]
		Bock[3]
超声	33 %	Klos[13]

膝关节中有液体，其结果是填充Baker's囊肿。

15.10.5 盘状半月板

由于超声用于检查动态病理，使得通过在膝关节外侧关节间隙的4个位置移动探头来检测盘状半月板中的不稳定病变成为可能。最近，Jose和他的团队发表了动态超声诊断的可能性研究[12]。

15.11 术后并发症或延续症状

超声可用于检测半月板植入物的移位[8]。

特别是，血管并发症可以用超声检测，有发现假性动脉瘤和半月板植入物周

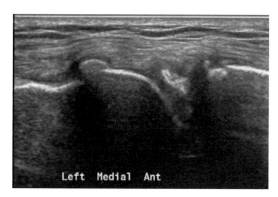

图15.25　超声波软骨钙化

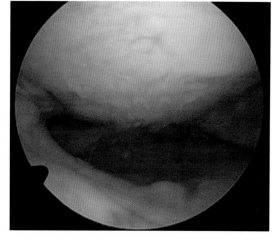

图15.28　关节镜手术中内侧半月板和股骨髁图像

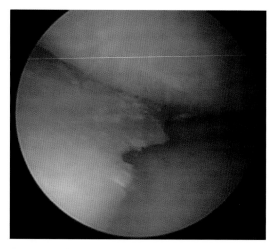

图15.26　术中内侧半月板软骨钙化

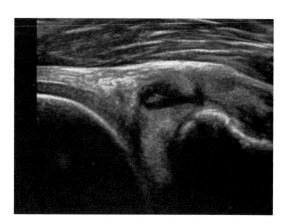

图15.29　半月板囊肿伴半月板损伤和软骨病的超声影像

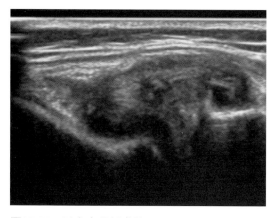

图15.27　巨大半月板囊肿

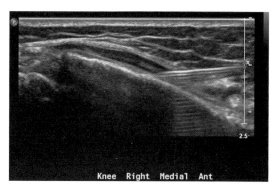

图15.30　在超声引导下滑囊穿刺，右上方针头将皮质类固醇激素注射至胫骨前内侧

围的囊肿的报道[4]。

　　超声是诊断术后血栓形成的金标准技术。

　　ACL重建后的常规随访超声显示12%的血栓形成[7]。

　　在长期疼痛或肿胀时，我们可使用超声检测发现滑囊周围的黏液囊或肌腱炎。在注射利多卡因和/或皮质类固醇之后疼痛获得缓解（图15.30）。

参考文献

[1] Alizadeh A, Babaei Jandaghi A, Keshavarz Zirak A et al (2013) Knee sonography as a diagnostic test for medial meniscal tears in young patients. Eur J Orthop Surg Traumatol 23(8):927–931

[2] Azzoni R, Cabitza P (2002) Is there a role for sonography in the diagnosis of tears of the knee menisci? J Clin Ultrasound 30(8):472–476

[3] Bock GW, Bosch E, Mishra DK et al (1994) The healed Segond fracture: a characteristic residual bone excrescence. Skeletal Radiol 23(7):555–556

[4] Brasseur P, Sukkarieh F et al (1990) Iatrogenic pseudo-aneurysm of the popliteal artery. complication of arthroscopic meniscectomy. Apropos case J Radiol 71(4):301–304

[5] Claes S (2013) High prevalence of Anterolateral Ligament (ALL) abnormalities in magnetic resonance images of ACL injured knees. In: Thesis the anterolateral ligament of the knee. KU, Leuven, pp 73–78

[6] Cook JL, Cook CR, Stannard JP et al (2014) MRI versus ultrasonography to assess meniscal abnormalities in acute knees. J Knee Surg 27(4):319–324

[7] Dong JT, Wang X, Men XQ (2014) Incidence of deep venous thrombosis in Chinese patients undergoing arthroscopic knee surgery for cruciate ligament reconstruction. Knee Surg Sports Traumatol Arthrosc 23(12):3540–3544

[8] Hartley RC, Leung YL (2002) Meniscal arrow migration into the popliteal fossa following attempted meniscal repair: a report of two cases. Knee 9(1):69–71

[9] Herbst E, Hoser C, Tecklenburg K et al (2014) The lateral femoral notch sign following ACL injury: frequency, morphology and relation to meniscal injury and sports activity. Knee Surg Sports Traumatol Arthrosc

[10] Herman AM, Marzo JM (2014) Popliteal cysts: a current review. Orthopedics 37(8):e678–684

[11] Jerosch J, Schröder M (1990) Results of diagnostic sonography in injuries of the knee joint. Sportverletz Sportschaden 4(3):139–1346

[12] Jose J, Buller LT, Rivera S et al (2015) Wrisberg-variant discoid lateral meniscus: current concepts, treatment options, and imaging features with emphasis on dynamic ultrasonography. Am J Orthop (Belle Mead NJ) 44(3):135–139

[13] Klos TVS, Konijnenberg SEM (2015) Diagnosis and treatment of lateral Segond Avulsions in knee ligament injury. In: Annual Meeting NVA Dutch Arthroscopy Society, Noordwijk. In Proceedings

[14] Lu KH (2006) Arthroscopic meniscal repair and needle aspiration for meniscal tear with meniscal cyst. Arthroscopy 22(12):1367

[15] Moraux A, Khalil C, Demondion X et al (2008) Inferiorly displaced flap tear of the medial meniscus: sonographic diagnosis. J Ultrasound Med 27(12):1795–1798

[16] Nguyen JC, De Smet AA, Graf BK et al (2014) MR imaging-based diagnosis and classification of meniscal tears. Radiographics 34(4):981–999

[17] Nogueira-Barbosa MH, Gregio-Junior E, Lorenzato MM et al (2015) Ultrasound assessment of medial meniscal extrusion: a validation study using MRI as reference standard. AJR Am J Roentgenol 204(3):584–588

[18] Ohkoshi Y, Takeuchi T, Inoue C et al (1997) Arthroscopic studies of variants of the anterior horn of the medical meniscus. Arthroscopy 13(6):725–730

[19] Park GY, Kim JM, Lee SM et al (2008) The value of ultrasonography in the detection of meniscal tears diagnosed by magnetic resonance imaging. Am J Phys Med Rehabil 87(1):14–20

[20] Peltier A, Lording TD, Lustig S et al (2015) Posteromedial meniscal tears may be missed during anterior cruciate ligament reconstruction. Arthroscopy 31(4):691–698

[21] Pinar H, Akseki D, Bozkurt M et al (1998) Dislocating anterior horn of the medial meniscus. Arthroscopy 14(3):246–249

[22] Rutten MJ, Collins JM, van Kampen A et al (1998) Meniscal cysts: detection with high-resolution sonography. AJR Am J Roentgenol 171(2):491–496

[23] Sharifah MI, Lee CL, Suraya A et al (2015) Accuracy of MRI in the diagnosis of meniscal tears in patients with chronic ACL tears. Knee Surg Sports Traumatol Arthrosc 23(3):826–830

[24] Shetty AA, Tindall AJ, James KD et al (2008) Accuracy of hand-held ultrasound scanning in detecting meniscal tears. J Bone Joint Surg Br 90(8):1045–1048

[25] Sohn C, Casser HR, Swobodnik W (1990) Ultrasound criteria of a meniscus lesion. Ultraschall Med 11(2):86–90

[26] Sonnery-Cottet B, Conteduca J, Thaunat M et al (2014) Hidden lesions of the posterior horn of the medial meniscus: a systematic arthroscopic exploration of the concealed portion of the knee. Am J Sports Med 42(4):921–926

[27] Timotijevic S, Vukasinovic Z, Bascarevic Z (2014) Correlation of clinical examination, ultrasound sonography, and magnetic resonance imaging findings with arthroscopic findings in relation to acute and chronic lateral meniscus injuries. J Orthop Sci 19(1):71–76

[28] Verdonk P, Depaepe Y, Desmyter S et al (2004) Normal and transplanted lateral knee menisci: evaluation of extrusion using magnetic resonance imaging and ultrasound. Knee Surg Sports Traumatol Arthrosc

12(5):411–419

[29] Wareluk P, Szopinski KT (2012) Value of modern sonography in the assessment of meniscal lesions. Eur J Radiol 81(9):2366–2369

[30] Yoon JP, Chang CB, Yoo JH et al (2010) Correlation of magnetic resonance imaging findings with the chronicity of an anterior cruciate ligament tear. J Bone Joint Surg Am 92(2):353–360

第16章 半月板和软骨的SPECT / CT 成像：它能提供什么？

16

Michael T. Hirschmann, Helmut Rasch,
Maurus Murer, Niccolo Rotigliano

目录

16.1　前言

MRI被认为是诊断半月板病理学的金标准。然而，核医学成像已经逐渐改进，并且现在它可能成为MRI在诊断半月板病变的有效替代。

本章旨在回顾SPECT / CT成像在退行性半月板病变患者中的科学和临床价值。

16.2　关于SPECT / CT成像的基础知识

SPECT / CT是由3D闪烁扫描、单光子发射计算机断层扫描（SPECT）和常规计算机断层扫描（CT）组成的混合成像[1-4]。

SPECT / CT是一种非常敏感的核医学成像模式，是我们了解骨代谢和膝关节在体内负荷的窗口[3,5-10]。

在研究开始时，向患者注射骨示踪剂，主要是双膦酸盐，如500M ~ 700MBq 99mTc–HDP或99m Tc–MDP[1-4]。骨示踪剂具

M. T. Hirschmann , MD (✉) • M. Murer
N. Rotigliano
Department of Orthopaedic Surgery and
Traumatology , Kantonsspital Baselland
(Bruderholz, Liestal, Laufen) ,
Bruderholz CH-4101 , Switzerland
e-mail: michael.hirschmann@ksbl.ch;
Michael.Hirschmann@unibas.ch ;
http://www.kneedoctor.ch
H. Rasch
Institute for Radiology and Nuclear Medicine ,
Kantonsspital Baselland,
Bruderholz 4101 , Switzerland

© ESSKA 2016 119
C. Hulet et al. (eds.), *Surgery of the Meniscus*, DOI 10.1007/978-3-662-49188-1_16

有细胞靶向活性，并且是骨代谢的体内标记物[1-4]。

平面闪烁照相图像3个阶段：灌注阶段（注射后立即）、软组织阶段（注射后1～5min）和延迟的代谢阶段（注射后2h）[1-4]。

使用配备有一对低能量、高分辨率准直器的混合系统获得SPECT／CT图像[1-4]。该系统包括一个双头γ摄像机，其主要集成了16mm×0.75mm切片厚度CT[1-4]。

为了分析SPECT／CT骨示踪剂摄取，应使用特异的定位方案[11-15]。我们组描述的系统定义9个股骨、8个髌骨和13个胫骨区，其中计算示踪剂吸收体积。BTU也应该量化。为了标准化，应使用股骨干内的特定区域。这允许比较患者之间的BTU。CT可以对机械和解剖学较准以及结构变化进行3D分析[11-15]（图16.1）。

16.3　SPECT／CT应用趋势和潜力

SPECT／CT已经证明了其早期骨关节炎变化评估的临床价值[10,11,13,14]。

这是相当重要的，因为早期诊断骨关节炎可以尽早得到最佳的处理。据报道，SPECT／CT变化先于MRI、CT和X线的变化[10,11,13,14]。甚至在骨关节炎发生结构变化之前，SPECT／CT能够显示骨示踪剂活性的变化[10,11,13,14]（图16.2、图16.3）。

16.3.1　半月板

退行性半月板损伤通常与软骨下骨的

超负荷相关[16]。

软骨下骨的这种改变可以是急性创伤或膝生物力学长期改变的结果。SPECT骨扫描术已经被证明是一种评估半月板撕裂非常有价值的方法[17,18]。最近的研究显示较高诊断能力，敏感性为77%～84%，特异性为74%～94%[17-19]。

对于内侧半月板损伤，Even-Sapir等和Vellala等发现敏感性为77%～91%，特异性为65%～89%[16,20]。然而，外侧半月板损伤的敏感性较低，为14%～50%；特异性较高，为94%～95%[16,20]。目前正在讨论SPECT和SPECT／CT在急性和慢性半月板损伤中的典型表现。一些学者描述了在胫骨平台上在横断扫描时增加的骨示踪剂摄取的新月形图案[16,18,19,21]。还假定增加的骨示踪剂摄取可能是冠状韧带牵引力出现在半月板损伤时的结果[18]。后角撕裂时会在相邻的股骨髁上出现增高的平衡活性[18,21]。

在尚未发表的研究中，我们自己的小组在调查和量化了具有不同级别的半月板损伤时膝关节的SPECT／CT中的软骨下骨示踪剂摄取情况。在MRI上分级半月板损伤状态（完整，退化或撕裂）的同时，还要注意半月板的外凸情况。排除了先前膝关节手术史以及3～4级软骨病变的患者。

与完整半月板的膝关节相比，在具有退化和撕裂半月板的膝关节中，SPECT／CT上的软骨下骨示踪剂摄取显著增高。

在半月板外凸的膝关节和没有外凸的半月板之间也发现了BTU的显著差异。

第一项研究显示了半月板完整性对活体关节软骨下载荷的影响。SPECT／CT可能是一个非常有用的工具，在骨关节炎的关节间隙

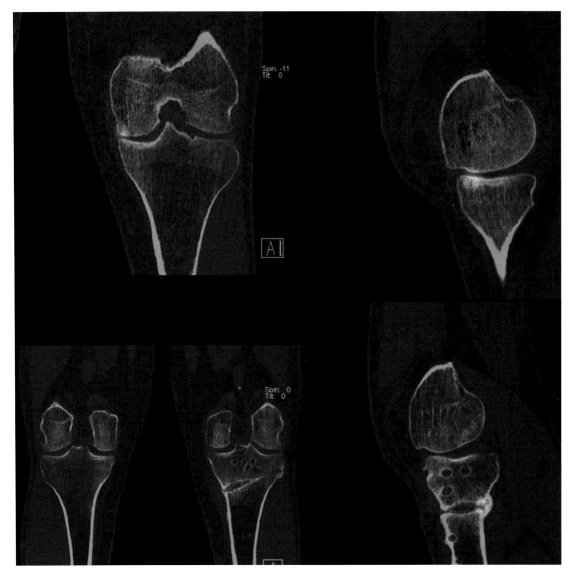

图16.1　99mTc-HDP-SPECT / CT示内侧开放楔形胫骨高位截骨术前后。胫骨高位截骨术前，骨追踪剂在内侧关节室吸收增加表示超载。HTO后，骨骼的摄像正常

变窄之前观察软骨下骨的变化[10,11,13,14,22]。特别是，具有退行性半月板损伤的患者经常会在半月板部分切除术后残留症状。临床上，特定的成像模式将有助于判断退行性半月板损伤的患者是否需要部分半月板切除术或者哪个患者需要骨关节炎治疗。SPECT / CT在这一具有挑战性的临床情况下提供指导。

此外，在半月板修复或部分半月板切除术后的患者中，更难以识别半月板损伤。由于MRI的进步，在许多患者中，可以较早识别结构性半月板损伤，在许多情况下患者仍然无症状[23]。目前尚不清楚哪些患者在后期会出现症状。在中老年患者的许

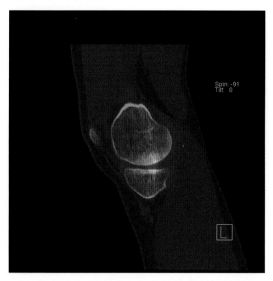

图16.2　99mTc–HDP–SPECT／CT显示内侧间室超负荷。患者2年前切除半月板，膝关节内侧有疼痛

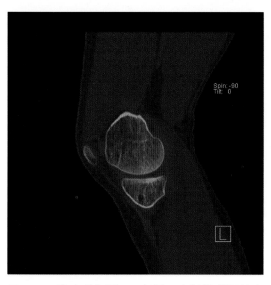

图16.3　该患者与图16.2相同。内侧楔形胫骨高位截骨术和聚氨酯半月板移植后，99mTc–HDP SPECT／CT显示的标准化骨骼示踪

多半月板损伤中，半月板撕裂与患者的症状相关是可疑的。更可能的是，由于关节软骨的生物力学负荷增加，患者会出现症

状，这可能是由于半月板完整性的丧失或者半月板的外凸造成的。这可以称为早期骨关节炎的阶段，并且可在SPECT／CT上证实。

16.3.2　软骨

软骨下骨板已被确定为OA的起源和进展的关键区域。SPECT／CT可以综合分析结构性骨异常和骨代谢[24]。在最近的一项研究中，用SPECT／CT测定的骨示踪剂浓集的强度和位置与用MRI检测的软骨损伤的大小和严重程度相关[24]。研究发现，在MRI时，膝关节（3级和4级）的软骨损伤较高，意味着骨软骨病变与SPECT／CT上增加的骨示踪剂浓集摄取有显著相关性[24]。具有由3级和4级表示的骨介入的软骨损伤显示出比不具有骨介入的那些（1级和2级）更高的SPECT／CT骨示踪剂浓集[24]。

另一个结论是，软骨损伤的大小也很重要。随着损伤范围的增加，骨骼示踪剂的活性增强[24]。

总之，SPECT／CT可以帮助骨科医生选择软骨修复手术方案，如无细胞胶原植入物，或自体软骨细胞移植，或骨软骨修复策略如马赛克整形，矩阵相关手术，因为它可以清楚地区分软骨和骨软骨病变[24]。

16.3.3　骨关节炎

SPECT／CT能够比任何其他成像模式更早地识别OA的变化。它显示OA的程度与SPECT／CT的骨骼示踪剂浓集增加相关。骨示踪剂浓集也取决于机械和解剖结构[10,11]。

在内翻膝中，发现内侧间室浓集了更多的骨示踪剂，并在外翻膝中，显示更多的骨示踪剂摄取在外侧间室内[10,11,14]。

SPECT／CT能够可视膝关节的机械过载。在一个里程碑的研究中，我们的研究组评估了胫骨高位截骨术后导致内侧室超负荷的临床和放射学结果[14]。此外，在两年的随访中评估了SPECT／CT的骨示踪剂浓集（BTU）模式和强度[14]。发现胫骨高位截骨术（HTO）导致内侧软骨下间室区中BTU的显著减少[14]。从术前到术后12个月和24个月，SPECT／CT示踪剂浓集模式和强度分布与疼痛和僵硬相关[14]。显然，SPECT／CT在这方面显示出有利的两个方面：首先，它可以在术前评估患者以设计HTO的截骨指数；其次，其也可在HTO之后评估矫正和愈合的情况[14]。

总结

虽然MRI仍然是诊断患者半月板病变的金标准，但是SPECT／CT可能对某些患者有益，因为它提供了关节的体内负荷的信息。这种附加信息有助于引导骨科医生对退行性膝关节选择最佳的治疗方案。

参考文献

[1] Hirschmann MT, Adler T, Rasch H, Hugli RW, Friederich NF, Arnold MP (2010) Painful knee joint after ACL reconstruction using biodegradable interference screws- SPECT/CT a valuable diagnostic tool? A case report. Sports Med Arthrosc Rehabil Ther Technol 2:24

[2] Hirschmann MT, Iranpour F, Davda K, Rasch H, Hugli R, Friederich NF (2010) Combined single-photon emission computerized tomography and conventional computerized tomography (SPECT/CT): clinical value for the knee surgeons? Knee Surg Sports Traumatol Arthrosc 18(3):341–345

[3] Hirschmann MT, Davda K, Iranpour F, Rasch H, Friederich NF (2011) Combined single photon emission computerised tomography and conventional computerised tomography (SPECT/CT) in patellofemoral disorders: a clinical review. Int Orthop 35(5):675–680

[4] Hirschmann MT, Davda K, Rasch H, Arnold MP, Friederich NF (2011) Clinical value of combined single photon emission computerized tomography and conventional computer tomography (SPECT/CT) in sports medicine. Sports Med Arthrosc 19(2):174–181

[5] Hirschmann MT, Iranpour F, Konala P, Kerner A, Rasch H, Cobb JP et al (2010) A novel standardized algorithm for evaluating patients with painful total knee arthroplasty using combined single photon emission tomography and conventional computerized tomography. Knee Surg Sports Traumatol Arthrosc 18(7):939

[6] Hirschmann MT, Konala P, Iranpour F, Kerner A, Rasch H, Friederich NF (2010) Clinical value of 99mTc-HDP-SPECT-CT for assessment of patients with painful knees after total knee arthroplasty–a new dimension of diagnostics. BMC Musculoskelet Disord

[7] Konala P, Iranpour F, Kerner A, Rasch H, Friederich NF, Hirschmann MT (2010) Clinical benefit of SPECT/CT for follow-up of surgical treatment of osteochondritis dissecans. Ann Nucl Med 24(8): 621–624

[8] Hirschmann MT, Schmid R, Dhawan R, Skarvan J, Rasch H, Friederich NF et al (2011) Combined single photon emission computerized tomography and conventional computerized tomography: clinical value for the shoulder surgeons? Int J Shoulder Surg 5(3):72–76

[9] Hirschmann MT, Mathis D, Afifi FK, Rasch H, Henckel J, Amsler F (2013) Single photon emission computerized tomography and conventional tomography (SPECT/CT) for evaluation of patients after anterior cruciate ligament reconstruction: a novel standardized algorithm combining mechanical and metabolic information. Knee Surg Sports Traumatol Arthrosc 21(4):965–974

[10] Hirschmann MT, Schon S, Afifi FK, Amsler F, Rasch H, Friederich NF et al (2013) Assessment of loading history of compartments in the knee using bone SPECT/CT: a study combining alignment and 99mTc-HDP tracer uptake/distribution patterns. J Orthop Res 31(2):268–274

[11] Mucha A, Dordevic M, Testa EA, Rasch H, Hirschmann MT (2013) Assessment of the loading history of patients after high tibial osteotomy using SPECT/CT–a new diagnostic tool and algorithm. J Orthop Surg Res 8(1):46

[12] Rasch H, Falkowski AL, Forrer F, Henckel J, Hirschmann MT (2013) 4D-SPECT/CT in orthopaedics: a new method of combined quantitative volumetric 3D analysis of SPECT/CT tracer uptake and component position measurements in patients after total knee arthroplasty. Skeletal Radiol 42(9):1215–1223

[13] Schön SN, Afifi FK, Rasch H, Amsler F, Friederich NF, Arnold MP (2014) Assessment of in vivo loading

history of the patellofemoral joint: a study combining patellar position, tilt, alignment and bone SPECT/CT. Knee Surg Sports Traumatol Arthrosc 22(12): 3039–3046

[14] Mucha A, Dordevic M, Hirschmann A, Rasch H, Amsler F, Arnold MP (2015) Effect of high tibial osteotomy on joint loading in symptomatic patients with varus aligned knees: a study using SPECT/CT. Knee Surg Sports Traumatol Arthrosc 23(8): 2315–2323

[15] Suter B, Testa E, Stampfli P, Konala P, Rasch H, Friederich NF et al (2015) A novel standardized algorithm using SPECT/CT evaluating unhappy patients after unicondylar knee arthroplasty--a combined analysis of tracer uptake distribution and component position. BMC Med Imaging 15:11

[16] Even-Sapir E, Arbel R, Lerman H, Flusser G, Livshitz G, Halperin N (2002) Bone injury associated with anterior cruciate ligament and meniscal tears: assessment with bone single photon emission computed tomography. Invest Radiol 37(9):521–527

[17] Ryan PJ, Reddy K, Fleetcroft J (1998) A prospective comparison of clinical examination, MRI, bone SPECT, and arthroscopy to detect meniscal tears. Clin Nucl Med 23(12):803–806

[18] Grevitt MP, Taylor M, Churchill M, Allen P, Ryan PJ, Fogelman I (1993) SPECT imaging in the diagnosis of meniscal tears. J R Soc Med 86(11):639–641

[19] Tahmasebi MN, Saghari M, Moslehi M, Gholamrezanezhad A (2005) Comparison of SPECT bone scintigraphy with MRI for diagnosis of meniscal tears. BMC Nucl Med 5(1):2

[20] Vellala RP, Manjure S, Ryan PJ (2004) Single photon emission computed tomography scanning in the diagnosis of knee pathology. J Orthop Surg (Hong Kong) 12(1):87–90

[21] Ryan PJ (2000) Bone SPECT of the knees. Nucl Med Commun 21(10):877–885

[22] Kim HR, So Y, Moon SG, Lee IS, Lee SH (2008) Clinical value of (99m)Tc-methylene diphosphonate (MDP) bone single photon emission computed tomography (SPECT) in patients with knee osteoarthritis. Osteoarthritis Cartilage 16(2): 212–218

[23] Stuart MJ, Lubowitz JH (2006) What, if any, are the indications for arthroscopic debridement of the osteoarthritic knee? Arthroscopy 22(3):238–239

[24] Dordevic M, Hirschmann MT, Rechsteiner J, Falkowski A, Testa E, Hirschmann A (2016) Do Chondral lesions of the knee correlate with bone tracer uptake by using SPECT/CT? Radiology 228(1):223–231. doi:10.1148/radiol.2015141714

第17章 综述：创伤性和退行性半月板病变之间的差异 **17**

Nicolas Pujol, Jacques Menetrey

目录

N. Pujol , MD
Department of Orthopaedic Surgery , Centre
Hospitalier de Versailles, Versailles-Saint Quentin
University , Versailles , France

J. Menetrey , MD, PhD (✉)
Unité d'Orthopédie et Traumatologie du Sport, Swiss
Olympic Medical Center, Service de chirurgie
orthopédique et traumatologie de l'appareil moteur,
Faculty of medicine , University Hospital of Geneva,
University of Geneva , 4, Rue Gabrielle-Perret-Gentil,
Genève 4 CH-1211 , Switzerland
e-mail: jacques.menetrey@hcuge.ch

© ESSKA 2016   119
C. Hulet et al. (eds.), *Surgery of the Meniscus*, DOI 10.1007/978-3-662-49188-1_17

17.1 前言

半月板撕裂的类型通常基于临床病史、X线片、磁共振成像（MRI）和关节镜检查（如果进行外科手术）时所见的撕裂的半月板形态来进行分析。

半月板撕裂通常分为两大类：创伤性和退行性[2]。然而，在临床实践中，我们可以在4种情况之间做出区分：

（1）稳定膝的创伤性半月板损伤。

（2）前交叉韧带（ACL）损伤膝的创伤性半月板损伤。

（3）原发性退变性半月板损伤（DML）。

（4）骨关节炎膝关节的半月板损伤（Meniscarthrosis）。

因此，对于每种情况，需要对患者进行特异性诊断和治疗。

17.2 临床检查

医生在查体之前应该对患者病史仔细

了解，询问突发疼痛之前膝关节是否有过度屈曲、机械交锁和复发性积液等病史。重要的是将重度创伤后的急性疼痛与轻度创伤后的渐进性疼痛区分开。

通常认为临床检查难以学习，其准确性随经验会增加。然而，在文献中[13,15,16]，体格检查中阳性体征的再现性不清楚且很少报道。所有测试中，在灵敏度和特异性方面存在显著的异质性。

McMurray测试和Apley测试可以被认为是高度特异性的（平均分别为81%和86%），但具有低灵敏度（平均分别为44%和42%）；而关节线压痛在敏感性方面更高（平均69%），但是特异性较低（平均值55%）。

单纯临床试验不能准确地做出正确诊断。因此，可能需要组合3个测试（McMurray、关节触诊和Apley）来提高诊断的准确性。然而，医生必须知道，当伴随急性韧带损伤时，这些测试的可靠性将趋于降低。此外，与具有急性损伤的年轻患者相比，对退行性撕裂的患者的临床检查不太准确[17]。因此，在疑似创伤性半月板撕裂的情况下，必须通过细致的临床检查来评估ACL状态。ACL完整或撕裂，治疗将截然不同。

17.3　MRI

在MRI上的退变性半月板损伤的情况下，必须检查是否有骨髓水肿、半月板外凸和滑膜炎的存在，以及评估软骨状况。

- 无论是什么阶段的退变性半月板损伤，骨髓水肿的存在与骨性关节炎的膝关节

疼痛密切相关[7]。因此，当存在骨髓水肿时，特别是在胫骨平台上，退变性半月板损伤就不是疼痛的主要原因。在这种情况下，半月板切除术不能解决问题。

- 已经证明，半月板半脱位（半月板外凸）的程度与关节间隙变窄的严重程度相关[3,8]。此外，这种半月板外凸与有症状的膝关节OA密切相关。内侧半月板外凸导致半月板功能几乎完全丧失，并且可以被认为是完全功能性半月板切除术。在这种情况下，关节镜下半月板切除术的益处仍不清楚。

- 最后，研究表明，在半月板损伤的患者中，滑膜炎和临床症状之间存在明显的关联[14]。

17.4　临床症状与MRI的关系

在一项100例患者的研究中，通过使用MRI对疑似退行性半月板撕裂和半月板异常的症状膝和对侧无症状膝的患者观察，在57例症状膝和36例无症状膝中发现半月板撕裂，而在32例有症状和29例无症状膝关节中发现水平内侧半月板撕裂。在这项研究中，有症状膝中有更高的骨髓水肿和周围软组织异常的发病率。同样，有症状主要见于放射状和复杂的有移位半月板撕裂。在Bhattacharyya等的比较研究中[4]，纳入154名患者（平均年龄53岁）膝关节骨关节炎，他们发现无症状患者半月板撕裂的患病率高达76%。在有症状的患者中，发现91%的患者半月板撕裂（$p < 0.005$）。骨关节炎的分级与半月板撕裂的发病率相关。有意思的是，在症状性骨关节炎组

中，在有或没有半月板撕裂的患者之间疼痛或主观评分没有显著差异。然而，在MRI上观察到的半月板损伤的患病率在40岁以后是高的，特别是在有明显OA的人群中。然而，在该特定患者组中，有趣的是观察到无症状半月板损伤的患病率也高。因此，在决定任何治疗之前，应将MRI上半月板损伤与临床检查结合分析。

17.5　X线片

在年轻患者中怀疑有创伤性半月板撕裂的情况下，X线片的目的是寻找在损伤期间可能发生的伴随骨折。

推荐使用前后位片（AP）和受伤膝的侧位片[2]。在超过40岁的患有非创伤性膝关节疼痛的患者中，X线片的目的是评估软骨和退行性关节炎改变。

事实上，在膝关节骨关节炎的退行性半月板撕裂应该区分创伤性和单纯半月板撕裂[2]。因此，退行性病例中应系统地行包括双侧负重的前后位片（AP）、侧位片、Schuss[11]或Rosenberg[12]片和屈曲30°的X线片等检查。

在骨关节炎的发病过程中，骨赘的出现先于关节间隙变窄。因此，膝关节疼痛与骨赘存在的关联性在OA的诊断中具有83%的灵敏度和93%的特异性[1]。关节间隙变窄应通过伸直位的AP片、Schuss或Rosenberg片进行评估。尤其推荐Schuss片，因为其显示出良好的重复性以评估关节间隙高度，特别是当高于3mm时[5]。2mm或更严重的软骨间隙的变窄与3或4级软骨退化高度相关[12]。

在站立位的AP和Schuss片，前内侧和后内侧关节线高度与内侧间室没有显著差异。这意味着关节间隙的变窄不是由于半月板本身，而是OA的标志[10]。事实上，关节间隙狭窄超过50%提示严重的软骨损伤[6]。因此，应当在X线片上将关节间隙变窄超过50%定义为严重的OA。

17.6　组织学

Meister等的病例对照研究[9]报道了半月板撕裂在稳定膝关节与ACL-缺失膝关节之间的组织学差异。结果显示，透明变性或黏液样变性和软骨细胞密度降低更多见于稳定的膝关节。他们得出结论，在稳定的膝关节中发生的半月板撕裂可能是预先存在和正在发生的基础病理过程，并且是退行性疾病的早期征兆。

此外，Uysal 等[18]在小于40岁的患者的3个亚组中进行组织学分析：①无撕裂正常半月板；②稳定膝关节半月板撕裂；③半月板撕裂合并ACL断裂。他们发现凋亡细胞平均数在撕裂半月板/稳定膝组中最高。他们甚至提出了通过凋亡水平可以预测半月板撕裂的发生的假说[18]。

总结

创伤性和退行性半月板撕裂之间存在显著差异（表17.1）。人们应该总是回答这两个问题：临床症状是否真的与MRI上的半月板病变有关？是否有ACL损伤？经过证实，创伤性半月板撕裂主要是纵向撕裂且有症状，并且医生总是将半月板修复认为是首选治疗方法。退行性半月板撕裂主

表17.1 退行性和创伤性半月板撕裂的主要区别

	创伤性撕裂	退化性撕裂
病史，临床表现	急性发作，检查ACL，可信度	无创伤，稳定膝关节，骨关节炎
X线片	正常关节	常见关节间隙变窄
MRI	纵向撕裂，中间和后段，外周1/3的半月板，检查ACL状态	水平/斜的撕裂位于中央2/3的半月板，早期检查骨关节炎的症状：半月板挤压、骨髓水肿、软骨退化
关节镜	垂直纵向病变，滑膜炎	水平撕裂、复杂撕裂、软骨经常损伤

要是水平撕裂并且通常与一定程度的骨关节炎相关。因此，在关节镜检查前首先应考虑其他治疗。

参考文献

[1] Altman R, Asch E, Bloch D, Bole G, Borenstein D, Brandt K, Christy W, Cooke TD, Greenwald R, Hochberg M et al (1986) Development of criteria for the classification and reporting of osteoarthritis. classification of osteoarthritis of the knee. diagnostic and therapeutic criteria committee of the American rheumatism association. Arthritis Rheum 29:1039–1049

[2] Beaufils P, Hulet C, Dhenain M, Nizard R, Nourissat G, Pujol N (2009) Clinical practice guidelines for the management of meniscal lesions and isolated lesions of the anterior cruciate ligament of the knee in adults. Orthop Traumatol Surg Res 95:437–442

[3] Berthiaume MJ, Raynauld JP, Martel-Pelletier J, Labonte F, Beaudoin G, Bloch DA, Choquette D, Haraoui B, Altman RD, Hochberg M, Meyer JM, Cline GA, Pelletier JP (2005) Meniscal tear and extrusion are strongly associated with progression of symptomatic knee osteoarthritis as assessed by quantitative magnetic resonance imaging. Ann Rheum Dis 64:556–563

[4] Bhattacharyya T, Gale D, Dewire P, Totterman S, Gale ME, McLaughlin S, Einhorn TA, Felson DT (2003) The clinical importance of meniscal tears demonstrated by magnetic resonance imaging in osteoarthritis of the knee. J Bone Joint Surg Am 85-A:4–9

[5] Boegard T, Rudling O, Petersson IF, Sanfridsson J, Saxne T, Svensson B, Jonsson K (1997) Posteroanterior radiogram of the knee in weight-bearing and semiflexion. comparison with MR imaging. Acta Radiol 38:1063–1070

[6] Cibere J (2006) Do we need radiographs to diagnose osteoarthritis? Best Pract Res Clin Rheumatol 20:27–38

[7] Felson DT, Chaisson CE, Hill CL, Totterman SM, Gale ME, Skinner KM, Kazis L, Gale DR (2001) The association of bone marrow lesions with pain in knee osteoarthritis. Ann Intern Med 134:541–549

[8] Kiresi D, Ertekin E, Yel M, Acikgozoglu S (2009) An analysis of meniscal extrusion and associated knee joint lesions by magnetic resonance imaging. Acta Orthop Traumatol Turc 43:390–394

[9] Meister K, Indelicato PA, Spanier S, Franklin J, Batts J (2004) Histology of the torn meniscus: a comparison of histologic differences in meniscal tissue between tears in anterior cruciate ligament-intact and anterior cruciate ligament-deficient knees. Am J Sports Med 32:1479–1483

[10] Prove S, Charrois O, Dekeuwer P, Fallet L, Beaufils P (2004) Comparison of the medial femorotibial joint space before and immediately after meniscectomy. Rev Chir Orthop Reparatrice Appar Mot 90:636–642

[11] Railhac JJ, Fournie A, Gay R, Mansat M, Putois J (1981) A radiologic study of the knee in an anteroposterior incidence with light flexion and standing up position. Its interest in the diagnosis of femoro-tibial osteoarthrosis (author's transl). J Radiol 62:157–166

[12] Rosenberg TD, Paulos LE, Parker RD, Coward DB, Scott SM (1988) The forty-five-degree posteroanterior flexion weight-bearing radiograph of the knee. J Bone Joint Surg Am 70:1479–1483

[13] Ryzewicz M, Peterson B, Siparsky PN, Bartz RL (2007) The diagnosis of meniscus tears: the role of MRI and clinical examination. Clin Orthop Relat Res 455:123–133

[14] Scanzello CR (2012) Pathologic and pathogenic processes in osteoarthritis: the effects of synovitis. HSS J 8:20–22

[15] Scholten RJ, Deville WL, Opstelten W, Bijl D, van der Plas CG, Bouter LM (2001) The accuracy of physical diagnostic tests for assessing meniscal lesions of the knee: a meta-analysis. J Fam Pract 50:938–944

[16] Solomon DH, Simel DL, Bates DW, Katz JN, Schaffer JL (2001) The rational clinical examination. does this patient have a torn meniscus or ligament of the knee? value of the physical examination. JAMA 286:1610–1620

[17] Terry GC, Tagert BE, Young MJ (1995) Reliability of the clinical assessment in predicting the cause of internal derangements of the knee. Arthroscopy 11:568–576

[18] Uysal M, Akpinar S, Bolat F, Cekin N, Cinar M, Cesur N (2008) Apoptosis in the traumatic and degenerative tears of human meniscus. Knee Surg Sports Traumatol Arthrosc 16:666–669

第18章　总结

18

Matteo Denti

　　诊断半月板撕裂，最重要的是获得准确的病史。应该准确了解受伤时膝关节的位置和暴力的方向；尽管大多数患者不能提供真实的创伤情况，更多的患者是在膝关节屈曲或负重扭伤后感到急性疼痛。

　　通常，不论患者任何年龄，我们必须把退行性病变与创伤性损伤区分开。

　　临床检查很重要，但对于半月板损伤，影像学显得更为重要。

　　退变双侧膝关节负重立位X线片在创伤性损伤中非常重要，MRI也是最常用的辅助检查方式。

　　我们必须始终记住，MRI的结果受机器的质量和放射科医生在骨科病理学领域相关知识的影响。

　　在检查半月板撕裂时放射科医生和骨科医生良好的合作肯定会提高准确性（74%～79%）、敏感性（73%～84%）和特异性（75%～81%）。

　　需要着重强调的是，MRI对半月板撕裂的诊断不一定是判断是否需要手术的标准，在进行关节镜检查之前必须考虑到一系列因素（年龄、症状、临床检查的阳性结果以及并发症等）。

　　尤其注意的是在退行性疾病中会有骨髓水肿，骨髓水肿可并发于半月板的一些损伤，但它不是手术的指征。超声和SPECT/CT的诊断越准确越复杂，因此应该留给专门针对这一特定领域的专业人士或研究中心去做。

　　最后，我们必须注意，对于骨科医生来说，半月板损伤在MRI和关节镜下的分级是非常重要的，因为它可以帮助骨科医生在术前或术中对半月板损伤的治疗做出准确判断，如半月板切除、半月板部分切除、半月板修复或移植。

M. Denti
Luganese Clinic, Lugano, Switzerland
e-mail: matteo@denti.ch.it

© ESSKA 2016 119
C. Hulet et al. (eds.), *Surgery of the Meniscus*, DOI 10.1007/978-3-662-49188-1_18

第四部分

外科技术

第19章　正常半月板关节镜检查

19

Nicolas Bouguennec, Paolo Adravanti, Aldo Ampollin

目录

19.1　前言

在膝关节镜下检查正常半月板时，必须考虑到以下几个重要细节。首先，是半月板的整体情况，内侧、外侧半月板以及因某种原因无法观察到的膝关节的其他解剖结构（骨、韧带），因此需要建立多处视野及关节镜入路对半月板行全面细致的探查。其次，不能单纯检查半月板，必须同时检查其邻近结构。事实上，半月板必须具备前角、后角以及环状的连续性，才能发挥其效用[6]，并且这些结构与关节镜下必须探查的韧带肌腱等结构共同发挥作用（减震、分散应力负荷、维持膝关节稳定性），因此这些结构可被称为一个功能性单元[33]。但一般来说，正常膝关节的关节镜检查在文献中较为罕见，很少有该方面的文章，通常涉及的仅为部分膝关节[15,17,27]。然而，在实施任何半月板相关的手术时，尤其是半月板移植术（同种异体、支架、替代物材料）时必须清楚半月板的解剖结构，因为要考虑到植入的

M. Denti
Luganese Clinic, Lugano, Switzerland
e-mail: matteo@denti.ch.it

© ESSKA 2016 119
C. Hulet et al. (eds.), *Surgery of the Meniscus*, DOI 10.1007/978-3-662-49188-1_19

半月板长度，而胫骨固定位点的错误将增加手术失败的风险[29]。

本章我们描述膝关节镜下正常的内、外侧半月板及其生理变化[39]。

19.2 内侧半月板

19.2.1 半月板前角

成人膝关节内侧半月板前角通常位于胫骨髁间嵴内侧前交叉韧带表面。内侧半月板胫骨止点被分为4种不同类型[7]：Ⅰ型（止点位于胫骨平台髁间的平直区域内）；Ⅱ型（止点位于关节内侧平台至髁间的向下的斜坡上）；Ⅲ型（止点位于内侧胫骨平台向下的斜坡上）；Ⅳ型（在与胫骨连接处无界定区域）。Ⅲ型、Ⅳ型内侧半月板前角的止点缺乏有效性，在相应情况下会引起膝前痛[7]。内侧半月板前角与胫骨不相连处是其最常见的变异位置（VAMM）[24]。关节镜下观察到内侧半月板前角变异(VAMM)的膝关节被分为4类：前交叉韧带（ACL）类型，内侧半月板的前角连接于前交叉韧带上（ACL）；横韧带类型，内侧半月板前角连接于横韧带上；内侧半月板前角连接于冠状韧带上；滑膜褶皱类型，内侧半月板前角连接于滑膜褶皱上[36]。Ali等将内侧半月板前角的异常止点进入前交叉韧带（ACL）分为3类[3]。1型（下1/3嵌入）；2型（中1/3嵌入）；3型（上1/3嵌入，并进入髁间窝）。并且他所指出的是较为常见的变异。内侧半月板前角常规可通过前外侧髌下入路观察到，或者当通过常规的外侧髌下入路观察困难时

也可从内侧髌下入路观察[36]（图19.1、图19.2）。

19.2.2 前交叉韧带（ACL）远端止点

文献报道了前交叉韧带（ACL）的形态学特征（图19.3），并且研究表明其在形态学及解剖学上差异很大[38]。有研究发现前交叉韧带胫骨止点位置是三角形或椭圆形的[16,37]，且比股骨连接处的起点种类更多。前交叉韧带（ACL）末端位于胫骨髁间嵴的前方(前外侧延伸至胫骨嵴)。矢状面上前交叉韧带（ACL）下止点前缘沿胫骨走行的与横韧带重叠[16]，并且向前延展至胫骨髁间嵴之间。近来所有的研究从宏观上将前交叉韧带（ACL）分为独立两束[34]。目前，将前交叉韧带（ACL）胫骨附着点的中心与外侧半月板前角的后缘以及内侧的胫骨棘作为前交叉韧带（ACL）重建时最常用的解剖标志被广泛接受[13]。最近一项研究中，Ferretti 等证实外侧半月板的前角可能有所差异，因此它可能不是最准确的解剖标志。他们认为膝横韧带中心至前交叉韧带（ACL）中线的直线距离为9.12 ± 1.54mm，而内侧胫骨棘的投影线至前交叉韧带（ACL）中心的投影线的距离为5.3 ± 1.14mm。因此他们认为内侧胫骨棘和膝横韧带可用作重建前交叉韧带建立隧道时的引导标志[16]。

19.2.3 半月板体部

评估内侧半月板中间体部时可使膝关

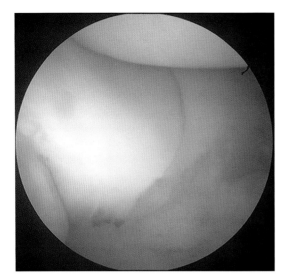

图19.1　前内侧入路观察到内侧半月板前角

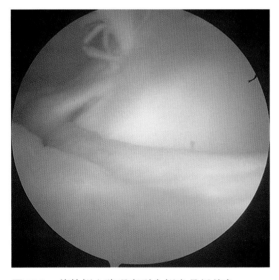

图19.2　前外侧入路观察到内侧半月板前角

节外翻、外旋并屈膝20°～30°。当膝关节外翻应力试验时通常可观察到内侧半月板游离缘的褶皱[25]（图19.4）。当用探针提起内侧半月板底部时，可以看到在胫骨平台和半月板周边之间提供周边附着的两个冠状韧带[8]。在中点，内侧半月板通过附着于关节囊上的内侧副韧带深层牢固地连接在

股骨上[19]。

19.2.4　内侧副韧带深层（MCL）：板股韧带和板胫韧带

内侧半月板通过板股韧带和板胫韧带紧密附着于关节囊上。内侧副韧带的深层是内侧关节囊的增厚，前界很明显可看到，可观察到其大致走行与内侧副韧带浅层平行。内侧副韧带深层附着于膝关节边缘正下方，并且从概念上可将其分为板胫韧带（冠状位）和板股韧带[41]。

19.2.5　半月板后角

内侧半月板的后角（PHMM）位于后交叉韧带旁边，胫骨髁间隆突的后方[29]。内侧半月板的后角（PHMM）的检查可通过标准的前外侧入路，将胫骨外旋膝关节伸直或屈曲20°～30°，将关节镜从前外侧入路置入内侧间隙中，外翻膝关节以尽可能地扩大关节间隙，然后用探针通过前内侧入口探查后角。稍稍使膝关节弯曲即可检查半月板根部而不必施加任何内、外翻应力来继续推进关节镜（图19.5）。多项研究已经表明内侧半月板后角周边部撕裂伤从前入路无法完全看见[42]。因此已有几种方法可改善膝关节后内侧角和半月板关节囊连接处的镜下视野[4]。关节镜从前外侧入口置入并推送至股骨内侧髁的外侧面与后交叉韧带之间，屈膝40°有利于工作套管的插入，关节镜旋转30°提供后内侧腔视野，（图19.6、图19.7），在同样情况下关节镜须旋转70°[4]。通过后内侧入口检查内侧半

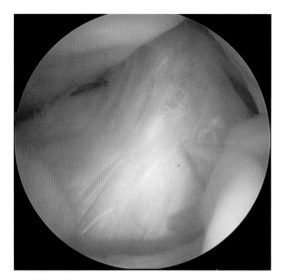

图19.3　前交叉韧带的胫骨止点

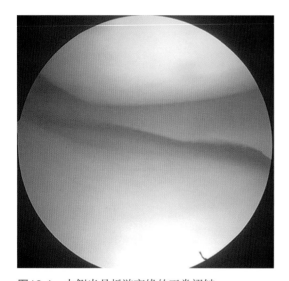

图19.4　内侧半月板游离缘的正常褶皱

月板后角。我们可在关节镜下看到后内侧关节囊后再建立后内侧入路。可先以针头定位再切开皮肤。入口恰好在半月板上方股骨内侧髁附近。将关节镜从后内侧入口插入可直接看到内侧半月板的后角。

19.3　半月板间韧带

　　由于发生率的差异（50% ~ 90%）[12,32]，半

月板间韧带又名膝横韧带，横切韧带，前横韧带，半月板至半月板韧带，或Winslow横向半月板韧带[12,29,32]，它起于内侧半月板中心部位而止于外侧半月板前角的外缘且能固定半月板前角[12]。其走行于髌下脂肪垫的后方及韧带黏膜下。De Abreu等认为横向韧带/韧带黏膜复合体可增强半月板前部与脂肪垫之间的协调性[12]，而膝横韧带可通过关节镜从前方入口（前内侧或前外侧均可）检查。最好建立一个较高位置的入路以方便向下探查。如果对覆盖其上的脂肪垫不稍作清理的话，膝横韧带通常不易看到。术中可通过探针探查韧带张力。斜行半月板间韧带发生率为1% ~ 4%。斜行半月板间韧带因其附着点的位置被命名。内侧斜行的半月板间韧带附着于内半月板前角和外侧半月板的后角，而外侧斜行板间韧带附着于外侧半月板前角和内侧半月板后角上[40]。

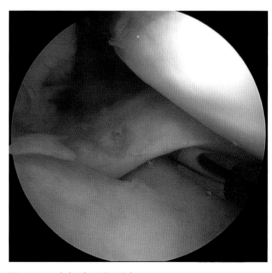

图19.5　内侧半月板后角

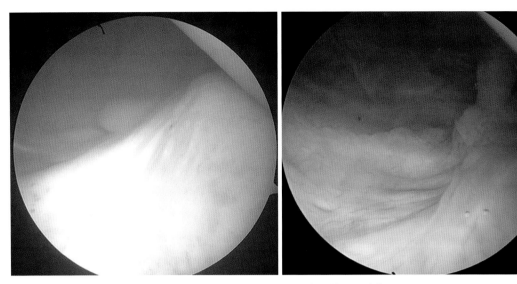

图19.6和图19.7　前外侧入口进入观察到的正常半月板滑膜连接的后内侧室

19.4　外侧半月板

为了研究分析外侧半月板的不同部位，我们推荐4字体位或者"Cabot's体位"（腘肌腱的股骨止点以及半月板间韧带的近端止点除外），要求张开外侧关节腔。有研究表明前交叉（ACL）胫骨止点的位置在大多数标本中被发现呈三角形或者椭圆形[9,11]。

19.4.1　半月板前角

外侧半月板前角与一个嵌入的韧带结构相连[33]，该结构与前交叉韧带止点远端[29]相互移行后共同附着于软骨下骨[33]。该嵌入的韧带位于前交叉韧带（ACL），胫骨棘外侧，及外侧胫骨平台边缘之间[23]。为了探查半月板前角，Johnson等[23]推荐膝关节镜从前外侧进入而探针从前内侧进入（图19.8）。改良的高位前外侧入路视野更好[1,6]。还有一些研究者使用高位前内侧入路[9,31]。Choi等提出距髌腱内侧3cm，关节线上方1.5cm前内侧入路[11]。使用该入路时，髌下脂肪垫必须从股骨（持续切割黏膜韧带）上剥离并推向前方。

19.4.2　半月板体部

Fox等[19]认为半月板上表面较为平整光滑。外侧缘附着于膝关节腔外侧而内侧缘较薄且更规则。冠状韧带连接于半月板和胫骨的外侧缘[8]。半月板体部可通过标准的前外侧入路[18]或者高于髌下脂肪垫的直视下的前外侧入路予以探查[26]。与内侧副韧带移行的内侧半月板不同的是，外侧半月板体部并不直接与外侧副韧带相连。

19.4.3　腘肌腱

腘肌腱位于膝关节腔内滑膜外。其股骨止点与肌腱的附着处，不能在关节镜下被看到[15,17]，但可在外侧半月板的后方看见该韧带的一部分，而离断股骨止点后可在横沟内看见该韧带。Fineberg等[17]报道相对其他部位最少损伤的中段，占其44%，约18mm的部分能在关节镜下被观察到。它有一定张力是其完整性的直接标志[43]。因此，腘肌腱中段可在Cabot's和4字体位下（图19.9），通过外侧关节腔探查后方半月板时看到。通过探针探查其紧张度。根据Ferrari报道，屈膝90°时肌腱呈水平状并随着向远端延伸而变得垂直[15]。屈膝30°，内旋或外旋膝关节，可观察到股骨外侧髁围绕肌腱运动[15]。关节镜下，取膝关节前外侧入口，屈膝20°～30°，不旋转，可在外侧沟内直接检查腘肌腱的股骨止点[15,17]。该方式探查肌腱止点较为直接，因为膝关节解剖结构正常时，腘肌腱封闭了外侧沟。当肌腱止点有撕裂伤时，会出现Feng等[14]描述的"外侧沟通过征"，即在股骨髁和腘肌腱之间间隙较大，可使得关节镜在外侧沟内进入更深。

19.4.4　半月板腘肌纤维束

半月板腘肌纤维束连接于外侧半月板和腘肌腱上，并且在腘肌腱裂孔[43]的水平被分成两部分（图19.10）：前下部分和后上部分。但这些结构在40%～100%的人群调查中被发现并不恒定[27,28,35,44]。在正常检查中很难评估，但在前交叉韧带损伤

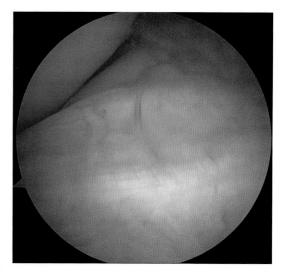

图19.8　从前外侧入路观察外侧半月板前角

（ACL）或膝关节后外侧病变时却较容易发现。

19.4.5　板股韧带：Humphrey和Wrisberg韧带

板股韧带（MFL）的功能仍不明确。可在屈膝过程中稳定半月板后角，缓冲腘肌牵拉效应，辅助后交叉韧带减少胫骨后

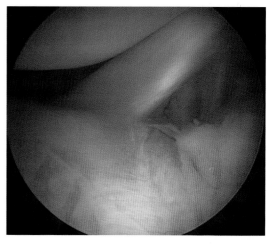

图19.9　Cabot's体位下从前外侧入路观察外侧半月板后方的腘肌腱结构

移[5,20,22]，其生物学功能类似于后交叉韧带（PCL）[30]。以下描述两种经典的韧带：一个是相对于后交叉韧带（PCL）前方的韧带（Humphrey ligament），一个是后方韧带（Wrisberg ligament）。Cho等[10]认为这些正常的解剖结构必须熟知，因为MRI回顾性研究表明该韧带可能被误认为是外侧半月板撕裂。关节镜入路取决于需探查的韧带。探查Humphrey韧带推荐膝关节前入路（相当于前外侧入口），而对于Wrisberg韧带因其前入路很难观察到，则推荐后外侧入路。再者，Gupde等指出板股韧带（MFL）和后交叉韧带（PCL）相互附着，在关节镜下很难识别[21]。上述学者还建议屈膝90°来识别板股韧带（MFL）（走行及末端止点）[20]。

关节镜经前内侧或前外侧入口在后交叉（PCL）的前方、前交叉韧带（ACL）的中部可观察到前板股韧带（aMFL）（图19.11）。在股骨上找到板股韧带止点分析探查韧带纤维走行有利于研究比后交

叉韧带（PCL）更为重要的前板股韧带（aMFL），同时有利于器械在前板股韧带和后交叉韧带之间找到一个解剖平面。滑膜褶皱有时必须被清除。对于止点的检查，经常用"牵拉试验"：在取Cabot's体位、解剖结构完整的情况下，用拉钩在前板股韧带上牵拉外侧半月板后角活动。

后板股韧带（pMFL）通过前入路识别更困难，因为只有后交叉韧带的外侧缘被拉至内侧后才能看到。该韧带的体部更难观察到，尤其是可通过"牵拉试验"检查的韧带止点。为了更容易观察到后板股韧带，需从前入路置入70°关节镜[20]或者经穿髁间通道建立后内侧入路[1]。

19.5　后角

外侧半月板的后角与韧带止点相延续[33]，此处宽而平，从胫骨棘后外侧部分延伸至胫骨棘的内侧[29]，位于外侧胫骨棘，前交叉韧带ACL止点远端的后方和

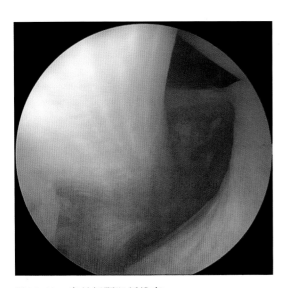

图19.10　半月板腘肌纤维束

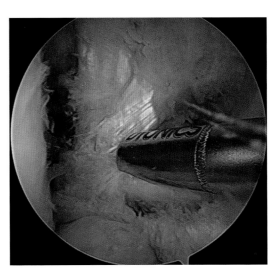

图19.11　前板股韧带/Humphrey 韧带。前交叉韧带完全断裂，重建前已被完全去除

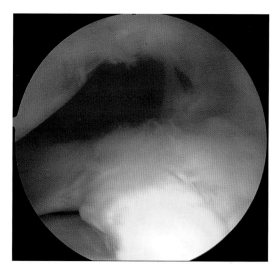

图19.12　外侧半月板后角。Cabot's体位下，关节镜经前内侧通道放置于前交叉韧带的外侧缘。

前交叉韧带之间的髁间窝进入膝关节外侧部分。然后以70°角关节镜替代30°角关节镜[2]；最终，Ahn等建议建立后外侧入路[2]，将关节镜放入前内侧入口中，并在膝关节屈曲90°时推至关节外侧角，通过透射法建立后外侧入路。

胫骨外侧平台的关节缘之间[23]。关节镜下很难观察到后角，有如下几种方式去探查清楚：患者Cabot's体位，关节镜从前内侧入口置入[23]推至前交叉韧带边缘（图19.12），或者Cabot's体位下在胫股关节外侧，从标准的前外侧入口置入关节镜（图19.13、图19.14），将关节镜推至股骨髁与

我们并不推荐采用后内侧入路去探查外侧半月板的后角，因为其前方位于髁间窝内，采用此入口直视下并不能看到，并且该操作通过股骨髁后方及后交叉韧带止点可能引起潜在的不适感[23]。外侧半月板前、后骨性止点间距不到1cm，并且非常接近前交叉韧带前后缘，因此在实施半月板角的手术时，需予以保护，避免这些结构的损伤。Kohn[29]和Johnson[23]等认为应该考虑到这项数据，比如，行半月板置换术并前交叉韧带重建时应避免一些骨隧道的重叠。

总结

　　使用合适的关节镜技术，可观察到膝

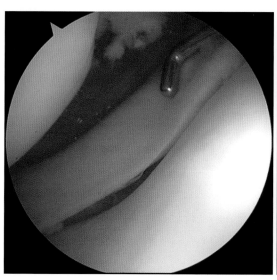
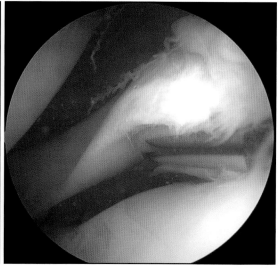

图19.13和图 19.14　Cabot's体位下，经前外侧入路观察外侧半月板后角

关节各个腔室，即使有些部位仍然很难观察到，特别是后室和沟。对于半月板的不同部位及其相关结构，探查应谨慎仔细，避免软骨损伤，并且仅观察是不够的，须用探针系统地探查。最后，还建议理解正常半月板的变异，因为有很多生理变异，不需要任何治疗。

参考文献

[1] Ahn JH, Chung YS, Oh I (2003) Arthroscopic posterior cruciate ligament reconstruction using the posterior trans-septal portal. Arthroscopy 19(1):101–107. doi:10.1053/jars.2003.50017

[2] Ahn JH, Oh I (2006) Arthroscopic all-inside lateral meniscus suture using posterolateral portal. Arthroscopy 22 (5):572.e571–574. doi:10.1016/j.arthro.2005.07.031

[3] Ali S, Dass C, Shah P, Sewards M (2013) Normal variants of the meniscus. Appl Radiol 42(5):13–18

[4] Amin KB, Cosgarea AJ, Kaeding CC (1999) The value of intercondylar notch visualization of the posteromedial and posterolateral compartments during knee arthroscopy. Arthroscopy 15(8):813–817. doi:10.1053/ar.1999.v15.015081

[5] Amis AA, Bull AM, Gupte CM, Hijazi I, Race A, Robinson JR (2003) Biomechanics of the PCL and related structures: posterolateral, posteromedial and meniscofemoral ligaments. Knee Surg Sports Traumatol Arthroscopy Off J ESSKA 11(5):271–281. doi:10.1007/s00167-003-0410-7

[6] Baratz ME, Fu FH, Mengato R (1986) Meniscal tears: the effect of meniscectomy and of repair on intraarticular contact areas and stress in the human knee. A preliminary report. Am J Sports Med 14(4):270–275

[7] Berlet GC, Fowler PJ (1998) The anterior horn of the medical meniscus. An anatomic study of its insertion. Am J Sports Med 26(4):540–543

[8] Brindle T, Nyland J, Johnson DL (2001) The meniscus: review of basic principles with application to surgery and rehabilitation. J Athl Train 36(2):160–169

[9] Cho JH (2008) Arthroscopic all-inside repair of anterior horn tears of the lateral meniscus using a spinal needle. Knee Surg Sports Traumatol Arthrosc 16(7):683–686. doi:10.1007/s00167-007-0483-9

[10] Cho JM, Suh JS, Na JB, Cho JH, Kim Y, Yoo WK, Lee HY, Chung IH (1999) Variations in meniscofemoral ligaments at anatomical study and MR imaging. Skeletal Radiol 28(4):189–195

[11] Choi NH, Victoroff BN (2006) Anterior horn tears of the lateral meniscus in soccer players. Arthroscopy 22(5):484–488. doi:10.1016/j.arthro.2006.01.014

[12] de Abreu MR, Chung CB, Trudell D, Resnick D (2007) Anterior transverse ligament of the knee: MR imaging and anatomic study using clinical and cadaveric material with emphasis on its contribution to meniscal tears. Clin Imaging 31(3):194–201. doi:10.1016/j.clinimag.2007.01.003

[13] Edwards A, Bull AM, Amis AA (2007) The attachments of the anteromedial and posterolateral fibre bundles of the anterior cruciate ligament: Part 1: tibial attachment. Knee Surg Sports Traumatol Arthrosc 15(12):1414–1421. doi:10.1007/s00167-007-0417-6

[14] Feng H, Zhang H, Hong L, Wang XS, Zhang J (2009) The "lateral gutter drive-through" sign: an arthroscopic indicator of acute femoral avulsion of the popliteus tendon in knee joints. Arthroscopy 25(12):1496–1499. doi:10.1016/j.arthro.2009.08.005

[15] Ferrari DA (2005) Arthroscopic evaluation of the popliteus: clues to posterolateral laxity. Arthroscopy 21(6):721–726. doi:10.1016/j.arthro.2005.03.022

[16] Ferretti M, Doca D, Ingham SM, Cohen M, Fu FH (2012) Bony and soft tissue landmarks of the ACL tibial insertion site: an anatomical study. Knee Surgery Sports Traumatol Arthrosc 20(1):62–68. doi:10.1007/s00167-011-1592-z

[17] Fineberg MS, Duquin TR, Axelrod JR (2008) Arthroscopic visualization of the popliteus tendon. Arthroscopy 24(2):174–177. doi:10.1016/j.arthro.2007.08.018

[18] Fiorentino G, de Caro F, Cepparulo R, Guardoli A, Berni L, Delcogliano M, Ritali A, Guardoli A (2013) Easy and safe all-inside suture technique for posterior horn tears of lateral meniscus using standard anteromedial and anterolateral portals. Arthrosc Tech 2(4):e355–359. doi:10.1016/j.eats.2013.05.004

[19] Fox AJ, Bedi A, Rodeo SA (2012) The basic science of human knee menisci: structure, composition, and function. Sports Health 4(4):340–351. doi:10.1177/1941738111429419

[20] Gupte CM, Bull AM, Atkinson HD, Thomas RD, Strachan RK, Amis AA (2006) Arthroscopic appearances of the meniscofemoral ligaments: introducing the "meniscal tug test". Knee Surg Sports Traumatol Arthrosc 14(12):1259–1265. doi:10.1007/s00167-006-0088-8

[21] Gupte CM, Bull AM, Thomas RD, Amis AA (2003) A review of the function and biomechanics of the meniscofemoral ligaments. Arthroscopy 19(2):161–171. doi:10.1053/jars.2003.50011

[22] Gupte CM, Smith A, McDermott ID, Bull AM, Thomas RD, Amis AA (2002) Meniscofemoral ligaments revisited. Anatomical study, age correlation and clinical implications. J Bone Joint Surg 84(6):846–851

[23] Johnson DL, Swenson TM, Livesay GA, Aizawa H, Fu FH, Harner CD (1995) Insertion-site anatomy of the human menisci: gross, arthroscopic, and topographical anatomy as a basis for meniscal transplantation. Arthroscopy 11(4):386–394

[24] Johnson LL (1986) Arthroscopic anatomy. In: Klein E, Falk KH, O'Brien T (eds) Arthroscopic surgery. Principles and practice, 3rd edn. ST Louis, pp 493–494

[25] Joice ME, Andrews JA (1999) Anatomia artroscopica normale e patologica del ginocchio. In: Verducci (ed) Artroscopia diagnostica e chirurgica. 1st edn.

L'artroscopia di gomito: tecnica ed anatomia artroscopica, pp 254–273

[26] Kim SJ, Kim HJ (2001) High portal: practical philosophy for positioning portals in knee arthroscopy. Arthroscopy 17(3):333–337

[27] Kimura M, Shirakura K, Hasegawa A, Kobayashi Y, Udagawa E (1992) Anatomy and pathophysiology of the popliteal tendon area in the lateral meniscus: 1. Arthroscopic and anatomical investigation. Arthroscopy 8(4):419–423

[28] Kimura M, Shirakura K, Hasegawa A, Kobayashi Y, Udagawa E (1992) Anatomy and pathophysiology of the popliteal tendon area in the lateral meniscus: 2. Clinical investigation. Arthroscopy 8(4):424–427

[29] Kohn D, Moreno B (1995) Meniscus insertion anatomy as a basis for meniscus replacement: a morphological cadaveric study. Arthroscopy 11(1):96–103

[30] Kusayama T, Harner CD, Carlin GJ, Xerogeanes JW, Smith BA (1994) Anatomical and biomechanical characteristics of human meniscofemoral ligaments. Knee Surg Sports Traumatol Arthrosc 2(4): 234–237

[31] Lee CK, Suh JT, Yoo CI, Cho HL (2007) Arthroscopic all-inside repair techniques of lateral meniscus anterior horn tear: a technical note. Knee Surg Sports Traumatol Arthrosc 15(11):1335–1339. doi:10.1007/s00167-007-0307-y

[32] Marcheix PS, Marcheix B, Siegler J, Bouillet P, Chaynes P, Valleix D, Mabit C (2009) The anterior intermeniscal ligament of the knee: an anatomic and MR study. Surg Radiol Anat 31(5):331–334. doi:10.1007/s00276-008-0447-x

[33] Masouros SD, McDermott ID, Amis AA, Bull AM (2008) Biomechanics of the meniscus-meniscal ligament construct of the knee. Knee Surg Sports Traumatol Arthrosc 16(12):1121–1132. doi:10.1007/s00167-008-0616-9

[34] Mochizuki T, Muneta T, Nagase T, Shirasawa S, Akita KI, Sekiya I (2006) Cadaveric knee observation study for describing anatomic femoral tunnel placement for two-bundle anterior cruciate ligament reconstruction. Arthroscopy 22(4):356–361. doi:10.1016/j.arthro.2005.09.020

[35] Munshi M, Pretterklieber ML, Kwak S, Antonio GE, Trudell DJ, Resnick D (2003) MR imaging, MR arthrography, and specimen correlation of the posterolateral corner of the knee: an anatomic study. AJR Am J Roentgenol 180(4):1095–1101. doi:10.2214/ajr.180.4.1801095

[36] Ohkoshi Y, Takeuchi T, Inoue C, Hashimoto T, Shigenobu K, Yamane S (1997) Arthroscopic studies of variants of the anterior horn of the medial meniscus. Arthroscopy 13(6):725–730

[37] Petersen W, Zantop T (2007) Anatomy of the anterior cruciate ligament with regard to its two bundles. Clin Orthop Relat Res 454:35–47. doi:10.1097/BLO.0b013e31802b4a59

[38] Plaweski S, Petek D, Saragaglia D (2011) Morphometric analysis and functional correlation of tibial and femoral footprints in anatomical and single bundle reconstructions of the anterior cruciate ligament of the knee. Orthop Traumatol Surg Res 97(6 Suppl):S75–79. doi:10.1016/j.otsr.2011.07.004

[39] Ryu K, Iriuchishima T, Oshida M, Saito A, Kato Y, Tokuhashi Y, Aizawa S (2015) Evaluation of the morphological variations of the meniscus: a cadaver study. Knee Surg Sports Traumatol Arthrosc 23(1):15–19. doi:10.1007/s00167-013-2612-y

[40] Sanders TG, Linares RC, Lawhorn KW, Tirman PF, Houser C (1999) Oblique meniscomeniscal ligament: another potential pitfall for a meniscal tear – anatomic description and appearance at MR imaging in three cases. Radiology 213(1):213–216. doi:10.1148/radiology.213.1.r99oc20213

[41] Sims WF, Jacobson KE (2004) The posteromedial corner of the knee: medial-sided injury patterns revisited. Am J Sports Med 32(2):337–345

[42] Sonnery-Cottet B, Conteduca J, Thaunat M, Gunepin FX, Seil R (2014) Hidden lesions of the posterior horn of the medial meniscus: a systematic arthroscopic exploration of the concealed portion of the knee. Am J Sports Med 42(4):921–926. doi:10.1177/0363546514522394

[43] Staubli HU, Birrer S (1990) The popliteus tendon and its fascicles at the popliteal hiatus: gross anatomy and functional arthroscopic evaluation with and without anterior cruciate ligament deficiency. Arthroscopy 6(3):209–220

[44] Tria AJ Jr, Johnson CD, Zawadsky JP (1989) The popliteus tendon. J Bone Joint Surg Am 71(5):714–716

第20章　内侧、外侧半月板切除术

20

Juergen Hoeher, Guillaume Demey, Karl Eriksson

目录

J. Hoeher, MD, PhD (✉)
Sportsclinic Cologne, University of Witten Herdecke,
Building 24, Ostmerheimer Str. 200, Cologne
D-51109, Germany
e-mail: hoeher@sporttrauma-koeln.de
G. Demey
Lyon Ortho Clinic Center – Clinique de la Sauvegarde,
Immeuble le trait d'union France, Lyon, France
e-mail: demeyguillaume@gmail.com
K. Eriksson
Department of Orthopedic Surgery, Stockholm Söder
Hospital, Karolinska Institutet, Stockholm, Sweden
e-mail: karl.eriksson@ki.se

© ESSKA 2016 119
C. Hulet et al. (eds.), *Surgery of the Meniscus*, DOI 10.1007/978-3-662-49188-1_20

20.1　前言

关节镜下半月板部分切除术适用于绝大多数类型的膝关节损伤。由于保守治疗对许多半月板损伤无效，对存在相关症状的患者通常推荐外科手术干预。虽然多个随机对照试验已经证明，与非手术治疗相比，关节镜下半月板部分切除术具有明显优势[9,11,15,16,20,23,24]，这一术式的手术基础和技术细节仍待进一步阐述，因而在实际操作过程中质量差别也较大。

此外，许多医院（特别是大学和教学医院）甚至把内侧半月板后角（MMPH）部分切除术当作"入门级手术"。然而，笔者认为这一手术在技术上要求很高，如果不精确地执行不同的手术步骤，可能导致医源性软骨损伤，或继发膝关节骨关节炎，及半月板组织切除术扩大化。

本章描述了关节镜半月板切除术中的多个要点，也阐述了术中可能出现的问题，同时提供了预防此类失误的手段。

20.2 手术指征

只有当患者病史、临床检查的结果以及MRI影像学检查结果均符合手术指征时，才可进行手术。

内侧半月板损伤的典型主诉为膝关节内侧偶发或突发疼痛。此类损伤可由膝关节创伤或深蹲等动作诱发，活动时或活动后（包括体育运动）加重。

在许多情况下，患者可注意到膝关节的轻微肿胀。在半月板不稳定碎片的影响下，当膝关节完成旋转动作时（例如，在狭窄的停车点进入或离开车辆时），患者可感到锐痛或膝关节内侧疼痛加重。在许多时候，患者需停止运动以避免疼痛发作。

在查体中应仔细检查内侧关节线压痛。笔者建议在膝关节弯曲到90°时进行此检查。应对患者进行特定的半月板试验，如McMurray试验可显示出继发于胫骨旋转应力的疼痛。

膝关节MRI可显示MMPH的病理学信号，有利于明确手术指征。有时是否存在Ⅱ级或Ⅲ级病变尚不清楚，但由于MRI对半月板损伤的特异性约为99%（即假阳性预测的概率），如果MRI上未能显示任何半月板病理变化，则其他手术指征必须非常明确。半月板手术的最常见原因是在内侧半月板的后角存在半月板撕裂，在MRI上可能表现为半月板呈瓣状撕裂或放射状撕裂。如果患者出现相关症状，且6~12周内保守治疗（如物理治疗或NSAID）无效，则应安排手术。

20.3 术前准备与患者体位

通常在全麻或脊髓麻醉下行关节镜半月板切除术，但如果外科医生熟悉该技术，则可选择局部麻醉。术中通常需要常规使用气压止血带；但经验丰富的外科医生常常使用止血带时，并不向内通气，因此大多数情况下止血带并不必要[14]。可使用循环泵保证术区灌注充盈，不过大多数情况下重力下的灌注循环即可满足手术条件。患者体位非常重要，可以确保后续手术过程中打开膝关节时，在向膝关节施加外翻或内翻应力时下肢始终固定以保持稳定。笔者推荐固定点位于大腿中部或股骨的下肢托具（图20.1），或者也可使用大腿处的侧向支具。

20.4 关节镜探查与入路位置

手术开始时手术团队应行术前核对，确保患者及手术位置正确。建立标准的高位前外侧入路，通常位于膝关节70°弯曲体位下髌腱外侧缘附近、髌骨下缘。置入关节镜，行诊断探查，记录所有4个关节室的结果。为充分暴露膝关节后内侧，通常在所有患者中都需要对膝关节施加外翻应

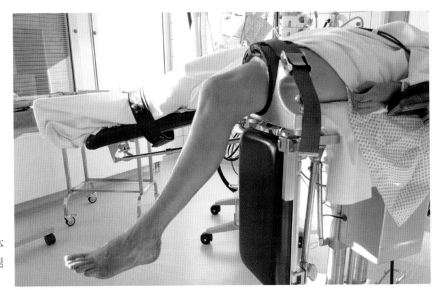

图20.1　术前患者体位，示稳定固定于大腿中部的下肢托具

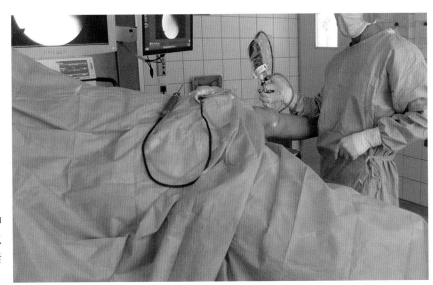

图20.2　膝关节完全伸直下施加外翻应力，以充分暴露内侧半月板后角

力（图20.2）。此应力通常由外科医生施加到胫骨，可有膝关节内侧紧张感。为探查内侧半月板后角，应使用30°关节镜。根据术区损伤情况建立前内侧入路。如为半月板后角损伤，为使器械到达损伤区域，入路应靠近内侧半月板前角。为确保入路正确，笔者术中常采用腰穿针测试（黄色针头，10cm长度）（图20.3）。然后通过入路以水平方向引入11号关节镜刀片，避免损伤半月板前角（图20.4）。随后引入探针，评估半月板损伤程度是否需要修复或旷置（图20.5）。半月板退行性病变和放射状撕裂通常需要行部分半月板切除术。

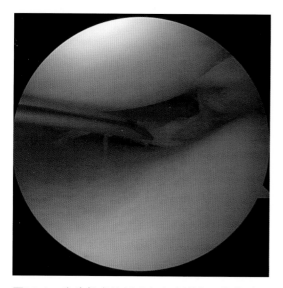

图20.3　为确保半月板后角在术野内，推荐采用腰穿针试验

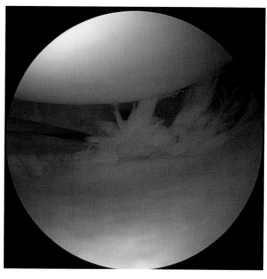

图20.5　探针探查半月板组织，根据损伤程度评估所需手术策略

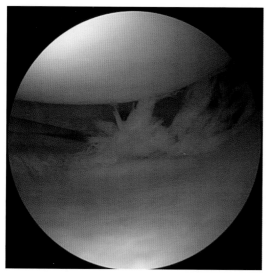

图20.4　入路抵达内侧半月板后角损伤（注意：为避免医源性损伤，关节镜刀片水平放置）

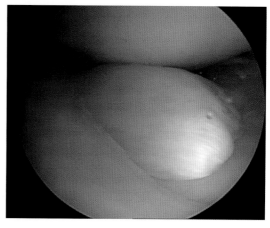

图20.6　典型的内侧半月板瓣状撕裂，需行半月板成形术

20.5　内侧半月板切除术的手术策略

开放性半月板组织的完全切除的术式已经过时，不建议实施。然而应当去除半月板的机械不稳定部分，以避免在膝关节运动期间对关节软骨产生病理性应力，导致半月板活动刺激关节囊（图20.6）。在切除损伤半月板过程中，既要保证彻底切除，又要防止盲目扩大。手术目标应确定为术后为残余半月板建立稳定边缘。在内侧半月板（MM）瓣状撕裂时，笔者首

选在半月板的后角附近进行切除。可以使用10°头端弯曲的蓝钳（例如，鸭嘴形蓝钳，Smith& Nephew Inc.）行组织切除（图20.7）。此外，可以使用刨刀（4.5mm）来移除游离组织并使残余边缘平滑（图20.8）。如撕裂缘延伸到内侧半月板的中部，笔者建议更换入路，以便从对侧使用切除器械，从而接近撕裂部（图20.9）。使用咬切钳和刨刀的替代方案是使用可抽吸切钳。亦有使用电灼方式切除损伤组织的报道，以避免在膝关节术中损伤半月板[21]。然而，由于存在医源性软骨损伤的风险，电灼方式只应由有经验的外科医生使用[2]。

20.6 半月板切除术中的常见失误

由于术中选择视野不当，导致无法观察到内侧半月板后角。在这些情况下，必须检查关节镜的完整性；可能需要更换光缆。如果可供使用的器械无法抵达撕裂处，则必须重新评价入路位置；可能应该建立另一个入路。在入路位置正确、外翻应力足够时，内侧半月板的后角可能仍然无法充分暴露，并且在关节镜下的切除可能损伤关节软骨。笔者将此类情况称为"关节紧张（Tight knee）"。重要的是，在这些情况下，外科医生应当停止按原计划进行的手术。在此类情况下，笔者建议使用内侧副韧带（MCL）经皮穿刺，用腰穿针逐层打开膝关节[3,8,13]（图20.10a、b）。这一策略可避免MCL因过度的外翻应力造成医源性破裂。虽然患者能够耐受远端后侧MCL纤维穿刺，无须修改术后治疗

计划，但MCL医源性破裂可导致长期内侧膝关节不稳定和压痛，因此应该避免。此时亦可采用微骨折锥削弱后内侧囊，直到关节能牵开到需要的程度。

在切除术中，医生可能试图在内侧半月板中部扩大切除范围，会遗留一个不稳定的后角，在技术上更需要切除。考虑到远期可能发生骨关节炎，笔者强烈建议在切除时尽可能保留半月板中部组织。在退行性损伤中，经常在中间部分的下表面存在不稳定的卷曲部分。可容易地从对侧切除，而不损害半月板的整个中间部分和上边缘。

20.7 外侧半月板切除术的手术策略

外侧半月板（LM）具有特定的解剖特征。它的厚度更大，前角更难到达。 腘肌裂孔使外侧半月板的移动性增加，因而行半月板切除术时必须尽可能地保留这部分半月板。在完全切除腘肌腱裂孔旁半月板组织的病例中，后角稳定性明显降低，无法继续附着。这种情况类似于半月板完全切除术或次全切除术。 LM还存在需要半月板全切的解剖变异（盘状半月板）。半月板囊肿亦经常从LM发展而来，与半月板撕裂呈纵向或水平关系。

20.7.1 入路

外侧半月板切除术有两种常见入路。前外侧入路可充分探查前角到后角的半月板，其术式与内侧半月板切除术相同；

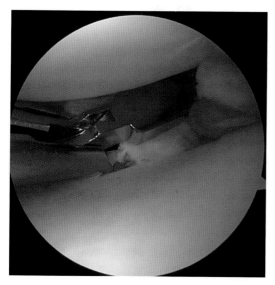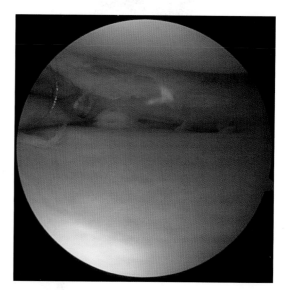

图20.7 用10°头端弯曲的"鸭嘴形"蓝钳移除半月板后角组织

图20.8 用刨刀移除半月板游离组织，使残余边缘平滑（此处为4.5mm骨刨刀）

前内侧入路常位于较内侧半月板损伤更靠近、更靠前的位置，以避免损伤胫骨外侧棘。

当膝关节位于Cabot's位（英美常称"4字位"，即4字试验中双下肢的体位）时，

由于滑膜层可随皮肤切口滑动，通过内侧入路难以引入器械。为避免这种情况，建议将进针点置于Cabot's位，从而直接进入侧关节室。在外侧半月板切除术中用蓝钳建立入路前，强烈建议行"穿刺针试

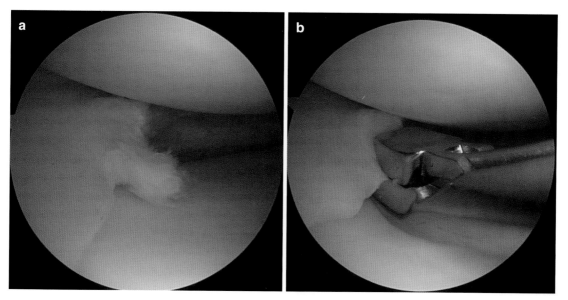

图20.9 半月板中部可见半月板残端（a）；从对侧通过前外侧入路切除中部组织（b）

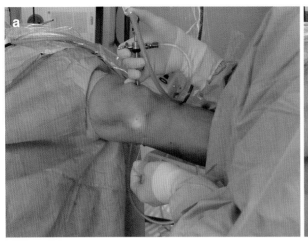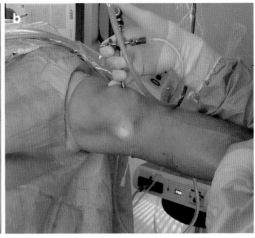

图20.10　在半月板行经皮穿刺开放内侧关节线，使用脊髓穿刺针切除MCL后侧半月板（a、b）

验"，以确定通向外侧关节室的理想进针点。如果没有采用Cabot's位建立前外侧入路，有时需要用11号关节镜刀片重复行关节切开术。

前外侧入路可用于置入关节镜，前内侧入路则可置入器械。为到达外侧半月板的后部，有时需要使用内侧入路置入关节镜。当术中需要改变关节镜和器械入路时应当及时改变方案，一方面可改善视野，另一方面可改善其他器械的人体工程学位置。

20.7.2　外侧半月板切除术的手术要点

桶柄样撕裂和长纵向撕裂治疗方法（图20.11）

如果选择不修复桶柄样撕裂的移位部分，仍然有必要在部分半月板切除术前减少病变范围。

通过高位前内侧入路置入探针。有时

这一步骤十分困难，需要在膝关节施加90°的内翻应力时打开外侧关节室（Cabot's位或4字位）。

通过高位前内侧入路置入半月板剪或蓝钳切除后侧附属结构。

通过内侧入路置入半月板剪或蓝钳切除前侧附属结构。由于瓣状结构增加了桶柄样撕裂组织的移除难度，为防止形成此类结构，当完成半月板切除时应彻底移除所有组织。

通过中间入路引入抓钳，完成半月板组织的抽取。最后，用蓝钳进一步修整半月板，使边缘稳定。

20.7.3　垂直放射状撕裂的治疗

垂直放射状撕裂在半月板中部较为常见；由于器械直接面对撕裂组织，通过前内侧入路切除较易（图20.12）。可在损伤的任一侧用蓝钳切除。在手术结束时，必须确保半月板边缘的平滑稳定，避免损伤

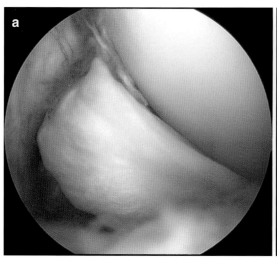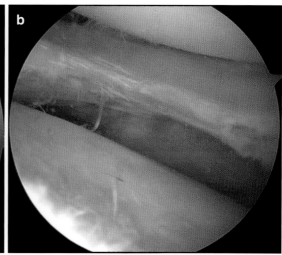

图20.11　后侧半月板桶柄样撕裂（a）；修复后（b）

腘肌裂孔附近的组织。

20.7.4　外侧半月板瓣状撕裂的治疗

切除瓣状撕裂组织的根部，同时切除半月板边缘以避免形成台阶样组织（图20.13）。当损伤组织位于关节的后外侧凹部时，活瓣较容易移除，通过前内侧入路置入器械即可。若活瓣组织位于后侧，可以使用前外侧器械入路。

20.7.5　水平撕裂的治疗

此类损伤通常从前向后延伸。首先应探查病变，以评估其程度，特别是其与腘肌裂孔的关系。交替使用多个入路分解撕裂组织，使用蓝钳行半月板切除；用侧入路清除后角组织，用内侧入路清除前部和中部组织。在半月板前部难以到达时，应使用内侧入路置入90°蓝钳。可用刨刀（直头或弯头均可）清除前部损伤组织。

为避免扩大损伤，建议保留半月板的上侧或下侧，以确保半月板的稳定性，避免对半月板行次全切除术。

20.7.6　半月板囊肿的治疗

1981年，Cross和Watson[7]建议行开放式半月板切除术时切除与之相关的囊肿。对半月板病变的处理显著降低了囊肿的复发风险。Muddu等[17]建议通过皮质类固醇激素治疗。随着关节镜的发展，Seger、Woods[19]和Parisien[18]建议使用刨刀行关节内囊肿组织清创术。

关节镜治疗的目标首先是处理半月板壁的撕裂组织，其次是切除内容物以治疗囊肿（图20.14、图20.15）。关节镜检查也减少了半月板切除术中的组织切除范围。

手术首先应处理正对向半月板壁的半月板损伤，然后需要使用探针打开与囊肿的连接，或者使用蓝钳或刨刀大幅度扩大间隙[10]（图20.16）。

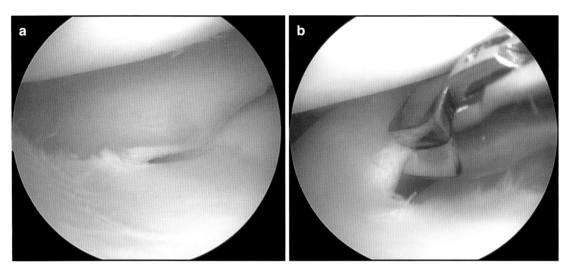

图20.12　外侧半月板中部的放射状撕裂（a）；切除时注意保护半月板壁和腘肌裂孔（b）

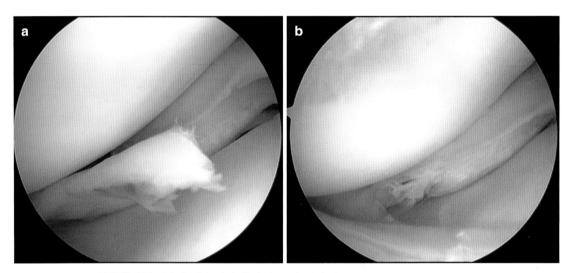

图20.13　LMPH瓣状撕裂半月板部分切除术前（a）和术后（b）

必须先彻底清理囊肿周围的半月板组织，并到达半月板壁。与囊肿连接处两侧较厚的半月板壁需要保留，避免破坏残余半月板的稳定性。最后可切除囊肿的内容物。通过与囊肿连接的入路引入刨刀以清除内容物组织，有利于维持患处血供，促进愈合。当入路位于前端时，可使用弯曲刨刀清除。Hulet（Thesis，1993）报道，

在大多数情况下，囊肿的复发是由于半月板损伤切除不充分。使用成角器械和两种前外侧入路是彻底清除病变的必要条件。

在最近的一项研究中，Hulet等[12]回顾了105例关节镜下行外侧半月板囊肿切除术的病例，平均随访时间5年，所有病例均发现半月板损伤，104例行半月板切除术的患者中，91例加行囊肿切除术，14例直接

行半月板切除术。术后患者预后优良率达87%。研究者得出结论，关节镜下对囊肿行清创术的预后较好。

手术前应告知患者开放性手术和直接方法的局限性，同时告知相关替代方案。应清楚地向患者解释囊肿残留肿胀（较为常见）或复发的风险。

20.7.7 盘状半月板的治疗

这种类型的半月板可引起侧室综合征和疼痛症状，当并发半月板撕裂时情况更为严重（图20.17）。部分半月板切除术或"半成形术"有时较为困难。必须恢复半月板的正确形态。通过蓝钳分割较为有效。首先通过前内侧入路引入关节镜钳，在后段或中段行半月板成形术。然后去除半月板组织，清理残余半月板，使半月板边缘恢复解剖稳定[22]。手术的目的是保留足够的半月板组织，并保持半月板壁完整[6]。

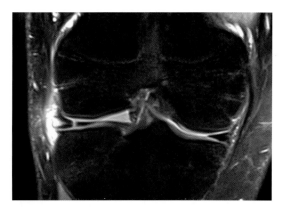

图20.15 MRI显示半月板囊肿相关的外侧半月板撕裂

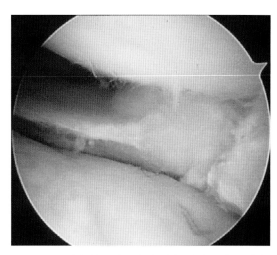

图20.16 关节镜下半月板部分切除术后囊肿清创的情况

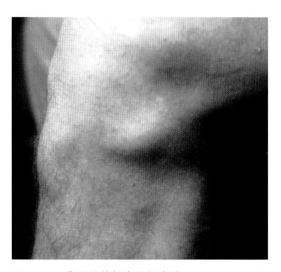

图20.14 典型的外侧半月板囊肿

20.7.8 外侧半月板切除术的适应证

除了半月板囊肿或盘状半月板等特殊病变外，我们可以总结外侧半月板切除术的适应证包括如下情况[1]：

外伤造成的稳定膝关节的半月板损伤：半月板损伤区域较小、患者无症状时应行保守治疗，特别是当患者运动需求较小时。半月板白色区损伤，患者出现相关症状，应行部分半月板切除术，并且在所

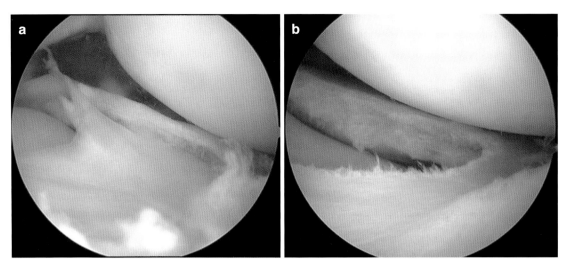

图20.17 盘状外侧半月板放射状撕裂（a）；部分半月板切除术和半成形术治疗（b）

有情况下都必须保留健康的半月板组织。由于对关节软骨可能产生中期或远期的不利预后，半月板红色区存在症状性的损伤，应当避免外侧半月板切除术。即使存在失败可能，此类损伤也应行半月板修复。

外伤造成的不稳定膝关节的半月板损伤：半月板和前交叉韧带损伤的治疗应同时进行。ACL重建在半月板损伤的愈合中起重要作用。此外，对于不稳定的膝关节，半月板切除是短期和长期软骨预后不良的因素之一。如果半月板损伤存在相关症状，且损伤无法修复或行保守治疗，应考虑半月板切除术。

退行性的稳定的半月板损伤：退行性病变复杂，半月板囊肿有时与之相关。在保守治疗无效时才应考虑关节镜治疗，此时应行部分半月板切除术，保留最大量的健康半月板组织。

20.8 手术结束

在关节镜手术结束之前，外科医生应该确保剩余半月板组织的边缘已经恢复稳定。应保证完全切除游离组织，特别应当仔细检查后隐窝的组织。这里，同时"摇动和抽吸"可以帮助从关节囊中清除剩余的游离半月板组织。接下来应该清理冲洗液。可采用胶布或缝线闭合伤口，也可旷置伤口。可以应用伤口引流，然而在大多数情况下并无引流必要。根据术者习惯，可行局部麻醉剂联合吗啡关节腔注射。

20.9 并发症

半月板切除术后的并发症很少见。感染率据报道小于0.1%。深静脉血栓形成可与使用止血带和凝血障碍病史（例如V因子Leiden血栓形成性疾病）有关。如果术后出血过多，在手术后的第一天可能需要穿刺引流。内侧副韧带的医源性损伤可能由于手术期间施加了过度的外翻应力，好发于40岁以上的女性患者中，并且通常导致膝关节的内侧壁软化和内侧不稳定，几周内即可恢复。

20.10　术后方案和康复

此类手术主要为门诊手术，可在局部麻醉下进行，但腰麻、阻滞麻醉和全麻等形式的麻醉更为普遍。

通常患者当日即可完成手术，外科医生必须向患者提供有关手术及其预后的信息。

手术记录非常重要。必须详细记录相关手术步骤，注明切除半月板和剩余组织的数量。最后需要记录手术过程是否顺利，可以为半月板切除术的进展和预后提供参考。手术记录还必须详细描述基于ICRS（国际软骨修复组织）分类的软骨状态，预测病情的远期预后。术中应保留图像证据，形式可为照片或视频。定期归档有利于患者的临床记录，并且在许多国家通常是强制执行的。

术后可立即行不带拐杖的全负重下地行走。没有并发症特别是创伤性半月板撕裂患者，在手术后1个月可以恢复运动。然而，对于退行性病变患者，能否恢复运动主要取决于软骨状态。

一般来说，康复训练应该循序渐进，避免疼痛。目标是在无痛状态下恢复膝关节的活动度。肌肉加强训练应当小心进行，并与前/后肌肉拉伸训练同时进行。

最后需要说明的是，外侧半月板切除术后恢复时间通常比内侧半月板切除术更长。两者远期[4,5]主观和临床结果相似，但半月板全切术后影像学预后明显更差。良好预后的因素包括患者的年龄、手术软骨缺损程度和半月板壁完整程度。

总结

半月板部分切除术是一种常见的关节镜手术。成功的手术操作必须符合标准程序，外科医生必须了解手术过程中可能发生的错误。

参考文献

[1] Beaufils P, Verdonk R (2010) The meniscus. Springer Editions, Heidelberg
[2] Bonutti PM, Seyler TM, Delanois RE, McMahon M, McCarthy JC, Mont MA (2006) Osteonecrosis of the knee after laser or radiofrequency-assisted arthroscopy: treatment with minimally invasive knee arthroplasty. J Bone Joint Surg Am 88(Suppl 3):69–75
[3] Bosch U (2006) Percutaneous perforation of the posteromedial capsuloligamentous structures to avoid cartilaginous damage due to arthroscopic intervention at the medial meniscal posterior horn in narrow joints. Oper Orthop Traumatol 18(5–6):481–484
[4] Chatain F, Adeleine P, Chambat P, Neyret P, Société Française d'Arthroscopie (2003) A comparative study of medial versus lateral arthroscopic partial meniscectomy on stable knees: 10-year minimum follow-up. Arthroscopy 19(8):842–849
[5] Chatain F, Robinson AH, Adeleine P, Chambat P, Neyret P (2001) The natural history of the knee following arthroscopic medial meniscectomy. Knee Surg Sports Traumatol Arthrosc 9(1):15–18
[6] Chedal-Bornu B, Morin V, Saragaglia D (2015) Meniscoplasty for lateral discoid meniscus tears: Long-term results of 14 cases. Orthop Traumatol Surg Res 101:699–702
[7] Cross MJ, Watson AS (1981) Cysts and "pseudocysts" of the menisci of the knee joint. Aust N Z J Surg 51(1):59–65
[8] Fakioglu O, Ozsoy MH, Ozdemir HM, Yigit H, Cavusoglu AT, Lobenhoffer P (2013) Percutaneous medial collateral ligament release in arthroscopic medial meniscectomy in tight knees. Knee Surg Sports Traumatol Arthrosc 21(7):1540–1545

[9] Gauffin H, Tagesson S, Meunier A, Magnusson H, Kvist J (2014) Knee arthroscopic surgery is beneficial to middle-aged patients with meniscal symptoms: a prospective, randomised, single-blinded study. Osteoarthritis Cartilage 22(11):1808–1816

[10] Glasgow MM, Allen PW, Blakeway C (1993) Arthroscopic treatment of cysts of the lateral meniscus. J Bone Joint Surg Br 75(2):299–302

[11] Herrlin SV, Wange PO, Lapidus G, Hallander M, Werner S, Weidenhielm L (2013) Is arthroscopic surgery beneficial in treating non-traumatic, degenerative medial meniscal tears? A five year follow-up. Knee Surg Sports Traumatol Arthrosc 21(2):358–364

[12] Hulet C, Souquet D, Alexandre P, Locker B, Beguin J, Vielpeau C (2004) Arthroscopic treatment of 105 lateral meniscal cysts with 5-year average follow-up. Arthroscopy 20(8):831–836

[13] Javidan P, Ahmed M, Kaar SG (2014) Arthroscopic release of the deep medial collateral ligament to assist in exposure of the medial tibiofemoral compartment. Arthrosc Tech 3(6):e699–e701

[14] Johnson DS, Stewart H, Hirst P, Harper NJ (2000) Is tourniquet use necessary for knee arthroscopy? Arthroscopy 16(6):648–651

[15] Katz JN, Brophy RH, Chaisson CE, de Chaves L, Cole BJ, Dahm DL, Donnell-Fink LA, Guermazi A, Haas AK, Jones MH, Levy BA, Mandl LA, Martin SD, Marx RG, Miniaci A, Matava MJ, Palmisano J, Reinke EK, Richardson BE, Rome BN, Safran-Norton CE, Skoniecki DJ, Solomon DH, Smith MV, Spindler KP, Stuart MJ, Wright J, Wright RW, Losina E (2013) Surgery versus physical therapy for a meniscal tear and osteoarthritis. N Engl J Med 368(18):1675–1684

[16] Katz JN, Losina E (2013) Surgery versus physical therapy for meniscal tear and osteoarthritis. N Engl J Med 369(7):677–678

[17] Muddu BN, Barrie JL, Morris MA (1992) Aspiration and injection for meniscal cysts. J Bone Joint Surg Br 74(4):627–628

[18] Parisien JS (1990) Arthroscopic treatment of cysts of the menisci. A preliminary report. Clin Orthop Relat Res (257):154–158

[19] Seger BM, Woods GW (1986) Arthroscopic management of lateral meniscal cysts. Am J Sports Med 14(2):105–108

[20] Sihvonen R, Paavola M, Malmivaara A, Itala A, Joukainen A, Nurmi H, Kalske J, Jarvinen TL, Finnish Degenerative Meniscal Lesion Study Group (2013) Arthroscopic partial meniscectomy versus sham surgery for a degenerative meniscal tear. N Engl J Med 369(26):2515–2524

[21] Strobel M (1998) Manual of arthroscopic surgery. Springer, Berlin, p 99

[22] Vandermeer RD, Cunningham FK (1989) Arthroscopic treatment of the discoid lateral meniscus: results of long-term follow-up. Arthroscopy 5(2):101–109

[23] Vermesan D, Prejbeanu R, Laitin S, Damian G, Deleanu B, Abbinante A, Flace P, Cagiano R (2013) Arthroscopic debridement compared to intra-articular steroids in treating degenerative medial meniscal tears. Eur Rev Med Pharmacol Sci 17(23):3192–3196

[24] Yim JH, Seon JK, Song EK, Choi JI, Kim MC, Lee KB, Seo HY (2013) A comparative study of meniscectomy and nonoperative treatment for degenerative horizontal tears of the medial meniscus. Am J Sports Med 41(7):1565–1570

第21章　半月板修复的生物力学

21

Juan Sanchez–soler, Raul Torres–claramunt,
Dietrich Pape, Joan Carles Monllau

目录

J. Sanchez-Soler , MD • R. Torres-Claramunt, MD, PhD
J. C. Monllau , MD, PhD (✉)
Department of Orthopaedic Surgery and
Traumatology , Hospital del Mar. Universitat
Autònoma de Barcelona (UAB) , Passeig
Marítim 25-29 , Barcelona 08003 , Spain
e-mail: Jmonllau@parcdesalutmar.cat
D. Pape
Department of Orthopaedic and Trauma Surgery ,
Centre Hospitalier Luxembourg, Clinique d'Eich,
Akademisches Lehrkrankenhaus der Universität
des Saarlandes , 78, rue d'Eich. , Luxembourg City
L-1460 , Luxembourg
Department of Orthopaedic Surgery ,
University of Saarland , Saarland , Germany
e-mail: dietrichpape@yahoo.de

21.1　前言

半月板对于维持膝关节的正常生物力学和功能是必不可少的。其复杂功能包括传导负荷、吸收震荡、稳定关节和本体感觉[6,47]。为此，精妙的半月板胶原纤维网，特别是其周围的胶原纤维，持续不断地把与体重对应的轴向负荷转化成环向应力，其作用有助于消耗能量，这对于关节的保护至关重要。为了完全实现该功能，胶原纤维网的完整性和半月板前、后两角坚固地附着于胫骨平台上都是必不可少的。

直到近年，半月板的完全切除或部分切除还被公认为治疗半月板撕裂的金标准。但是，半月板组织切除后接触应力增大，后者反过来引起关节的加速磨损和永久性关节软骨退变[26,27]。考虑到只要切除仅仅15% ~ 34%的半月板组织，将会增加关节表面压力350%，上述的继发损害就不难理解了[30]。

为了保留上述的生物力学特性，最近几年来半月板组织修复开始真正成为治疗半月板损伤的金标准，特别是急性撕裂伤。尽管在最近10年里，用于半月板修复的外科技术不断提高，设备持续引进，但是相比关节镜下的半月板切除手术，半月板修复术的数量还是低的[41]。不过75%以上得到正确评估的病例，半月板修复术的远期效果是成功的，半月板修复的成功取决于半月板创面的正确准备和外科技术的应用。然而它也受生物因素的影响，这将在另外的章节讨论。

本章节的目的在于阐述半月板修复的力学特性和适应证。根据目前科学证据，讨论所描述的不同类型的缝合方法及其生物力学特性。

21.2　半月板生物力学因素

半月板是一种纤维软骨性结构，是由一种胶原纤维网状结构（90%Ⅰ型和少部分Ⅱ型、Ⅲ型、Ⅴ型和Ⅵ型胶原）、纤维软骨细胞和水组成。这种胶原纤维的排列被描述为"拱廊状"。该纤维主要呈放射状分布于半月板内侧的2/3区域，而在外侧1/3呈环形分布。在半月板的表面，胶原纤维网络被编织成网格状基质（图21.1）。这种超微结构被确信在决定半月板功能上发挥至关重要的作用，包括将轴向压力负荷转变为向外周扩散力量或环形压力[1,5,32,37]，后者最终化解了负荷能量，并保护了软骨表面（图21.2）。

内侧半月板在冠状面（前后位）约能移动5mm，这样屈膝过程中能允许充足的股骨髁回滚。另外，内侧半月板后角像楔子一样阻止胫骨向前移动[22,44]，因此除了有

利于分散负荷外，内侧半月板作为ACL的对抗者，提供了前后稳定作用[16]。这可以用半月板切除后观察到ACL张力明显增加的情况来解释说明。因此，半月板切除合并ACL功能不足能够导致胫骨前移增加[44]。

尽管半月板修复肯定比半月板切除对膝关节的动态平衡的有害影响要少，但是半月板超微结构和生物力学是复杂的，半月板撕裂后永远不会完全恢复原状的。所以，一个修复后的半月板将永远不会拥有与原生组织相同程度的软骨保护和生物力学功能。

21.3　半月板修复：结果

尽管半月板修复的适应证在该章节讨论之外，但我们还是将其总结在表21.1中。

根据已出版的文献，半月板修复的结果差异明显。但是在哪种撕裂伤有更好预后方面有一些共识。Rubman等评估了198例半月板撕裂伤，后者在中央无血管区都有一大块片段，关节镜辅助下使用由内向

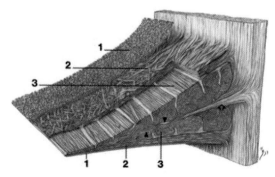

图21.1　显示半月板胶原纤维网状结构的横截面示意图。1. 表面网状层；2. 薄层状网状结构；3. 外周性纤维结构（重新印刷得到了Springer. Petersen等的准许）

图21.2 膝关节的载荷传递。半月板轴向挤压载荷和接触应力分布（a）；去除半月板导致峰值轴向载荷作用于较小胫骨表面（b）（经英国骨与关节外科编辑学会德莫特等许可和版权复制）

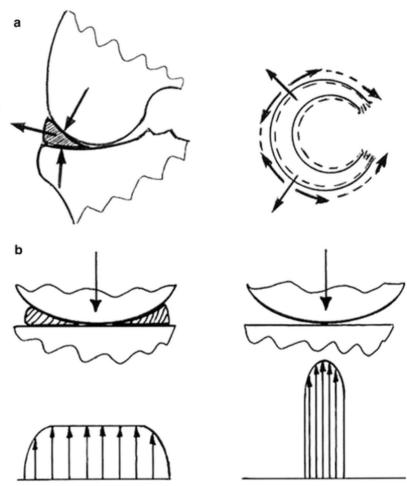

外技术予以修补。至少随访2年以上，研究发现，80%的病例胫股关节的症状消失，而其余病例需再次使用关节镜技术进行治疗。当第二次手术时，可见64%的病例中，原来的撕裂伤已愈合或部分愈合，而其他病例未愈合。基于以上结果，学者们推荐半月板修复甚至适用于不完全在红-红区域的撕裂伤。他们也认为外侧半月板比内侧半月板的修复预后更差一点[38]。最近，Kurzweil等完成了一个系统综述，用以评估半月板水平撕裂伤的现存证据并验证如下假设：当这些撕裂伤行外科修复时，其成功率低。在此研究中获得的成功率是77.8%。基于现存研究，他们得出结论认为，相比其他类型的半月板撕裂，水平撕裂的修复具有一定的成功率[20]。

目前的共识是：小的、急性撕裂伤，以及修复同时进行ACL重建的半月板愈合的概率更高[11,14,30,39,46,49,50]。在最近的大量病例对照研究中，包括行9000多例半月板修复的病例，Lyman等[23]得出的结论认为半月板修复后又行半月板切除的患者不常见（约占8.9%）。这支持了半月板修复从长期看是一种安全、有效操作技术的观点。

表21.1 公认的半月板修复的适应证和禁忌证

适应证	禁忌证
有胫股关节疼痛的半月板撕裂伤	位于内层1/3区域（白-白区）的撕裂
活动多的患者<60岁	年龄>60岁的患者或不爱活动的人（那些创伤性半月板红-红区撕裂伤，必须修复以挽救半月板的患者除外）
同时需要行膝韧带重建或截骨术者	不愿意进行术后康复项目的患者
半月板撕裂是可复位的，有良好组织完整性，在被修复关节中有正常位置	慢性退变性撕裂伤，半月板组织质量差，不适合缝合修复的患者
同一平面外周的、单一的、纵向的撕裂伤（红-红区），所有病例可以修复的，有很高成功率	纵向撕裂长度>10mm
有血运的中1/3区域的红-白撕裂伤	没有延伸到外层1/3区域的不完全放射状撕裂伤
中、外1/3区域（红-白区）的撕裂伤，并且在同一平面（纵向的、放射状的，或水平的），经常是可修复的	
在外层1/3和中层1/3区域（红-白区），多平面的纵向、瓣状撕裂，尽量修复而不是切除	

此外，第二次半月板切除术的风险在那些同时接受ACL重建的患者（除了鼓励行半月板修复的老年人之外）中，由技术娴熟外科医生进行的半月板修复手术的患者发生率更低。

尽管有如此结论，许多病例中半月板修复适应证还不是很明确。一些半月板撕裂没有绝对的修复或切除的适应证，医生的决定基于许多因素。这些因素包括撕裂伤的类型、位置、合并损伤、年龄和患者的活动及外科医生的经验。因此，理想的患者似乎应该是一个年轻人，有一个稳定的膝关节和一个急性、垂直的、纵向的半月板撕裂伤，位置刚好在最外周的富有血管的1/3区域[37]。最近几年，大家更倾向于扩大半月板修复的适应证，而不倾向于半月板切除。

21.4 缝合：方法和设备

修复技术分为两类：开放修复和关节镜修复。起初使用的是开放修复[9,10]，但不久关节镜技术的发展使开放修复的相关风险减少[17,18,40]。在过去的20年里，几乎所有的半月板修复都是关节镜做的，该方法已经成为金标准。关节镜缝合方式有3种：①由外向内；②由内向外；③全内。所有的命名基于实施缝合的来源方向。

关节镜由内向外修复撕裂的半月板时，使用一个尖端被折弯的针，首先是由Henning等[17]引入，这种方法需要一个附加的后方切口用以将缝合线在关节囊处拉紧打结。由内向外修复法对单独的半月板修复获得了超过80%的成功率。当用于伴随ACL重建的半月板修复时成功率>90%。因

此，该法长期以来被当作关节镜下半月板
修复术的金标准。由外向内修复法在许多
年之后发展起来的，因为它减少了附加后
外切口引起相关神经血管损伤的风险[29,48]。
它是一种简单、微创和廉价的技术，最适
合修复半月板前角和体部撕裂伤。只是事
实上从关节外到达后角要困难得多。1991
年Morgan介绍了全内缝合技术[28]，该技术
因为它的安全性、易用性、较短手术时间
获得了最大的发展。第一代全内修复设备
非常坚固，因此可以提供良好的固定，它
们展示了一些好的临床结果。但是，它有
较高的失败率，操作时接触到关节表面会
对关节软骨造成磨损，并不适用于半月板
修复[3,12,28,43]。最近，基于灵活缝线和锚的
修复设备逐渐发展起来，人们更喜欢用其
处理位于内、外侧半月板体部和后角的撕
裂伤。最新的缝合植入物是由两个锚组建
的，它由一个预置的、光滑的自锁线结所
连接。因此，在半月板撕裂处可以调整不
同的张力。缝合的方法和器材总结见表
21.2。

从缝线到缝合的配置，所有这些类
型的缝合方法是通用的。就是说，无论是
水平、垂直、斜裂甚至是层裂的缝合都适
用。每种缝合的生物力学性质已被深入研
究，并将在本章节后面的21.6部分予以介
绍。

21.5　生物力学测试

继Kohn和Siebert[19]的开创性研究之
后，许多研究评估了用于修复半月板的不
同缝合法和全内缝合法的生物力学特征。
这些研究分析了其半月板修复愈合过程中
不同时点的特点，其分类如下：

零阶段的研究

多数研究利用拉伸固定强度（TFS）评
估缝线和缝合器械的生物力学特征[18]。被
缝合的半月板标本（用缝线或缝合装置）
被固定在一台试验机上，承受负荷直至失
效用以测试修复过程。最终，轴向张力被
施加于平行于半月板撕裂的长轴方向上。
得到的变量通常以力—伸长曲线表示，单
位为牛顿（N）。曲线的斜线表示半月板
修复的刚度（图21.3～图21.5）。但是，在
所有研究中，精确测试的条件方面尚无共
识，获得的结果显出高度的差异，这使得对

表21.2　可提供的半月板修复设备一览表

缝合	坚固的植入物	缝合修复系统
由内向外（软针和可弯曲的套管）	半月板箭头（Bionx）	快速–修复/极度快速–修复（Smith & Nephew Endoscopy）
由外向内（一般的静脉内套管）	半月板镖（Arthrex）	最大火力（Biomet）
全部向内［新月体（Arthrex）］	生物色（ConMed Linvatec）	半月板/新月体（Arthrex）
	半月板螺钉（Biomet）	RapidLoc/Omnispan（DePuy Mitek）
	透明固定螺钉（Mitek）	结果（ConMed Linvatec）
		新缝合（Ceterix Ortho）

比研究很困难。Fisher等首先提出剪切力的概念以进一步细化了半月板缝合或/和设备固定的分析研究。他们发现抗拔出力是不同于抗纵向剪切力的[13]。

愈合阶段

在这个时间点上（半月板修复后的0～12周内），评估了几种生物力学和生物因素。TFS能用于评价缝线和/或缝合装置在水解时段中的效果。这种方法在TFS研究之前被用于研究组织培养模型，并且被修复的半月板需要一段潜伏期。其他一些测试也用于这个时段，如同周期性负荷试验。这是一个分析重复作用于半月板负荷的动力性试验。反过来，压应力试验的设计是用于评估可能有全内缝合装置引起的并发症，其实施是模仿胫—股间对被修复半月板的压应力。

后期愈合阶段

此阶段的目的是评估必然发生的瘢痕组织的生物力学特征。这个阶段与半月板撕裂的愈合和重塑是相关的，这有赖于撕裂的位置、血管化和随后的物理治疗。因此，不同的修复装置可能会影响体内不同程度的重塑。

21.6 生物力学研究：目前的知识

Kohn和Siebert[19]通过测量被切下的尸体半月板的TFS，比较了垂直和水平褥式缝合。垂直缝合显示出拔伸力明显高于水平缝合，提示水平缝合更差些。他们认为垂直缝合捕获了更多周围的胶原纤维，因此提供了更高的载荷强度。最近，这些结果已经被大量研究所证实[7,33,36,42]。因此，

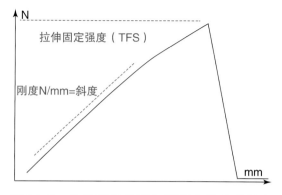

图21.3 拉伸固定强度和刚度曲线的现行表示法〔Tensile Tixation Strength拉伸固定强度；StiffnessN/mm=slop刚度N/mm=斜度；mm毫米〕

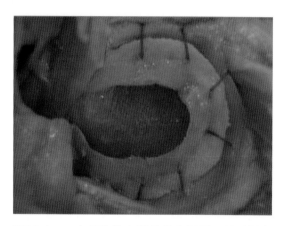

图21.4 一个尸体的左膝关节未切开，显示侧方半月板的修复，包括腘肌腱。侧方股骨髁被截除

就强度而言，只有缝线断裂，缝合才会失效，因此垂直缝合被公认为是半月板修复的金标准。最近，垂直褥式缝合的变化已经可以进一步增加其失效时的强大负荷。Abdelkafy等发明了一种"十"字状的缝合法，能在三维平面上捕捉住周围的和放射状的半月板胶原纤维。这种"十"字缝合法能捕捉更大半月板组织容积，进而在被修复的半月板撕裂伤上拥有更高固定强度[1,2]。

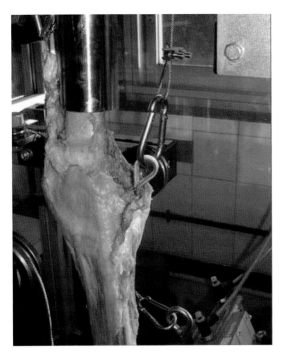

图21.5　已经被修复半月板的同样膝关节，截骨已经固定，安置在一个巨大模仿设备上以检测修复（Courtesy of X.Pelfort博士）

然而，不光是缝合方法，包括半月板撕裂本身的类型，都可能影响需行缝合修复半月板的治疗方法。前角损伤使用由外向内技术更好，半月板体部和后角用由内向外或全内缝合技术治疗更好些[15,45]。第一代全内缝合器械有一些缺点，已经在近期的设备中得以改善。目前，更新一代的半月板修复器械显示出与由内向外缝合相似的生物力学特性[8]。

用于缝线的材料，Buckland等[8]最近分析了修复半月板的不同技术和器械的生物力学结果。他们曾经假设现代的器械至少显示出与缝合修复相同的极限负荷。总的来说，他们发现缝线比缝合装置有明显更高的极限负荷力和更大的刚度。至于缝合材料，前3种垂直缝合修复时的材料，分别

用PDSO、Orthcord 00和Ethibond 0缝线。他们展示了最高的负荷至失效比率（最大负荷比率）。至于设备，第二代缝合装置比第一代明显更强和刚度更好，在强度上的前3名分别是meniscus Viper（Arthrex）、MaxFire（biomet）和Fast-Fix（Smith & Nephew）。这些结果是通过使用垂直褥式缝合布局获得的。因此，这些作者基于生物力学试验的结果，得出了垂直缝合修复是目前金标准的结论。

但是，一些半月板修复装置显示出与缝合修复相似的生物学性质，所以缝线和缝合装置在目前半月板康复中都占有一席之地。在分析半月板修复时，体内发生的变力很难在体外复制。

Becker等分析了尸体模型上施加于内侧半月板修复的应力。他们对比了5种不同类型的生物降解植入物（Arrow、Dart、Fastener、Stinger和Meniscal Screw）和导向缝合线（No.2 Ethibond）。膝关节被安置在一个试验机上，在持续的350N的力量作用下从屈曲90°伸直到0°，他们发现半月板—股骨间的压力在使用生物降解植入物修复半月板后并没有增加，而在缝合的膝关节0°～90°屈曲时，两个间室的压力都明显增加了，这提示，当定位良好时，使用生物降解植入物修复半月板对关节有效面积无影响[6]。

另外，一些有活动度的解剖结构在半月板修复中的可能影响尚很少被评估。Pelfor等在尸体模型上研究了外侧半月板修复的可能性，无论是否涉及腘肌腱。因为没有现成的有关关节周期数和应力的标准，所以他们使用了1000作为膝关节周期

数（周期数介于1000～1500次），后者被认为相当于术后1周物理治疗期间膝关节受的应力。在这个实验模型中，外侧半月板的修复，包括腘肌腱，似乎没有对缝合的存在产生反弹效果[31]。

21.7 生物力学研究：局限性

多数生物力学研究的主要局限性是没有进行周期试验，以及没有测试完全负荷试验来评估修复质量。最近，Msssoudi等比较了全内缝合基础的修复法、由内向外缝合修复法和以全内缝合锚钉为基础的修复法三者之间的生物力学行为。他们使用了周期性负荷以及最大负荷的实验。结果显示所有全内缝合基础的修复法和以由内向外缝合为基础的缝合修复法在最大负荷上明显高于以全内锚钉为基础的修复法。以上3种修复法的刚度变量差异不大，缝合失败是所有修复技术中主要失败的表现形式[24]。

另一个共同的局限性在于修复半月板的缝针数目。在临床试验中，为了适当修复半月板撕裂伤，需要缝两针或更多针，大多数试验比较研究了缝合一针的半月板修复方法。Ramappa等[35]在猪的模型上，将使用了新的全内缝合装置的半月板修复同金标准的由内向外缝合法进行比较，进行了一次配对生物学评估。最终，他们对比了后两者的生物力学特性，即由连续半月板修复装置（ConMed Linvatec）实施的流式缝合以及使用Vitra Fast Fix装置（Smith & Nephew）实施两个垂直褥式缝合，它是用

零号Hi-Fi缝线由内向外缝合。他们观察到流式缝合在周期性负荷试验中表现了最小的位移，但是最大失效负荷量同锚钉为基础的全内垂直缝合法是相似的，这和Lee等[21]以前提示的一样。

第3个共同的局限性存在于多数描述的研究中，就是他们的研究设计是用以评估不同类型缝合法或装置的生物力学行为，他们用于位于红–红区域或者红–白区域的纵向半月板撕裂伤。但是，半月板组织血运不足和不同区域愈合能力的差异是众所周知的[34]。另外，水平状半月板撕裂据认为是退变性的，所以其修复是有争议的[20,34]。外科修复水平撕裂伤有一个不可接受的低成功率，目前的文献尚不能向这样的临床结果提供证据。相反，根据最近的系统综述，现有的研究显示出，与其他类型的半月板修复相比，只有这一种是成功的，这提示他们能成功实现[20]。

最后，放射状撕裂也对修复形成挑战。当他们仅在撕裂伤口延伸超过半月板外1/3处时，此处血运最为丰富，可能得以治疗。近期研究实验性地将经典水平缝合和该类撕裂治疗的与众不同的垂直或斜构图加以比较，结果提示垂直全内缝合技术的生物力学特性优于水平由内向外技术[4]。Matsubara等[25]进一步阐明贯穿缝合技术明显提高了被修复的完全性放射状半月板损伤的结构特性，因为已经证明其能提供比双倍水平缝合技术更强大的稳定性。这些结果提示，当使用高阶的外科手术技术时，放射状半月板撕裂伤的修复是可行的。

参考文献

[1] Abdelkafy A (2015) The concept of three-dimensional hold of both circumferential and radial collagen fibres of the meniscus. Knee Surg Sports Traumatol Arthrosc 23(1):20–25

[2] Abdelkafy A, Wlk M, Krasny C et al (2006) The "cruciate suture" for artrhoscopic meniscal repair: a new technique. Arthroscopy 22(10):1134.e1–1134.e5

[3] Anderson K, Marx RG, Hannafin J et al (2000) Chondral injury following meniscal repair with a biodegradable implant. Arthroscopy 16(7):749–753

[4] Beamer BS, Masoudi A, Walley KC et al (2015) Analysis of a new all-inside versus inside-out technique for repairing radial meniscal tears. Arthroscopy 31(2):293–298

[5] Beaupre A, Choukroun R, Guidouin R et al (1986) Knee menisci. Correlation between microstructure and biomechanics. Clin Orthop Relat Res 208:72–75

[6] Becker R, Wirz D, Wolf C et al (2005) Measurement of meniscofemoral contact pressure after repair of bucket –handle tears with biodegradable implants. Arch Orthop Trauma Surg 125:254–260

[7] Bellemans J, Vandenneucker H, Labey L et al (2002) Fixation strength of meniscal repair devices. Knee 9(1):11–14

[8] Buckland DM, Sadoghi P, Wimmer MD et al (2015) Meta-analysis on biomechanical properties of meniscus repairs: are devices better than sutures? Knee Surg Sports Traumatol Arthrosc 23:83–89

[9] Cassidy R, Shaffer A (1981) Repair of peripheral meniscal tears. Am J Sports Med 9:209–214

[10] Dehaven K, Black K, Griffiths H (1989) Open meniscus repair, technique and two to nine years results. Am J Sports Med 17:788–795

[11] Eggli S, Wegmuller H, Kosina J et al (1995) Long-term results of arthroscopic meniscal repair: an analysis of isolated tears. Am J Sports Med 23:715–720

[12] Farng E, Sherman O (2004) Meniscal repair devices: a clinical and biomechanical literature review. Arthroscopy 20(3):273–286

[13] Fisher SR, Markel DC, Koman JD et al (2002) Pull-out and shear failure strengths of arthroscopic meniscal repair systems. Knee Surg Sports Traumatol Arthrosc 10(5):294–299

[14] Gobbi A, Bathan L, Boldrini L (2009) Primary repair combined with bone marrow stimulation in acute anterior cruciate ligament lesions: results in a group of athletes. Am J Sports Med 37:571–578

[15] Grant JA, Wilde J, Miller BS et al (2012) Comparison of inside-out and all-inside techniques for the repair of isolated meniscal tears: A systematic review. Am J Sports Med 40:459–468

[16] Greis PE, Bardana DD, Holmstron MC et al (2002) Meniscal injury: 1. Basic science and evaluation. J Am Acad Orth Surg 10(3):168–176

[17] Henning CE (1983) Arthroscopic repair of meniscus tears. Orthopedics 6:1130–1132

[18] Henning CE, Lynch MA, Clark JR (1987) Vascularity for healing of meniscus repairs. Arthroscopy 3:13–18

[19] Kohn D, Siebert W (1989) Meniscus suture techniques: a comparative biomechanical cadaver study. Arthroscopy 5(4):324–327

[20] Kurzweil PR, Lynch NM, Coleman S et al (2014) Repair of horizontal meniscus tear: a systematic review. Arthroscopy 30(11):1513–1519

[21] Lee YH, Nyland J, Burden R et al (2012) Cyclic test comparison of all-inside device and inside-out sutures for radial meniscus lesion repair: an in vitro porcine model study. Arthroscopy 28(12):1873–1881

[22] Levy IM, Torzilli PA, Warren RF (1982) The effect of medial meniscectomy on anterior-posterior motion of the knee. J Bone Joint Surg Am 64:883–888

[23] Lyman S, Hidaka C, Valdez AS et al (2013) Risk factors for meniscectomy after meniscal repair. Am J Sports Med 20:1–7

[24] Masoudi A, Beamer BS, Harlow ER et al (2015) Biomechanical evaluation of an all-inside suture-based device for repairing longitudinal meniscal tears. Arthroscopy 31(3):428–434

[25] Matsubara H, Okazaki K, Izawa T et al (2012) New suture method for radial tears of the meniscus: biomechanical analysis of cross-suture and double horizontal suture techniques using cyclic load testing. Am J Sports Med 40(2):414–418

[26] McCann L, Ingham E, Jin Z et al (2009) Influence of the meniscus on friction and degradation of cartilage in the natural knee joint. Osteoarthr Cartil 17(8):995–1000

[27] McDermott ID, Amis AA (2006) The consequences of meniscectomy. J Bone Joint Surg Br 88(12):1549–1556

[28] Morgan CD (1991) The "all-inside" meniscus repair. Arthroscopy 7(1):120–125

[29] Morgan CD, Casscells SW (1986) Arthroscopic meniscus repair: a safe approach to the posterior horns. Arthroscopy 2:3–12

[30] Noyes FR, Barber-Westin SD (2000) Arthroscopic repair of meniscus tears extending into the avascular zone with or without anterior cruciate ligament reconstruction in patients 40 years of age and older. Arthroscopy 16(8):822–829

[31] Pelfort X, Tey M, Reina F et al (2010) Estudio de la viabilidad de la reparación meniscal lateral incluyendo el tendón poplíteo con simulador de rodilla. Acta Ortop Mex 24(3):182–186

[32] Petersen W, Tillmann B (1998) Collagenous fibril texture of the human knee joint menisci. Anat Embryol (Berl) 197(4):317–324

[33] Post WR, Akers SR, Kish V (1997) Load to failure of common meniscal repair techniques: effect of suture technique and suture material. Arthroscopy 13(6):731–736

[34] Pujol N, Beaufils P (2009) Healing results of meniscal tears left in situ during anterior cruciate ligament reconstruction: a review of clinical studies. Knee Surg Sports Traumatol Arthrosc 17(4):396–401

[35] Ramappa AJ, Chen A, Hertz B et al (2014) A biomechanical evaluation of all-inside 2-stich meniscal repair devices with matched inside-out suture repair. Am J Sports Med 42(1):194–199

[36] Rimmer MG, Nawana S, Keene GCR et al (1995) Failure strengths of different meniscal suture techniques. Arthroscopy 11:146–150

[37] Rodeo SA (2000) Arthroscopic meniscal repair with

use of the outside-in technique. Instr Corse Lect 49:195–206

[38] Rubman MH, Noyes FR, Barber-Westin SD (1998) Arthroscopic repair of meniscal tears into the avascular zone. A review of 198 single and complex tears. Am J Sports Med 26:87–95

[39] Salata MJ, Gibbs AE, Sekiya JK (2010) A systematic review of clinical outcomes in patients undergoing meniscectomy. Am J Sports Med 38:1907–1916

[40] Schulte KR, Fu FH (1996) Meniscal repair using the inside-to-out- side technique. Clin Sports Med 15: 455–467

[41] Seil R, Pape D (2010) Meniscal repair: biomechanics. In: Beaufils P, Verdonk R (eds) The meniscus. Springer, New York, pp 45–50

[42] Seil R, Rupp S, Kohn DM (2000) Cyclic testing of meniscal sutures. Arthroscopy 16(5):505–510

[43] Seil R, Rupp S, Jurecka C et al (2003) Biodegradable meniscus fixations: a comparative biomechanical study. Rev Chir Orthop Reparatrice Appar Mot 89(1): 35–43

[44] Spang JT, Dang AB, Mazzocca A et al (2010) The effect of medial meniscectomy and meniscal allograft transplantation on knee and anterior cruciate ligament biomechanics. Arthroscopy 26(2):192–201

[45] Stärke C, Kopf S, Petersen W et al (2009) Meniscal repair. Arthroscopy 25(9):1033–1044

[46] Tenuta JJ, Arciero RA (1994) Arthroscopic evaluation of meniscal repairs: factors that effect healing. Am J Sports Med 22(6):797–802

[47] Walker PS, Erkman MJ (1975) The role of the menisci in force transmission across the knee. Clin Orthop Relat Res 109:184–192

[48] Warren R (1985) Arthroscopic meniscal repair. Arthroscopy 1:170–172

[49] Wasserstein D, Dwyer T, Gandhi R et al (2013) A matched-cohort population study of reoperation after meniscal repair with and without concomitant anterior cruciate ligament reconstruction. Am J Sports Med 41(2):349–355

[50] Xu C, Zhao J (2015) A meta-analysis comparing meniscal repair with meniscectomy in the treatment of meniscal tears: the more meniscus, the better outcome? Knee Surg Sports Traumatol 23:164–170

第22章　半月板修复：最新技术（开放和关节镜）

22

Nicolas Pujol, Romain Seil

目录

N. Pujol , MD (✉)
Department of Orthopaedic Surgery ,
Centre Hospitalier de Versailles, Versailles-Saint
Quentin University , 177, rue de Versailles ,
Le Chesnay 78157 , France
e-mail: npujol@ch-versailles.fr
R. Seil , MD , PhD
Department of Orthopedic Surgery and Sports
Medicine , Centre Hospitalier-Clinique d'Eich ,
78, Rue d'Eich , Luxembourg 1460 , Luxembourg
Sports Medicine Research Laboratory ,
Luxembourg Institute of Health , 78 rue d'Eich ,
Luxembourg L-1460 , Luxembourg
e-mail: seil.romain@chl.lu

© ESSKA 2016 119
C. Hulet et al. (eds.), *Surgery of the Meniscus*, DOI 10.1007/978-3-662-49188-1_22

22.1　前言

Annandale在1885年首次提出半月板修复[4,16]。然而，半月板切除术后长期随访发现，膝关节会出现退行性改变和关节间隙狭窄，因此人们对保留半月板的兴趣越来越大[25,49]。像膝关节其他术式一样，半月板修复受益于关节镜技术的改进。

1969年，Ikeuchi首次进行关节镜下半月板修复术并发表相关论文[28]。因为与半月板切除术相比，半月板修补术具有良好的手术效果，在之后一段时间内，关节镜下半月板修复术已成为治疗外伤性位于血运丰富区域的垂直撕裂半月板（稳定的膝关节或在ACL重建期间）首选的手术方法[41,55]。此外，该技术已从开放修复演变到关节镜下修复。因此，本章将讨论适用于修复半月板病变的新型技术。

22.2 关节镜评估

在关节镜下修复半月板、进行可视化操作时，一些相同的操作步骤必须遵循。半月板修复技术最重要的步骤总结见表22.1。

首先，将患者置于仰卧位，然后局部或全身诱导麻醉。然后，建立一个标准化膝关节前外侧和前内侧入路。下一步，通过膝关节轻微屈曲联合外翻应力才能实现对内侧半月板后方探查、修复。实际上，采用"馅饼皮技术"可以提高在紧张膝患者需要修补的后部半月板的可视度[6,29]（图22.1）。同样，在常规探查内侧半月板的后方部分有困难时，该技术被认为是安全和可重复操作的，这就是所谓的经皮针刺内侧副韧带。另外，探查外侧半月板后部，膝关节应放置在屈曲90°内翻应力位，不需要侧方松解。

尽管影像学技术有助于半月板撕裂的诊断，但是最好还是在关节镜下进行评估。通过关节镜下手术，可以判断半月板的撕裂类型（纵向、横向、水平、复杂）和撕裂长度，通过探针可以测量出半月板撕裂处距半月板滑膜交界处的距离。同样，稳定的半月板撕裂也可以使用探针确定。

在探查时，半月板不能移动到髁间窝，半月板内侧缘不能接触到股骨髁中部。内侧半月板外围的20%～30%和外侧半月板周边的10%～25%是血管化的半月板[47]。此外，根据Arnoczky和Warren理论，半月板撕裂可按照分区分类[5]。0区表示半月板撕裂位于外围半月板滑膜交界处；1区是红-红区；2区是红-白区；3区是白-白区。此外，半月板撕裂发生在红-红区和红-白区是适合修补的。而白-白区的半月板修补愈合力差，但对于非常年轻特别是外侧半月板撕裂的患者，这一类白-白区的半月板损失仍然可以作为补救性手术进行半月板修复[24,39]。然而，对于桶柄样撕裂，一定要评估其是否可以复位。一些陈旧性半月板桶柄样撕裂已被认为是半月板塑性变形，这将导致复位和/或修补后再脱位[56]。更重

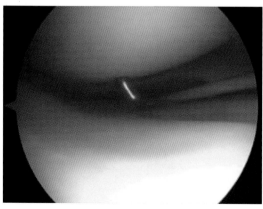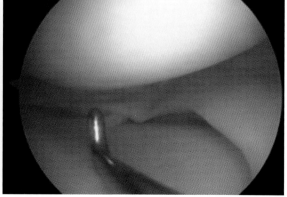

图22.1 松解内侧副韧带以接近紧张的膝关节内侧半月板后方部分

要的是，交叉韧带和软骨的状态在关节镜下也要评估。因此，在诊断性关节镜治疗结束时，外科医生能够确定一个近期发生创伤的患者，膝关节稳定，半月板纵向撕裂损伤是否能够修复。

22.3　关节腔清理/磨锉

为了去除损伤半月板中的纤维组织（即使它是一种急性病变），使用蓝钳、刨锉或刨刀修整半月板撕裂缘（图22.2、图22.3）。该程序是一个强制性的步骤，目的是促进半月板愈合[43]，如同处理骨不连断端的原则，撕裂的周边半月板外缘也应该被磨锉以促进半月板愈合，在某些情况下，可在半月板边缘多发性打孔以刺激出血，促进半月板愈合。此外，使用空心刀或K线针在股骨髁间窝进行骨髓穿刺也被认为是增强半月板愈合的另一简单方法[3]。

22.4　缝线的放置

最初，考虑到半月板缝线的材料，推荐使用3~5mm间距缝合[13]。使用的缝合线，应是不吸收或缓慢吸收材料[17,15]。此外，因为具有更好的极限载荷，垂直或斜行缝合被认为是半月板修补的金标准（图22.4）[17,32]。同样，大直径缝合线亦能增加固定强度[31]。半月板修复采用全内缝合，由外向内[11]或由内向外[51]缝合没有重要的差异[10,19]。同时，最近研究认为[1,21]，双排缝合线缝合包括"十"字缝合，被认为是有提高固定强度的作用（图22.5、图

表22.1　关节镜下全内缝合的要点

打磨	去除所有纤维组织	部分外周半月板切除术
缝线的放置	缝合间距3~5mm	缝合锚（相似装置）间距5~10mm
方向	所缝合的半月板组织最大化	垂直>倾斜>水平双排>单排
缝线的数量	2~8根	需要增加缝线时不要犹豫

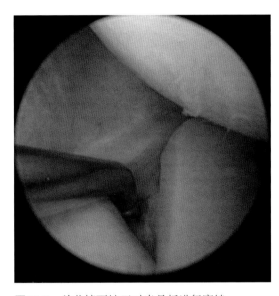

图22.2　关节镜下锉刀对半月板进行磨锉

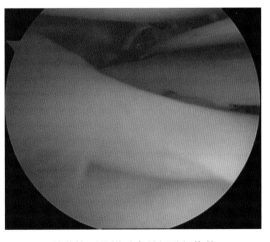

图22.3　关节镜下蓝钳对半月板进行修剪

22.6）。事实上，我们推荐在半月板后部或中间段使用全内缝合技术修补，在半月板中段或前角使用由外向内的技术缝合。

22.5　全内半月板缝合固定装置

有多种关节镜下全内缝合器械可供使用[7,20,34,46,51]。这些器械常见的原理是：将自带可调节缝线的锚块穿过损伤半月板而达到半月板修复。一根缝合针两次穿过撕裂的半月板，每次穿过半月板后在关节囊外放置一个锚块，两个锚块之间有预置缝线相连。一旦缝合确定，拉紧缝线闭合破损半月板间隙，一个预置、滑动自锁的线结就会压在半月板裂口上（图22.4～图22.6）。

无论使用何种缝合器械，半月板撕裂位于何处（内侧或外侧），植入物或缝线通常是通过同侧入口修补半月板后部，通过对侧入口修补半月板中间部分。通过金属套管系统引入缝线以避免软组织的嵌顿并保护软骨组织。该系统被定位于半月板片段轴位的前面，然后分别通过撕裂半月板的两部分和关节囊。此外，它对检查针是否旋转是有用的，该系统能使缝针尽可能垂直于半月板表面缝合。当缝针被导入，该设备旋转180°与胫骨平台平行，然后激发第一针，使用垂直、水平或倾斜的方式缝合时，两针至少间距5mm，以完成第二缝线缝合。缝合完成时，将缝合针从关节上取出，将缝线的游离端从膝关节上取出，然后将拔出的缝线打一滑结，推动滑动结缝合。然后用推结器将预置滑动结

适当紧固，再用推结器切断缝合线。缝合间距应是5mm，直到修补完成。

然而，不使用缝合设备而进行全内缝合固定是存在可能的。半月板Viper®是设计用于缝合的系统，缝针通过破损半月板时，能从器械的尖端捕捉到缝线线圈[22]。首先，将Viper尖端放置在损伤半月板的后面。然后，向前推环状手柄，这是为了使缝针穿过破损半月板组织并找到缝线环。最后，将该装置和缝线从膝关节移除，打结系紧。与其他的缝合技术相比，这装置的优点是生物可吸收性的装置所不能及的。

22.6　由内向外缝合技术

进行由内向外半月板缝合时，膝关节屈曲90°先选择一个合适的切口。在内侧，皮肤切口位于内侧副韧带后侧，长约3cm，通过了缝匠肌前缘筋膜。之后，缝匠肌收缩以保护大隐静脉。研究证明，该切口应注意保护隐神经髌下支。半月板缝合修复时，缝针从内向外穿出，使用腘窝拉钩牵引缝针至安全区。一旦所有的缝合完成，缝针去除，缝线收紧、打结。

关节镜下半月板由内向外缝合术的并发症虽然很少见，但是也有报道[12]称术后隐神经损伤是半月板由内向外缝合术后的主要并发症，这往往会引起一些小麻烦。然而，隐神经髌下支损伤难以预测，即使术中仔细剥离及缝合[18]。因此，虽然该技术在20世纪90年代非常流行，但是这种缝合技术现在已越来越少使用[26,50]。

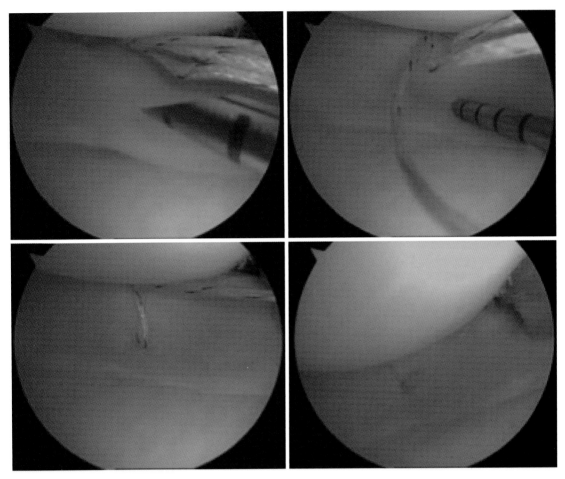

图22.4 关节镜下半月板的全内垂直缝

22.7 由外向内缝合技术

沃伦于30年前首次描述了半月板由外向内缝合技术[54]。但由于有血管神经损伤风险，而且修补后部半月板存在困难[18]，因此，我们建议该缝合技术仅用于缝合半月板的前段、中段撕裂[48]（这些半月板区域难以通过全内缝合技术缝合，造成医源性神经损伤的风险较低）。

该缝合方法是利用两个18G脊髓穿刺针和两根#0 PDS缝线穿过破损半月板。第一针从外面穿过穿透关节囊到达想要修补的半月板位置，#0 PDS缝线穿过脊髓穿刺针，用血管钳自前方切口取出。在穿针的区域做一个小切口，然后再重复第二针。当#0 PDS缝线全部穿过半月板从前方切口引出时，其中一根缝线用作"穿梭接力"，最后只留下一根单线，然后将这根缝线绑定在关节囊上（图22.7）。

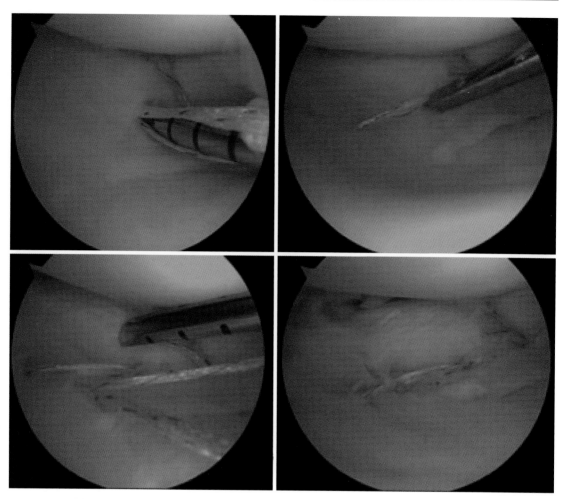

图22.5 两种全内缝合器械行半月板修补（垂直与水平缝合）

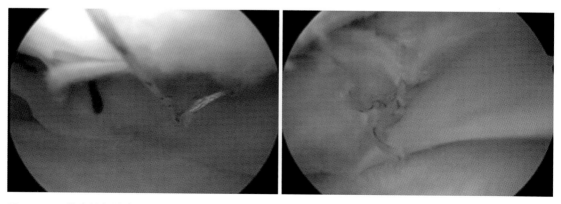

图22.6 双排半月板缝合（"十"字斜行缝合）

22.8　内侧半月板关节囊损伤的后内侧缝合

22.8.1　一般原则

15%~30% ACL损伤合并后内侧半月板囊损伤[2,9,35,52,53]。造成该损伤的可能机制为突然牵引了腘肌腱或附着半月板后角的半膜肌，即所谓ACL损伤机制的内侧"对冲"伤[30]。在随后处于半脱位的胫骨外侧平台暴力复位过程中，内侧"对冲"伤对半月板后内侧软组织产生很大压力。

虽然Hamberg等在20世纪80年代描述过内侧半月板关节囊损伤[23]，很多学者几乎遗忘了这个概念，直到最近才被重新认识[2,9,35,53]。产生该现象的原因主要是这种损伤不能在常规关节镜检查下看到，也通常不能通过MRI检测。内侧半月板关节囊损伤的生物力学后果在很大程度上被忽略。目前内侧半月板关节囊损伤正在研究当中。在最近的尸体研究中，Amis等认为这种类型损伤的存在在临床检查中可被发现。与单纯膝关节ACL功能不足相比，合并此损伤的ACL撕裂会进一步增加30%的膝关节外旋、前移松弛，单行ACL重建并不能充分消除这种额外的松弛，但可以通过半月板修补来解决这一问题。因此，外科医生在行关节镜手术时应该认识到这一损伤的存在。为证明该损伤的存在，临床研究仍然是需要的。

22.8.2　手术技巧

为了诊断内侧半月板关节囊损伤，关节镜下显示膝关节后内侧室是必需的。这可以通过直接的后内侧入路[2]或前外侧入路关节镜通过股骨髁间窝从后交叉韧带下方进入（Gillquist入路）而实现。为了在关节镜下观察到内侧半月板关节囊结构，膝关节需要90°屈曲位。在这个位置，后内侧间隙得到松弛，从而实现后隐窝可视。膝关节位于伸直位，后隐窝闭合而后囊被紧紧贴附于胫骨平台、半月板、股骨髁，从而在传统的膝关节成像技术中，该类损伤不易被诊断。在大多数情况下，膝关节屈曲30°关节镜下可以诊断内侧半月板囊损伤的存在。后内侧入路行额外的经皮穿刺触诊半月板关节囊交界处可帮助排除所谓的隐性损伤[53]。如果怀疑存在损伤，膝关节屈曲70°关节镜或直接从后内侧入路可对这一区域进行观察。胫骨内旋和膝关节伸屈有助于评估这一特定区域的结构损伤。关节囊会从半月板后壁上回缩，而在很多这样的病例中通过膝关节在伸直活动而可以重新复位，但在一些慢性损伤中不存在这一情况。

传统的前入路全内锚钉修复半月板关节囊损伤是达不到的，特别是在膝关节伸直位关节囊回缩的情况下。因此，我们建议采用Morgan[37]和Ahn[2]等主张的膝关节处于屈曲位从后内侧入路直接修补。探查半月板损伤后（图22.8），建议彻底清除滑膜。在某些情况下，由于部分半月板损伤可能被软组织层覆盖而与最初预期不符，滑膜切除后可能会显露存在一个较大的损伤。膝关节需要屈曲倾斜45°~60°缝合修补（图22.9、图22.10），这类似于肩关节盂唇—关节囊损伤修补。我们首选的缝

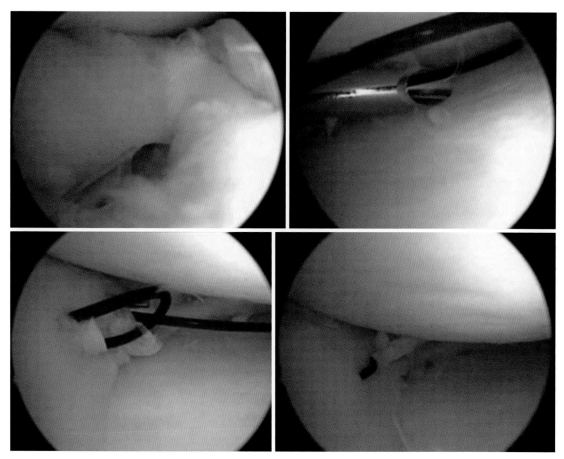

图22.7　水平外进缝合技术修补半月板

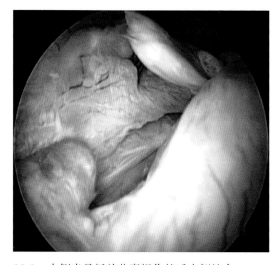

22.8　内侧半月板关节囊损伤的后内侧缝合

合材料是可吸收性#0 PDS缝线。一般1～3根缝线即可满足半月板撕裂缝合需要（图22.11）。关节镜下缝合有技术难度，这需要长期的经验积累，其中包括关节镜下打结技术。后内侧入路行系统套管定位对初学者来说是有必要的。到一定程度后，采用半套管定位即可顺利地操作缝合器械并能在缝合打结时实现对软组织的控制。康复锻炼包括膝关节在伸直位护具保护下行全面负重。6周内膝关节限制于屈曲90°，术后4个月应避免深蹲。对于特定类型的半月板损伤，该采用何种特定的康复锻炼指标，到目前为止，尚没有相关的文献报道。我们自己总结的数据结果是令人鼓舞的，但需要进一步的研究去提供数据化依据。

22.9 切开并修复年轻患者的半月板水平撕裂

22.9.1 一般原则

在年轻患者中，有症状的水平撕裂损伤往往位于血管和无血管区[8]。对年轻患者的这种类型半月板损伤行半月板次全切除，是不能接受的，除非损伤无法修补。这是因为一旦切除，随着时间的推移，会存在膝关节软骨表面退变、软骨下骨硬化的风险[40]。Biedert最先提出年轻患者的半月板水平撕裂伤，这种伤被称为"半月板内部损伤"[8]。不像垂直撕裂，它不是创伤，也不是严格意义上的退化。然而，其病因仍不清楚，可能与膝关节过度使用有关。

但是它们仍有相似之处。年龄大于50岁的早期骨关节炎患者，应区别其半月板退变性的损伤与没有骨关节炎表现的年轻患者的半月板水平撕裂。为了确定分级，应进行MRI检查[14]。MRI T2序列上损伤表现为高信号水平。2级水平撕裂，高信号仅限于半月板体；3级损伤，高信号可延伸到关节表面（图22.12）。此外，半月板水平撕裂患者通常伴有半月板囊肿[27,36]。保守治疗

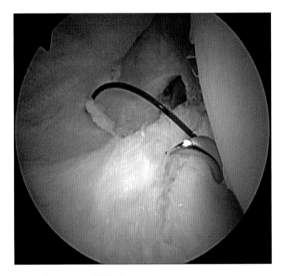

图22.10 后内侧缝合

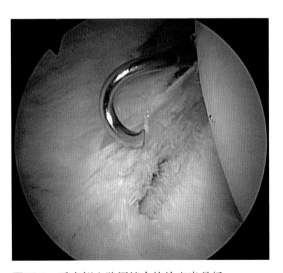

图22.9 后内侧入路用缝合钩检查半月板

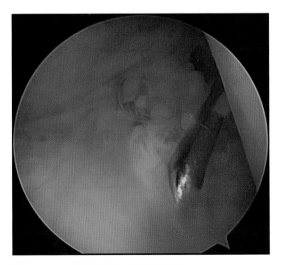

图22.11 后内侧缝合的最终状况

6个月（休息，关节内注射）无效者，可以考虑手术。

22.9.2 外科技术

关节镜下全内半月板缝合手术是治疗创伤性、半月板垂直撕裂最现代的技术。手术医生能够对损伤进行垂直缝合，尽管关节镜下垂直缝合半月板水平撕裂，特别是2级损伤，存在一定的困难，关节镜技术也不允许将半月板闭合在半月板滑膜交界处。关节镜下缝合水平裂型半月板损伤存在缝合失败以及半月板囊肿复发风险（图

22.13）。此外，经开放性入路，在缝合半月板前，半月板囊肿可完整清除，并且可以打磨半月板滑膜交界处，予以垂直缝合[42,44]。

此外，前内侧切口和前外侧切口是进行诊断性关节镜检查的首选切口。关节镜下诊断半月板撕裂可明确诊断3级损伤、2级损伤和没有损伤。如果出现3级损伤，应使用刨刀或半月板蓝钳移除不稳定的半月板碎片和纤维组织（图22.14）。此外，修复内侧半月板撕裂时，应行后内侧微型切

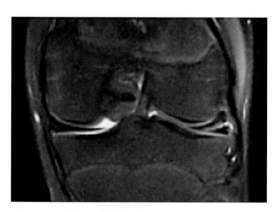

图22.12　年轻患者外侧半月板水平裂（3级）

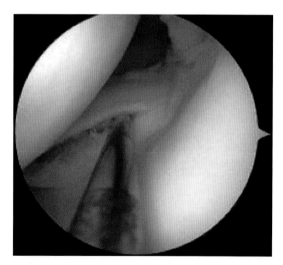

图22.14　关节镜下对水平裂半月板磨锉

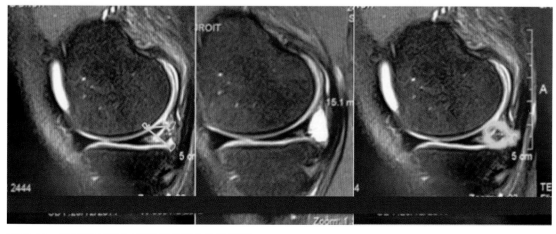

图22.13　关节镜下缝合2级半月板损伤失败病例

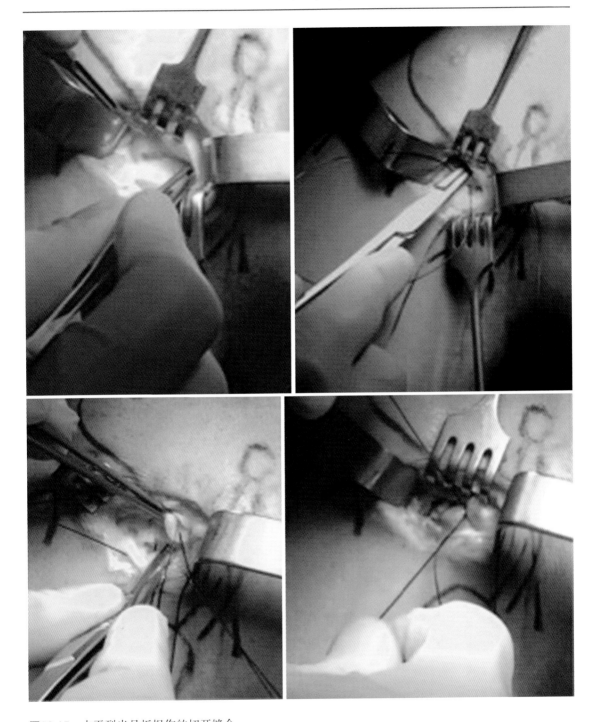

图22.15 水平裂半月板损伤的切开缝合

口进入。然而，修复外侧半月板撕裂时，应行后外侧微型切口（图22.15）。

为了建立操作通道，对半月板水平撕裂进行磨锉，应切开半月板上方关节囊，分离半月板与滑膜的连接处。半月板修补（PDS；Ethicon Somerville，NJ，USA）缝合，为了闭合两层半月板，整个操作过程中不应该使用吸引器吸引。

所有患者应遵循相同的康复指导。术后第1周开始膝关节被动运动范围为0°~90°，允许部分负重4周。在最初的4周，一个带铰链的护膝保护膝关节于完全伸直位。通过这一切的训练，患者术后3个月才可以行慢跑训练，术后6~7个月才被允许恢复膝关节旋转运动。

有文献[3,44]建议复杂性半月板水平撕裂也应该行半月板保留[33]。当治疗失败，尽可能地保留半月板组织、开放半月板修补水平撕裂能提供一个良好的中长期功能的结果。而且，随着时间的推移，尽可能保留半月板对软骨状态的影响仍需要作长期的研究证实。

总结

半月板修复技术已相当成熟，外科医生能在关节镜下处理各种复杂、不同位置的半月板损伤。存在不同类型可修复的半月板损伤，因此半月板修复方法有很多。为了能够修复所有可修复的半月板损伤，外科医生必须掌握各种修补技术。

选择良好的适应证和选择最佳的手术技术，半月板修补的结果一定是令人满意的。专家们已提供了良好的早中期临床结果[38]，并预防长期的关节退行性变[45,46]。因此可预见的是，保留对半月板的修复技术的不断更新和改进是未来关节镜外科技术所必需的。

参考文献

[1] Abdelkafy A (2015) Short- to mid-term results of arthroscopic meniscal repair of long vertical longitudinal tears using combined cruciate and horizontal suture techniques: a retrospective study. Eur J Orthop Surg Traumatol 25:367–374

[2] Ahn JH, Kim SH, Yoo JC, Wang JH (2004) All-inside suture technique using two posteromedial portals in a medial meniscus posterior horn tear. Arthroscopy 20:101–108

[3] Ahn JH, Kwon OJ, Nam TS (2015) Arthroscopic repair of horizontal meniscal cleavage tears with marrow-stimulating technique. Arthroscopy 31:92–98

[4] Annandale T (1885) An operation for displaced semilunar cartilage. Br Med J 1:779

[5] Arnoczky SP, Warren RF (1982) Microvasculature of the human meniscus. Am J Sports Med 10:90–95

[6] Atoun E, Debbi R, Lubovsky O, Weiler A, Debbi E, Rath E (2013) Arthroscopic trans-portal deep medial collateral ligament pie-crusting release. Arthrosc Tech 2:e41–e43

[7] Barber FA, Herbert MA, Bava ED, Drew OR (2012) Biomechanical testing of suture-based meniscal repair devices containing ultrahigh-molecular-weight polyethylene suture: update 2011. Arthroscopy 28:827–834

[8] Biedert RM (1993) Intrasubstance meniscal tears. Clinical aspects and the role of MRI. Arch Orthop Trauma Surg 112:142–147

[9] Bollen SR (2010) Posteromedial meniscocapsular injury associated with rupture of the anterior cruciate ligament: a previously unrecognised association. J Bone Joint Surg Br 92:222–223

[10] Chang HC, Nyland J, Caborn DN, Burden R (2005) Biomechanical evaluation of meniscal repair systems: a comparison of the Meniscal Viper Repair System, the vertical mattress FasT-Fix Device, and vertical mattress ethibond sutures. Am J Sports Med 33:1846–1852

[11] Choi NH, Kim BY, Hwang Bo BH, Victoroff BN (2014) Suture versus FasT-Fix all-inside meniscus repair at time of anterior cruciate ligament reconstruction. Arthroscopy 30:1280–1286

[12] Choi NH, Kim TH, Victoroff BN (2009) Comparison of arthroscopic medial meniscal suture repair techniques: inside-out versus all-inside repair. Am J Sports Med 37:2144–2150

[13] Coen MJ, Caborn DN, Urban W, Nyland J, Johnson DL (1999) An anatomic evaluation of T-Fix suture device placement for arthroscopic all-inside meniscal repair. Arthroscopy 15:275–280

[14] Crues JV 3rd, Mink J, Levy TL, Lotysch M, Stoller DW (1987) Meniscal tears of the knee: accuracy of

MR imaging. Radiology 164:445–448

[15] M Buckland D, Sadoghi P, Wimmer MD, Vavken P, Pagenstert GI, Valderrabano V, Rosso C (2015) Meta-analysis on biomechanical properties of meniscus repairs: are devices better than sutures? Knee Surg Sports Traumatol Arthrosc 23:83–89

[16] Di Matteo B, Tarabella V, Filardo G, Vigano A, Tomba P, Marcacci M (2013) Thomas Annandale: the first meniscus repair. Knee Surg Sports Traumatol Arthrosc 21:1963–1966

[17] Erduran M, Hapa O, Sen B, Kocabey Y, Erdemli D, Aksel M, Havitcioglu H (2015) The effect of inclination angle on the strength of vertical mattress configuration for meniscus repair. Knee Surg Sports Traumatol Arthrosc 23:41–44

[18] Espejo-Baena A, Golano P, Meschian S, Garcia-Herrera JM, Serrano Jimenez JM (2007) Complications in medial meniscus suture: a cadaveric study. Knee Surg Sports Traumatol Arthrosc 15:811–816

[19] Farng E, Sherman O (2004) Meniscal repair devices: a clinical and biomechanical literature review. Arthroscopy 20:273–286

[20] Goradia VK (2013) All-inside arthroscopic meniscal repair with meniscal cinch. Arthrosc Tech 2:e171–e174

[21] Gunes T, Bostan B, Erdem M, Asci M, Sen C, Kelestemur MH (2011) The "butterfly" suture technique for meniscal repair. Arch Orthop Trauma Surg 131:331–333

[22] Hagino T, Ochiai S, Watanabe Y, Senga S, Wako M, Ando T, Sato E, Haro H (2014) Clinical results of arthroscopic all-inside lateral meniscal repair using the Meniscal Viper Repair System. Eur J Orthop Surg Traumatol 24:99–104

[23] Hamberg P, Gillquist J, Lysholm J (1983) Suture of new and old peripheral meniscus tears. J Bone Joint Surg Am 65:193–197

[24] Han JH, Song JG, Kwon JH, Kang KW, Shah D, Nha KW (2015) Spontaneous healing of a displaced bucket-handle tear of the lateral meniscus in a child. Knee Surg Relat Res 27:65–67

[25] Hede A, Larsen E, Sandberg H (1992) The long term outcome of open total and partial meniscectomy related to the quantity and site of the meniscus removed. Int Orthop 16:122–125

[26] Horibe S, Shino K, Nakata K, Maeda A, Nakamura N, Matsumoto N (1995) Second-look arthroscopy after meniscal repair. Review of 132 menisci repaired by an arthroscopic inside-out technique. J Bone Joint Surg Br 77:245–249

[27] Hulet C, Souquet D, Alexandre P, Locker B, Beguin J, Vielpeau C (2004) Arthroscopic treatment of 105 lateral meniscal cysts with 5-year average follow-up. Arthroscopy 20:831–836

[28] Ikeuchi H (1982) Arthroscopic treatment of the discoid lateral meniscus. Technique and long-term results. Clin Orthop Relat Res 19–28

[29] Javidan P, Ahmed M, Kaar SG (2014) Arthroscopic release of the deep medial collateral ligament to assist in exposure of the medial tibiofemoral compartment. Arthrosc Tech 3:e699–e701

[30] Kaplan PA, Gehl RH, Dussault RG, Anderson MW, Diduch DR (1999) Bone contusions of the posterior lip of the medial tibial plateau (contrecoup injury) and associated internal derangements of the knee at MR imaging. Radiology 211:747–753

[31] Kocabey Y, Taser O, Hapa O, Guclu A, Bozdag E, Sunbuloglu E, Doral M (2011) Meniscal repair using large diameter horizontal sutures increases fixation strength: an in vitro study. Knee Surg Sports Traumatol Arthrosc 19:202–206

[32] Kocabey Y, Taser O, Nyland J, Ince H, Sahin F, Sunbuloglu E, Baysal G (2013) Horizontal suture placement influences meniscal repair fixation strength. Knee Surg Sports Traumatol Arthrosc 21:615–619

[33] Kurzweil PR, Lynch NM, Coleman S, Kearney B (2014) Repair of horizontal meniscus tears: a systematic review. Arthroscopy 30:1513–1519

[34] Likes RL, Julka A, Aros BC, Pedroza AD, Kaeding CC, Jones GL, Flanigan DC (2011) Meniscal repair with the MaxFire device: a cadaveric study. Orthop Surg 3:259–264

[35] Liu X, Feng H, Zhang H, Hong L, Wang XS, Zhang J (2011) Arthroscopic prevalence of ramp lesion in 868 patients with anterior cruciate ligament injury. Am J Sports Med 39:832–837

[36] Lu KH (2003) Unusual solitary ganglion cysts of the anterior segment of the lateral meniscus. Arthroscopy 19, E16

[37] Morgan CD (1991) The "all-inside" meniscus repair. Arthroscopy 7:120–125

[38] Nepple JJ, Dunn WR, Wright RW (2012) Meniscal repair outcomes at greater than five years: a systematic literature review and meta-analysis. J Bone Joint Surg Am 94:2222–2227

[39] Noyes FR, Barber-Westin SD (2002) Arthroscopic repair of meniscus tears extending into the avascular zone in patients younger than twenty years of age. Am J Sports Med 30:589–600

[40] Noyes FR, Barber-Westin SD (2012) Management of meniscus tears that extend into the avascular region. Clin Sports Med 31:65–90

[41] Paxton ES, Stock MV, Brophy RH (2011) Meniscal repair versus partial meniscectomy: a systematic review comparing reoperation rates and clinical outcomes. Arthroscopy 27:1275–1288

[42] Pujol N, Bohu Y, Boisrenoult P, Macdes A, Beaufils P (2013) Clinical outcomes of open meniscal repair of horizontal meniscal tears in young patients. Knee Surg Sports Traumatol Arthrosc 21:1530–1533

[43] Pujol N, Panarella L, Selmi TA, Neyret P, Fithian D, Beaufils P (2008) Meniscal healing after meniscal repair: a CT arthrography assessment. Am J Sports Med 36:1489–1495

[44] Pujol N, Salle De Chou E, Boisrenoult P, Beaufils P (2015) Platelet-rich plasma for open meniscal repair in young patients: any benefit? Knee Surg Sports Traumatol Arthrosc 23:51–58

[45] Pujol N, Tardy N, Boisrenoult P, Beaufils P (2013) Magnetic resonance imaging is not suitable for interpretation of meniscal status ten years after arthroscopic repair. Int Orthop 37:2371–2376

[46] Pujol N, Tardy N, Boisrenoult P, Beaufils P (2015) Long-term outcomes of all-inside meniscal repair. Knee Surg Sports Traumatol Arthrosc 23:219–224

[47] Richmond JC (2010) Arthroscopy classics. Vascularity for healing of meniscus repairs. Arthroscopy 26:1368–1369

[48] Rodeo SA, Warren RF (1996) Meniscal repair using the outside-to-inside technique. Clin Sports Med 15:469–481

[49] Roos EM, Ostenberg A, Roos H, Ekdahl C, Lohmander LS (2001) Long-term outcome of meniscectomy: symptoms, function, and performance tests in patients with or without radiographic osteoarthritis compared to matched controls. Osteoarthritis Cartilage 9:316–324

[50] Rosenberg TD, Scott SM, Coward DB, Dunbar WH, Ewing JW, Johnson CL, Paulos LE (1986) Arthroscopic meniscal repair evaluated with repeat arthroscopy. Arthroscopy 2:14–20

[51] Rosso C, Muller S, Buckland DM, Schwenk T, Zimmermann S, de Wild M, Valderrabano V (2014) All-inside meniscal repair devices compared with their matched inside-out vertical mattress suture repair: introducing 10,000 and 100,000 loading cycles. Am J Sports Med 42:2226–2233

[52] Seil R, VanGiffen N, Pape D (2009) Thirty years of arthroscopic meniscal suture: what's left to be done? Orthop Traumatol Surg Res 95:S85–S96

[53] Sonnery-Cottet B, Conteduca J, Thaunat M, Gunepin FX, Seil R (2014) Hidden lesions of the posterior horn of the medial meniscus: a systematic arthroscopic exploration of the concealed portion of the knee. Am J Sports Med 42:921–926

[54] Warren RF (1985) Arthroscopic meniscus repair. Arthroscopy 1:170–172

[55] Xu C, Zhao J (2015) A meta-analysis comparing meniscal repair with meniscectomy in the treatment of meniscal tears: the more meniscus, the better outcome? Knee Surg Sports Traumatol Arthrosc 23:164–170

[56] Yoon JR, Muzaffar N, Kang JW, Lim HC, Bae JH, Nha KW (2009) A novel technique for arthroscopic reduction and repair of a bucket-handle meniscal tear. Knee Surg Sports Traumatol Arthrosc 17:1332–1335

第23章　半月板修复：促进愈合过程

23

Laura de Girolamo, Giuseppe Filardo, Marco
Viganò, Stefano Zaffagnini

目录

L. de Girolamo • M. Viganò
Orthopaedic Biotechnology Laboratory ,
IRCCS Galeazzi Orthopaedic Institute ,
Via R. Galeazzi 4 , Milan 20161 , Italy
e-mail: laura.degirolamo@grupposandonato.it
G. Filardo (✉) • S. Zaffagnini
II Orthopaedic and Traumatologic Clinic –
Biomechanics and Technology Innovation
Laboratory – Nano-Biotechnology Laboratory ,
Rizzoli Orthopaedic Institute , Via Di Barbiano , 1/10 ,
Bologna 40136 , Italy
e-mail: g.fi lardo@biomec.ior.it

© ESSKA 2016　119
C. Hulet et al. (eds.), *Surgery of the Meniscus*, DOI 10.1007/978-3-662-49188-1_23

23.1　前言

半月板相关损伤的修复，目前主要趋势是尽最大可能保护未受损的组织。19世纪80年代，DeHaven等意识到保留半月板的好处，并在先驱Thomas Annandale之后[11]，首先描述了用开放半月板修复的技术治疗一系列患者，在随访期内获得了满意的效果[10]。

随后的几十年，出现了许多修复技术，包括松动片段的切除、撕裂半月板刨削和半月板周滑膜的切除、缝合技术的应用、联合垂直和水平褥式缝合，以及专用的生物可降解材料的应用等[58]。

血运的建立是决定半月板修复潜能的根本因素[37]；事实上，目前许多半月板修复技术在半月板的血供区是有效的，而在无血管区则不能促进愈合。基于此原因，为了促进半月板的愈合，推荐增加了固定技术、设备和一些生物学辅助方法。这些方法包含非常基础的元素，比如血运通路的建立、环钻术、打磨、黏合，或多种方式联合，又比如滑膜皮瓣、纤维蛋白凝块的应用，或联合应用浓缩的间充质干细胞[56]。

理解了半月板撕裂是怎样愈合的，就自然而然地有助于理解半月板修复中生物学促进作用的发展和应用。特别是，这些方法都基于支持愈合因素的血运来源，或是增加愈合潜能的替代解决方案，毕竟半月板的修复发生在血管区。

23.2　血运通路的建立、环钻术和打磨

血运通路的建立是通过切除从半月板周缘（红区）到撕裂的核心区域实现的，这样可以连接半月板无血管区（白区）的损伤到周缘的血供。然而这项技术会影响半月板的生物力学和功能[25]，因此在临床中的应用受到限制。

环钻术是作为一种不影响半月板胶原架构而建立血管迁移途径的技术而引进的。这项技术可以用于修复位于半月板和关节囊连接处外围区域的小而稳定的撕裂，这样可以获得一个良好的替代血供。通过关节镜检查通道和常规的腰椎穿刺针，半月板边缘的外围表面建立多个孔道，来建立一系列的穿刺出血网并使其渗血，以促进血管形成和愈合过程（图23.1）。这些通道在通过半月板边缘部分时需要平行分布，并且要掌握穿刺深度。Zhang等在狗的模型上做过试验，由于血液能从有血管区流向无血管区，所以在损伤的半月板片段，环钻术能使纤维血管瘢痕增生，以至于半月板细胞能在毛细血管内皮细胞和滑膜细胞的协同下有效地愈合[75,76]。

Zhang等同时也报道了，在山羊模型中，无血管区内联合环钻术和半月板纵向撕裂的缺损缝合至少可获得半月板的部分愈合[76]。

这项技术的临床应用获得了满意的效果。Fox等[19]报道，在使用环钻术治疗半月板不完全撕裂的病例中，优良率达到90%。在另一项临床研究中，对比了64例半月板撕裂的患者，其中36例使用关节镜下环钻术和缝合法，28例单独使用缝合法（随访25～78个月），最终评价，环钻术能明显降低临床失败率[77]。在一项最新研究中，Shelbourne等报道了332例外侧半月板撕裂的患者，在重建前叉韧带时，不修复撕裂，而使用磨损或环钻术治疗，获得良好效果[59]。

另一方面，Forriol等指出，单独使用环钻术不能获得半月板撕裂愈合的事实，尽管血管长入到半月板，但血管不能到达损伤部位。作者也指出，环钻术只有在联合注射不同的生物活性物质时是有效的[18]。

作为环钻术的一种选择，推荐在损伤区域打磨或刨削邻近滑膜和半月板表面，来刺激出血和释放有益的生长因子，进而

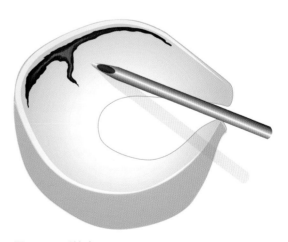

图23.1　环钻术

去建立愈合环境（图23.2）。这项简单的技术有许多临床前研究支持，并且被一些初步的临床结果证实。Uchio等回顾性分析了47例接受关节镜二次探查的患者，即使一些病例撕裂不在红-红区域，也仅有8%的患者没有愈合，而有71%获得完全愈合[66]。

23.3　纤维蛋白胶和纤维蛋白凝块

纤维蛋白胶已经被用来做加强缝合。Ishimura等在实施了关节镜下刨削修复半月板之后，使用纤维蛋白胶获得了良好效果，即使在缝合已经发生退行性改变的半月板组织，并对力学优点做出评估，但仍难以估算纤维蛋白胶对愈合的特殊贡献[30]。

早在19世纪80年代，纤维蛋白凝块作为一种增强工具被引进，也可能被认为是在血管再生过程中利用血液成分特性的第一次尝试。纤维蛋白凝块由纤维蛋白和血小板组成，它的α颗粒和高密度颗粒包含能刺激细胞增殖的许多细胞因子和一些生长因子[65]。这项技术的关键点在于利用在血肿中找到的元素，当损伤发生时，血肿形成，但是它不能在半月板的无血管区形成。在半月板的无血管区的稳定损伤部位放置一个纤维蛋白凝块，能在修复过程中有效提供趋化现象和促有丝分裂刺激的双重作用；事实上，凝块包含血小板生长因子（PDGF）和纤连蛋白，这种趋化现象能刺激半月板局部的细胞活性，并吸引滑膜细胞[1,26]。此外，纤维蛋白凝块可以从滑膜表面和邻近的半月板组织中产生，并在原住细胞上作为临时支架保留、生长和修复组织缺损。

作为富血小板血浆（PRP）的先驱，从这个观点出发，准备纤维蛋白凝块是一个简单、快速和廉价的过程。通常，采集患者的20～30mL外周血，放置在无菌玻璃烧杯中。然后用玻璃棒慢慢搅动这些血液3～5min，直到纤维蛋白凝块沉淀在玻璃棒的表面，之后血凝块准备好，匹配到损伤部位（图23.3）。Arnoczky等对12条成年混血狗进行研究，实验组发现自体血纤维蛋白凝块能使半月板中间无血管区部分的全层损伤获得直径2mm的形态愈合。6个月后，接受纤维蛋白凝块治疗的半月板出现了混合纤维软骨样组织的愈合，而对照组的损伤部位没有生长，而仅有小的浅层的组织填充[1]。

这些临床前研究在临床上被Henning等证实。他们报道了连续观察153例半月板撕裂的患者，接受纤维蛋白凝块和前交叉韧带（ACL）的重建治疗的效果。用纤维蛋白凝块治疗修复半月板与不用它时相比，失败率更低（8%对41%）[26]。随后，在联合应用纤维蛋白凝块和从股骨前外侧获得的筋膜鞘覆盖并缝合在半月板修复区域的基础上，同一作者又建议使用联合操作程

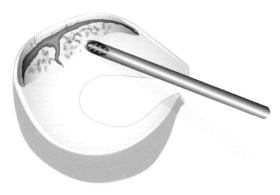

图23.2　打磨

序（图23.4）。这项联合方法，技术上要求更多的侵入性操作，也因此，在治疗复杂的半月板撕裂初步获得良好结果之后，它的并发症没有更多的报道[27]。

在另外的一些研究中，集中报道了纤维蛋白凝块增殖的效应。Van Trommel等治疗了小部分半月板后外侧放射状撕裂患者（n=5）[68]；手术后3～5个月之间行关节镜二次探查，显示在所有病例中半月板外围均愈合，所有患者均能达到他们受伤前的运动水平，用MRI评估了术后至少5年的结果。

最近，在关节镜下，用纤维蛋白凝块由内而外修复治疗连续的12例半月板完全放射状撕裂的患者证实了这些结果。MRI和关节镜二次探查显示，92%的患者完全愈合，功能得到显著的改善[51]。

与上述结果相反，Ritchie等在山羊模型中观察到，与假如发生在无血管区的半月板撕裂、半月板周缘滑膜磨损相比，这种纤维蛋白凝块的治疗导致较差的结果，

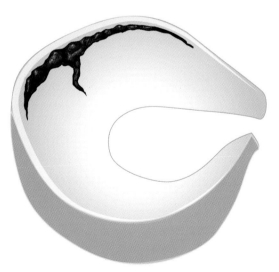

图23.3　纤维蛋白凝块

因此，在血管区和无血管区之间的撕裂有潜在愈合能力的观点和已经证实了的观点存在巨大的差异[54]。

应用纤维蛋白凝块的潜在禁忌证包括额外时间来准备凝块和不恰当处理凝块，因为在半月板修复中没有纤维蛋白凝块应用的技术标准。另外，当凝块被应用在关节中时，外源性纤维蛋白凝块的制备增加了感染的机会。与这项技术相关的问题中，纤维蛋白凝块经常阻塞附近的关节镜通道，并植入皮下的脂肪层中。此外，在目标区域放置纤维蛋白凝块很有挑战性，因为它会附着在外科手术器械上，进而导致植入困难，保留凝块在原修复点也有难度。

为了克服这些限制，Sethi等发现运输血凝块中的"局部生长因子"的原位技术不能依赖于外源性纤维蛋白凝块的制备：撕裂点正上方的滑膜被磨损和膝关节腔内产生的负压，使滑膜的磨损点出血。在该点，关节位置的变动导致血液顺着滑膜壁流下，进而到达半月板的劈裂部位，形成凝块附着在半月板撕裂的边缘[58]。

23.4　生长因子和富血小板血浆

为了达到生物扩增的策略，需要克服与血供缺乏相关的愈合潜能的限制，促进趋化作用、细胞增殖。

关于半月板的修复，无血管区表现出非常低的愈合潜能，对无血管区的半月板撕裂提供血管生成刺激是非常重要的。因此，基于此观点，提出了使用在半月板损伤修复中扮演主要角色、能刺激新生血

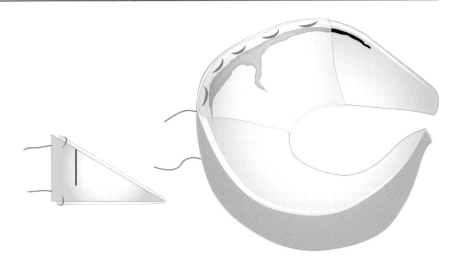

图23.4　筋膜鞘覆盖

管形成和长入的生长因子。长期研究发现，在半月板修复的同时进行前叉韧带（ACL）的重建能获得显著的更好的临床预后。最近的研究指出，这项正向联合不仅对紧密依赖于重建前叉韧带膝关节后的关节稳定有积极影响[61]，而且依赖于含有释放不同家族生长因子的关节内血流[8]。

实施上，在一项研究中，20例患者接受内侧半月板部分切除，20例患者接受肌腱移植重建单束前叉韧带，结果表明，手术结束后的30min，前叉韧带重建的患者的PDGF和血管内皮生长因子（VEGF）及它的受体VEGFR2浓度显著高于半月板部分切除的患者。特别是，VEGF是重要的血管生长因子[14]，并进而可能获得良好的愈合效应。相似的，Ochi等报道了，在兔模型中，对半月板的无血管区撕裂的边缘磨损，可以刺激增加PDGF和β转化生长因子（TGF-β）的表达，后两者也可能参与了半月板的愈合[42]。

在半月板移植组织或孤立的半月板细胞培养中，生长因子的作用已经被评估[2,32,39,45]，与临床前研究[18,35,49]一样，结果均不理想。事实上，单独的VEGF好像并不能改善半月板损伤的预后，可能是因为单独的VEGF不能成功地刺激复杂的血管形成过程。联合生长因子理论上提供了可以替代的关键技术，至少是正确引导血管壁形成[14]。

开发"鸡尾酒"的生长因子潜能的明智做法是，使用富血小板血浆（PRP）。它是自体血液的血浆成分，在血小板浓度的基线之上，已经知道的还有包括大量蛋白、细胞因子和不同家族的生长因子。PRP的获取很容易，用一定数量的血液（6~60mL，取决于产品系统和必要性），离心即可，因此，与全血相比，血小板浓度可以得到3~8倍的增加。

有趣的是，在过去20年，许多临床领域，PRP的应用大量增加，而最近PRP被单独应用或作为传统方式实现，包括骨科矫形。事实上，它是自体原料、易于制备以及有趣的最低限度操作的生物附加品，使PRP成为有吸引力的解决方案。

作为一种液态产品，血小板的浓度易获得，特别是渗透性的使用说明，或者当血小板在它们的用途之前被激活。作为一种黏性凝胶或油灰样物质，在手术过程中，它可以缝合到修复位点，并在直视下转运。这些已经被激活的介质（氯化钙、凝血酶、Ⅰ型胶原等）对达到额外数量的血小板聚集很重要，也因此释放了生长因子，包括PDGF、TGF-β1、VEGF以及胰岛素样生长因子（IFG-1）[13]。

有研究指出，在体外的PRP中培养半月板细胞，其细胞外基质蛋白的mRNA表达明显高于对照组[29]。一些动物实验也证实了PRP扩增对组织再生的积极作用。在兔模型中，明胶水凝胶转运系统运送PRP可能对无血管区的半月板全层撕裂的修复产生积极影响[29]。然而，在另外一些兔模型研究中，观察3个月之后，PRP联合透明质酸胶原蛋白复合矩阵并不能显著促进无血管区的半月板愈合，这项有争议的结论可能的解释是动物内部的高异质性。

临床上，有关PRP的有益效应的报道是对肩袖撕裂的治疗[52]、跟腱断裂[55]、慢性肌腱炎[15,71]、肌肉拉伤[38]、前叉断裂[57]以及软骨缺损[16]。然而，在骨科应用PRP仍旧是有争议的[60]，因为一些随机临床对照研究发现，对一些不同的病例，没有临床疗效，比如髌腱愈合[7]、肱骨外上髁炎[36]、跟腱炎[9]以及肩袖撕裂[4]。

这些矛盾的结果可能归因于PRP产品巨大的异质性。事实上，有许多PRP制备试剂盒，并且每种都有不同的生长因子、抗凝剂、激活剂、白细胞参与、最初的血容量、PRP容积以及最终的血小板数量。

事实上，尽管密集研究PRP的活性和它对肌肉骨骼细胞的潜在影响，但是更多的PRP拥有的特性并未被证实。这是特别对半月板组织修复而言的，因为极少的文献数据不能揭示拥有多种效应的PRP产品被证实支持半月板再生的生物学行为。事实上，截至目前已经发表的有关PRP和半月板的临床数据非常少，而且特别是，还没有前瞻性随机对照研究来评估应用PRP的扩增区修复半月板。

PRP在半月板修复中的应用原理是可能提供局部生长因子的浓度和其他细胞因子直接进入修复位点，其最终目的是增加血管长入[6]。然而，在最近的第三阶段研究中，Griffin和他的同事们评估在半月板修复过程中PRP能减少随后的半月板切除术和功能结果评分的可能性的观点，包括临床和病例报道结果，如术后ROM和工作和体育/基本活动[23]。结果显示，PRP组（27%）和非PRP组（25%）接受再次手术的患者比例之间没有区别。同样，两组之间的功能评分、工作和体育活动也没有观察到差异。作者得出结论，在他们有限的研究中，用或不用PRP治疗半月板损伤的结果相似。然而，考虑到缺乏程序和研究类型、适当的标准，结果的差异可能会被掩盖。

在另一个Ⅲ级病例对照研究中，Pujol和他的同事们对接受了开放的半月板修复关节镜手术治疗有症状的2级或3级水平半月板撕裂的34例患者进行研究。有17例患者，在治疗过程结束的时候使用PRP治疗损伤。随访至少2年后发现，有关疼痛和KOOS评分的运动参数，PRP组有更好的结果，提示添加PRP能轻微改善预后[50]。

因此，虽然理论上PRP的扩增影响了骨科软组织愈合，但是临床受益仍未阐明。原因之一是缺乏证据，可能是在关节内，关节镜下稀释了PRP，尽管也有其他的解释，包括应该寻找的结果评估模式。基于所有这些原因，未来需要更大的前瞻性研究以确定是否应该将PRP用在半月板修复中。此外，确定PRP是否和其他生物制剂单独或协同应用，对更复杂的撕裂类型可能有积极的影响也是有益的。

23.5　滑膜皮瓣

在1986年首次在临床前研究中引入无或带蒂皮瓣（图23.5）[70]。这种半月板修复方法被广泛在动物模型试验，对改善愈合有积极结果[5,21,22,34,73]。在羊动物模型中，Ghadialli等[22]报道，将滑膜皮瓣缝合到不同形状的半月板损伤部位，用以改善修复。观察修复组织3个月，在透明软骨和纤维软骨中间形成一种物质，被认为是滑膜化生。在犬模型中，Gershuni等[21]获得类似的结果，在外侧半月板的无血管区，通过将带血管滑膜皮瓣缝合到撕裂部位来进行修复。学者推测，修复细胞来自毛细管内皮或滑膜组织本身，或全身循环通过滑膜皮瓣的毛细血管到达，这或许可以解释观察到的愈合结果。同样，Kobuna等发现19/21例狗的半月板纵向撕裂的治疗中，用带蒂滑膜促进从半月板边缘区域到达缝合位点的新血管形成[34]。

尽管有这些有希望的结果，目前仍缺乏临床报告。只有Kimura等的一个研究报告了关节镜的二次探查结果：对7例内侧半月板损伤的患者，通过一个3cm长的前内侧关节切开术，从半月板周缘获取滑膜皮瓣后覆盖缝合[33]。所有用关节镜二次探查来评估半月板撕裂的修复，愈合率明显优于传统的半月板修复。

除了这些积极的初步发现，有关滑膜皮瓣促进半月板损伤修复，没有任何更多的最新文献研究报告和设计，因此缺乏确凿的证据来支持这个半月板修复策略。

23.6　间充质干细胞

在再生治疗方法中，间充质干细胞（MSC）是一种有吸引力的选择，不仅因为它们有可以分化为不同细胞系的能力，而且它们分子信号活性能够活化永久细胞并刺激增殖[3,17]。

不同的细胞类型被用来研究半月板的愈合，在体内和体外的试验中，间充质干

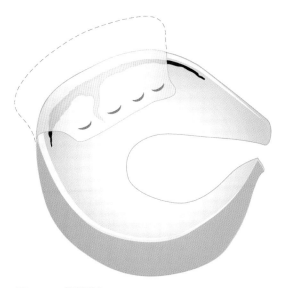

图23.5　滑膜瓣

细胞（MSCs）、关节软骨细胞、自体纤维软骨细胞都有良好的结果[41,48,64,74]。然而，自体纤维软骨细胞/软骨细胞的应用和培养扩增的需求，成本要求高和发病后需要二次手术[24]。在动物模型中测试了同种异体和异种来源，尽管这些技术存在严重的转化问题，但仍比较有前景[53,72]。

祖细胞，如MSC，可以从多种来源（骨髓、脂肪组织、肌肉、滑膜）中成功地分离出来[3,20]，并在多种间充质组织中不失去分化潜能的同时保留易于增殖的优势[17,43,44,69]。因此，他们对用生物扩增来提高半月板撕裂后有限的愈合潜能逐渐增加兴趣。关注这个特别领域，其目的是提供前体细胞及其信号活动到病变部位，其中细胞浸润可能是由于特殊的关节解剖关系。MSCs已经在临床前研究中被证明，在无血管区，通过形成细胞周围含有丰富的细胞外基质的半月板样组织来修复半月板缺损[12,31,62,63,74]。一些动物模型研究表明，骨髓间充质促进半月板愈合的潜力，显示出关节内注射的再生效果。注射到关节腔后，MSCs附着在受损的半月板上，分化成细胞类似半月板的纤维蛋白软骨，并促进Ⅰ型和Ⅱ型胶原蛋白形成。Horie等从一只兔中获取同种异体MSCs，然后注射到15只新西兰兔的半月板前角无血管区的15mm缺损处。24周时与对照组相比，MSCs显著提高了组织学特性[28]。类似的在猪模型中，MSCs能对抗半月板退变[40]。

尽管有这些正面意义的临床前试验，但在临床上，MSCs修复半月板缺损的并发症仍有许多报道。通过一项随机双盲对照研究，Vangsness等从骨髓穿刺获得的同种异体MSCs单次注射到55例接受部分内侧半月板切除术的关节腔内，并观察其安全性。也评估了受影响关节半月板再生能力的促进作用和关节炎改变的效应。患者被随机分为两个治疗组和一个对照组，两个治疗组分别接受低浓度（500万细胞）和高浓度（1500万细胞）的同种异体MSCs处理，对照组接受透明质酸处理。2年随访期内未观察到重大安全问题。截至24个月的随访期，两个治疗组患者的痛感较对照组改善，并且在12个月时高浓度治疗组较对照组改善更明显。定量MRI显示，高浓度和低浓度治疗组患者的半月板体积分别显著增加24%和6%，尤其是在半月板切除术后的12个月。这些双盲研究获得的结果提示，与在当前能缓解轻中度骨关节炎疼痛的对照载体透明质酸相比，其在膝关节骨关节炎中有症状减轻效应。另外的研究可能被授权去更深层次地探讨这些结果和生物方法的潜能应用，用以扩增以促进半月板修复[67]。

同样，有研究建议对从脂肪中提取脂肪源性干细胞（ASCs）行关节腔内注射的安全性评估[46]。然而，只报道了一例32岁女性，Ⅱ级半月板撕裂，使用ASCs关节腔内注射治疗[47]。获得自体ASCs和PRP之后，超声引导下将二者混合注射到患者的膝关节腔内。3个月后，临床症状改善，连同半月板撕裂也几乎完全消失。

总结初步的临床前研究和初步临床研究，尽管需要克服若干转化问题，并且MSCs疗法应用于半月板修复的研究仍处于起步阶段，但在促进半月板再生上，MSCs显示出良好的前景。

总结

半月板是膝关节内稳态的关键因素，半月板的保留，被认为是获得满意临床效果的必要条件，且在长期随访中可以避免骨关节炎的出现。然而，修复过程导致了多种结果。基于这个观点，在近几十年中，提出了增加半月板修复潜能的若干生物学策略。他们集中在"因素"或"介质"转运来促进组织愈合，尤其是在无血管区的半月板，因此越来越多的患者可能从保留半月板组织的过程中受益。

然而，尽管大多数方法在理论上能使患者受益，但它们的临床功能很少被明确阐述。不同的技术之间相比，在处理半月板无血管区域的损伤时，仍然需要大量的随机临床研究去证实这些治疗方法的真实价值，尤其是更多相关的创新策略，比如PRP和MSCs的应用等。此外，长期随访获得的更丰富数据有助于回答半月板修复是否能从这些治疗方法中受益的问题。

最后，这些方法中的一部分需要高额的成本，大大地限制了它们的临床应用，并且因此需要更深入的研究，去发现更多可承受的技术，制定最佳的适应证来选择目标，以及促进半月板修复愈合潜能的策略。

参考文献

[1] Arnoczky SP, Warren RF, Spivak JM (1988) Meniscal repair using an exogenous fibrin clot. An experimental study in dogs. J Bone Joint Surg Am 70:1209–1217

[2] Bhargava MM, Hidaka C, Hannafin JA et al (2005) Effects of hepatocyte growth factor and platelet-derived growth factor on the repair of meniscal defects in vitro. In Vitro Cell Dev Biol Anim 41:305–310

[3] Caplan AI, Correa D (2011) The MSC: an injury drugstore. Cell Stem Cell 9:11–15

[4] Cheung EV, Silverio L, Sperling JW (2010) Strategies in biologic augmentation of rotator cuff repair: a review. Clin Orthop Relat Res 468:1476–1484

[5] Cisa J, Basora J, Madarnas P et al (1995) Meniscal repair by synovial flap transfer. Healing of the avascular zone in rabbits. Acta Orthop Scand 66(1):38–40

[6] Cole BJ, Seroyer ST, Filardo G et al (2010) Platelet-rich plasma: where are we now and where are we going? Sports Health 3:203–210

[7] de Almeida AM, Demange MK, Sobrado MF et al (2012) Patellar tendon healing with platelet-rich plasma: a prospective randomized controlled trial. Am J Sports Med 40:1282–1288

[8] de Girolamo L, Galliera E, Volpi P et al (2015) Why menisci show higher healing rate when repaired during ACL reconstruction? Growth factors release can be the explanation. Knee Surg Sports Traumatol Arthrosc 23:90–96

[9] de Vos RJ, Weir A, van Schie HT et al (2010) Platelet-rich plasma injection for chronic Achilles tendinopathy: a randomized controlled trial. JAMA 303:144–149

[10] DeHaven K, Black KP, Griffiths H (1989) Open meniscus repair: technique and two to nine year results. Am J Sports Med 17:788–795

[11] Di Matteo B, Tarabella V, Filardo G et al (2013) Thomas Annandale: the first meniscus repair. Knee Surg Sports Traumatol Arthrosc 21(9):1963–1966

[12] Dutton AQ, Choong PF, Goh JC et al (2010) Enhancement of meniscal repair in the avascular zone using mesenchymal stem cells in a porcine model. J Bone Joint Surg Br 92(1):169–175

[13] Eppley BL, Woodell JE, Higgins J (2004) Platelet quantification and growth factor analysis from platelet-rich plasma: implications for wound healing. Plast Reconstr Surg 114:1502–1508

[14] Ferrara N (2004) Vascular endothelial growth factor: basic science and clinical progress. Endocr Rev 25:581–611

[15] Filardo G, Kon E, Di Matteo B et al (2010) Platelet-rich plasma for the treatment of patellar tendinopathy: clinical and imaging findings at medium-term follow-up. Int Orthop 37:1583–1589

[16] Filardo G, Kon E, Roffi A et al (2013) Platelet-rich plasma: why intra-articular? A systematic review of preclinical studies and clinical evidence on PRP for joint degeneration. Knee Surg Sports Traumatol Arthrosc. http://link.springer.com/article/10.1007/s00167-013-2743-1. Accessed 26 Nov 2013

[17] Filardo G, Madry H, Jelic M et al (2013) Mesenchymal stem cells for the treatment of cartilage lesions: from preclinical findings to clinical application in orthopaedics. Knee Surg Sports Traumatol Arthrosc 21(8):1717–1729

[18] Forriol F, Longo UG, Duart J et al (2014) VEGF, BMP-7, Matrigel(TM), hyaluronic acid, in vitro cultured chondrocytes and trephination for healing of the avascular portion of the meniscus. An experimental study in sheep. Curr Stem Cell Res Ther 10:69–76

[19] Fox JM, Rintz KG, Ferkel RD (1993) Trephination of

incomplete meniscal tears. Arthroscopy 9:451–455

[20] Fox DB, Warnock JJ (2011) Cell-based meniscal tissue engineering: a case for synoviocytes. Clin Orthop Relat Res 469:2806–2816

[21] Gershuni DH, Skyhar MJ, Danzig LA et al (1989) Experimental models to promote healing of tears in the avascular segment of canine knee menisci. J Bone Joint Surg Am 71(9):1363–1370

[22] Ghadially FN, Wedge JH, Lalonde JM (1986) Experimental methods of repairing injured menisci. J Bone Joint Surg Br 68(1):106–110

[23] Griffin JW, Hadeed MM, Werner BC et al (2015) Platelet-rich plasma in meniscal repair: does augmentation improve surgical outcomes? Clin Orthop Relat Res 473:1665–1672

[24] Gunja NJ, Athanasiou KA (2007) Passage and reversal effects on gene expression of bovine meniscal fibrochondrocytes. Arthritis Res Ther 9:R93

[25] Henning CE, Lynch MA, Clark JR (1987) Vascularity for healing of meniscus repairs. Arthroscopy 3:13–18

[26] Henning CE, Lynch MA, Yearout KM et al (1990) Arthroscopic meniscal repair using an exogenous fibrin clot. Clin Orthop Relat Res 252:64–72

[27] Henning CE, Yearout KM, Vequist SW et al (1991) Use of the fascia sheath coverage and exogenous fibrin clot in the treatment of complex meniscal tears. Am J Sports Med 19:626–631

[28] Horie M, Driscoll MD, Sampson HW et al (2012) Implantation of allogenic synovial stem cells promotes meniscal regeneration in a rabbit meniscal defect model. J Bone Joint Surg Am 94(8):701–712

[29] Ishida K, Kuroda R, Miwa M et al (2007) The regenerative effects of platelet rich plasma on meniscal cells in vitro and its in vivo application with biodegradable gelatin hydrogel. Tissue Eng 13:1103–1112

[30] Ishimura M, Ohgushi H, Habata T et al (1997) Arthroscopic meniscal repair using fibrin glue. Part II: Clinical applications. Arthroscopy 13:558–563

[31] Izuta Y, Ochi M, Adachi N et al (2005) Meniscal repair using bone marrow-derived mesenchymal stem cells: experimental study using green fluorescent protein transgenic rats. Knee 12(3):217–223

[32] Kasemkijwattana C, Menetrey J, Goto H et al (2000) The use of growth factors, gene therapy and tissue engineering to improve meniscal healing. Mater Sci Eng C Mater Biol Appl 13:19–28

[33] Kimura M, Shirakura K, Hasegawa A et al (1995) Second look arthroscopy after meniscal repair. Factors affecting the healing rate. Clin Orthop Relat Res 314:185–191

[34] Kobuna Y, Shirakura K, Niijima M (1995) Meniscal repair using a flap of synovium. An experimental study in the dog. Am J Knee Surg 8(2):52–55

[35] Kopf S, Birkenfeld F, Becker R et al (2010) Local treatment of meniscal lesions with vascular endothelial growth factor. J Bone Joint Surg Am 92:2682–2691

[36] Krogh TP, Fredberg U, Stengaard-Pedersen K et al (2013) Treatment of lateral epicondylitis with platelet-rich plasma, glucocorticoid, or saline: a randomized, double-blind, placebo-controlled trial. Am J Sports Med 41:625–635

[37] Longo UG, Campi S, Romeo G et al (2012) Biological strategies to enhance healing of the avascular area of the meniscus. Stem Cells Int 2012:528359

[38] Lopez-Vidriero E, Goulding KA, Simon DA et al (2010) The use of platelet-rich plasma in arthroscopy and sports medicine: optimizing the healing environment. Arthroscopy 26:269–278

[39] Makris EA, Hadidi P, Athanasiou KA et al (2011) The knee meniscus: structure, function, pathophysiology, current repair techniques, and prospects for regeneration. Biomaterials 32:7411–7431

[40] Moriguchi Y, Tateishi K, Ando W et al (2013) Repair of meniscal lesions using a scaffold-free tissue-engineered construct derived from allogenic synovial MSCs in a miniature swine model. Biomaterials 34(9):2185–2193

[41] Nakata K, Shino K, Hamada M et al (2001) Human meniscus cell: characterization of the primary culture and use for tissue engineering. Clin Orthop Relat Res 391(Suppl):S208–S218

[42] Ochi M, Uchio Y, Okuda K et al (2001) Expression of cytokines after meniscal rasping to promote meniscal healing. Arthroscopy 17:724–731

[43] Ohishi M, Schipani E (2010) Bone marrow mesenchymal stem cells. J Cell Biochem 109(2):277–282

[44] Oreffo ROC, Cooper C, Mason C et al (2005) Mesenchymal stem cells lineage, plasticity, and skeletal therapeutic potential. Stem Cell Rev 1(2):169–178

[45] Pangborn CA, Athanasiou KA (2005) Effects of growth factors on meniscal fibrochondrocytes. Tissue Eng 11:1141–1148

[46] Pak J, Chang JJ, Lee JH et al (2013) Safety reporting on implantation of autologous adipose tissue-derived stem cells with platelet-rich plasma into human articular joints. BMC Musculoskelet Disord 14:337

[47] Pak J, Lee JH, Lee SH (2014) Regenerative repair of damaged meniscus with autologous adipose tissue-derived stem cells. Biomed Res Int 2014:436029

[48] Peretti GM, Gill TJ, Xu JW et al (2004) Cell-based therapy for meniscal repair: a large animal study. Am J Sports Med 32(1):146–158

[49] Petersen W, Pufe T, Stärke C et al (2005) Locally applied angiogenic factors – a new therapeutic tool for meniscal repair. Ann Anat 187:509–519

[50] Pujol N, Salle De Chou E et al (2015) Platelet-rich plasma for open meniscal repair in young patients: any benefit? Knee Surg Sports Traumatol Arthrosc 23:51–58

[51] Ra HJ, Ha JK, Jang SH et al (2013) Arthroscopic inside-out repair of complete radial tears of the meniscus with a fibrin clot. Knee Surg Sports Traumatol Arthrosc 21:2126–2130

[52] Randelli P, Arrigoni P, Ragone V et al (2011) Platelet rich plasma in arthroscopic rotator cuff repair: a prospective RCT study, 2-year follow-up. J Shoulder Elbow Surg 20:518–528

[53] Revell CM, Athanasiou KA (2009) Success rates and immunologic responses of autogenic, allogenic, and xenogeneic treatments to repair articular cartilage defects. Tissue Eng Part B Rev 15:1–15

[54] Ritchie JR, Miller MD, Bents RT et al (1998) Meniscal

repair in the goat model. The use of healing adjuncts on central tears and the role of magnetic resonance arthrography in repair evaluation. Am J Sports Med 26:278–284

[55] Sanchez M, Anitua E, Azofra J et al (2007) Comparison of surgically repaired Achilles tendon tears using platelet-rich fibrin matrices. Am J Sports Med 35:245–251

[56] Scordino LE, Deberardino TM (2012) Biologic enhancement of meniscus repair. Clin Sports Med 31:91–100

[57] Seijas R, Ares O, Catala J et al (2013) Magnetic resonance imaging evaluation of patellar tendon graft remodelling after anterior cruciate ligament reconstruction with or without platelet-rich plasma. J Orthop Surg (Hong Kong) 21:10–14

[58] Sethi PM, Cooper A, Jokl P (2003) Technical tips in orthopaedics: meniscal repair with use of an in situ fibrin clot. Arthroscopy 19, E44

[59] Shelbourne KD, Heinrich J (2004) The long-term evaluation of lateral meniscus tears left in situ at the time of anterior cruciate ligament reconstruction. Arthroscopy 20:346–351

[60] Sheth U, Simunovic N, Klein G et al (2012) Efficacy of autologous platelet rich plasma use for orthopaedic indications: a meta-analysis. J Bone Joint Surg Am 94:298–307

[61] Starke C, Kopf S, Petersen W et al (2009) Meniscal repair. Arthroscopy 25:1033–1044

[62] Steinert AF, Palmer GD, Capito R et al (2007) Genetically enhanced engineering of meniscus tissue using ex vivo delivery of transforming growth factor-beta 1 complementary deoxyribonucleic acid. Tissue Eng 13(9):2227–2237

[63] Stone KR, Rodkey WG, Webber R et al (1992) Meniscal regeneration with copolymeric collagen scaffolds. In vitro and in vivo studies evaluated clinically, histologically, and biochemically. Am J Sports Med 20(2):104–111

[64] Tanaka T, Fujii K, Kumagae Y (1999) Comparison of biochemical characteristics of cultured fibrochondrocytes isolated from the inner and outer regions of human meniscus. Knee Surg Sports Traumatol Arthrosc 7(2):75–80

[65] Taylor SA, Rodeo SA (2013) Augmentation techniques for isolated meniscal tears. Curr Rev Musculoskelet Med 6:95–101

[66] Uchio Y, Ochi M, Adachi N et al (2003) Results of rasping of meniscal tears with and without anterior cruciate ligament injury as evaluated by second-look arthroscopy. Arthroscopy 19:463–469

[67] Vangsness CT Jr, Farr J II, Boyd J et al (2014) Adult human mesenchymal stem cells delivered via intra-articular injection to the knee following partial medial meniscectomy: a randomized, double-blind, controlled study. J Bone Joint Surg Am 96:90–98

[68] van Trommel MF, Simonian PT, Potter HG et al (1998) Arthroscopic meniscal repair with fibrin clot of complete radial tears of the lateral meniscus in the avascular zone. Arthroscopy 14:360–365

[69] Verdonk PC, Forsyth RG, Wang J et al (2005) Characterisation of human knee meniscus cell phenotype. Osteoarthritis Cartilage 13(7):548–560

[70] Veth RP, den Heeten GJ, Jansen HW et al (1983) An experimental study of reconstructive procedures in lesions of the meniscus. Use of synovial flaps and carbon fiber implants for artificially made lesions in the meniscus of the rabbit. Clin Orthop Relat Res 181: 250–254

[71] Volpi P, Quaglia A, Schoenhuber H et al (2010) Growth factors in the management of sport-induced tendinopathies: results after 24 months from treatment. A pilot study. J Sports Med Phys Fitness 50:494–500

[72] Weinand C, Peretti GM, Adams SB Jr et al (2006) An allogenic cell-based implant for meniscal lesions. Am J Sports Med 34:1779–1789

[73] Yamazaki K, Tachibana Y (2003) Vascularized synovial flap promoting regeneration of the cryopreserved meniscal allograft: experimental study in rabbits. J Orthop Sci 8(1):62–68

[74] Zellner J, Mueller M, Berner A et al (2010) Role of mesenchymal stem cells in tissue engineering of meniscus. J Biomed Mater Res A 94(4): 1150–1161

[75] Zhang ZN, Tu KY, Xu YK et al (1988) Treatment of longitudinal injuries in avascular area of meniscus in dogs by trephination. Arthroscopy 4:151–159

[76] Zhang Z, Arnold JA, Williams T et al (1995) Repairs by trephination and suturing of longitudinal injuries in the avascular area of the meniscus in goats. Am J Sports Med 23:35–41

[77] Zhang Z, Arnold JA (1996) Trephination and suturing of avascular meniscal tears: a clinical study of the trephination procedure. Arthroscopy 12:726–731

第24章 半月板囊肿

24

Christophe Hulet, S.kopf, Goulven
Rochcongar, Becker Roland

目录

L. de Girolamo • M. Viganò
Orthopaedic Biotechnology Laboratory ,
IRCCS Galeazzi Orthopaedic Institute ,
Via R. Galeazzi 4 , Milan 20161 , Italy
e-mail: laura.degirolamo@grupposandonato.it
G. Filardo (✉) • S. Zaffagnini
II Orthopaedic and Traumatologic Clinic –
Biomechanics and Technology Innovation
Laboratory – Nano-Biotechnology Laboratory ,
Rizzoli Orthopaedic Institute , Via Di Barbiano, 1/10 ,
Bologna 40136 , Italy
e-mail: g.fi lardo@biomec.ior.it

C. Hulet et al. (eds.), *Surgery of the Meniscus*, DOI 10.1007/978-3-662-49188-1_24

24.1 前言

囊肿被定义为表面覆盖单层细胞内部充满液体的腔。半月板囊肿位于半月板边缘、通常与半月板的水平撕裂有关。成纤维层覆盖半月板囊肿形成增厚的纤维组织（图24.1）。Alcian-blue染色显示囊内充满透明质酸。

膝关节周围囊肿通常位于关节内或关节外。关节内囊肿起源于前交叉韧带[20,63]、后交叉韧带[19,37]、髌下脂肪垫[2]或半月板横韧带[42]。关节内囊肿很少见，发病率只有1%[32]。大多数关节内囊肿无临床症状。Kurdwig等报道85例关节内软组织团块中有76例无症状，只是偶然的情况下被诊断。有文献研究了流行病学和无症状的半月板囊肿的关系，对102例无症状的膝关节进行了流行病学和半月板囊肿大小关系的研究[59]，研究对象的平均年龄是42.8岁（18~72岁），均接受MRI的检查。4例存在内侧半月板囊肿，平均大小为9mm×6mm×13mm。最大直

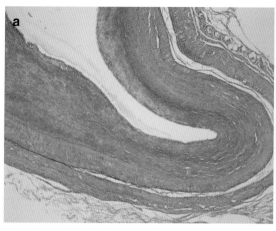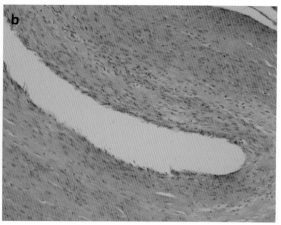

图24.1 阿利新蓝染色，40×显示在纤维组织透明质酸增加（a）；HE染色，100×显示与滑膜组织空腔不完整（b）

径小于16mm。在这项研究中没有发现外侧半月板囊肿。19例滑膜囊肿位于腘窝。

半月板周围囊肿通常位于关节线的内、外侧水平，与半月板紧密联系。关节外囊肿也可起源于后外侧关节囊，与半月板无联系[24]。

24.2 半月板囊肿的病因学和病理学

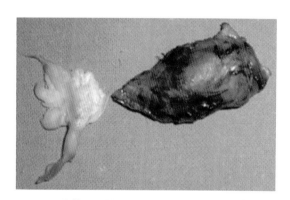

图24.2 大体观，外侧半月板撕裂与囊肿的关系

关于半月板囊肿的成因目前提出了两个主要理论。一种理论认为是滑膜细胞移位半月板并分泌黏液导致半月板囊肿形成（图24.2）[56]。

这种机制的产生归因于作用在半月板上的不正常压力或创伤。有些研究报道50%的半月板囊肿起源于创伤[27,36]。

黏液样变性过程被组织学所证实[6,34]。在关节镜下看到的黄色的半月板组织是由囊液退化而成[21]。

图24.3显示了关节镜下内侧半月板中部和后部伴有中央黏液样变性的组织。

在另外一些研究中，囊肿病变的关系高达100%[25,50]。然而，半月板损伤的大小与半月板囊肿的大小并没有相关性。大的半月板损伤中可以显示很小的半月板囊肿形成，很小的或无半月板损伤中可以看到很大的半月板囊肿[48]。

第二种理论认为半月板囊肿的形成归因于滑液被挤压进半月板撕裂部位[4,21,31,60]。半月板囊性退变可以导致半月板边缘的增大或通过挤压形成半月板周围囊肿[16]。半月板囊肿的液体在MRI中显示与关节液相等的信号，这在96%的病例中被证实。第

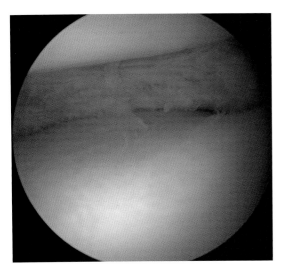

图24.3　显示关节镜下半月板区域的内侧体部和后侧含有退化的囊液组织

二种理论更基于这样的事实，在98%或更高的比例中，半月板囊肿与水平半月板损伤有关[9,25,27,60]。然而，也有报道半月板损伤不必达到关节面（Grade-Ⅲ）[3,6]。这和Reagan报道的理论相一致[48]。他描述了最初始病变位于半月板的实质部，这种损伤由Stoller进行了分类[57]。损伤可以逐渐加重，损害到半月板的边缘或内缘。一旦半月板损伤延伸到周围，半月板囊肿形成，而不是表现为半月板的Ⅲ级损伤。

半月板囊肿可以分为周围型和内部型或二者兼有。一种推测认为半月板囊肿形成始于半月板组织的退变，扩散至周围被膜组织。半月板囊肿的高发病率被忽略是由于在早期阶段无症状，特别是一些微小的突出。当半月板囊肿增大并且突出时，这才表现出症状。12mm的半月板损伤已被认为是可以形成半月板周围囊肿[62]的临界值。

根据MRI，可以研究内侧半月板和外侧半月板周围型囊肿的范围[12]。膝内侧有

三层结构：小腿筋膜（layer Ⅰ），内侧副韧带浅层（layer Ⅱ），内侧副韧带深层（layer Ⅲ）。组织学研究表明内侧半月板与关节囊紧密相连，但是与内侧副韧带通过疏松的结缔组织相接[54]。这样，半月板囊肿在突向内侧副韧带的前或后侧之前，可以很容易扩大进入疏松结缔组织。内侧半月板囊肿主要位于半月板的后角，很少位于浅层[8,51]。

外侧半月板囊肿大多数位于半月板的体部，可以向前突出（35%）或向后突出（66%）[28]。

24.3　半月板囊肿的发病率

半月板囊肿的发病率为1.8%～20%[3,9,17,47,60]（表24.1）。对于发病的位置，仍然存在争议。一些作者报道半月板囊肿主要位于内侧，而另一些作者认为半月板囊肿位于外侧。

半月板囊肿通常发生于青年和中年患者。

24.4　半月板囊肿的临床症状和诊断

最常见的临床症状是关节间隙压痛，特别是负重时。有时在内、外侧关节间隙水平处伴发肿胀（图24.4）。通常这些患者表现为几个月或几年的病史。主要的症状是疼痛。渗出、交锁、打软腿通常比较少见。

外侧半月板囊肿比内侧半月板囊肿更容易通过查体诊断，这是因为位置更靠前和皮下。可以触及一个均质的固态或波

表24.1　半月板囊肿的发生率和发生侧别

发表	发生率/（%）	外侧半月板/（%）	内侧半月板/（%）
Anderson等[3]	8	58.7	41.3
Hulet等[28]		79	21
Campbell等[9]	4	34	66
De Smet等[17]	1.8	36	64
Tyson等[60]	2.6	64	36
Raine和Gonet[47]	20		

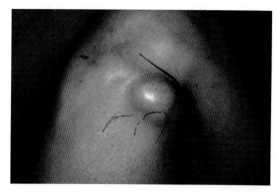

图24.4　由囊肿引起的膝关节肿块。一个典型的外侧半月板囊肿（左膝）

动性肿块。囊肿大小可能随着膝关节屈曲角度的变化而变化。较大的外侧半月板囊肿有导致腓总神经麻痹的潜在风险[30]。通常，囊肿和半月板前角之间有联系。如果患者出现不能解释的周围神经损伤，应当接受膝关节的MRI检查，包括近端的上胫腓关节。

报道称只有16%的内侧或外侧半月板囊肿在进行物理检查时可以被触诊[15]。然而，外侧的周围型半月板囊肿比内侧的囊肿（6%）更容易被发现（20%~60%）[9,17]。

在半月板损伤病理方面，研究了关节间隙充盈度及关节间隙压痛的精确性[13]。关节间隙的充盈度和半月板囊肿的表现无很好的相关性，约29%的预测度。在诊断半月板疾病时，关节间隙充盈度的精确度、敏感度、特异度分别是73%、70%和82%。关节间隙压痛的精确度、敏感度和特异度分别是68%、87%和30%。这个发现和其他作者发现相一致[41]。作者报道在636例患者中的58例，膝关节屈曲45°时，可以触及团块状的肿物。在关节镜检查中，仅有30例患者表现为半月板囊肿形成。然而，在这项研究中，仅有做MRI的评估，所以，

一些囊肿可能被漏诊。膝关节屈曲45°时的情况与A.Pisani描述的相反[46]。他报道半月板囊肿在屈曲45°时较少突出甚至消失（Pisani sign）。

常规的影像X线检查包括前后位负重片子和侧位。在关节间隙狭窄的判断方面，Rosenberg位比前后位更加敏感，这种位置应该被推荐[5]。在X线片上正常，但是有时候可以发现胫骨平台和股骨髁处出现缺损，这归因于半月板囊肿挤压产生的压迹[1,58]（图24.5）。Wang等报道内侧或外侧半月板损伤与软骨下骨髓损伤和骨囊肿有关[61]。

半月板囊肿的诊断目前主要靠MRI（图24.6）。在MRI上出现的半月板囊肿有91%与半月板损伤紧密相关。只有4%的囊肿似乎与半月板分离[60]。MRI是寻找和诊断半月板囊肿的第一步。MRI是精确诊断半月板损伤的标准。这种成像检查可以仔细显示出半月板囊肿的大小、位置及延伸到关节面的情况和半月板囊肿与半月板撕裂的关系。MRI可用于定位半月板囊肿的位置、寻找关节内的相关病变[63]（特别

是关节软骨的损伤情况）、进行鉴别诊断
［Hoffa 韧带囊肿（图24.7a）］和胫腓关节
囊肿、手术切除（图24.7b、c）和术前计
划）。

一些患者是禁忌做MRI检查的，比如
安装有心脏起搏器的患者。在这些患者
中，超声和CT检查可以考虑作为有用的
工具[12]。超声检查容易操作，而且技术简
单，在诊断半月板囊肿方面非常有用（图
24.8）。

超声诊断半月板损伤的敏感度和特异
性是70%～80%，与MRI相比有明显差异
性[23,53]。然而，据报道，最近的高清晰度超
声（HRUS）可明显提高敏感度和特异度，
分别为94%～97%和86%～100%[49,55]。

尽管事实上CT关节造影在诊断半月
板疾病方面有很高的敏感度和特异性，
但是不作为常规诊断，这是因为MRI检查
无创、便利和没有射线暴露[35]。据报道，
CT关节造影的敏感性和特异性分别为
91.7%～100%和98.1%[49,55]。

鉴别诊断包括无囊肿半月板损伤、游
离体、外生骨疣、炎性包块、腱鞘囊肿、
肌腱炎和肿瘤。

24.5　半月板囊肿的治疗

半月板囊肿治疗包括保守治疗和手术
治疗。手术治疗包括撕裂半月板的切除和
修复及半月板囊肿的切除和清理[48]。

24.5.1　保守治疗

囊肿内注射类固醇激素或超声引导

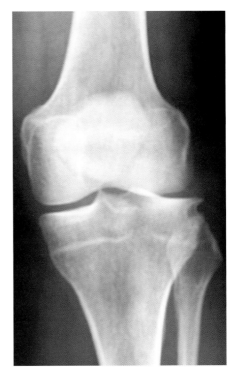

图24.5　半月板囊肿的影像学表现。一个标准的X
线片显示胫骨平台外侧压迹

下经皮穿刺引流是较好的非手术治疗方
法[40]。注射类固醇激素可以阻止炎症过程
和渗出，并且可以使囊肿纤维化和关闭
囊腔。类固醇激素通常可以持续几周时
间[40]。其他一些作者报道有更好的结果[38]。
超声引导的经皮穿刺引流可用MRI评估。18
例患者（13例内侧和5例外侧），其中10例
患者症状完全缓解，但是6例患者主诉初次
的症状缓解后再次复发。囊肿抽吸法可以
在手术禁忌的患者中使用。囊肿的抽吸可
以使肿胀减轻，但是囊肿的包膜仍然保持
完整，故有很高的复发率。

24.5.2　手术治疗

半月板囊肿的形成与半月板损伤有

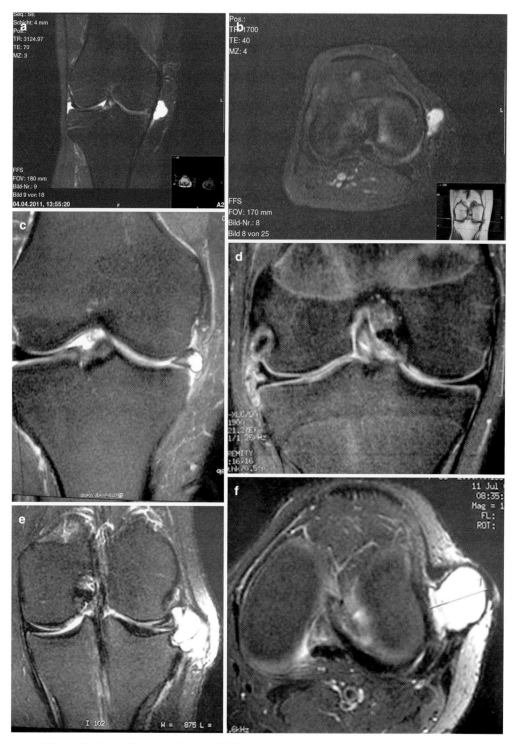

图24.6 核磁共振影像。右膝关节核磁共振冠状位（T2W-SPIRT）（a）、轴位（PSWTSE-SP）（b）。图像显示一个巨大的内侧半月板周围囊肿；MRI T2相显示内侧半月板囊肿和相应的半月板撕裂（c）；MRI T2相显示外侧半月板囊肿和相应的半月板撕裂（d~f）

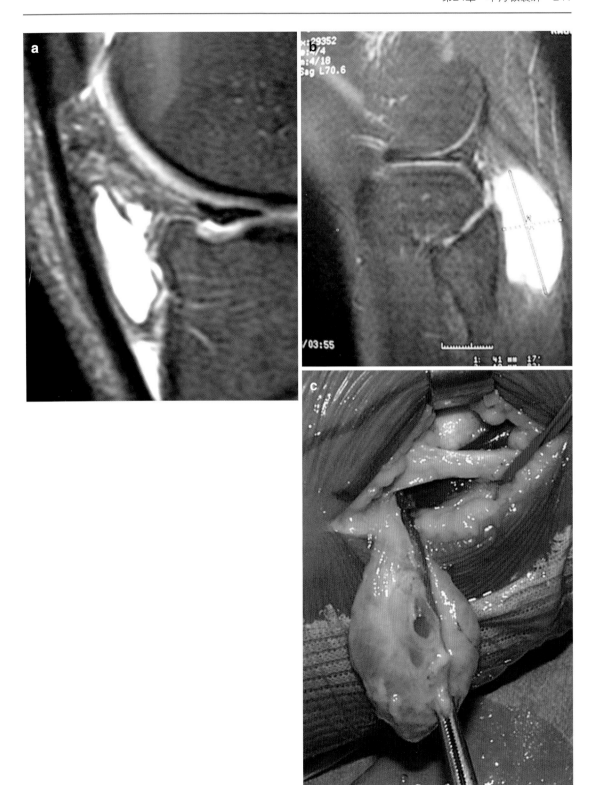

图24.7 半月板囊肿的不同诊断Hoffa韧带囊肿（a、b）、上胫腓关节囊肿及手术切除（b、c）及术前计划

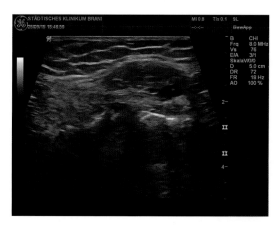

图24.8 超声检查显示位于内侧半月板的囊肿，行纵向注射

关。Hulet等回顾性研究了105例外侧半月板囊肿，报道中99%的患者中存在Ⅲ级半月板损伤[27]。Reagan[40]指出在一些特定的患者中外侧半月板囊肿的发展是阶段性的，一个完全性半月板损伤取决于发展的阶段[48]。在不同的半月板损伤类型中，最主要的类型是水平撕裂，就像自己劈开一样[11,25,39,44]（图24.9）。

Glasgow报道72例半月板撕裂，描述30例简单的水平劈裂、23例斜行水平状裂和4例盘状半月板[25]。Hulet等发现水平撕裂在这些比例中占到64%（56%水平撕裂和10%的完全损伤）[27]。这些损伤的大多数是放射状撕裂（44%）。水平撕裂是导致形成外侧囊肿最常见的撕裂形式。在21%的病例中，半月板囊肿位于半月板体部并向前角延伸。至于内侧半月板，Saidi[52]报道5例。在这5例中，所有半月板撕裂来源于后侧部分。在一项MRI的回顾性研究中，Campbell和Mitchell发现内侧半月板囊肿占到大多数（n=72）[9]。在这项报道中，半月板的水平撕裂占到90%，并且内侧半

月板囊肿的位置紧邻后角，占到74%（图24.10）。

由于这个原因，使用关节镜技术去治疗半月板疾病、清理或切除囊肿。在半月板损伤的治疗中有不同的方法。

计划接受手术的患者需首先做MRI检查以明确半月板损伤囊肿的位置以及囊肿的大小。关节内的病变需与囊肿结合起来治疗。

半月板水平撕裂需要部分或次全切，内部可见黏液样退变（黄色物质）[14]（图24.11）。另外，水平撕裂延伸到半月板滑膜接合部的需要接受垂直缝合以关闭裂口（图24.12）。然而，没有临床数据证明这一新的理念。

有以下几种不同的关节镜技术[26,29]。

首先使用标准的关节镜入路。有时需下内或下外入路以提供更好的内侧或外侧视野[18]。脊椎穿刺针经皮下到囊肿有助于辨认囊肿和半月板之间的凹陷区域（图24.13）。半月板穿刺针可以进入囊肿内以扩大囊肿的窦道。这样，囊肿的液体可以被引流到关节。另外，使用小型的刨削器

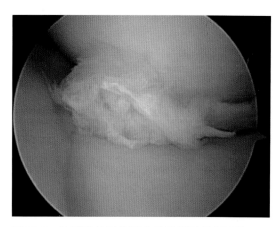

图24.9 外侧半月板撕裂合并外侧半月板囊肿

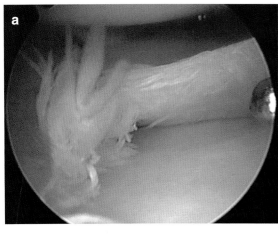
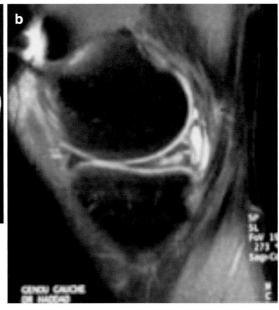

图24.10 内侧半月板囊肿在关节镜下的表现（C Philippe Beaufils个人收藏）（a、b）

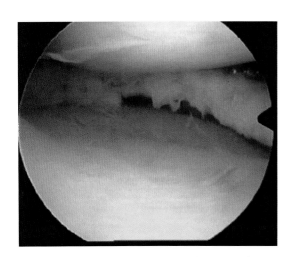

图24.11 半月板水平撕裂需要行半月板部分或全切术，显示黏液样退变（黄色部分）

进入囊肿，有助于减少囊肿的压力、炎性刺激和瘢痕的形成[33]。

近期有一种关节镜技术用来治疗外侧半月板周围囊肿，是通过使用高位内侧入路实现的。此入路位于髌上囊的近端，股四头肌肌腱内侧。

一些外科医生建议半月板部分切除后，缝合剩余部分的半月板，但这并不能作为常规方法。通过自然管道将囊肿内液体引流到关节腔证明有一定效果。当囊肿太大时可选择开放切除。

比较关节镜辅助下开放切除囊肿，与仅仅关节镜治疗周围型半月板囊肿，临床结果无差别。部分切除治疗半月板损伤效果差，与联合关节镜清理和开放手术术后80%的优良率相比，其仅在50%的患者中表现为优良。

特别关注的是有多个腔隙的囊肿，只有开放手术才能达到完全减压（图24.16）。

当临床怀疑为有症状的外侧半月板囊肿时，首先应考虑外科治疗（图24.14）。

MRI是诊断半月板撕裂进行的检查，如果临床上怀疑半月板囊肿，MRI是必要的检查。MRI是诊断的标准，能够精确指示出外侧半月板的撕裂（大小、位置、半月板关节面的延伸度与囊肿的联系）和囊肿。

如果撕裂比较清楚，已到达关节，使用关节镜去明确半月板撕裂情况（图24.15）。

如果是小撕裂，行囊肿成形术（经常使用开放技术），然后用缝线修复残留的半月板组织。如果是严重的复合撕裂，则行关节镜下部分半月板成形术及半月板囊肿减压术。

如果撕裂不进入关节，用关节镜反复检查撕裂半月板的上下两面，然后再行开放的半月板成形术及由外向内缝合。

根据撕裂的位置，通过关节镜行半月板前角囊肿减压。对于所有病例，要尽可能保留多的半月板以保护膝关节的生物力学特征。半月板撕裂通常是原发性损伤和半月板骨胶原的超微结构退变的结果。

24.6　结果

最近的许多研究指出，内侧半月板囊肿治疗的优良率是80%[22,25,27,39,40,43,45,48]。在外侧半月板也有同样的结果，清楚地表明愈合功能与半月板损伤有关，与囊肿无关[5]。外侧半月板囊肿患者行关节镜切除术后随访5年[27]，再次复发率为10.5%（11例患者），作者指出77%的患者回归到以前的活动水平，16%的患者低于以前的水平。104例患者中有91例患者再次接受关节镜手术，14例患者进行开放手术。

Biedert得到更让人鼓舞的治疗[7]。在一个随机的临床试验中，40例内侧半月板后内侧部分损伤患者接受手术治疗，平均31岁，他们均为水平撕裂，Ⅱ级损伤。

同一外科医生进行4种治疗方法：保守治疗（75%接近正常或在最终的评估中属

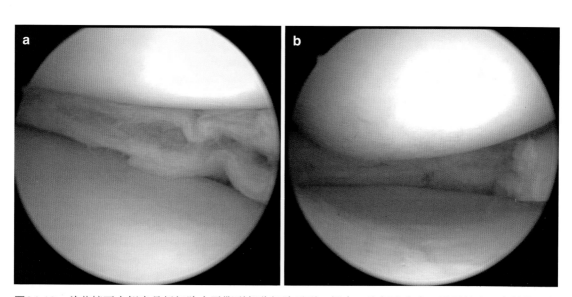

图24.12　关节镜下内侧半月板切除水平撕裂部分切除后裂口闭合。为促进愈合，需要植入一个纤维蛋白凝块（a、b）

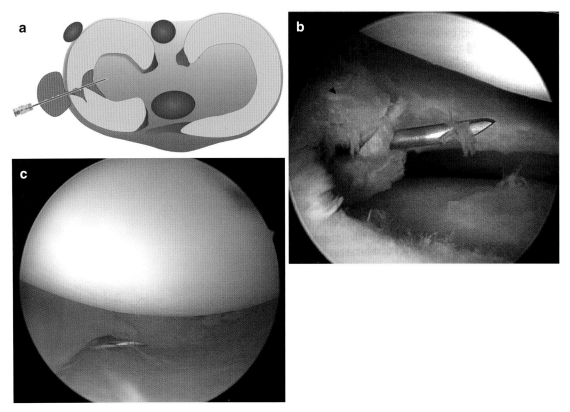

图24.13 脊髓穿刺针经皮通过囊性肿块可能有助于确定囊肿和半月板凹陷区

图24.14 当临床怀疑为有症状的外侧半月板囊肿时，临床外科治疗模式图

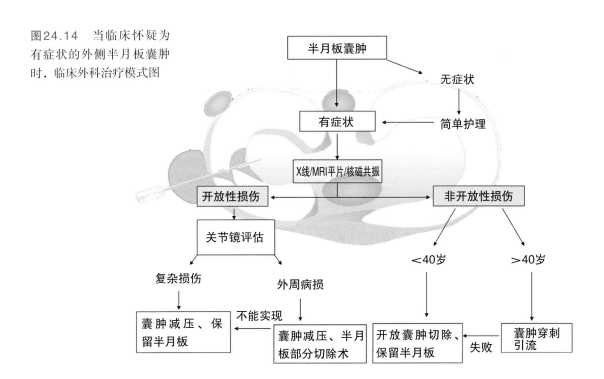

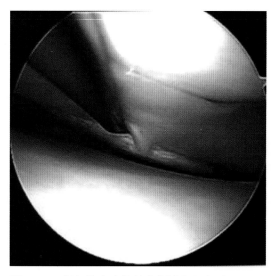

图24.15　仔细检查半月板内侧缘和上表面

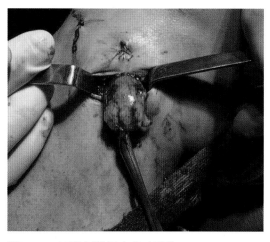

图24.16　开放切除巨大多叶囊肿

于正常），通过使用关节镜缝合（90%达到正常或最终评估中属于正常），关节镜下微创中心（43%达到正常），缝合加关节镜部分切除（100%达到正常）。

半月板囊肿的复发率为9.5%～15.6%[39,48]。半月板切除不足可引起早期关节镜翻修，相反，晚期关节镜翻修是由于进行性的半月板退变。翻修手术对于最后的结果几乎无影响。5年的随访，骨关节炎的发生率是9%。半月板切除术看来与骨关节炎的发生有直接的关系。98例患者的10年随访率显示更高的骨关节炎发生率（38%）。关节镜下缝合是一种替代半月板切除术的有效方法，可阻止膝关节炎的发生。用这种方法治疗的患者病例及随访时间仍显不足。

总结

半月板囊肿的发生率低，是一种特殊的半月板疾病。当临床上怀疑有半月板囊肿并出现症状时，MRI检查可进一步发现半月板的撕裂，无症状的半月板囊肿可保守治疗。治疗方案基于在关节镜手术中仔细检查。在所有病例，必须保留半月板组织，这是一个原则，尽量保留半月板。从外侧或内侧半月板切除术的长期随访结果看，试图保留半月板是有道理的。最后，有一个重要问题，半月板黏液退变，其功能是否正常，还是会由于剪切应力的集中而逐渐丧失功能。然而，半月板在一定程度上有功能，仍然较无半月板要好。

参考文献

[1] Al-Khateeb H, Ruiz A (2006) Lateral meniscal cyst producing lesion of the tibial plateau and literature review. Int J Surg. doi:10.1016/j.ijsu.2006.05.004

[2] Amin M, Torreggiani W, Sparkes J (2008) Infrapatellar ganglion that developed from infrapatellar fat and had minimal intraarticular extension. Knee Surg Sports Traumatol Arthrosc 16:179–181

[3] Anderson JJ, Connor GF, Helms CA (2010) New observations on meniscal cysts. Skeletal Radiol 39:1187–1191

[4] Barrie HJ (1979) The pathogenesis and significance of meniscal cysts. J Bone Joint Surg Br 61-B:184–189

[5] Beaufils P, Hardy P, Clavert P, Djian P, Frank A, Hulet C, Potel JF, Verdonk R, et al, SFA (2006) Adult lateral meniscus. Rev chir Orthop Reparatrice Appar Mot 92:2S169–2S194

[6] Bhatti A, Iqbal MJ (2006) Pericruciate intra-articular lateral meniscal cyst without meniscal tear. Knee Surg Sports Traumatol Arthrosc 14:869–871

[7] Biedert RM (2000) Treatment of intrasubstance meniscal lesions: a randomized prospective study of four different methods. Knee Surg Sports Traumatol Arthrosc 8:104–108

[8] Campbell WC, Mitchell JI (1929) Semilunar cartilage cysts. Am J Surg 6:330–336

[9] Campbell SE, Sanders TG, Morrison WB (2001) MR imaging of meniscal cysts: incidence, location, and clinical significance. AJR Am J Roentgenol 177:409–413

[10] Chambat P, Neyret P, et al, SFA (1996) Méniscectomies sous arthroscopie à plus de 10 ans sur un genou stable sans antécédents chirurgicaux. Ann Soc Française Arthrosc 6:93–153

[11] Chassaing V, Parier J, Artigala P (1985) L'arthroscopie opératoire dans le traitement du kyste du ménisque externe. J Med Lyon 66:449–453

[12] Chen H (2015) Diagnosis and treatment of a lateral meniscal cyst with musculoskeletal ultrasound. Case Rep Orthop. 2015:432187 dx. doi.org/10.1155/2015/432187

[13] Couture JF, Al-Juhani W, Forsythe ME, Lenczner E, Marien R, Burman M (2012) Joint line fullness and meniscal pathology. Sports Health 4:47–50

[14] Cowden CH, Barber FA (2014) Meniscal cysts: treatment options and algorithm. J Knee Surg 27:105–111

[15] Crowell MS, Westrick RB, Fogarty BT (2013) Cysts of the lateral meniscus. Int J Sports Phys Ther 8:340–348

[16] De Maeseneer M, Shahabpour M, Vanderdood K, Machiels F, De Ridder F, Osteaux M (2001) MR imaging of meniscal cysts: evaluation of location and extension using a three-layer approach. Eur J Radiol 39:117–124

[17] De Smet AA, Graf BK, del Rio AM (2011) Association of parameniscal cysts with underlying meniscal tears as identified on MRI and arthroscopy. AJR Am J Roentgenol 196:W180–W186

[18] Dougados M, Ayral X, Listrat V, Gueuguen A, Bahuaud J (1994) The SFA system for assessing articular cartilage lesions at arthroscopy of the knee. Arthroscopy 10:69

[19] Durante JA (2009) Ganglion cyst on the posterior cruciate ligament: a case report. JCCA J Can Chiropr Assoc 53:334–338

[20] England E, Wissman RD, Mehta K, Burch M, Kaiser A, Li T (2015) Cysts of the anterior horn lateral meniscus and the ACL: is there a relationship? Skeletal Radiol 44:369–373

[21] Ferrer-Roca O, Vilalta C (1980) Lesions of the meniscus. Part II: Horizontal cleavages and lateral cysts. Clin Orthop Relat Res 146:301–307

[22] Flynn M, Kelly JP (1976) Local excision of cyst of lateral meniscus of knee without recurrence. J Bone Joint Surg Br 58:88–89

[23] Friedl W, Glaser F (1991) Dynamic sonography in the diagnosis of ligament and meniscal injuries of the knee. Arch Orthop Trauma Surg 110:132–138

[24] Fukuda A, Kato K, Sudo A, Uchida A (2010) Ganglion cyst arising from the posterolateral capsule of the knee. J Orthop Sci 15:261–264

[25] Glasgow MMS, Allen PW, Blakeway C (1993) Arthroscopic treatment of cysts of the lateral meniscus. J Bone Joint Surg Br 75:299–302

[26] Haklar U, Ayhan E, Ustundag S, Canbora K (2014) A new arthroscopic technique for lateral parameniscal cyst decompression. Knee 21:126–128

[27] Hulet C, Souquet D, Alexandre P, Locker B, Beguin J, Vielpeau C (2004) Arthroscopic treatment of 105 lateral meniscal cysts with 5-year average follow-up. Arthroscopy 20:831–836

[28] Hulet C, Menetrey J, Vargas R, Javois C, Charrois O, Beaufils P, Hardy P, Wajsfisz A, Servien E, Acquitter Y, Djian P, Chambat P, Seil R, and the French Arthroscopic Society (SFA) (2015) Clinical and radiographic results of 89 arthroscopic lateral meniscectomies in stable knees with a minimum follow up of 20 years. Knee Surg Sports Traumatol Arthrosc 23:225–231

[29] Imamura H, Kimura M, Kamimura T, Momohara S (2014) An arthroscopic check valve release improves knee intrameniscal cyst symptoms in adolescent: a case report. Orthop Traumatol Surg Res 100:239–241

[30] Jowett AJ, Johnston JF, Gaillard F, Anderson SE (2008) Lateral meniscal cyst causing common peroneal palsy. Skeletal Radiol 37:351–355

[31] Kim JR, Kim BG, Kim JW, Lee JH, Kim JH (2013) Traumatic and non-traumatic isolated horizontal meniscal tears of the knee in patients less than 40 years of age. Eur J Orthop Surg Traumatol 23:589–593

[32] Krudwig WK, Schulte K-K, Heinemann C (2004) Intra-articular ganglion cysts of the knee joint: a report of 85 cases and review of the literature. Knee Surg Sports Traumatol Arthrosc 12:123–129

[33] Kumar NS, Jakoi AM, Swanson CE, Tom JA (2014) Is formal decompression necessary for parameniscal cysts associated with meniscal tears? Knee 21:501–503

[34] Lantz B, Singer KM (1990) Meniscal cysts. Clin Sports Med 9:707–725

[35] Lee W, Kim HS, Kim SJ, Kim HH, Chung JW, Kang HS, Hong SH, Choi JY (2004) CT arthrography and virtual arthroscopy in the diagnosis of the anterior cruciate ligament and meniscal abnormalities of the knee joint. Korean J Radiol 5:47–54

[36] Locker B, Hulet C, Vielpeau C (1992) Les lésions méniscales traumatiques. Encycl Med Chir Appareil locomoteur. Fasc 14084:A 10, Exp Sci Fr

[37] Lunhao B, Yu S, Jiashi W (2011) Diagnosis and treatment of ganglion cysts of the cruciate ligaments. Arch Orthop Trauma Surg 131:1053–1057

[38] MacMahon J, Brennan D, Duke D, Forde S, Eustace S (2007) Ultrasound-guided percutaneous drainage of meniscal cysts: preliminary clinical experience. Clin Radiol 62:683–687

[39] Maffuli N, Petricciulo F, Pintore E (1991) Lateral meniscal cyst: arthroscopic management. Med Sci Sports Exerc 23:779–782

[40] Mills CA, Henderson IJ (1993) Cysts of the medial

meniscus. Arthroscopic diagnosis and management. J Bone Joint Surg Br 75:293–298

[41] Morgan-Jones R, Watson AS, Cross MJ, Saldanha JD (2001) The meniscal "pseudocyst." A clinical sign of a torn meniscus. Am J Sports Med 29:543–544

[42] Pandya NK, Huffman GR (2009) Intra-articular ganglion cyst of the knee originating from the transverse meniscal ligament. Curr Orthop Pract 20:470–472

[43] Parisien JS (1990) Arthroscopic treatment of cysts of the menisci. Clin Orthop 257:154–158

[44] Passler JM, Hofer HP, Peicha G, Wildburger R (1993) Arthroscopic treatment of the meniscal cysts. J Bone Joint Surg Br 75:303–304

[45] Pedowitz RA, Feagin JA, Rajagopalan S (1996) A surgical algorithm for treatment of cystic degeneration of the meniscus. Arthroscopy 12:209–216

[46] Pisani AJ (1947) Pathognomonic sign for cyst of the knee cartilage. Arch Surg 54:188–190

[47] Raine GET, Gonet LCL (1972) Cysts of the menisci of the knee. Postgrad Med J 48:49–51

[48] Reagan WD, McConkey JP, Loomer RL, Davidson RG (1989) Cysts of the lateral meniscus: arthroscopy versus arthroscopy plus open cystectomy. Arthroscopy 5:274–281

[49] Rutten MJ, Collins JM, van Kampen A, Jager GJ (1998) Meniscal cysts: detection with high resolution sonography. Am J Roentgenol 171:491–496

[50] Ryu RKN, Ting AJ (1993) Arthroscopic treatment of meniscal cysts. Arthroscopy 9:591–595

[51] Saidi H, Ayach A, Fikry T, Oudeh K, Katabi M (2007) Intraarticular medial meniscal cyst: a report of five cases. J Trauma Sports 24:139–142

[52] Sarimo J, Rainio P, Rantanen J, Orava S (2002) Comparison of two procedures for meniscal cysts. A report of 35 patients with a mean follow-up of 33 months. Am J Sports Med 30:704–707

[53] Seymour R, Lloyd DC (1998) Sonographic appearances of meniscal cysts. J Clin Ultrasound 26:15–20

[54] Śmigielski R, Becker R, Zdanowicz U, Ciszek B (2015) Medial meniscus anatomy-from basic science to treatment. Knee Surg Sports Traumatol Arthrosc 23:8–14

[55] Sorrentino F, Iovane A, Nicosia A, Vaccari A, Candela F, Cimino PG, Midiri M (2007). High-resolution ultrasonography (HRUS) of the meniscal cyst of the knee: our experience. Radiol Med.; 112(5):732–9

[56] Steinbach LS, Stevens KJ (2013) Imaging of cysts and bursae about the knee. Radiol Clin North Am 51:433–454

[57] Stoller DW, Martin C, Crues JV 3rd, Kaplan L, Mink JH (1987) Meniscal tears: pathologic correlation with MR imaging. Radiology 163:731–735

[58] Thompson SM, Cross TM, Cross MJ, Wood DG (2015). Medial meniscal cyst as a cause of painful erosion of the tibial plateau. Knee Surg Sports Traumatol Arthrosc. DOI 10.1007/s00167-015-3596-6

[59] Tschirch FT, Schmid R, Pfirmann CW, Romero J, Hodler J, Zanetti M (2003) Prevalence and size of meniscal cysts, ganglionic cysts, synovial cysts of popliteal space, fluid-filled bursae and other fluid collections in asymptomatic knees on MR imaging. Am J Roentgenol 180:1431–1436

[60] Tyson LL, Daughters TC Jr, Ryu RKN, Crues JV III (1995) MRI appearance of meniscal cysts. Skeletal Radiol 24:421–424

[61] Wang Y, Wluka AE, Pelletier JP, Martel-Pelletier J, Abram F, Ding C, Cicuttini FM (2010). Meniscal extrusion predicts increases in subchondral bone marrow lesions and bone cysts and expansion of subchondral bone in osteoarthritic knees. Rheumatology (Oxford). 49(5):997–1004

[62] Wu CC, Hsu YC, Chiu YC, Chang YC, Lee CH, Shen HC, Huang GS (2013) Parameniscal cyst formation in the knee is associated with meniscal tear size: an MRI study. Knee 20:556–561

[63] Zantop T, Rusch A, Hassenpflug J, Petersen W (2003) Intra-articular ganglion cysts of the cruciate ligaments: case report and review of the literature. Arch Orthop Trauma Surg 123:195–198

第25章　盘状半月板和儿童半月板成形

25

Jin Hwan Ahn, Sang Hak Lee, Rainer Siebold,
Lior Laver

目录

L. de Girolamo • M. Viganò
Orthopaedic Biotechnology Laboratory ,
IRCCS Galeazzi Orthopaedic Institute ,
Via R. Galeazzi 4 , Milan 20161 , Italy
e-mail: laura.degirolamo@grupposandonato.it
G. Filardo (⊠) • S. Zaffagnini
II Orthopaedic and Traumatologic Clinic –
Biomechanics and Technology Innovation
Laboratory – Nano-Biotechnology Laboratory ,
Rizzoli Orthopaedic Institute , Via Di Barbiano, 1/10 ,
Bologna 40136 , Italy
e-mail: g.fi lardo@biomec.ior.it

25.1　前言

盘状半月板相对少见，多数为外侧半月板先天异常，仍是半月板最常见的先天的解剖变异。1889年，Young首先报道，在普通人群中盘状半月板的发生率为5%[1]，在其他文献中发生率为0.4%～16.6%[2-4]，在亚洲人群中发病率更高[3-9]。大多数盘状半月板位于外侧，也有文献零星报道了内侧盘状半月板[5,8,10]。双膝外侧盘状半月板（DLM）的发生率高达20%，然后，真正的双膝外侧盘状半月板的发生率被严重低估，这是因为双侧膝在大多数患者中无症状。近些年，通过MRI和关节镜研究，发现双膝外侧盘状半月板的发生率为65%～90%[11,12]。

从历史上看，盘状半月板发病机制为，胚胎时期的发育停滞导致的半月板中心不完全重吸收，这种先天性变异的理念正在被接受。

Watanabe等在1969年描述通常使用的分型，基于关节镜检查有3种类型[13]：Ⅰ型多数情况下最为常见，是一个完全的盘状半月板，完全覆盖胫骨平台，边缘完整；Ⅱ型为不完全盘状半月板，覆盖胫骨平台一部分，边缘完整；Ⅲ型最少见，是一种不稳定的盘状半月板，也称作Wrisbery韧带类型，正常的后侧缺失，仅仅由Wrisbery韧带提供股骨支撑，提供后侧稳定，半月板活动度大，经常有临床症状，需手术治疗。不稳定的双膝外侧盘状半月板（DLM）通常有症状，需手术治疗。一般情况下，盘状半月板边缘附着处结构正常，临床无症状，在许多孩子中是这种情况，不需要治疗[10,14,15]。然而由于组织的变异性和膝关节高剪切力下的异常运动，盘状半月板发生撕裂的风险在提高。在儿童时期就出现临床症状。患者有轻度的隐约的外侧关节间隙疼痛和肿胀，在压迫和无压迫时均有。撕裂移位时或出现不稳定移位时伴有交锁征。在触诊或听诊时可闻及咔嚓、弹响和啪的声音，甚至伸直位出现肿块。

X线片作为评估必不可少，提示外侧间隙的扩大，外侧股骨髁平坦，胫骨平台的凹陷，半月板钙化，胫骨髁间棘发育不全。也有报道合并有外侧股骨髁分离性骨软骨炎[16,17]，应当进行检查。MRI不仅有助于诊断，也有助于进行术前计划和决策。显示为在3个或更多的连续5mm的切面上，外侧半月板前后角不正常的连续性（领结征缺失）。可见到半月板实质内的撕裂或者移位的撕裂瓣。然而，不稳定的Ⅲ型变异很难显示出来[16,18]，在有症状的病例中，建议手术[9]。目的是消除症状，保留半月板组织，从而获得良好的功能，避免早期的退变[19]。

在过去，半月板全切术用于治疗盘状半月板是被广泛应用的[20,21]。然而，最近报道，关节镜下碟形成形术有许多优点[22]。尽管半月板全切术不再被认为是合适的治疗方案，但当保留半月板不可行时这仍然不失为一种选择。目前的证据显示半月板全切术后，其长期的症状结果较差。X线片随访显示关节退变、所累及间室的关节炎发生率高。这些患者需在早期症状出现时密切随访，行半月板移植是一种好的选择。

目前，临床指南是基于半月板变异的类型、稳定性、有无先天撕裂、撕裂的类型、症状的严重程度和持续时间及患者的年龄。治疗原则包括观察、部分半月板成形术或碟状成形、修复或不修复不稳定半月板的周缘和半月板全切术。无症状盘状半月板通常在偶然情况下被发现（在X线片或者MRI检查），通常单独作为观察对象。有症状的稳定的盘状半月板（Ⅰ型或者Ⅱ型）通常在关节镜下行碟状成形术[23-28]。其目的是保留类似正常半月板的边缘（理想的残留边缘为6～8mm），从而更接近再现半月板的解剖功能，避免再次撕裂。如果行碟状成形术后，有明显的不稳定，需手术将不稳定的边缘缝合到关节囊上。Ⅲ型DLM通常有不稳定的边缘，需联合碟状成形术和并将已成形的半月板边缘缝合到关节囊上以获得稳定。解决这种变异需要多种缝合。因它们们具有高度的不稳定性，需要使用各种半月板修复技术，比如由内向外技术、由外向内技术和全内技术，技术的选择是基于修复的位置、撕裂的类型和医生的操作熟练程度。在前角损伤时更易用由外向内技术。

本章节提出一种简单高效的MRI诊断分类，并给出DLM撕裂或不稳的治疗方案和修复技术。

25.2 MRI分级

已有许多基于关节镜下DLM分型的报道，根据这些分型制定的治疗指南[29-31]。根据关节镜发现的撕裂类型包括水平撕裂、外周撕裂、水平和外周撕裂、后外侧角缺失和其他。尽管最终的判断是在关节镜手术时，但MRI分型仍能够给医生提供更详细的信息。MRI的分类可以帮助外科医生预测外周撕裂的发生和不稳定程度以及在术前拟定治疗方法[32]。然而。只有MRI分型还是不够的，还需要细致地询问病史，物理检查也很重要。

最新的MRI分级是2009年公布的，其构成包括4个分类：无移位、前中心移位、后中心移位和中心移位。在无移位类型中，盘状半月板的边缘部分没有从关节囊上分离，整个半月板无移位（图25.1）。即使在矢状位盘状半月板前、后角的厚度不一，半月板有移位，但如果半月板周缘没有从关节囊上分离，则仍归为无移位型。在前中心移位型中，后角的边缘部分从关节囊上分离，半月板向前或前中心脱位，在这种类型中，矢状位中可看到增厚的前角（图25.2）。前中心脱位因此被定义：在冠状位上连续2个层面出现后角的缺失，在矢状面上出现2倍的增加。在后中心移位型中，前角的边缘从关节囊上分离，半月板向后或者向后中心脱位，在这种类型中，

在矢状位上后角增厚（图25.3），因此后中心脱位是这样定义的：在冠状位上连续2个层面出现前角的缺失，在矢状面上出现2倍的增加。在中心脱位的类型中，后外侧部分的边缘破损或者丢失，整个半月板向髁间切迹脱位（图25.4），中心脱位是这样定义的：如果有中心脱位合并边缘部分信号的丢失，就可以确定中心脱位。

在一个82例膝的研究中，使用最新的MRI分型，43例膝诊断为无移位型，6例前中心脱位，15例后中心脱位，12例为中心型移位[32]。移位的病例中有明显的边缘撕裂，后移位的类型中（53%）进行修复手术，超过了无移位型（28%）（图25.5）。在82例膝中，有31例在中心部分成形同时进行半月板修复。因此，最新的MRI分型有助于在关节镜手术前制订术前计划，即同时行碟状成形术和不稳定边缘的缝合。然而，仅有MRI分型不够，还需考虑到以下方面：一个双膝外侧盘状半月板合并边缘撕裂，如果在进行MRI时已经复位，则MRI会显示无移位。因此，临床症状结合影像分析非常重要。如果DCM伴有较大的弹响声，要考虑有边缘撕裂，需进行仔细的关节镜检查。另外，DCM经常伴有水平撕裂和半月板内部撕裂，不容易在关节镜下识别。这种情况经常被忽略，特别是未考虑这方面的撕裂或者没有进行彻底的关节镜检查。MRI对于水平撕裂的诊断可提供有价值的信息，而这在关节镜下是不能被发现的。仔细的关节镜评估非常有必要，这是因为这些撕裂通常都与DLM相关联。同样，边缘处的纵向撕裂常起自胴肌腱裂孔，向前角及后侧延伸。完全性

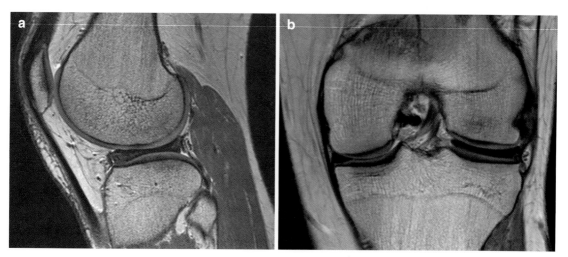

图25.1　冠状位（a）和矢状位（b）显示外侧盘状半月板仅有退变而无移位

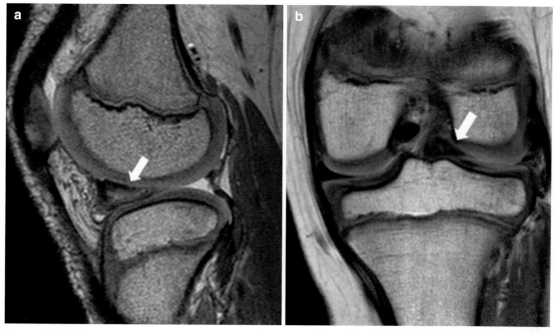

图25.2　冠状位（a）和矢状位（b）显示外侧盘状半月板前移位（箭头）。由于半月板前移位所以后角出现缺失

DLM移位到髁间窝，膝关节屈伸时伴有咔嚓响，可以很易复位到原位，这是属于早期的边缘撕裂的阶段。然而在后期，移位的DLM可以固定在髁间窝，会被重新定义为移位型半月板。在这种情况下，体格检查时会出现明显的膝关节活动受限，特别出现屈曲挛缩，在综合考虑所有因素后，最新的MRI分型可以给医生提供更多的信息，从而选择合适的治疗方法，尽管最终决定由关节镜下彻底分析撕裂的类型而

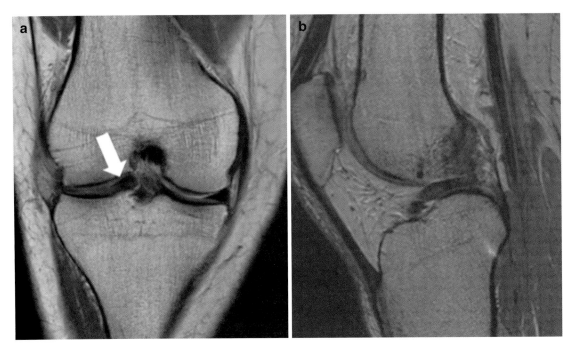

图25.3　冠状位（a）和矢状位（b）显示外侧盘状半月板后移位（箭头）。由于半月板后移位，所以前角出现缺失

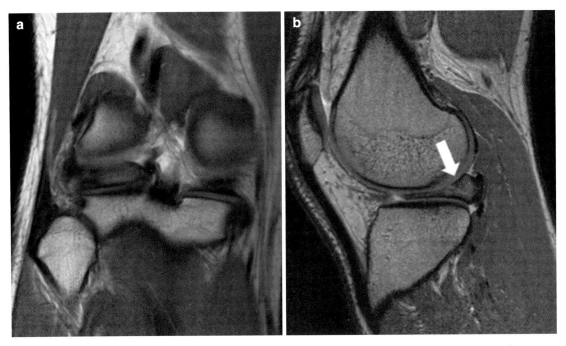

图25.4　冠状位（a）和矢状位（b）显示外侧盘状半月板退变（箭头），无前后移位，为中间移位型。

决定。

25.3 儿童外侧盘状半月板撕裂关节镜部分切除修复术

25.3.1 诊断性关节镜检查

标准的关节镜检查是在全麻下进行的，使用4.0mm镜头[33,34]。2.7mm镜头很少用，除非关节腔容积很小，不能使用标准的关节镜。使用标准的前外侧入路进行常规关节镜检查。为简单地评估并接近前外侧间室能进行一个更充分的检查，关节镜需前内入路置入，因为增厚的外侧盘状半月板组织会干扰最理想的视野。用探针仔细辨认盘状半月板类型及撕裂的形状以及评估边缘的稳定性[11,34,35]。在DLM，因为增厚的半月板组织，从标准的前方入路，通常很难辨认后角处边缘纵向撕裂。在前交叉韧带和外侧股骨髁间插入关节镜可以观察到外侧盘状半月板后角的边缘撕裂。70°的关节镜有更好的视野，同样，装换镜头经后侧入路也可使后角的边缘撕裂明确辨认。

25.3.2 部分中心半月板切除

部分中心半月板切除可通过一整片方式或者蚕食技术。部分中心半月板切除术是移除中心增厚的、不稳定的半月板组织，从而保留稳定的边缘多余6mm的半月板组织。在儿童中，行碟形成形术后，行内侧半月板的检查有助于判断保留边缘的尺寸（图25.6）。有时候因为边缘不稳定，半月板的形态不好辨认，在行中央部位半月板切除前可先缝合一针，使半月板复位（图25.7）。在前侧入路，使用眼科剪刀切除盘状半月板前侧和中间部分，半月板边缘保留6mm以上，通过前外侧入路使用关节镜剪和篮状钳，再沿同样边缘切除半月板后角（图25.8）。虹膜剪有助于去除盘状半月板前部或中间部分，并修剪增厚的部分。在整片取出盘状半月板的中间部分后，半月板内侧边缘用篮状钳或刨削器

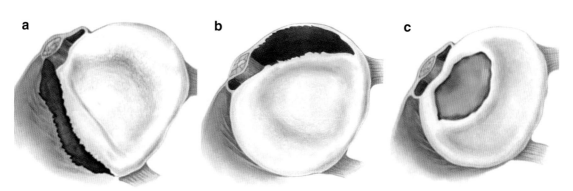

图25.5　关节镜检查下的3种盘状半月板损伤类型。半月板关节囊结合处，前角型：前角周围撕裂（a）；半月板关节囊结合处，后角型：后角周围撕裂（b）；后外侧角缺损型，图中显示外侧盘状半月板后外侧角缺失（c）

打磨平整。对于水平撕裂，下方的一层通常不稳定，需予以切除。一旦所需切除的半月板组织被移除后，残留内缘的厚度大于常规半月板部分成形术后，需用蓝钳或虹膜剪进行修整，以避免潜在的伸膝时交锁。为了移除前角下缘的瓣状撕裂，可通过半月板下入路使用蓝钳或刨刀去清理（图25.9）。

25.3.3　半月板边缘撕裂缝合修复

一旦半月板中心部分移除，必须仔细探查保留半月板的边缘部分以确保其稳定无其他撕裂，并且边缘均应稳定。在此时，当DLM的边缘撕裂可以用探钩复位后，应使用缝线去缝合，在一些病例，DLM的后外侧角缺损太多而不可能用探钩复位，此时应考虑次半月板全切术或者全切除术。通过使用缝合的针数来衡量撕裂实际范围，通常比较困难。尽管不是最理想，但这种措施可以对撕裂的大小提供一个粗略的估计，一般针距在3～4mm间。半月板撕裂缘使用刨刀新鲜化后，首选的缝合技术是使用可吸收线（0号PDS线，爱惜康）。为便于缝合从前角到后角的撕裂，可以应用缝合钩（Linvatec，Largo，FL），采用改良的由外向内技术进行缝合。选用直的缝合钩和预穿好0号线的腰椎穿刺针以便于带出PDS线[36]。这个技术使用一个后外侧小切口，更容易收回缝线并打结。为了缝合撕裂的后角，可使用改良的全内缝合技术，使用45°缝合钩，通过后外侧入路进行缝合。后外侧角丢失超过1cm，撕裂缘不能被修复，此时可考虑关节镜下次全切除。

25.3.4　用由外向内技术修复从前角到后外侧角的撕裂

改良的由外向内技术是使用腰椎穿

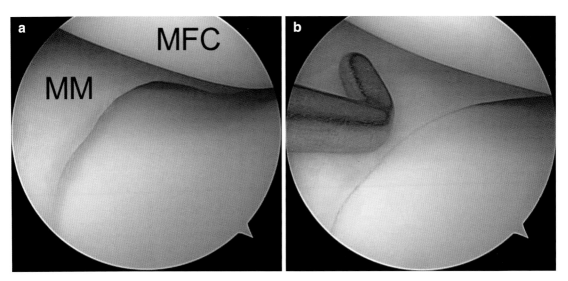

图25.6　关节镜下可使用探针测量内侧半月板的宽度。（MFC：股骨内侧髁；MM：内侧半月板）

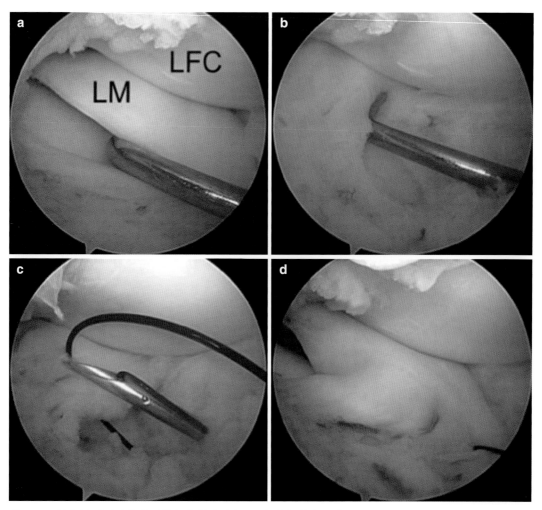

图25.7　关节镜下可见完全型外侧盘状半月板（a）外侧前角型撕裂（b），在进行中央部分切除前，先用缝线牵拉复位半月板，以显示半月板完整形态（c、d）（LFC：股骨外侧髁；LM：外侧半月板）

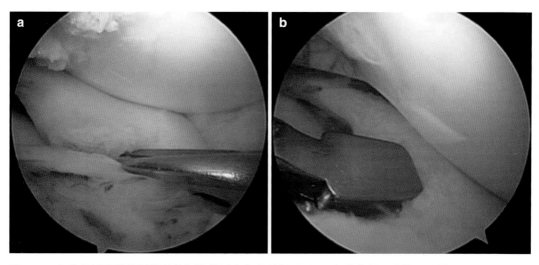

图25.8　自前外侧通道使用眼科剪切除外侧盘状半月板（a）；自前内侧入路植入蓝钳（b）

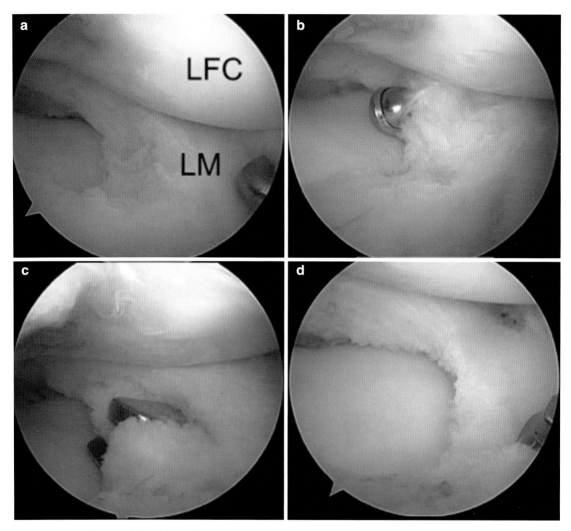

图25.9 去除半月板前角下缘的瓣状撕裂，可使用蓝钳或刨刀经半月板下方通道进入（LFC：股骨外侧髁；LM：外侧半月板）

刺针和缝合钩（Linvatec，TM，Largo，美国），缝合钩通常用于全内技术[37]。

首先，关节镜通过前内侧入路，半月形缝合钩从前外入路进入。首先调整缝合钩至垂直角度，从半月板下表面刺入缝合至上表面（图25.10），然后用0号PDS线穿入缝线钩进入关节。当缝合钩从关节退出后，用抓线器将缝线的末端外侧入路取出（图25.11）。

在关节镜下，用预置好2.0Maxon线环的腰椎穿刺针自撕裂半月板上表面穿出（图25.12、图25.13），调整线环方向使之在PDS线前方，通过Maxon线环牵引PDS线，使之从关节囊外侧牵出。同样，使用另外一个腰椎穿刺针，提前预置好Maxon线环，再次放入，自撕裂半月板下表面穿出，调整线环方向使之在PDS线前方，通过Maxon线环牵引PDS线，使之从关节囊外侧

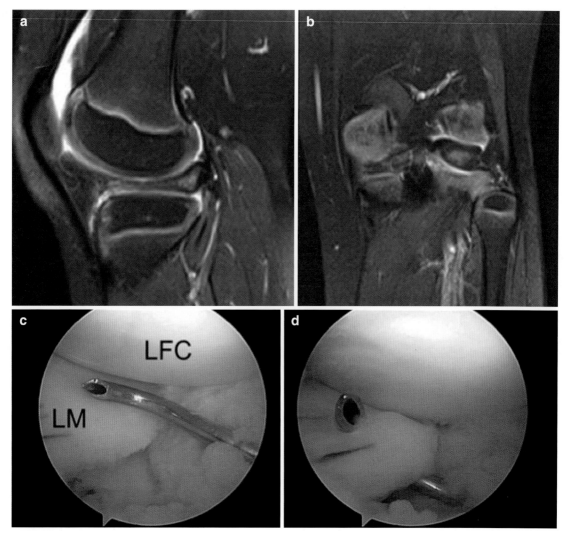

图25.10　8岁男孩膝关节核磁共振矢状位（a）冠状位（b）显示右膝外侧盘状半月板后中央型移位。关节镜下显示外侧盘状半月板前角型撕裂（c）。自前外侧入路置入缝合钩（d）（LFC：股骨外侧髁；LM：外侧半月板）

牵出PDS线贯穿半月板环行纤维，牵引PDS两端，使半月板复位（图25.14）。

　　在皮肤上做一个1～2cm的切口，位于PDS线两端附近，使用止血钳，分离这个区域到周围支持带水平。通过切口拉出PDS两个末端，确保之间无软组织嵌入，在支持带分离，复位半月板后，从前外侧入路插入探钩，保持合适张力打结固定，缝合完

毕后，半月板和关节囊之间的间隙将会闭合。

25.3.5　改良全内技术缝合半月板后角撕裂

　　在DLM，很难通过标准的前入路发现后角的纵向撕裂，这是因为增厚的半月板

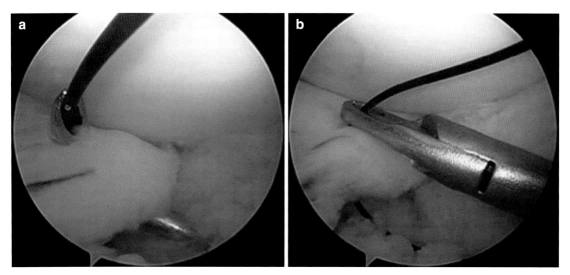

图25.11　穿过PDS缝线后（a）；使用抓线器自前外侧入路抓住缝线末端（b）

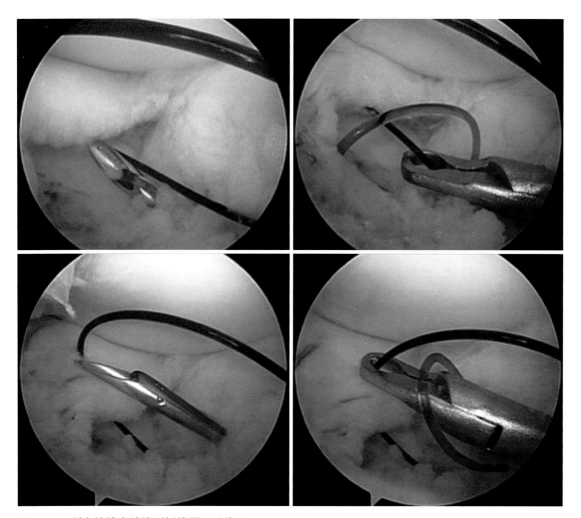

图25.12　所有缝线末端均用抓线器通过线环

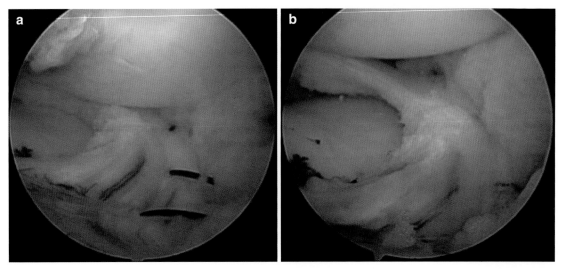

图25.13 牵拉PDS线，复位半月板，此时PDS线捆住了半月板的环行纤维（a）。使用3针垂直缝合，外侧半月板前角获得了解剖修复（b）

阻挡了理想的视野和对半月板的检查[36]，可以通过30° 关节镜在前交叉韧带和股骨外侧髁之间进入观察后外侧间室（图25.15）。一旦通过标准的关节镜诊断发现外侧半月板后外侧角的纵向撕裂，使用70° 的关节镜，会获得更好的视野（图25.16）。许多后外侧间室的重要结构比如外侧半月板后角撕裂（LMPH），后外侧关节囊、外侧髁均可通过30° 关节镜经穿髁间窝入路发现。保持膝关节于屈曲90°，可获得关节的最大空间，并避免神经血管损伤。运用光透照技术，将16号腰椎穿刺针进入后外侧角，建立后外侧通道。探针探查明确外侧半月板后角撕裂的范围、程度和撕裂边缘的形状。使用交换棒将关节镜交换到后外侧入路检查后外侧间室和后外侧角，还可以不同角度观察。

在许多解剖学定义的后外侧间室，通常不易进行器械的操作，采用全内缝合技术通过单一的后外侧入路进行后外侧撕裂的缝合可以脱离空间狭小的限制。我们的缝合技术允许有更自由的空间去使用缝合钩，这可仅通过单一的后外侧入路就可完成，不需要使用通道。这项技术可达到对后外侧间室非常好的观察，可做到对半月板后角的解剖缝合，有效打结固定，同时避免对残余的半月板残端和关节软骨的意外损伤，我们推荐使用这项技术缝合外侧半月板后角边缘的纵向撕裂。

自前内入路，经穿髁间窝入路插入70° 关节镜观察后外侧间室，刨刀或锉从后外侧入路进入用于清理撕裂部分残端。70° 镜头可达到更好的视野，在狭小空间内可不使用通道而直接用器械操作。撕裂残端新鲜化后，用45° 缝合钩带PDS线自后外侧入路进入，缝线从内侧撕裂缘的最中心部位穿过，贯穿上下表面（图25.17～图25.19）。在这个过程中，当缝合钩靠近髁

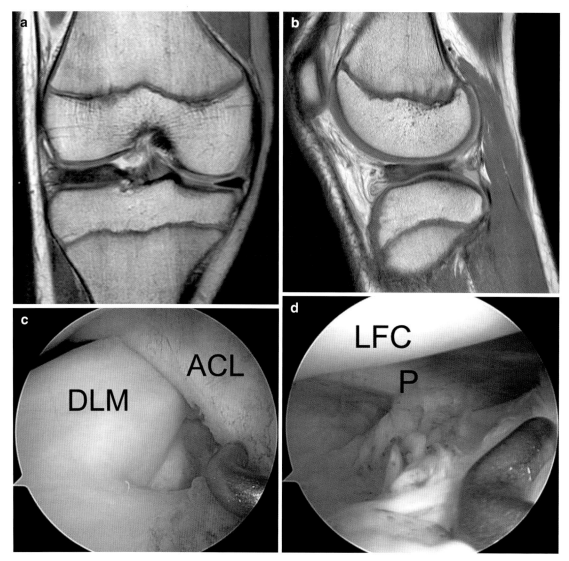

图25.14　7岁男孩膝关节核磁共振冠状位（a）矢状位（b）显示右膝外侧盘状半月板前—中央型移位。关节镜下可见外侧完全型盘状半月板，自半月板后角、腘肌腱处与关节囊结合部完全撕裂（c、d）（LFC：股骨外髁ACL前交叉韧带；DLM：外侧盘状半月板；P：腘肌腱）

时，注意不要损伤股骨髁软骨，用抓线器通过后外侧入路拉出0号PDS线的两个末端。位于半月板上端的缝线用直钳夹住，下端单独放在一边。用预植入2.0 Maxon线的缝合钩从后外侧入路进入，在半月板滑膜缘也行贯穿上下表面的垂直缝合，用抓线器自后外侧入路同时拉出Maxon线的两端，同样Maxon缝线的上端用直钳夹住标记。将位于半月板下方的PDS线的和Maxon线同时用抓线器拉出，以免其中夹杂有软组织。接着，将这两根线在一起打结，然后拉用直钳夹住的Maxon线，这样PDS线就

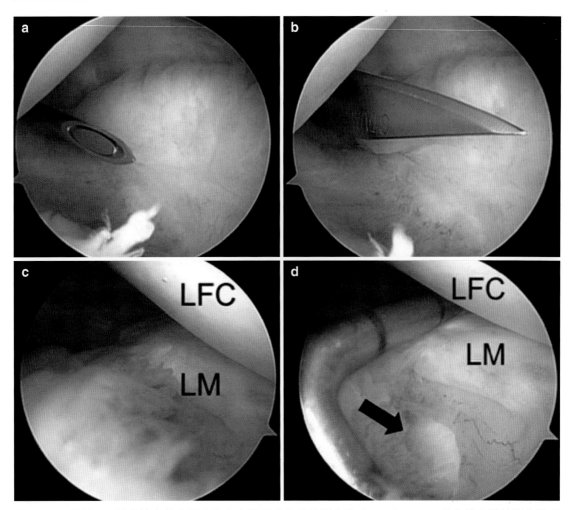

图25.15　使用30°关节镜自前内侧入路在直视下建立后外侧入路（a、b）。30°关节镜自后外侧入路观察显示外侧半月板后角的纵向撕裂（c、d）（LFC：股骨外髁；LM：外侧半月板）

可以通过撕裂半月板的两端。使用抓线器将PDS线两端同时自后外侧入路拉出，在外侧打SMC滑结并拉入关节腔，使用推结器收紧缝线。通常有2~3针足够缝合LMPH纵向撕裂。

25.3.6　术后关注

术后康复方案类似于ACL重建后的方案。膝关节完全伸直位固定2周，患侧膝逐渐增大活动范围，最初在铰链支具下活

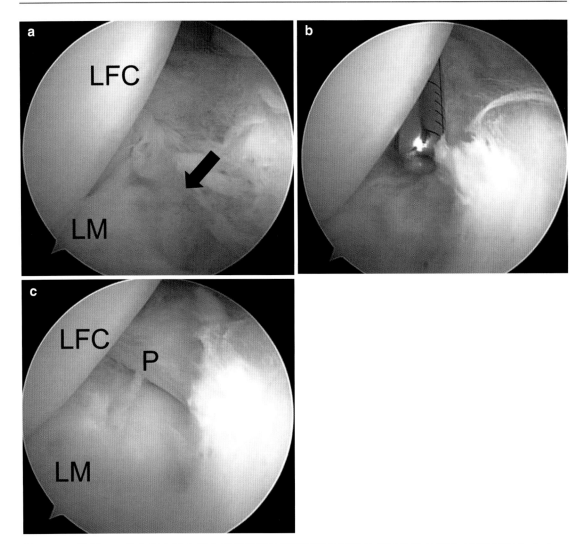

图25.16 使用70°关节镜自前内侧入路观察后外侧室可见外侧半月板后角纵向撕裂（箭头所示）（a）。不使用通道辅助，自后外侧入路置入刨刀清理撕裂半月板边缘（b、c）（LFC：股骨外髁；LM：外侧半月板；P：腘肌腱）

动，在4周达到屈膝90°或6周、8周内屈膝蹲起，超过120°是危险动作，可能会引起再手术。患者在6周内限制运动，包括跳、劈腿、旋转。在术后4周内全程挂拐以保护修复组织免于负重，术后6周可以进行全负重。

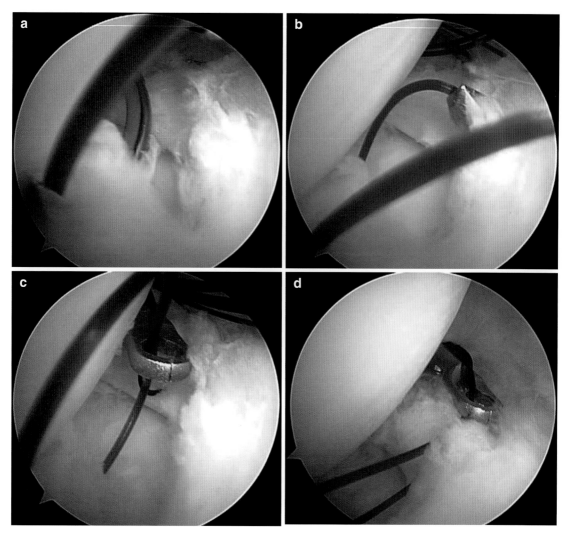

图25.17 70° 关节镜显示使用缝合钩自撕裂的下表面垂直缝合至上表面（a）。穿过PDS缝线（b）使用抓线器自后外侧入路同时牵出PDS线的两端（c、d）

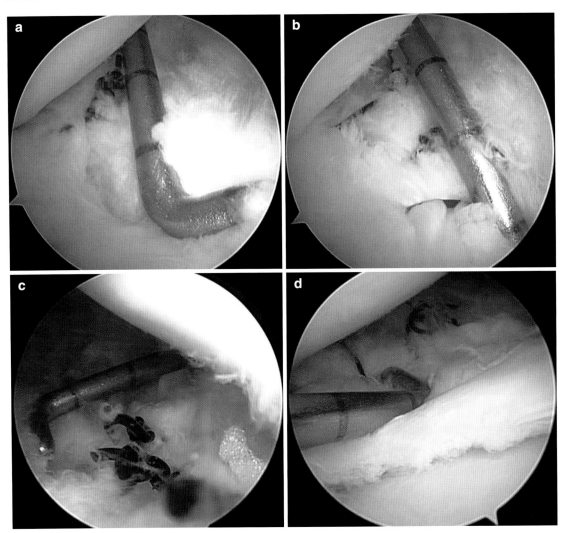

图25.18 70°关节镜下显示外侧半月板后角纵行撕裂行垂直缝合（a）。用同样的方法继续缝合2针（b）。30°关节镜自后外侧入路（c）。前外侧入路观察外侧盘状半月板后角撕裂经3针垂直缝合后，获得解剖修复（d）

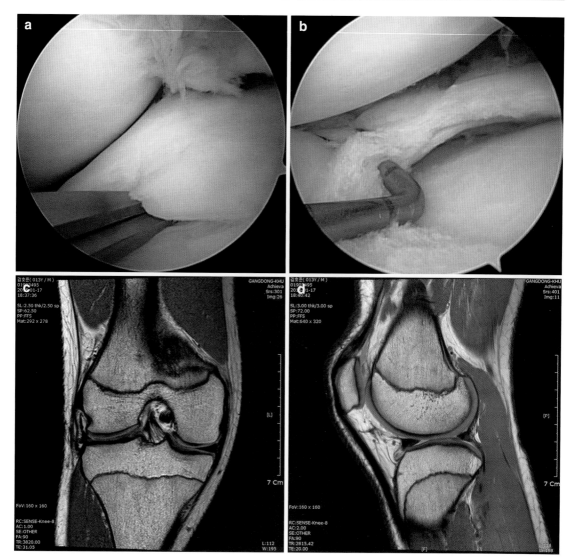

图25.19 使用眼科剪对外侧盘状半月板做中央部的部分切除术；使用全内缝合技术对半月板与后关节囊部位的撕裂进行缝合（a、b）。6个月后核磁共振检查冠状位矢状位显示撕裂完全愈合（c、d）

参考文献

[1] Young R (1889) The external semilunar cartilage as a complete disc. In: Cleland J, Mackey J, Young R (eds) Memoirs and memoranda in anatomy. Williams and Norgate, London, p 179

[2] Barthel T, Pesch R, Lippert M, Lutz G (1995) Artroskopischen Behandlung des lateralen Scheibemeniskus. Arthroskopie 8:12–18

[3] Ikeuchi H (1982) Arthroscopic treatment of the discoid lateral meniscus. Technique and long-term results. Clin Orthop Relat Res 167:19–28

[4] Rao PS, Rao SK, Paul R (2001) Clinical, radiologic, and arthroscopic assessment of discoid lateral meniscus. Arthroscopy 17:275–277

[5] Kocher MS, Klingele K, Rassman SO (2003) Meniscal disorders: normal, discoid, and cysts. Orthop Clin North Am 34:329–340

[6] Smillie IS (1948) The congenital discoid meniscus. J Bone Joint Surg Br 30:671–682

[7] Dickhaut SC, DeLee JC (1982) The discoid lateral-meniscus syndrome. J Bone Joint Surg Am. 64:1068–1073 1982. PMID: 7118974

[8] Kelly BT, Green DW (2002) Discoid lateral meniscus in children. Curr Opin Pediatr 14:54–61. PMID: 11880735

[9] Klingele KE, Kocher MS, Hresko MT et al (2004)

Discoid lateral meniscus: Prevalence of peripheral rim instability. J Pediatr Orthop 24:79–82. PMID: 14676539

[10] Tachibana Y, Yamazaki Y, Ninomiya S (2003) Discoid medial meniscus. Arthroscopy 19:E12–E18

[11] Ahn JH, Lee SH, Yoo JC, Lee HJ, Lee JS (2010) Bilateral discoid lateral meniscus in knees: evaluation of the contralateral knee in patients with symptomatic discoid lateral meniscus. Arthroscopy J Arthrosc Relat Surg Off Publ Arthrosc Assoc North Am Int Arthrosc Assoc 26(10):1348–1356, S0749-8063(10)00177-5 [pii]

[12] Bae JH, Lim HC, Hwang DH, Song JK, Byun JS, Nha KW (2012) Incidence of bilateral discoid lateral meniscus in an Asian population: an arthroscopic assessment of contralateral knees. Arthroscopy J Arthrosc Relat Surg Off Publ Arthrosc Assoc North Am Int Arthrosc Assoc 28(7):936–941. doi:10.1016/j.arthro.2011.12.003

[13] Watanabe M, Takada S, Ikeuchi H (1969) Atlas of arthroscopy. Igaku-Shoin, Tokyo

[14] Ogut T, Kesmezacar H, Akgun I, Cansu E (2003) Arthroscopic meniscectomy for discoid lateral meniscus in children and adolescents: 4.5 year follow-up. J Pediatr Orthop B 12:390–397

[15] Atay OA, Doral MN, Leblebicioglu G, Tetik O, Aydingoz U (2003) Management of discoid lateral meniscus tears: observations in 34 knees. Arthroscopy 19:346–352

[16] Kim YG, Ihn JC, Park SK et al (2006) An arthroscopic analysis of lateral meniscal variants and a comparison with MRI findings. Knee Surg Sports Traumatol Arthrosc 14:20–26. PMID: 15905996

[17] Mizuta H, Nakamura E, Otsuka Y et al (2001) Osteochondritis dissecans of the lateral femoral condyle following total resection of the discoid lateral meniscus. Arthroscopy 17:608–612. PMID: 11447548

[18] Singh K, Helms CA, Jacobs MT et al (2006) MRI appearance of Wrisberg variant of discoid lateral meniscus. AJR Am J Roentgenol 187:384–387. PMID: 16861542

[19] Gicquel P, Sorriaux G, Clavert JM, Bonnomet F (2005) Discoid menisci in children: clinical patterns and treatment in eighteen knees. Rev Chir Orthop 91:457–464

[20] Raber DA, Friederich NF, Hefti F (1998) Discoid lateral meniscus in children. Long-term follow-up after total meniscectomy. J Bone Joint Surg Am 80:1579–1586

[21] Washington ER 3rd, Root L, Liener UC (1995) Discoid lateral meniscus in children. Long-term follow-up after excision. J Bone Joint Surg Am 77:1357–1361

[22] Aglietti P, Bertini FA, Buzzi R, Beraldi R (1999) Arthroscopic meniscectomy for discoid lateral meniscus in children and adolescents: 10-year follow-up. Am J Knee Surg 12:83–87

[23] Vandermeer RD, Cunningham FK (1989) Arthroscopic treatment of the discoid lateral meniscus: Results of long-term follow-up. Arthroscopy 5:101–109. PMID: 2736005

[24] F. Pellacci F, Montanari G, Prosperi P et al (1992) Lateral discoid meniscus: treatment and results. Arthroscopy 8:526–530. PMID: 1466716

[25] Fujikawa K, Iseki F, Mikura Y (1981) Partial resection of the discoid meniscus in the child's knee. J Bone Joint Surg Br 63:391–395, PMID: 7263752

[26] Fritschy D, Gonseth D (1991) Discoid lateral meniscus. Int Orthop 15:145–147. PMID: 1917190

[27] Kim SJ, Lee YT, Kim DW (1998) Intraarticular anatomic variants associated with discoid meniscus in Koreans. Clin Orthop 356:202–207

[28] Adachi N, Ochi M, Uchio Y et al (2004) Torn discoid lateral meniscus treated using partial central meniscectomy and suture of the peripheral tear. Arthroscopy 20:536–542. PMID: 15122147

[29] Bin SI, Kim JC, Kim JM, Park SS, Han YK (2002) Correlation between type of discoid lateral menisci and tear pattern. Knee Surg Sports Traumatol Arthrosc 10(4):218–222. doi:10.1007/s00167-001-0273-8

[30] Good CR, Green DW, Griffith MH, Valen AW, Widmann RF, Rodeo SA (2007) Arthroscopic treatment of symptomatic discoid meniscus in children: classification, technique, and results. Arthroscopy J Arthrosc Relat Surg Off Publ Arthrosc Assoc North Am Int Arthrosc Assoc 23(2):157–163, S0749-8063(06)01145-5 [pii]

[31] Singh K, Helms CA, Jacobs MT, Higgins LD (2006) MRI appearance of Wrisberg variant of discoid lateral meniscus. AJR Am J Roentgenol 187(2):384–387

[32] Ahn JH, Lee YS, Ha HC, Shim JS, Lim KS (2009) A novel magnetic resonance imaging classification of discoid lateral meniscus based on peripheral attachment. Am J Sports Med 37(8):1564–1569, 0363546509332502 [pii]

[33] Ahn JH, Lee SH, Yoo JC, Lee YS, Ha HC (2008) Arthroscopic partial meniscectomy with repair of the peripheral tear for symptomatic discoid lateral meniscus in children: results of minimum 2 years of follow-up. Arthroscopy J Arthrosc Relat Surg Off Publ Arthrosc Assoc North Am Int Arthrosc Assoc 24(8):888–898, S0749-8063(08)00218-1 [pii]

[34] Ahn JH, Kim KI, Wang JH, Jeon JW, Cho YC, Lee SH (2015) Long-term results of arthroscopic reshaping for symptomatic discoid lateral meniscus in children. Arthroscopy J Arthrosc Relat Surg Off Publ Arthrosc Assoc North Am Int Arthrosc Assoc. doi:10.1016/j.arthro.2014.12.012

[35] Ahn JH, Choi SH, Lee YS, Yoo JC, Chang MJ, Bae S et al (2011) Symptomatic torn discoid lateral meniscus in adults. Knee Surg Sports Traumatol Arthrosc 19(2):158–164. doi:10.1007/s00167-010-1058-8

[36] Ahn JH, Oh I (2006) Arthroscopic all-inside lateral meniscus suture using posterolateral portal. Arthroscopy J Arthrosc Relat Surg Off Publ Arthrosc Assoc North Am Int Arthrosc Assoc 22(5):572.e1–572.e4

[37] Ahn JH, Wang JH, Yoo JC, Kim SK, Park JH, Park JW (2006) The modified outside-in suture: vertical repair of the anterior horn of the meniscus after decompression of a large meniscal cyst. Knee Surg Sports Traumatol Arthrosc 14(12):1288–1291

第26章　儿童半月板修复

26

Loïc Geffroy, Camille Thévenin–Lemoine,
Jacques Menetrey, Franck Accadbled

目录

Electronic supplementary material The online version of
this chapter (doi: 10.1007/978-3-662-49188-1_26) contains
supplementary material, which is available to authorized
users.

L. Geffroy , MD (✉)
Service de chirurgie orthopédique pédiatrique ,
Hôpital mère enfant, CHU de Nantes ,
7 quai monsousu ,
44093 Nantes Cedex 1 , France
e-mail: loic.geffroy@chu-nantes.fr

C. Thévenin-Lemoine • F. Accadbled , MD, PhD
Service de Chirurgie Orthopédique et
Traumatologique , Hôpital des Enfants,
CHU de Toulouse ,
330, avenue de Grande Bretagne , Toulouse Cedex 9
31059 , France
e-mail: accadbled.f@chu-toulouse.fr

J. Menetrey , MD, PhD

26.1　前言

创伤性半月板损伤在儿童和青少年中越来越普遍，这和早期参加旋转类运动有关[1,2]，也和广泛使用MRI使得诊断更加准确有关。半月板损伤可以发生于ACL损伤的膝关节，也可以发生于稳定的膝关节[3]。盘状半月板损伤在这里不做讨论，因为在其他章节已经讨论。

Centre de médecine de l'appareil moteur et sport –
HUG, Unité d'Orthopédie et Traumatologie du Sport
(UOTS), Service de chirurgie orthopédique et
traumatologie de l'appareil moteur ,
Hôpitaux Universitaires de Genève ,
Rue Gabrielle-Perret-Gentil 4 ,
Genève 14 CH-1211 , Switzerland
e-mail: jacques.menetrey@hcuge.ch

© ESSKA 2016 119
C. Hulet et al. (eds.), *Surgery of the Meniscus*, DOI 10.1007/978-3-662-49188-1_26

与成人相比，保留半月板的观点尤其适用于这个年龄的人群[4-6]。全切或者次全切半月板已经被证实，可以导致膝关节功能障碍和中度膝关节骨性关节炎[6]。目前，在处理半月板撕裂的观点上，修复是最佳选择，部分切除需要避免，而半月板全切则已成为历史。

26.2 诊断

大多数半月板损伤和膝关节旋转运动（足球、滑雪、篮球、橄榄球）损伤有关[7]。临床症状包括疼痛和/或交锁感（90%的病例）。还有少部分伴有伸直受限、肿胀和打软腿[8]。在屈曲位的交锁通常发生在半月板桶柄状撕裂的患者，常合并ACL损伤。在儿童中这些症状轻微或缺失，特别是在那些慢性前方不稳定的患者。当计划行ACL重建时，推荐在3个月内做一次MRI检查，应该在半月板出现新的损伤之前检查，早期的ACL重建可以预防半月板继发性损伤发生[9]。

经典的临床试验（如Apley's或MacMurray's试验）具有一定特异性，但在儿童中敏感性差[10]。源于半月板的屈曲畸形仅仅引起生理性过伸位的丢失。建议俯卧位评估双侧下肢以显示畸形。

MRI现在是金标准，尽管它敏感性较成人低。半月板血供会表现为假性水平高信号，特别是在年轻的患者中[10,11]。线状的半月板高信号未到达关节面，提示为假阳性[12]。因此，根据Crues分型，只用Ⅲ级信号才考虑是真正的半月板撕裂[13]。CT获得的关节图像是有创和有辐射的，仅用于以前修复过半月板的患者中。

26.3 修复的适应证

26.3.1 损伤分型

这些同样适用于成人群体。

· 纵裂，有时进展为桶柄状撕裂
· 放射状裂
· 水平撕裂，经常伴有半月板周围囊肿
· 前角或者后角的撕脱
· 复杂型在不同平面上至少合并2种类型的损伤

纵裂是最常见的，通常出现在伴有ACL损伤的膝关节中[14]。慢性前方不稳定可以导致继发性内侧半月板损伤，通常是复杂严重的，后期修复时较困难[15,16]。内侧半月板后角的边缘损伤，也称ramp损伤[17]，经传统的前入路检查不到此种损伤。最近在重建ACL中推荐使用髁间入路和靠近内后入路以检查这类特别的半月板损伤[18]。

放射状和水平撕裂者与垂直损伤相比较有较低的愈合率[7,19,20]。

26.3.2 修复的理论基础

26.3.2.1 血供

半月板血供在成人中仅限于边缘1/3（也称红–红区）[21]，因此，可以解释靠近中心部位撕裂时愈合率较低[22]。半月板血供随患者年龄的增长而降低。从关节囊进入半月板的血管通过疏松的组织相连接。

出生时，几乎整个半月板均血管化。出生后2年，半月板环内侧区域发展为无血管化。在20岁以后，血管仅仅出现在外侧1/3，50岁以后仅仅外侧1/4基底部有血管[23,24]。这些理论支持在儿童可以修复半月板内侧1/3，尤其是对于年轻的患者[20,25,26]。

26.3.2.2 损伤的年龄

儿童半月板损伤的诊断通常被延迟，最长达12个月[27]。这并不妨碍修复后的愈合和获得良好功能[14,26-28]。一些研究显示手术的时间的变化并不影响愈合[26,29,30]，在最近，Terzidis等报道近期损伤的修复有更好的结果[7]。我们认为陈旧半月板损伤仍适合修复，如在关节镜检查下未出现主要的结构损害[31]。修复手术是有益的，有翻修的风险。至少有部分愈合，可以使一些半月板组织最终免遭破坏。

26.4 修复原则

全麻下进行手术。患者的体位基于医生的习惯，我们习惯用膝关节支架，双下肢悬吊，并于大腿束止血带。关节镜下行半月板修复，通常用标准4.5mm直径，30°关节镜[32]。内翻和外翻应力可以扩大关节腔，但需小心避免医源性损伤。

无论是哪种类型的半月板损伤，首先要使用刨刀或半月板锉将半月板撕裂缘新鲜化。在一些ACL损伤的病例中，修复半月板的同时需做韧带重建，因为膝关节不稳定可导致半月板损伤修复的失败。

儿童中的修复使用与成人同样的设备和手术技巧。依据损伤的位置来决定使用哪一种缝合技术。推荐使用不可吸收或长效性可吸收缝线，采用垂直缝合方式对水平撕裂或斜裂进行缝合。

26.4.1 由内向外缝合

这项技术用于后侧或中部的撕裂。由关节镜通道置入双腔针导向器，然后双眼缝合针刺入半月板。需要再做一个切口，在后内或后外关节囊拉紧缝线打结（图26.1）。从后外侧韧带入路进入时一定要留意腓神经（图26.2）。

26.4.2 由外向内缝合

这项技术用于前和中部的半月板撕裂，在关节镜的直视下，两个针通过皮肤进入关节，先让缝线通过其中一个针，然后用抓钳使之通过另一根针的线环，使用的专用器械非常便捷（Meniscus Mender，Smith和Nephew）。然后在关节囊外打结。如前所述，内侧半月板后角的边缘撕裂（Ramp损伤），经髁间入路建立后内侧辅助入路，很容易进行修复（图26.3）。需要使用用于缝合肩袖的过线器。

26.4.3 全内缝合

这项技术用于后侧和中部的半月板撕裂，使用预置好线结的一次性缝合器。最常用的是Fast-Fix360（Smith和Nephew）和Omnispan（Mitek）。Fast-Fix360配有一个可调的塑料鞘管去适应损伤的位置及深度和患者的年龄。

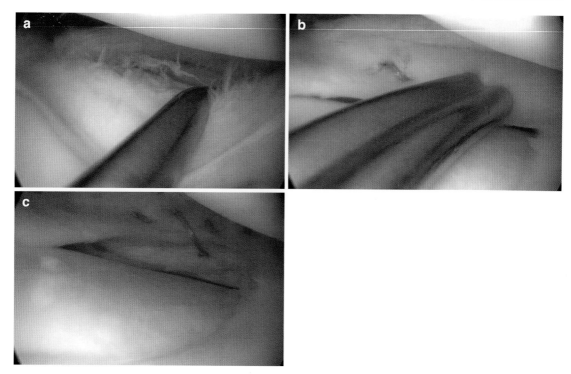

图26.1 由内向外缝合。外侧半月板后角垂直撕裂（a）；使用双腔针导向器进行由内向外缝合（b）；最终结果（c）

26.5 不同损伤类型的缝合技巧

26.5.1 纵向撕裂

许多半月板撕裂涉及后部。它们可以向前延伸至中部，甚至到达前部形成一个桶柄样撕裂，最终脱位至髁间窝。这种撕裂容易治疗，可以用由内向外或者全内修复技术，甚至两种方法联用。在一些慢性桶柄样撕裂脱位合并可塑畸形的病例中，使用由内向外缝合牵拉半月板向外复位。或者，也可通过Gilquist入路行探针复位。如果是涉及短、稳定撕裂，半月板后角部分超过8mm的撕裂，在ACL重建中最好用全内缝合。

26.5.2 水平撕裂和半月板囊肿

水平撕裂在非盘状半月板中非常少见[33,34]，它们通常合并半月板边缘囊肿并且涉及外侧半月板的中间部分（图26.4）。首先对撕裂处进行打磨，然后使用合适的技术缝合，通常使用由外向内技术缝合。当MRI确诊存在半月板囊肿后，可通过半月板损伤处用刨削器清理，或使用小切口切除。在后一种状况，切口位于探针的上部，这样可推挤牵开损伤，然后用垂直技术缝合半月板撕裂，可以使用普通穿刺针由外向内穿刺。关节囊在半月板边缘的上方闭合以阻止囊肿的再发生。

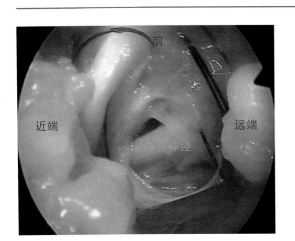

图26.2　经后外侧韧带入路显示由外向内缝合时，缝线穿过腓神经，所幸没有临床症状

26.5.3　半月板角的撕脱

这种特殊类型在儿童中非常少见[35]，这可能是自胫骨的撕脱骨折。治疗方法包括放置一个向外拉出的缝线，可使用ACL重建胫骨瞄准器。

26.5.4　放射状撕裂

放射状撕裂在儿童中很少见，通常合并半月板退变。治疗通常使用部分清理切除损伤的方法。更深的撕裂用水平缝合法治疗并关闭裂口，或用"X"形缝合。

26.5.5　半月板置换

半月板置换可用于青少年，往往有半月板次全切史，并表现为膝关节疼痛，无或有轻微骨性关节炎。只有患者保留边缘半月板残留部分，才适用于半月板置换。许多病例涉及盘状半月板切除后外侧间

室，尽管在年轻患者中结果是令人鼓舞的，但在儿童和青少年中无这样的文献[36]。

26.6　术后管理

目前在负重、活动及回归运动方面没有一致的意见。使用伸直支具固定3～4周，尽管在10岁以下可用长腿支具。鼓励在可忍受范围内的负重。在最初的4个月内避免深蹲活动，4个月后逐渐回归体育运动，但是从无旋转的运动开始。

26.7　结果

最近的研究显示儿童半月板的修复可取得满意的临床效果[14,26,31]，Van der等在2011年评估49例患者，使用由内向外技术做垂直缝合，31例伴ACL重建[26]。9例修复涉及内1/3半月板。平均随访27个月，仅有2例翻修。在2012年，Kraus等报道25例患者，大多数使用全内技术，11例伴有ACL重建[14]，5例修复位于内侧半月板1/3。在27个月随访中，有9例需关节镜修复。

没有症状不等于半月板愈合，评估愈合需通过关节镜证实或CT证实。CT通常显示不完全愈合，尽管此时半月板已足够稳定[20,37]，无症状，并且已可以保护关节软骨[38]。

总结

保留半月板在儿童应该优先考虑。修复技术和成人一样，无论何时都应尽可能去缝合，术前必须告知患者和家属失败的风险、二次翻修的可能。

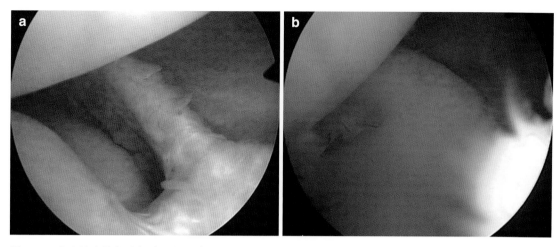

图26.3 全内缝合修复内侧半月板后角撕裂。后内侧入路观察撕裂（a）；修复的最终结果（b）

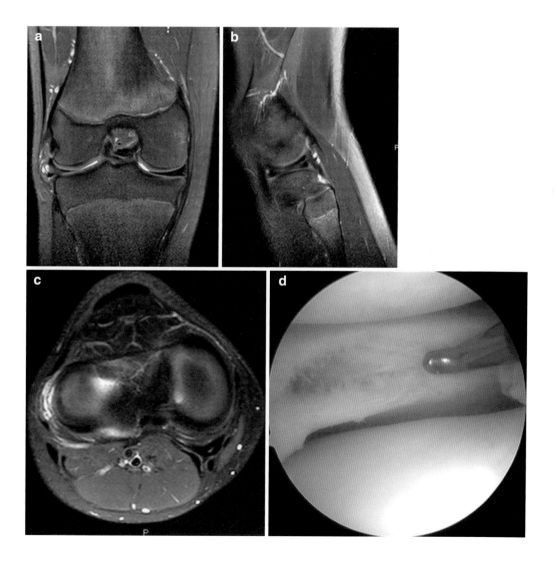

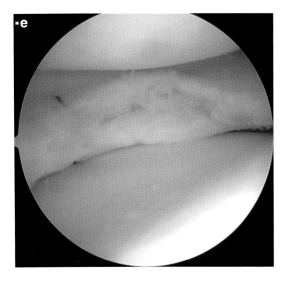

图26.4 外侧半月板中、后部水平撕裂。核磁冠状位（a）；核磁矢状位（b）；核磁轴位（c）；关节镜下显示修复前（d）；关节镜下显示由外向内垂直缝合后（e）

参考文献

[1] Adirim TA, Cheng TL (2003) Overview of injuries in the young athlete. Sports Med 33(1):75–81

[2] Stracciolini A, Casciano R, Levey Friedman H, Meehan WP 3rd, Micheli LJ (2013) Pediatric sports injuries: an age comparison of children versus adolescents. Am J Sports Med 41(8):1922–1929

[3] Stanitski CL, Harvell JC, Fu F (1993) Observations on acute knee hemarthrosis in children and adolescents. J Pediatr Orthop 13(4):506–510

[4] Manzione M, Pizzutillo PD, Peoples AB, Schweizer PA (1983) Meniscectomy in children: a long-term follow-up study. Am J Sports Med 11(3):111–115

[5] McNicholas MJ, Rowley DI, McGurty D, Adalberth T, Abdon P, Lindstrand A et al (2000) Total meniscectomy in adolescence. A thirty-year follow-up. J Bone Joint Surg Br 82(2):217–221

[6] Pengas IP, Assiotis A, Nash W, Hatcher J, Banks J, McNicholas MJ (2012) Total meniscectomy in adolescents: a 40-year follow-up. J Bone Joint Surg Br 94(12):1649–1654, Epub 2012/11/29

[7] Terzidis IP, Christodoulou A, Ploumis A, Givissis P, Natsis K, Koimtzis M (2006) Meniscal tear characteristics in young athletes with a stable knee: arthroscopic evaluation. Am J Sports Med 34(7):1170–1175, Epub 2006/05/11

[8] Bergerault F, Accadbled F (2007) Étude prospective des lésions méniscales de l'enfant. Rev Chir Orthop Reparatrice Appar Mot 93(6 Suppl):109–112

[9] Guenther ZD, Swami V, Dhillon SS, Jaremko JL (2014) Meniscal injury after adolescent anterior cruciate ligament injury: how long are patients at risk? Clin Orthop Relat Res 472(3):990–997, Epub 2013/11/08

[10] Kocher MS, DiCanzio J, Zurakowski D, Micheli LJ (2001) Diagnostic performance of clinical examination and selective magnetic resonance imaging in the evaluation of intraarticular knee disorders in children and adolescents. Am J Sports Med 29(3):292–296

[11] Stanitski CL (1998) Correlation of arthroscopic and clinical examinations with magnetic resonance imaging findings of injured knees in children and adolescents. Am J Sports Med 26(1):2–6

[12] Takeda Y, Ikata T, Yoshida S, Takai H, Kashiwaguchi S (1998) MRI high-signal intensity in the menisci of asymptomatic children. J Bone Joint Surg Br 80(3):463–467

[13] Crues JV 3rd, Mink J, Levy TL, Lotysch M, Stoller DW (1987) Meniscal tears of the knee: accuracy of MR imaging. Radiology 164(2):445–448

[14] Kraus T, Heidari N, Svehlik M, Schneider F, Sperl M, Linhart W (2012) Outcome of repaired unstable meniscal tears in children and adolescents. Acta Orthop 83(3):261–266, Epub 2012/05/24

[15] Henry J, Chotel F, Chouteau J, Fessy MH, Berard J, Moyen B (2009) Rupture of the anterior cruciate ligament in children: early reconstruction with open physes or delayed reconstruction to skeletal maturity? Knee Surg Sports Traumatol Arthrosc Off J ESSKA 17(7):748–755

[16] Lawrence JT, Argawal N, Ganley TJ (2011) Degeneration of the knee joint in skeletally immature patients with a diagnosis of an anterior cruciate ligament tear: is there harm in delay of treatment? Am J Sports Med 39(12):2582–2587, Epub 2011/09/16

[17] Strobel M (2001) Manual of arthroscopic surgery. Springer, New York, pp 171–178

[18] Peltier A, Lording TD, Lustig S, Servien E, Maubisson L, Neyret P (2015) Posteromedial meniscal tears may be missed during anterior cruciate ligament reconstruction. Arthroscopy J Arthrosc Relat Surg Off Publ Arthrosc Assoc North Am Int Arthrosc Assoc 31(4):691–698, Epub 2015/02/11

[19] Krych AJ, McIntosh AL, Voll AE, Stuart MJ, Dahm DL (2008) Arthroscopic repair of isolated meniscal tears in patients 18 years and younger. Am J Sports Med 36(7):1283–1289

[20] Rubman MH, Noyes FR, Barber-Westin SD (1998) Arthroscopic repair of meniscal tears that extend into the avascular zone. A review of 198 single and complex tears. Am J Sports Med 26(1):87–95

[21] Arnoczky SP, Warren RF (1982) Microvasculature of the human meniscus. Am J Sports Med 10(2):90–95

[22] Cooper DE, Arnoczky SP, Warren RF (1991) Meniscal repair. Clin Sports Med 10(3):529–548

[23] Clark CR, Ogden JA (1983) Development of the menisci of the human knee joint. Morphological changes and their potential role in childhood meniscal injury. J Bone Joint Surg Am 65(4):538–547

[24] Petersen W, Tillmann B (1995) Age-related blood and lymph supply of the knee menisci. A cadaver study. Acta Orthop Scand 66(4):308–312, Epub 1995/08/01

[25] Noyes FR, Barber-Westin SD (2002) Arthroscopic repair of meniscal tears extending into the avascular zone in patients younger than twenty years of age. Am J Sports Med 30(4):589–600

[26] Vanderhave KL, Moravek JE, Sekiya JK, Wojtys EM (2011) Meniscus tears in the young athlete: results of arthroscopic repair. J Pediatr Orthop 31(5):496–500, Epub 2011/06/10

[27] Accadbled F, Cassard X, Sales de Gauzy J, Cahuzac JP (2007) Meniscal tears in children and adolescents: results of operative treatment. J Pediatr Orthop B 16(1):56–60, Epub 2006/12/13

[28] Mintzer CM, Richmond JC, Taylor J (1998) Meniscal repair in the young athlete. Am J Sports Med 26(5):630–633

[29] Tenuta JJ, Arciero RA (1994) Arthroscopic evaluation of meniscal repairs. Factors that effect healing. Am J Sports Med 22(6):797–802, Epub 1994/11/01

[30] DeHaven KE (1990) Decision-making factors in the treatment of meniscus lesions. Clin Orthop Relat Res 252:49–54, Epub 1990/03/01

[31] Lucas G, Accadbled F, Violas P, Sales de Gauzy J, Knorr J (2015) Isolated meniscal injuries in paediatric patients: outcomes after arthroscopic repair. Orthop Traumatol Surg Res OTSR 101:173–177, Epub 2015/02/14

[32] Accadbled F (2010) Arthroscopic surgery in children. Orthop Traumatol Surg Res OTSR 96(4):447–455, Epub 2010/05/18

[33] Becton JL, Young HH (1965) Cysts of semilunar cartilage of the knee. Arch Surg 90:708–712

[34] Hulet C, Schiltz D, Locker B, Beguin J, Vielpeau C (1998) Lateral meniscal cyst. Retrospective study of 105 cysts treated with arthroscopy with 5 year follow-up. Rev Chir Orthop Reparatrice Appar Mot 84(6):531–538, Les kystes du menisque lateral. Etude retrospective de 105 kystes traites par arthroscopie avec 5 ans de recul

[35] Sonnery-Cottet B, Mortati R, Archbold P, Gadea F, Clechet J, Thaunat M (2014) Root avulsion of the posterior horn of the medial meniscus in skeletally immature patients. Knee 21(6):1291–1296

[36] Baynat C, Andro C, Vincent JP, Schiele P, Buisson P, Dubrana F et al (2014) Actifit synthetic meniscal substitute: experience with 18 patients in Brest, France. Orthop Traumatol Surg Res OTSR 100(8 Suppl):S385–S389, Epub 2014/12/03

[37] Pujol N, Panarella L, Selmi TA, Neyret P, Fithian D, Beaufils P (2008) Meniscal healing after meniscal repair: a CT arthrography assessment. Am J Sports Med 36(8):1489–1495

[38] Pujol N, Tardy N, Boisrenoult P, Beaufils P (2015) Long-term outcomes of all-inside meniscal repair. Knee Surg Sports Traumatol Arthrosc Off J ESSKA 23(1):219–224

第27章　康复和回归运动

27

Stefano Della Villa, Francesco Della Villa,
Margherita Ricci, Kyriakos Tsapralis

目录

27.1　前言

半月板撕裂及其相关问题在运动的人群中较为常见。如今，半月板手术后的关于重建关节稳定和回归运动成为一个关注的话题。

半月板、韧带、关节内软骨通常与运动损伤有关。半月板手术入路通常多变，并且与其他的手术操作有关，比如前交叉韧带的重建。在运动医学和骨科康复中将关节和患者为整体的方法是众所周知的。

每一个康复途径的最终目的是恢复功能，同时减少再次损伤的危险。这个具有挑战性的目标必须通过一个专业团队来完成。手术和康复均是回归运动的一部分。

S. Della Villa (⊠) • F. Della Villa • M. Ricci
K. Tsapralis
Isokinetic Medical Group , FIFA Medical Centre
of Excellence , Via Casteldebole, 8/10 ,
40132 Bologna , Italy
e-mail: s.dellavilla@isokinetic.com

© ESSKA 2016　　　　　　　　　　　　　119
C. Hulet et al. (eds.), *Surgery of the Meniscus*, DOI 10.1007/978-3-662-49188-1_27

康复师必须知道手术方式和损伤类型，同时手术者同样必须知道整个康复计划。物理康复和外科手术的类型和损伤程度有关。同时，手术中要关注功能康复需要的一些力量。

长期的随访研究表明，能够被接受的是部分的半月板切除术，但也能导致相应间室的骨关节炎的发生[3]。

在这一章中，我们将分享目前关于半月板的重建和RTS的观点，从而给那些半月板撕裂的患者提供一种方法策略。

27.2 研究背景（半月板的修复和回归运动）

新的证据加强了半月板损伤修复的标准方法。广泛接受的观点是不同的半月板撕裂和手术操作需不同的康复策略，在手术中最大的区别是部分次全切和清理术，半月板修复及半月板移植和半月板置换。

至于手术，比如前交叉韧带重建术、截骨术及软骨清理术，则能够促进康复的过程（图27.1）。损伤模式（内侧/外侧，急性/慢性，范围）和患者特征（年龄、期望值、运动水平和活动度）也应当被考虑到。

最主要的研究是关于膝关节运动、负重和恢复运动能力。

27.2.1 渐进性膝关节活动

Kelln等[5]证实在半月板部分切除术后，使用脚踏计和早期活动有助于患者的康复。干预组显示较对照组有更好的步态。

Barber[2]和Shelbourne等[10]证实使用和不使用支具时，在愈合率和症状方面无差别。Shelbourne也发现快速康复组（包括不使用支具）显示在回归关节活动度、提高股四头肌肌力和更快的回归运动方面时间

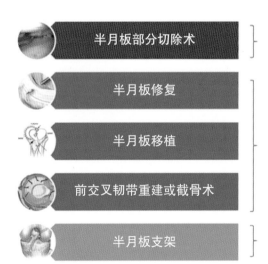
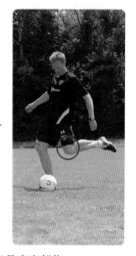

图27.1 半月板外科手术及其康复建议。关键概念是考虑患者的整体性，而不仅仅是病变部位

更短。

　　一些学者推荐在复杂的半月板修复和移植的患者使用支具[4]。

　　所以，推荐在半月板手术后早期的关节活动，有利于更好地恢复功能[7]。

27.2.2　逐渐地负重练习

　　Barber[2]和Shelbourne等[10]提到，当半月板修复后，在能忍受疼痛的范围内立即进行负重训练，可以有助于更快地恢复关节的完全活动度[10]。并且与标准的康复过程对照，在半月板的修复率上没有不同[2]。

　　其他一些作者[4]推荐半月板修复后在2周内部分负重，然后在3～4周内进行完全负重。

　　众所周知，关于半月板成形切除，相对于内侧，外侧的操作要更加注意。

　　为了保护缝线，可逐步给予刺激，尽管这样做是合乎逻辑的，但是半月板修复后进行负重训练仍很有争议。

27.2.3　回归运动

　　根据目前的临床指南[7]，3位作者陈述半月板修复后的快速康复与快速恢复有关，并没有副作用。

　　在不同的半月板手术中，恢复到RTS的时间变化很大，应提前制定客观的评价标准。

27.3　康复策略

　　半月板手术后康复的目的是恢复功能、回归运动、减少关节面的损害。康复应当早期开始，循序渐进，采用多种方法。

　　我们坚信组织和临床原则是使得康复过程最优化的基础。

27.3.1　组织原则

　　在康复过程中，多模式途径非常重要。患者康复是团队的一部分，包括骨科医生、运动医学医生和康复师。这个团队包括骨科医生能够详细地了解手术过程，决定预防性使用支具、负重和ROM。运动医学医生能够根据骨科原则精确制定康复方案。康复师每天接触患者。

　　外科手术医生和康复团队的亲切交流对于成功康复和回归运动非常重要。充分交流是关键，可以向患者解释康复的目的、监督过程和严防并发症的发生。

　　适宜的康复措施包括健身房、游泳池和运动场所（图27.2）。

　　健身房是康复的场所，占总计划的60%，在每一个阶段都提出按摩和物理治疗及进行阶段性的练习。缝线拆除后，患者可以在游泳池中进行康复，这个过程包含20%的部分。水环境有许多优点，可提供在失重下锻炼的机会，控制负重过程，有利于关节的活动和模拟细致复杂的模式，这种模式可以转换到最早的运动场景。运动场所是最后阶段的重要部分，可以允许患者运动。

27.3.2　临床原则

　　康复方案应当个体化，循序渐进和可

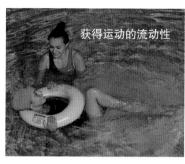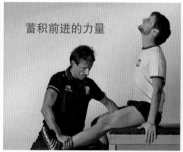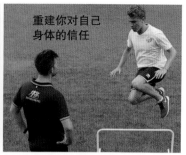

图27.2　在明确的康复时刻使用健身房、游泳池和运动场所，是实现最佳功能恢复的关键

监控。

- 个体化。根据患者的特点（年龄、运动水平、个人期望值和活动度），损伤类型（位置、大小），手术类型（外科技术和相应的外科手术）。
- 循序渐进。根据骨科医生的措施和患者对临床和功能回应情况。
- 监督和修订。根据并发症（我们必须放慢）和积极的反馈（我们可以加速），骨科医生做周期性检查和功能评估，运动医学医生做详细的训练课程。

　　关于这一方法，我们采取了基于标准的康复策略，而不是遵循固定的时间线。

　　采用标准的康复外科方案而不是固定的随访。这种方案代表目前的观念，可以确保合适的生物治疗反应和确保合适的进程，有助于使者达到理想的结果[1]。

　　我们的方案分为4个功能锻炼阶段，包含治疗目标和详细的干预计划。为保证一个阶段到另一个阶段，患者应当理解建立临床和功能标准（绿灯）。如果其中一个标准不满意，应当在进行下一个目标水平

前，推荐在当前阶段维持一个时期。

27.4　第一步：弃拐行走

27.4.1　应达到的标准

- 手术医生的同意。
- 疼痛和肿胀消失。
- 膝关节完全伸直。
- 恢复正常的步态。

27.4.2　具体的干预

- 物理模式。
- 后群肌的伸直。
- 髌骨活动度（图27.3）。
- 踝关节活动度。
- 等长收缩（股四头肌、半腱肌、臀肌）。
- 股四头肌同步收缩。
- 正常的步态模式训练与反馈。
- 钟摆。
- 冷疗。

27.5 第二步：在跑步机上跑步

27.5.1 应达到的标准

- 无痛行走。
- 屈膝达到120°。
- 在跑步机上跑步至少10min，无痛或者肿胀。
- 躯干、股部、肢体肌肉有足够的肌肉紧张。

27.5.2 具体的干预

- 有氧训练恢复。
- 在静止的自行车上踏车。
- 跑步机。
- 水上训练（图27.4）。
- 等张开链强化训练。
- 本体感受训练。
- 核心稳定性。

- 蹦床和水中跑步。

27.6 第三步：开始场上康复

27.6.1 应达到的标准

- 在股四头肌和半腱肌的等长收缩上少于20%的亏损。
- 在跑步机上跑步8000m/h，而且不少于10min，无疼痛和肿胀。

27.6.2 具体的干预

- 闭合和开放的运动链训练（等压的和非等压的）。
- 高级本体感觉练习（图27.5）。
- 跑步机上训练。
- 增强式训练。
- 神经肌肉的训练。

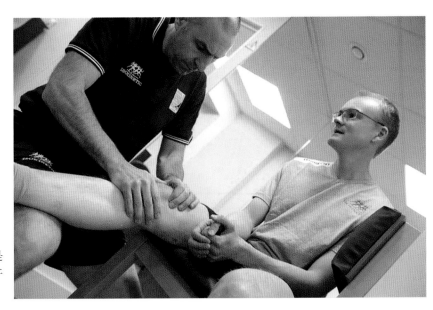

图27.3 髌骨活动度是预防纤维粘连的首选干预措施

27.7 第四步：回归到团队

27.7.1 应达到的标准

- 医生允许。
- 完全关节活动度练习（ROM）。
- 在等压实验下，股四头肌和半腱肌之间无力量的缺陷。
- 完全恢复（有氧和无氧实验开始）。
- 完全的户外康复。

27.7.2 具体的干预

- 功能和运动的独特活动。
- 有氧和无氧恢复。
- 提高开链和闭链训练。
- 预防教育（图27.6）。

27.8 根据外科手术类型制定的预防措施

内侧半月板切除术，我们可以使用加速康复的计划，不限制负重和关节活动度。

外侧半月板切除术，我们应当关注膝关节的积液反应，采用更谨慎的载荷方案。与内侧半月板成形术相比，研究显示获得受伤前的水平需要更长的时间[9]。

半月板修复，在进行力量练习时，要严格限制关节活动度，这要根据缝合的位置，比如，内侧半月板后角缝合，初步的活动范围为0°～90°[11]。

同种异体的半月板移植：注意负重，屈曲恢复和CKC练习，MAT需要更长的时间恢复，并且要回归运动。尽管需很长的恢复时间，MAT不能阻止职业运动员回归到最早的水平[8]。

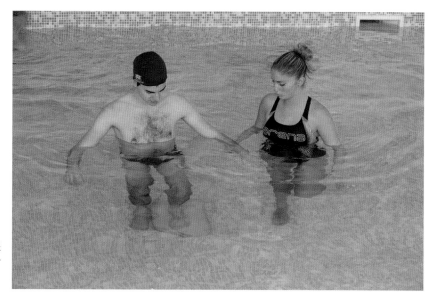

图27.4 水中环境有很多优点，可提供失重下行走和部分负重

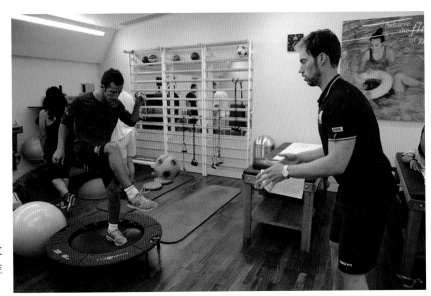

图27.5　提高本体感觉训练以增强神经肌肉控制

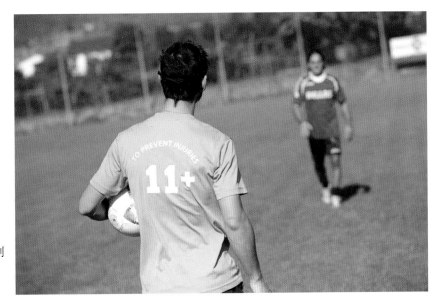

图27.6　执行预防计划和教育是非常重要的，可以降低再受伤率

总结

如前所述，不同半月板手术治疗方案需要不同的康复进程和不同的康复时间。

我们知道，一个愈合的半月板是成功的恢复活动的开始[6]，必须强调应用一个标准的康复治疗方案，以确保最佳的性能回归[1]。

参考文献

[1] Adams D, Logerstedt DS, Hunter-Giordano A et al (2012) Current concepts for anterior cruciate ligament reconstruction: a criterion-based rehabilitation progression. J Orthop Sports Phys Ther 42(7):601–614

[2] Barber FA (1994) Accelerated rehabilitation for meniscus repairs. Arthroscopy 10(2):206–210

[3] Fabricant PD, Jokl P (2007) Surgical outcomes after arthroscopic partial meniscectomy. J Am Acad Orthop Surg 15(11):647–653

[4] Heckmann TP, Barber-Westin SD, Noyes FR (2006) Meniscal repair and transplantation: indications, techniques, rehabilitation, and clinical outcome. J Orthop Sports Phys Ther 36(10):795–814

[5] Kelln BM, Ingersoll CD, Saliba S et al (2009) Effect of early active range of motion rehabilitation on outcome measures after partial meniscectomy. Knee Surg Sports Traumatol Arthrosc 17(6):607–616

[6] Kozlowski EJ, Barcia AM, Tokish JM (2012) Meniscus repair: the role of accelerated rehabilitation in return to sport. Sports Med Arthrosc 20(2):121–126

[7] Logerstedt DS, Snyder-Mackler L, Ritter RC et al (2010) Knee pain and mobility impairments: meniscal and articular cartilage lesions. J Orthop Sports Phys Ther 40(6):A1–A35

[8] Marcacci M, Marcheggiani Muccioli GM, Grassi A et al (2014) Arthroscopic meniscus allograft transplantation in male professional soccer players: a 36-month follow-up study. Am J Sports Med 42(2):382–388

[9] Nawabi DH, Cro S, Hamid IP et al (2014) Return to play after lateral meniscectomy compared with medial meniscectomy in elite professional soccer players. Am J Sports Med 42(9):2193–2198

[10] Shelbourne KD, Patel DV, Adsit WS et al (1996) Rehabilitation after meniscal repair. Clin Sports Med 15(3):595–612

[11] Starke C, Kopf S, Petersen W et al (2009) Meniscal repair. Arthroscopy 25(9):1033–1044

第28章　半月板部分切除术和半月板缝合、移植术后康复指导

28

Eric Margalet, Robert Pascual, Jordi Puig

目录

半月板损伤是一种发病率较高的膝关节损伤。半月板损伤，有不同手术治疗方案：部分切除、半月板缝合或移植[1-3]。这些损伤的康复可以分为两类：半月板部分切除和半月板移植与缝合。本指南分为以下几个部分：目标，预防措施/禁忌证，理疗医师治疗，家庭治疗。下文所述的阶段是理论性的，进入下一阶段取决于本阶段的目标实现，而不是时间因素[4-10]。

E. Margalet, MD (✉)
Surgical Department, Institut Margalet,
3, Milanesado, 25-27 , 08017 Barcelona , Spain
e-mail: info@institutmargalet.com
R. Pascual • J. Puig
Rehabilitation Department, Institut Margalet,
3, Milanesado, 25-27 , 08017 Barcelona , Spain

© ESSKA 2016　119
C. Hulet et al. (eds.), *Surgery of the Meniscus*, DOI 10.1007/978-3-662-49188-1_28

28.1　半月板部分切除术后指导

目标	术后周数			
	第一阶段		第二阶段	
	1～2	3～4	5～6	7～8
关节活动度				
0°～90°	▨			
0°～120°		▨		
>120°				▓
完全伸直	▨			▓
负重				
25%体重	▨			
50%体重		▨		
全负重			▨	
物理治疗			▨	▓
活动髌骨	▨			
低频电脉冲激发肌肉收缩	▨			
抗感染治疗	▨		▨	▓
疼痛治疗	▨	▨	▨	▓
放电按摩	▨	▨	▨	▓
本体感觉训练			▨	▓
拉伸训练	▨	▨	▨	▓
强化			▨	▓
股四头肌等长收缩	▨			
腘绳肌等长收缩	▨	▨		
臀肌收缩		▨		
毛巾操（屈–伸）	▨			
被动运动		▨		
下蹲	▨	▨		
椭圆机			▨	▓
腿部推举			▨	▓
抵抗训练			▨	▓
水疗			▨	▓
骑车			▨	▓
冷冻疗法	▨	▨	▨	▓

28.2 第一阶段

28.2.1 术后1～2周

28.2.1.1 目标

- 实现完全伸展。
- 关节弯曲度<90°（0°～90°）。
- 炎症和疼痛控制。
- 无痛屈曲工作。
- 在家运动治疗。
- 用拐杖步行（部分负重）。
- 冷冻疗法。

28.2.1.2 预防措施/禁忌证

- 避免长时间站立和行走。

- 禁止暴力弯曲。
- 禁止无拐杖行走。

28.2.1.3 锻炼计划

在家中：

- 被动锻炼（毛巾）（图28.1）。
- 等长训练（股四头肌、腘绳肌、臀肌）（图28.2、图28.3）。
- 坐下并活动膝关节，伸展和弯曲90°，不能行走（图28.4）。
- 冷冻疗法。
- 双足的本体感觉。

物理疗法：

- 康复第3周开始。

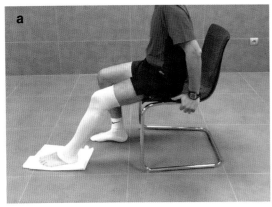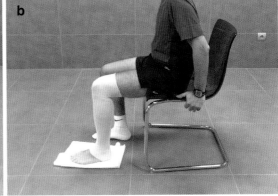

图28.1 毛巾操（a、b）

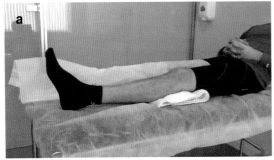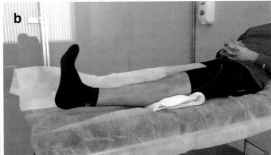

图28.2 股四头肌等长训练（a、b）

28.2.2 术后3~4周

28.2.2.1 目标
- 达到完全伸展。
- 关节弯曲度>90°（0°~120°）。
- 弯曲/伸展，被动和主动运动。
- 用拐杖递增负荷（第4周停用拐杖）。
- 强化前群和后群肌肉组织。

28.2.2.2 预防措施/禁忌证
- 炎症和疼痛控制。

- 自然承重。

28.2.2.3 锻炼计划
在家中：
- 被动锻炼（毛巾操）。
- 收缩锻炼（股四头肌、腘伸肌、臀肌）。
- 肌电图机。
- 骑自行车（时间20~30min）。
- 双足本体感觉。
- 水疗法（行走、弯曲-伸展）（图28.5~图28.8）。

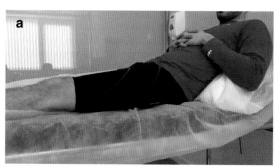

图28.3 臀肌训练（a、b）

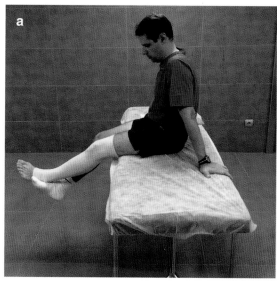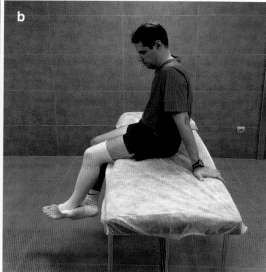

图28.4 被动屈曲（a、b）

- 拉伸。
- 冷冻疗法。

物理治疗：

- 髌骨活动。
- 关节活动度<120°。
- 完全的伸展。
- 低频电脉冲激发肌肉收缩。
- 下蹲（物理治疗师监督）。
- 双足本体感觉。
- 冷冻疗法。
- 伸展。
- 放电按摩。
- 超声治疗/经皮电刺激神经疗法/磁疗。

28.3 第二阶段

28.3.1 术后5~6周

28.3.1.1 目标

- 达到完全弯曲（关节活动度>120°）。
- 提高肌肉控制力。
- 进入日常生活。
- 正常行走。

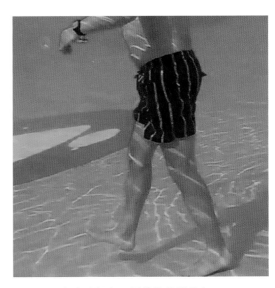

图28.7 水疗（行走、屈伸关节训练）

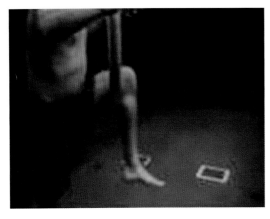

图28.5 拉伸水疗法

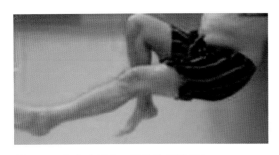

图28.6 水疗（行走、屈伸关节训练）

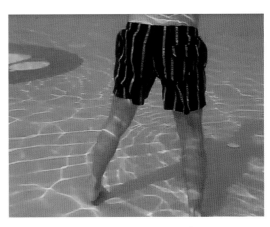

图28.8 水疗（行走、屈伸关节训练）

- 腿部肌肉群的正常收缩。

28.3.1.2　预防措施/禁忌证

- 记录不引起疼痛和肿胀的日常活动。
- 记录锻炼计划。
- 避免跑或者运动影响。

28.3.1.3　锻炼计划

在家中：

- 低频电脉冲激发肌肉收缩。
- 腿部推举。
- 椭圆肌。
- 下蹲。
- 骑自行车。
- 抗阻训练。
- 双足、单足本体感觉。
- 水疗法（行走、弯曲–伸展、游泳）。
- 拉伸练习。
- 冷冻疗法。

物理治疗：

- 达到完全弯曲（关节活动度＞120°）。
- 低频电脉冲激发肌肉收缩。
- 双足、单足本体感觉。
- 冷冻疗法。
- 拉伸练习。
- 放电按摩。

28.3.2　术后7~8周

28.3.2.1　目标

- 患者跑步无痛感。
- 在健身房保持和继续锻炼腿部计划。

- 提高肌肉控制力。
- 加入运动。
- 进行日常活动无痛感。
- 腿部肌肉群有正常收缩。

28.3.2.2　预防措施/禁忌证

- 避免引起疼痛的运动。
- 避免引起疼痛的日常活动。

28.3.2.3　锻炼计划

在家中：

- 低频电脉冲激发肌肉收缩。
- 压腿。
- 椭圆机。
- 抗阻训练。
- 下蹲。
- 骑自行车。
- 双足、单足本体感觉。
- 水疗法（行走、弯曲–伸展）。
- 拉伸练习。
- 冷冻疗法。

物理治疗：

- 低频电脉冲激发肌肉收缩。
- 双足、单足本体感觉。
- 冷冻疗法。
- 拉伸练习。
- 放电按摩。

28.4　半月板缝合/半月板移植术后指导

目标	术后周数			
	第一阶段		第二阶段	
	0~4	5~6	7~8	8~12
关节活动度				
0°~90°	■			
0°~120°		■		
>120°			■	■
完全伸直	■			■
负重				
25%体重	■			
50%体重		■		
全负重				
物理治疗			■	■
活动髌骨				
低频电脉冲激发肌肉收缩				
抗感染治疗	■		■	■
疼痛治疗	■	■	■	■
放电按摩	■		■	■
本体感觉训练			■	■
牵张训练	■			
强化		■		
股四头肌等长收缩		■		
腘绳肌等长收缩	■	■		
臀肌收缩		■		
毛巾操（屈-伸）	■	■		
被动运动			■	■
下蹲			■	■
椭圆机			■	■
压腿			■	■
抵抗训练				■
水疗		■	■	■
骑车			■	■
冷冻疗法	■	■	■	■

推荐的模式与半月板部分切除术的一样，但为了保护缝合和移植，康复的时机有了变化。

变量

关节活动度

在开始2周，弯曲度被限制在90°。

从第3周开始能进行被动运动，能耐受且没有引起疼痛。在1个月时，如果患者能耐受，可以达到弯曲120°；屈曲最大程度（用脚后跟够到臀部）直到3个月时将不再费力[8-10]。

步行

在第一个4周时，患者行走呈"休克"步态或者是我们所说的本体感觉行走步态，就是将脚放在地板上并且自然行走，用手施加力量，但不能将负荷放在做过手术的腿上。这可以帮助患者不丢失走路的感觉。第5周逐渐负荷开始，直到第6周结束，此时能采取总负荷重量[7,8,10]。

巩固

从第一天开始，患者开始用不同的肌群做收缩锻炼来锻炼肌肉，例如股四头肌和臀肌。腘绳肌训练延迟到第4周。6周后当患者能完全负载时进行闭链运动，3个月内不进行开链运动[7-10]。

拉伸

患者在术后6周开始拉伸训练。已经开始负重并增加肌肉力量。有了好的关节运动这将更容易去做[7,9]。

本体感觉训练

本体感觉锻炼在任何手术后都很重要，尤其是下肢。根据患者被允许的负荷重量可以立即开始锻炼。在出院阶段，本体感觉锻炼包括体力活动和靠墙锻炼。最后，本体感觉锻炼由负重训练完成，首先是两侧，然后是单侧[6,8-10]。

28.5　第三阶段

第三阶段一样，回归运动满足计划目标。

不同的是，半月板部分切除术，这个阶段开始于8周左右，半月板缝合和半月板移植开始于12周左右[5,7,9]。

很多作者赞同客观评价与非手术侧肌肉对称性的比较。最常见的两方面测试是单足跳测试和等速测试，它们必有至少85%的对称性[8-11]。

这种状态对协调小组（物理治疗）是非常重要的，并且适当训练履行一个渐进的过程，让患者适应它，也是运动所需[9,10]。

总结

半月板手术康复计划往往过于激进而不能加速复原，应该合理安排时间，谨慎行事。患者和物理治疗师应该根据进展情况指导康复进程，因此，这个阶段并不需要严格地遵守。一些作者在最初的几周里用支撑物来固定膝盖，但在我们的患者中没有采用。水疗法是老年患者复原的必需部分，因为它能提高膝盖的运动，并能允许回归到正确的步行中。这种步法在老年患者中一有可能就会恢复并避免肌肉失代偿和延迟复原。

参考文献

[1] Mordecai SC, Al-Hadithy N, Ware HE, Gupte CM (2014) Treatment of meniscal tears: An evidence based approach. World J Orthop 5(3):233–241. doi:10.5312/wjo.v5.i3.233.eCollection2014

[2] Mezhov V, Teichtahl AJ, Strasser R, Wluka AE, Cicuttini FM (2014) Meniscal pathology - the evidence for treatment. Arthritis Res Ther 16(2):206

[3] Howell R, Kumar NS, Patel N, Tom J (2014) Degenerative meniscus: Pathogenesis, diagnosis, and treatment options. World J Orthop 5(5):597–602. doi:10.5312/wjo.v5. i5.597. eCollection 2014 Nov 18. Review

[4] Cavanaugh JT, Killian SE (2012) Rehabilitation following meniscal repair. Curr Rev Musculoskelet Med 5(1):46–58. doi:10.1007/s12178-011-9110-y

[5] Blackman AJ, Stuart MJ, Levy BA, McCarthy MA, Krych AJ (2014) Arthroscopic Meniscal Root Repair Using a Ceterix NovoStitch Suture Passer. Arthrosc Tech 3(5):e643–e646. doi:10.1016/j.eats.2014.07.006. eCollection 2014 Oct. (sutura conservadora)

[6] Oravitan M, Avram C (2013) The effectiveness of electromyographic biofeedback as part of a meniscal repair rehabilitation programme. J Sports Sci Med 12(3):526–532. eCollection 2013. (taula amb les X)

[7] Frizziero A, Ferrari R, Giannotti E, Ferroni C, Poli P, Masiero S (2012) The meniscus tear: state of the art of rehabilitation protocols related to surgical procedures. Muscles Ligaments Tendons J 2(4):295–301. Published online 2013 Jan 21

[8] Cavanaugh JT, Killian SE (2012) Rehabilitation following meniscal repair. Curr Rev Musculoskelet Med 5(1):46–58. doi:10.1007/s12178-011-9110-y

[9] Barcia AM, Kozlowski EJ, Tokish JM (2012) Return to sport after meniscal repair. Clin Sports Med 31(1): 155–166. doi:10.1016/j.csm.2011.08.010, Review

[10] Brindle T, Nyland J, Johnson DL (2001) The meniscus: review of basic principles with application to surgery and rehabilitation. J Athl Train 36(2): 160–169

[11] Stärke C, Kopf S, Petersen W, Becker R (2009) Meniscal repair. Arthroscopy 25(9):1033–44. doi:10.1016/j.arthro.2008.12.010. Review

第29章　总结

29

Nicolas Pujol

目录

N. Pujol , MD
Department of Orthopaedic Surgery , Centre
Hospitalier de Versailles, Versailles-Saint
Quentin University , 177, rue de Versailles ,
Le Chesnay 78157 , France
e-mail: npujol@ch-versailles.fr

© ESSKA 2016 119
C. Hulet et al. (eds.), *Surgery of the Meniscus*, DOI 10.1007/978-3-662-49188-1_29

29.1　前言

半月板撕裂的外科治疗已从开放式半月板切除术演变为关节镜下半月板保留技术。对半月板功能（吸收震动，稳定，传导载荷）[11]、血管分布[5]和半月板切除术后关节退行性改变的更深理解[8,16]，推动了不同的外科手术技术的发展来解决半月板撕裂。为了保留半月板组织在原位的最大化功能半月板切除术（尽可能部分切除），半月板修复、保守治疗、半月板移植是半月板损伤治疗中可行的治疗选择[6,18,29]。

为了达到持久的临床结果和愈合[23]，外科医生需要决定的问题是：是否去修复、去除或者对半月板撕裂行原位保留[6,12]。在手术前，选择好适应证，选择好手术方式最为重要，但是有时选择非常困难。

29.2　原位保留病变

在急性前交叉韧带撕裂后可以发现许多可疑的半月板撕裂。

诸如提到的非手术治疗无须修复和移除，这种处理方式在前交叉韧带重建术中经常应用。在10项以循证检验为基础的相关研究中[19]，我们发现在前交叉韧带重建时，保留原位、小的、内侧半月板撕裂的不良结果发生率一直较高。因此，对内侧半月板撕裂的修复，甚至是一个稳定的外周的撕裂，是可以降低随后行半月板切除术的风险的。在外侧半月板，当损伤发生腘肌腱后方，且同时需重建前交叉韧带时，这种小的撕裂可以原位保留，不做处理[25]。

29.3　半月板修复术

保留半月板，特别是年轻患者的半月板，降低继发骨性关节炎的风险是一种挑战。已经有很好的半月板修复技术，使得外科医生能够处理复杂和不同位置的半月板撕裂。没有通用的手术技术，但有几种技术适用于不同的适应证。

尽管在大多数的病例中，第4代全内缝合设备是金标准[20]，而由内向外[24]，由外向内[1]，甚至是开放技术，仍然适用于不同的病例，并且有时会结合在一起来处理某一处撕裂[22]。最终的目标就是得到最牢固的修复。对于内侧半月板的后方撕裂，需要从后内侧通道置入缝合钩进行垂直缝合[27]。

29.4　半月板切除术

关节镜下半月板部分切除术主要的适应证为：突然发作的关节间隙疼痛及机械交锁，经过非手术治疗仍无效[14]。

最小的组织切除通常是"足够的"，例如，保留半月板边缘，这将成为原则。在切除撕裂的半月板组织或移除半月板时一定要注意，不要损伤关节软骨。如Pierre Chabmt所说，"在关节镜下半月板切除术中，你不能在仅仅10分钟时间里就损伤这个软骨"。关节镜下半月板切除术尽管快速和常用，但有时比其他关节镜下手术过程更难。

29.5　儿童半月板损伤（修复，盘状半月板）

单独的半月板撕裂在骨发育不成熟的患者中尽管很少见，但却比较容易辨认[10]。半月板撕裂常常合并有前交叉韧带的断裂[4]。与成人相比，儿童半月板修复被认为比所有半月板损伤都有意义，因为儿童的半月板中有丰富的血管和很强的愈合潜力。保留半月板，特别对儿童，即便是处理半月板的复杂损伤[26]，也非常有必要，因为早期的关节软骨退变将给他们带来深远的影响。与由内向外或由外向内的方法相比，全内缝合技术更容易掌握和实施。

尽管不常见，但外侧盘状半月板因其厚度增加和缺少血供，更加容易损伤[7]。正因为它发育异常，在半月板部分切除术后，周边附着部常常出现缺失和不稳定。如果在最初的治疗中未发现这种不稳定，就会出现关节的反复疼痛和机械症状，有可能需要行二次半月板切除术[30]。关节镜下的碟形手术[2]，是一个近期和远期临床疗效都不错的治疗方法[3]。

29.6 年轻运动员的半月板囊肿/半月板水平撕裂

不同于老年患者的退行性损伤，它可能是过度使用引起的损伤。它常常表现为半月板内（Ⅱ级）或是外（Ⅲ级）的水平撕裂，并伴有半月板周围囊肿[13]，可以行开放手术[21]。处理与囊肿紧邻的半月板水平撕裂，直接剔除囊肿，并用可吸收生物缝合线垂直缝合撕裂。

29.7 康复

目前还没有足够的证据来指导康复，例如关节活动度、承重或回归运动。半月板康复方案多种多样。

但是有一个趋势：早期快速康复，看起来并无不当[17,28]。在半月板修复术或者半月板部分切除术后，减少对活动的限制，会降低由于过度保护例如延长支具穿戴和限制承重等相关的发病率[15]。

总结

外科技术和适应证互相补充。如果手术适应证选择错误，即使最好的外科医生，使用最新的关节镜技术也得不到好的结果。

半月板切除术是一种最常见的骨科手术。相对于半月板切除，半月板修复显得

太少。在法国，半月板修复术在日常工作中，占稳定膝关节的半月板切除术的4.5%。我们不能精确评估保守治疗的比率（好多病例不宜进行外科治疗），因此比较保守治疗、半月板切除术及半月板修复术各自的作用比较困难。我们可以假设在将来，半月板切除术减低，修复或者保守治疗会增加。随着技术的进步，适应证是准确的，这有利于获得半月板修复的良好临床效果。

参考文献

[1] Abdelkafy A, Aigner N, Zada M, Elghoul Y, Abdelsadek H, Landsiedl F (2007) Two to nineteen years follow-up of arthroscopic meniscal repair using the outside-in technique: a retrospective study. Arch Orthop Trauma Surg 127:245–252

[2] Ahn JH, Lee SH, Yoo JC, Lee YS, Ha HC (2008) Arthroscopic partial meniscectomy with repair of the peripheral tear for symptomatic discoid lateral meniscus in children: results of minimum 2 years of follow-up. Arthroscopy 24:888–898

[3] Ahn JH, Kim KI, Wang JH, Jeon JW, Cho YC, Lee SH (2015) Long-term results of arthroscopic reshaping for symptomatic discoid lateral meniscus in children. Arthroscopy 31:867–873

[4] Anderson AF, Anderson CN (2015) Correlation of meniscal and articular cartilage injuries in children and adolescents with timing of anterior cruciate ligament reconstruction. Am J Sports Med 43:275–281

[5] Arnoczky SP, Warren RF (1983) The microvasculature of the meniscus and its response to injury. An experimental study in the dog. Am J Sports Med 11:131–141

[6] DeHaven KE (1990) Decision-making factors in the treatment of meniscus lesions. Clin Orthop Relat Res. 252:49–54

[7] Ellis HB Jr, Wise K, LaMont L, Copley L, Wilson P (2015) Prevalence of discoid meniscus during arthroscopy for isolated lateral meniscal pathology in the pediatric population. J Pediatr Orthop [Epub ahead of print]

[8] Fairbank T (1948) Knee joint changes after meniscectomy. J Bone Joint Surg Br 30:664–670

[9] Freutel M, Seitz AM, Ignatius A, Durselen L (2015) Influence of partial meniscectomy on attachment forces, superficial strain and contact mechanics in porcine knee joints. Knee Surg Sports Traumatol Arthrosc 23:74–82

[10] Hede A, Jensen DB, Blyme P, Sonne-Holm S (1990) Epidemiology of meniscal lesions in the knee. 1,215 open operations in Copenhagen 1982-84. Acta Orthop Scand 61:435–437

[11] Henning CE, Lynch MA (1985) Current concepts of meniscal function and pathology. Clin Sports Med 4:259–265

[12] Howell JR, Handoll HH (2000) Surgical treatment for meniscal injuries of the knee in adults. Cochrane Database Syst Rev. (2):CD001353

[13] Hulet C, Schiltz D, Locker B, Beguin J, Vielpeau C (1998) Lateral meniscal cyst. Retrospective study of 105 cysts treated with arthroscopy with 5 year follow-up. Rev Chir Orthop Reparatrice Appar Mot 84: 531–538

[14] Krych AJ, Carey JL, Marx RG, Dahm DL, Sennett BJ, Stuart MJ, Levy BA (2014) Does arthroscopic knee surgery work? Arthroscopy 30:544–545

[15] Lepley LK, Wojtys EM, Palmieri-Smith RM (2015) Does concomitant meniscectomy or meniscal repair affect the recovery of quadriceps function post-ACL reconstruction? Knee Surg Sports Traumatol Arthrosc 23:2756–2761

[16] Lerat JL, Chotel F, Besse JL, Moyen B, Binet G, Craviari T, Brunet-Guedj E, Adeleine P, Nemoz JC (1998) The results after 10-16 years of the treatment of chronic anterior laxity of the knee using reconstruction of the anterior cruciate ligament with a patellar tendon graft combined with an external extra-articular reconstruction. Rev Chir Orthop Reparatrice Appar Mot 84:712–727

[17] Lin DL, Ruh SS, Jones HL, Karim A, Noble PC, McCulloch PC (2013) Does high knee flexion cause separation of meniscal repairs? Am J Sports Med 41:2143–2150

[18] Lynch M (1983) Knee joint surface changes. Long-term follow-up meniscus tear treatment in stable anterior cruciate ligament reconstructions. Clin Orthop Relat Res 172:148–153

[19] Pujol N, Beaufils P (2009) Healing results of meniscal tears left in situ during anterior cruciate ligament reconstruction: a review of clinical studies. Knee Surg Sports Traumatol Arthrosc 17:396–401

[20] Pujol N, Panarella L, Selmi TA, Neyret P, Fithian D, Beaufils P (2008) Meniscal healing after meniscal repair: a CT arthrography assessment. Am J Sports Med 36:1489–1495

[21] Pujol N, Bohu Y, Boisrenoult P, Macdes A, Beaufils P (2013) Clinical outcomes of open meniscal repair of horizontal meniscal tears in young patients. Knee Surg Sports Traumatol Arthrosc 21:1530–1533

[22] Pujol N, Tardy N, Boisrenoult P, Beaufils P (2015) Long-term outcomes of all-inside meniscal repair. Knee Surg Sports Traumatol Arthrosc 23:219–224

[23] Roeddecker K, Muennich U, Nagelschmidt M (1994) Meniscal healing: a biomechanical study. J Surg Res 56:20–27

[24] Rosso C, Kovtun K, Dow W, McKenzie B, Nazarian A, DeAngelis JP, Ramappa AJ (2011) Comparison of all-inside meniscal repair devices with matched inside-out suture repair. Am J Sports Med 39:2634–2639

[25] Shelbourne KD, Gray T (2012) Meniscus tears that can be left in situ, with or without trephination or synovial abrasion to stimulate healing. Sports Med Arthrosc 20:62–67

[26] Shieh A, Bastrom T, Roocroft J, Edmonds EW, Pennock AT (2013) Meniscus tear patterns in relation to skeletal immaturity: children versus adolescents. Am J Sports Med 41:2779–2783

[27] Sonnery-Cottet B, Conteduca J, Thaunat M, Gunepin FX, Seil R (2014) Hidden lesions of the posterior horn of the medial meniscus: a systematic arthroscopic exploration of the concealed portion of the knee. Am J Sports Med 42:921–926

[28] Vascellari A, Rebuzzi E, Schiavetti S, Coletti N (2012) All-inside meniscal repair using the FasT-Fix meniscal repair system: is still needed to avoid weight bearing? A systematic review. Musculoskelet Surg 96:149–154

[29] Warren RF (1990) Meniscectomy and repair in the anterior cruciate ligament-deficient patient. Clin Orthop Relat Res 252:55–63

[30] Yoo WJ, Jang WY, Park MS, Chung CY, Cheon JE, Cho TJ, Choi IH (2015) Arthroscopic treatment for symptomatic discoid meniscus in children: midterm outcomes and prognostic factors. Arthroscopy 31: 2327–2334

第五部分

手术效果

第30章　半月板功能和术后评分：生活质量考察

30

Alexander Tsarouhas, Michael E. Hantes, Mustafa Karahan

目录

A. Tsarouhas
Department of Orthopaedic Surgery ,
University of Thessaly , Larissa , Greece
M. E. Hantes , MD (✉)
Department of Orthopaedic Surgery,
Faculty of Medicine , School of Health Sciences,
University of Thessaly , Mezourlo Area ,
Larissa 41110 , Greece
e-mail: hantesmi@otenet.gr
M. Karahan
Department of Orthopedics , Acibadem University ,
Istanbul , Turkey

© ESSKA 2016 119
C. Hulet et al. (eds.), *Surgery of the Meniscus*, DOI 10.1007/978-3-662-49188-1_30

30.1　协会机构

选择一种准确地测量受伤后残疾程度或手术后结局量表，对于比较手术技术和对未来的治疗得出结论来说是至关重要的。总体而言，结果评价方法分为两种类型：一是评估一般健康或生活质量；二是评估关节或特殊疾病[20]。在过去的几十年里，有越来越多的工具和评定量表用以评估膝关节功能。许多工具是专门用于评价特殊疾病的，比如膝关节骨关节炎和前交叉韧带重建。超过54种工具可以用来评价ACL重建[10]。另外一些工具用于评价特定的人群，如运动员和老年人。显然，当今仍然缺乏一种通用的评价工具用以测量膝关节疾病和患者，这种工具几乎不可行。

最近，膝关节手术结果的评估工具渐渐基于患者报告，而不是以临床医生为基础的评估，这反映了评估工具逐渐关注患者的满意度，而不是临床医生的满意度。这导致越来越多的膝关节评价工具和评定量表，旨在从患者的角度来评价手术结果。患者反馈被认为是优于传统的测量工具，比如膝关节松弛、运动和物理试验[25]。也有证据支持，系统地使用患者反馈可以改善医患沟通和临床决策，这有利于提高患者的满意度[14]。然而，将患者反馈加入常规实践中发现，大量的技术、社会、文化乃至法律问题可能随之而来，甚至会阻碍其广泛应用[5]。

结局评价工具只适用于临床试验，包含信度的关键性能、效度和系统测试过的响应度[24]。信度是若进行重复测量，产生相同结果的准确程度[19]。内部一致性和调查-再调查方法的可靠性是信度的两种测量评估的内容。效度是指测量工具或手段能够准确测出所需测量事物的程度[18]。响应度是检测随时间变化的变化大小的能力[17]。以前的研究表明，在同一组有特定的膝关节疾病的患者，使用类似的工具的评价结果可能会不一致[21,26]。自测也被认为是衡量结果评价的显著优势。与此相反，基于评价者的评分可能会引起偏倚，从而影响数据采集的准确性[8]。尽管目前针对临床医生和研究者有大量的结果评价量表，但其中仅有少数同时具有自测和效度。

评估一般健康的工具需评价很多参数，包括精神性和生理性。一般的健康结局评价的优势是，它可以用来比较不同疾病和情况，可以用来比较治疗效果的相对影响。人们可能认为，一般健康量表与疾病的相关性较差。因此，对于特殊情况，一般健康量表应结合疾病相关结局量表。SF-36量表是最常用的骨科一般健康量表，同时已经广泛应用在临床研究和流行病学调查以及卫生政策的发展[20,28]。

虽然膝关节已有众多的评价量表，很少有专门设计用于评价半月板病变，然而半月板手术已经从半月板部分切除发展到半月板植入和同种异体移植，半月板相关评价量表越来越受到关注。用于评价半月板主要功能及生活质量评分的量表包括：Tegner评分[2]，Lysholm膝关节量表[2]，WOMET[11]、IKDC[3]，KOOS[23]和VAS[7]。其中，WOMET是唯一专门用于评估半月板病理和手术结果的量表[11]。表30.1是最常用的功能和生活质量量表。

选择适当的结局评价量表用以评估膝关节功能具有一定的挑战性。虽然尚无金标准，研究人员应根据他们希望研究的患者人群和疾病特征选择合适的结局评估量表。总的来说，一般的健康结局量表，如SF-36，应联合一种或多种特定疾病评定量表。为了确定一个特定的研究人群的活动水平，如专业运动员，或研究活动水平的影响作为一个混杂因素，一种活动量表，如Marx或Tegner，应联合在一起。在任何情况下，一项研究中使用的功能和生活质量评分，在数据采集过程中应被前瞻性得到确认。

表30.1 用于评价膝关节功能和生活质量评分简介

评分表	由来	类型	评估参数	分数
半月板评分				
Tegner量表	Tegner和 Lysholm[27]		运动活动水平	0~10分
Lysholm膝关节评分	Lysholm和 Gillquist[12]	PR	膝关节韧带手术	8个分量表：跛行，支持，爬楼梯，下蹲，不稳定，锁定和捕捉，疼痛，肿胀（0~100分）
WOMET	Kirkley等[11]	PR	半月板损伤/手术	身体症状，体育/娱乐/工作/生活方式和情绪
IKDC	IKDC 1993	PR	膝关节	18个问题（0~100分）
KOOS	Roos和 Lohmander[22]	PR	运动损伤	5个量表：疼痛，症状，日常活动，体育和娱乐功能，膝关节相关的生活质量
VAS			膝关节功能	10cm刻度。线的一端显示剧痛
非半月板专用				
辛辛那提膝关节评分系统	Marx 等[15]	CB和 PR	韧带损伤和重建，HTO，半月板缝合	6个量表：症状、日常体育活动功能、体格检查、影像学表现、膝关节稳定性测试、功能测试
WOMAC	Bellamy[1]	PR	髋关节和膝关节骨关节炎	3个量表：疼痛症状、功能和日常生活
SF-36	Ware 和 Sherbourne[29]	PR	一般健康	8个分量表（问题）：躯体功能、角色（物理和情绪）、疼痛、总体健康、活力、社会功能、情感幸福
SF-12	Ware等[30]	PR	一般健康	从SF-36中筛选的12个问题
Flandry问卷	Flandry等[6]	PR	膝关节（髌股关节痛）	28条目（0~100分）
KOS	Irrgang等[9]	PR	膝关节	17条目（0~100分）
KASS	Mahomed等[13]	CB和PR	膝关节功能	0~100分
Marx活动量表	Marx等[16]	PR	活动水平	4个问题：跑步、切割、减速、旋转
美国骨科医师协会膝关节评分	AAOS 1998	PR	膝关节	5个部分；全部23个问题
牛津膝关节评分	Dawson等[4]	PR	膝关节	12道多选题，每题有5个答案

参考文献

[1] Bellamy N (1989) Pain assessment in osteoarthritis: experience with the WOMAC osteoarthritis index. Semin Arthritis Rheum 18:14–17

[2] Briggs KK, Kocher MS, Rodkey WG et al (2006) Reliability, validity, and responsiveness of the Lysholm knee score and Tegner activity scale for patients with meniscal injury of the knee. J Bone Joint Surg Am 88:698–705

[3] Crawford K, Briggs KK, Rodkey WG et al (2007) Reliability, validity, and responsiveness of the IKDC score for meniscus injuries of the knee. Arthroscopy 23:839–844

[4] Dawson J, Fitzpatrick R, Murray D et al (1998) Questionnaire on the perceptions of patients about total knee replacement. J Bone Joint Surg Br 80: 63–69

[5] Dawson J, Doll H, Fitzpatrick R et al (2010) The routine use of patient reported outcome measures in healthcare settings. BMJ 340:c186

[6] Flandry F, Hunt JP, Terry GC et al (1991) Analysis of subjective knee complaints using visual analog scales. Am J Sports Med 19:112–118

[7] Hoher J, Munster A, Klein J et al (1995) Validation and application of a subjective knee questionnaire. Knee Surg Sports Traumatol Arthrosc 3:26–33

[8] Hoher J, Bach T, Munster A et al (1997) Does the mode of data collection change results in a subjective knee score? Self-administration versus interview. Am J Sports Med 25:642–647

[9] Irrgang JJ, Snyder-Mackler L, Wainner RS et al (1998) Development of a patient-reported measure of function of the knee. J Bone Joint Surg Am 80: 1132–1145

[10] Johnson DS, Smith RB (2001) Outcome measurement in the ACL deficient knee – what's the score? Knee 8:51–57

[11] Kirkley A, Griffin S, Whelan D (2007) The development and validation of a quality of life-measurement tool for patients with meniscal pathology: the Western Ontario Meniscal Evaluation Tool (WOMET). Clin J Sport Med 17:349–356

[12] Lysholm J, Gillquist J (1982) Evaluation of knee ligament surgery results with special emphasis on use of a scoring scale. Am J Sports Med 10:150–154

[13] Mahomed MN, Beaver RJ, Gross AE (1992) The long-term success of fresh, small fragment osteochondral allografts used for intraarticular post-traumatic defects in the knee joint. Orthopedics 15: 1191–1199

[14] Marshall S, Haywood K, Fitzpatrick R (2006) Impact of patient-reported outcome measures on routine practice: a structured review. J Eval Clin Pract 12: 559–568

[15] Marx RG, Jones EC, Allen AA et al (2001) Reliability, validity, and responsiveness of four knee outcome scales for athletic patients. J Bone Joint Surg Am 83-A:1459–1469

scoring scale. Am J Sports Med 10:150–154

[13] Mahomed MN, Beaver RJ, Gross AE (1992) The

long-term success of fresh, small fragment osteochondral allografts used for intraarticular post-traumatic defects in the knee joint. Orthopedics 15: 1191–1199

[14] Marshall S, Haywood K, Fitzpatrick R (2006) Impact of patient-reported outcome measures on routine practice: a structured review. J Eval Clin Pract 12: 559–568

[15] Marx RG, Jones EC, Allen AA et al (2001) Reliability, validity, and responsiveness of four knee outcome scales for athletic patients. J Bone Joint Surg Am 83-A:1459–1469

[16] Marx RG, Stump TJ, Jones EC et al (2001) Development and evaluation of an activity rating scale for disorders of the knee. Am J Sports Med 29: 213–218

[17] McConnell S, Kolopack P, Davis AM (2001) The Western Ontario and McMaster Universities Osteoarthritis Index (WOMAC): a review of its utility and measurement properties. Arthritis Rheum 45:453–461

[18] McHorney CA, Ware JE Jr, Raczek AE (1993) The MOS 36-Item Short-Form Health Survey (SF-36): II. Psychometric and clinical tests of validity in measuring physical and mental health constructs. Med Care 31:247–263

[19] McHorney CA, Ware JE Jr, Lu JF et al (1994) The MOS 36-item Short-Form Health Survey (SF-36): III. Tests of data quality, scaling assumptions, and reliability across diverse patient groups. Med Care 32:40–66

[20] Patel AA, Donegan D, Albert T (2007) The 36-item short form. J Am Acad Orthop Surg 15:126–134

[21] Risberg MA, Holm I, Steen H et al (1999) Sensitivity to changes over time for the IKDC form, the Lysholm score, and the Cincinnati knee score. A prospective study of 120 ACL reconstructed patients with a 2-year follow-up. Knee Surg Sports Traumatol Arthrosc 7:152–159

[22] Roos EM, Lohmander LS (2003) The Knee injury and Osteoarthritis Outcome Score (KOOS): from joint injury to osteoarthritis. Health Qual Life Outcomes 1:64

[23] Roos EM, Roos HP, Ekdahl C et al (1998) Knee injury and Osteoarthritis Outcome Score (KOOS) – validation of a Swedish version. Scand J Med Sci Sports 8:439–448

[24] Roos EM, Roos HP, Lohmander LS et al (1998) Knee Injury and Osteoarthritis Outcome Score (KOOS) – development of a self-administered outcome measure. J Orthop Sports Phys Ther 28:88–96

[25] Sernert N, Kartus J, Kohler K et al (1999) Analysis of subjective, objective and functional examination tests after anterior cruciate ligament reconstruction. A follow-up of 527 patients. Knee Surg Sports Traumatol Arthrosc 7:160–165

[26] Sgaglione NA, Del Pizzo W, Fox JM et al (1995) Critical analysis of knee ligament rating systems. Am J Sports Med 23:660–667

[27] Tegner Y, Lysholm J (1985) Rating systems in the evaluation of knee ligament injuries. Clin Orthop

Relat Res 198:43–49

[28] Ware JE Jr (2000) SF-36 health survey update. Spine (Phila Pa 1976) 25:3130–3139

[29] Ware JE Jr, Sherbourne CD (1992) The MOS 36-item short-form health survey (SF-36). I. Conceptual framework and item selection. Med Care 30:473–483

[30] Ware J Jr, Kosinski M, Keller SD (1996) A 12-item short-form health survey: construction of scales and preliminary tests of reliability and validity. Med Care 34:220–233

第31章　半月板术后影像学改变

31

Niccolo Rotigliano, Maurus Murer, Andreas Murer, Michael T. Hirschmann, Anna Hirschmann

目录

N. Rotigliano • M. Murer • A. Murer
M. T. Hirschmann
Department of Orthopedic Surgery and
Traumatology , Kantonsspital Baselland (Bruderholz,
Liestal, Laufen) , Bruderholz CH-4101 , Switzerland
A. Hirschmann (⊠)
Clinic of Radiology and Nuclear Medicine ,
University of Basel Hospital ,
Petersgraben 4 , Basel CH-4031 , Switzerland
e-mail: anna.hirschmann@usb.ch

© ESSKA 2016 119
C. Hulet et al. (eds.), *Surgery of the Meniscus*, DOI 10.1007/978-3-662-49188-1_31

31.1　前言

不论膝关节外科技术如何先进，放射线检查仍然是评估膝关节疼痛的主要措施。膝关节游离体、骨坏死和骨性关节炎等都可以通过X线来评估。正侧位X线摄片是膝关节的标准检查项目。此外，Rosenberg（罗森伯格）位，膝关节屈曲45° 摄片，是评估膝关节间隙狭窄的一种拍片体位。除了放射线检查，MRI是评估软组织的必要措施。临床上通过膝关节术后恢复状态来区分半月板症状是复发还是残留性半月板会不确切，易引起混淆。引起半月板疼痛的其他原因有很多，诸如：软骨损伤、关节内游离体、韧带的病理性改变、滑膜炎、骨坏死等[1]。半月板术后改变与撕裂相似，用MRI来鉴别具有挑战性。除了手术部位和技术的描述外，一个比较初步的MRI调查，同样可以对潜在的复发撕裂提供有价值和必要的信息[1]。通过

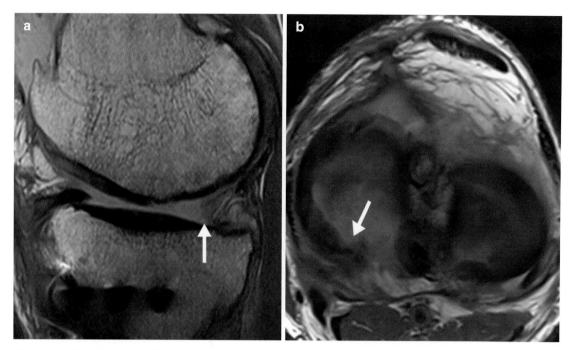

图31.1 如图（箭头a、b所指），是半月板部分切除术后剩余半月板磨损边缘的正常组织

关节钆（Ga）造影MRI关节摄影成像技术可以提高半月板外科手术后及不全性移植术后二次撕裂的诊断准确性[7,13]。通过关节内碘（I）造影CT关节摄影成像技术，可以作为不能接受MRI检查或不适合MRI检查的患者的一种选择。

31.2 半月板部分切除术与半月板修复

半月板部分切除术后，显露出来的是轻微磨损的边缘和高信号的邻近组织（图31.1）。在大多数病例中，半月板撕裂修复术后MRI显示，在缝合很长时间之后已经愈合的半月板与术前半月板撕裂相比几乎无任何改变[2,3,5,9]（图31.2）。

复发性半月板撕裂表现为半月板内高信号，或者T2加权像延伸至半月板表面或半月板碎片移位[1-3]。如果关节腔内注入对比造影剂，在T1加权脂肪饱和序列，冠状位和矢状位可显示撕裂半月板，那么二次撕裂显像将更明显。相反，静脉内注射钆后关节内MRI间接造影可以增强显示1年后撕裂半月板周围肉芽组织，而不是反映复发性撕裂[14]。对于已有较严重的关节软骨缺损的患者而言，半月板部分扩大切除术后易早期发展成骨性关节炎。负重位摄片可以评估膝关节骨性关节炎的不同阶段。尤其在半月板连接部位扩大切除术后，关节间隙狭窄特别明显。锚钉脱落可能导致半月板不稳或者软骨缺损。

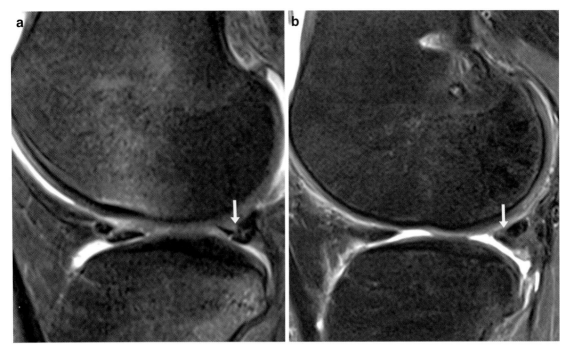

图31.2 左侧膝关节中间加权饱和脂肪矢状位成像显示内侧半月板后内部分的复杂撕裂状态（箭头a），残留的高信号显示复杂半月板撕裂修补2年后状态（箭头b）

31.3 同种异体半月板移植物

不使用关节内或静脉造影，传统的MRI序列检查就可以用来评估半月板移植。MRI可以提供关于半月板移植物的信息，诸如：它的位置、半月板锚、关节囊附着、探测半月板的退化区域、关节软骨状态等[8,12]。关于MRI评估半月板移植物的研究很少，涉及的病例也不多[1,3,11]。一般情况下，半月板的移植物大小等同于对侧半月板大小。半月板外凸很常见（图31.3），对于膝关节骨性关节炎来说是一个危险因素，可以通过承重位摄片诊断出来。文献中，胶原半月板移植（CMI）形态学和信号强度不一致[4,6]。胶原半月板移植后，虽然临床效果满意，但是随着移

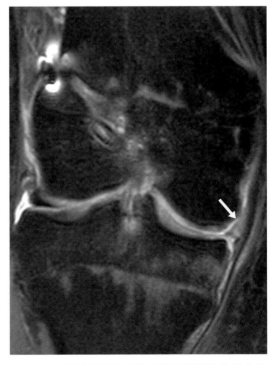

图31.3 胶原半月板移植后半月板外凸非常普遍（箭头）

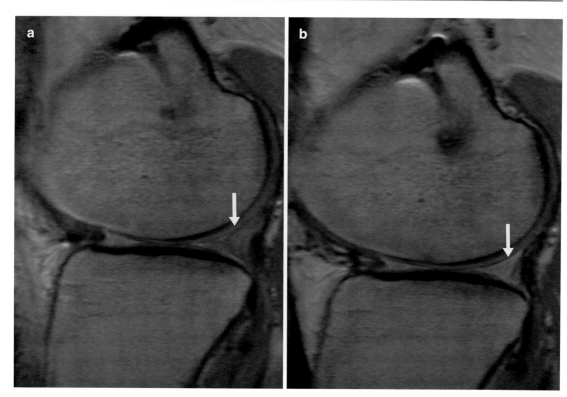

图31.4　CMI之后3年，左膝关节的MRI跟踪对比显示（b箭头），与之前的MRI（a箭头）相比有小范围的再吸收。注意CMI术后2年高信号强度（a）

植物的部分吸收，信号强度在不断发生变化[6,10-12]（图31.4）。因此，关于半月板移植的形态学和信号强度的改变需要谨慎理解。尽管如此，根据Verstraete等的研究，临床结果显示更差，比如：关节持续渗出物、软骨的厚度缺失、外围的替代组织、破碎、退化或者同种异体移植物的挤压等。

参考文献

[1] Davis KW, Tuite MJ (2002) MR imaging of the post-operative meniscus of the knee. Semin Musculoskelet Radiol 6:35–45

[2] De Smet AA (2005) MR imaging and MR arthrography for diagnosis of recurrent tears in the postoperative meniscus. Semin Musculoskelet Radiol 9:116–124

[3] Fox MG (2007) MR imaging of the meniscus: review, current trends, and clinical implications. Magn Reson Imaging Clin N Am 15:103–123

[4] Genovese E, Angeretti MG, Ronga M, Leonardi A, Novario R, Callegari L, Fugazzola C (2007) Follow-up of collagen meniscus implants by MRI. Radiol Med 112:1036–1048

[5] Hantes ME, Zachos VC, Zibis AH, Papanagiotou P, Karachalios T, Malizos KN, Karantanas AH (2004) Evaluation of meniscal repair with serial magnetic resonance imaging: a comparative study between conventional MRI and indirect MR arthrography. Eur J Radiol 50:231–237

[6] Hirschmann MT, Keller L, Hirschmann A, Schenk L, Berbig R, Luthi U, Amsler F, Friederich NF, Arnold MP (2013) One-year clinical and MR imaging outcome after partial meniscal replacement in stabilized knees using a collagen meniscus implant. Knee Surg Sports Traumatol Arthrosc 21:740–747

[7] Magee T (2014) Accuracy of 3-Tesla MR and MR arthrography in diagnosis of meniscal retear in the post-operative knee. Skeletal Radiol 43:1057–1064

[8] Potter HG, Rodeo SA, Wickiewicz TL, Warren RF (1996) MR imaging of meniscal allografts: correlation with clinical and arthroscopic outcomes. Radiology 198:509–514

[9] Sciulli RL, Boutin RD, Brown RR, Nguyen KD, Muhle C, Lektrakul N, Pathria MN, Pedowitz R, Resnick D (1999) Evaluation of the postoperative meniscus of the knee: a study comparing conventional arthrography, conventional MR imaging, MR arthrography with iodinated contrast material, and MR

arthrography with gadolinium-based contrast material. Skeletal Radiol 28(9):508–514

[10] van Arkel ER, Goei R, de Ploeg I, de Boer HH (2000) Meniscal allografts: evaluation with magnetic resonance imaging and correlation with arthroscopy. Arthroscopy 16:517–521

[11] Verdonk PC, Verstraete KL, Almqvist KF, De Cuyper K, Veys EM, Verbruggen G, Verdonk R (2006) Meniscal allograft transplantation: long-term clinical results with radiological and magnetic resonance imaging correlations. Knee Surg Sports Traumatol Arthrosc 14:694–706

[12] Verstraete KL, Verdonk R, Lootens T, Verstraete P, De Rooy J, Kunnen M (1997) Current status and imaging of allograft meniscal transplantation. Eur J Radiol 26:16–22

[13] White LM, Schweitzer ME, Weishaupt D, Kramer J, Davis A, Marks PH (2002) Diagnosis of recurrent meniscal tears: prospective evaluation of conventional MR imaging, indirect MR arthrography, and direct MR arthrography. Radiology 222:421–429

[14] White LM, Kramer J, Recht MP (2005) MR imaging evaluation of the postoperative knee: ligaments, menisci, and articular cartilage. Skeletal Radiol 34:431–452

第32章　总结

Giuseppe M. Peretti

如何选择一系列检查来评估膝关节或任何关节结构（如半月板）的术前术后状态对于膝关节疾病诊断和治疗至关重要。另一方面，因为外科手术指征和有创性或无创性操作步骤的评估结果，不仅仅依靠成像系统，而且依赖临床患者状态和临床设备准确评估伤残程度，三者是同等重要的。这样可以允许实验者真实对比不同的治疗措施，且实验结果可能会成为将来治疗计划的基础。

与膝关节有关的功能和目标评分，可以分为用来评估一般的健康和生活质量、评估关节和特殊疾病。一般来说，使用一个仪器，可以测量所有的膝关节紊乱，但目前非常难以实施。

一些可使用的普通健康测量工具和特殊疾病测量工具常常联合在一起。在这一方面，医学研究结果SF-36（健康状况调查问卷）常常被用在骨科的普通健康筛查中。

功能与生活质量评分主要针对膝关节联合病理性半月板的情况。常用的评估措施如：Tegner 评分、Lysholm 膝关节评分、西安大略半月板功能评估工具（WOMET）、国际膝关节控制委员会（IKDC）、膝关节损伤与骨性关节炎结果评分（KOOS）和膝关节紊乱视觉模拟评分。在所有这些评分系统内，真正被设计和经过验证来评估半月板病理性损坏的只有WOMET。

如前所述，一般健康测量工具，经常推荐用SF-36，然而应该增加一种或多种疾病相关性等级评分。

正如半月板术前、术后摄像，在评估膝关节疼痛时影像学检查是第一步。膝关节游离体、骨坏死、骨性关节炎常常很容易通过负重位标准X线正侧位片和Rosenberg 位拍片所发现。另一方面，MRI是评估软组织的金标准，就如同评估半月板一样。因此，

G. M. Peretti , MD

Dipartimento di Scienze Biomediche per la Salute ,
Università degli Studi di Milano, Istituto Ortopedico
Galeazzi , Via R. Galeazzi 4 , Milan 20161 , Italy
e-mail: giuseppe.peretti@unimi.it; gperetti@iol.it

© ESSKA 2016 119
C. Hulet et al. (eds.), *Surgery of the Meniscus*, DOI 10.1007/978-3-662-49188-1_32

MRI在评估关节内及关节内软组织，甚或其他组织的重要性是确定的，也是确定半月板之外其他来源疼痛的基础。关于半月板之外的不同症状，我们可以列举不同的病源：软骨损伤、关节内碎骨块、韧带病理性改变、滑膜炎、骨坏死、骨髓炎或骨髓瘤样病变等。对于半月板外科术后或者无明显原因的半月板二次撕裂病例，钆造影的关节内MRI摄片可以提供明确的影像资料。对于那些不适合MRI检查的患者，碘造影的关节内CT摄片可以是一种选择。

总而言之，一系列诊断方法的联合使用，就像X线或（和）MRI检查结合临床资料是评估膝关节或其他特殊关节结构如半月板术前、术后功能状态和评估伤残程度的基础。

第六部分

结果

第33章 半月板后角及中间部桶柄样撕裂术后：长期随访和并发症

33

Dimitris P. Giotis, Rainer Siebold

目录

D. P. Giotis
HKF – International Center for Hip-Knee
and Foot Surgery , ATOS Clinic , Bismarckstr. 9-15 ,
69115 Heidelberg , Germany
Department of Orthopaedic Surgery ,
University of Ioannina , Ioannina , Greece
R. Siebold (✉)
HKF – International Center for Hip-Knee
and Foot Surgery , ATOS Clinic , Bismarckstr. 9-15 ,
69115 Heidelberg , Germany
Institute for Anatomy and Cell Biology ,
Ruprecht-Karls University , INF ,
Heidelberg , Germany
e-mail: siebold@atos.de , rainer.siebold@atos.de

© ESSKA 2016 119
C. Hulet et al. (eds.), *Surgery of the Meniscus*, DOI 10.1007/978-3-662-49188-1_33

33.1 前言

在过去的几十年中，半月板的解剖功能已经被诸多文献所描述。半月板最主要的功能不仅仅是覆盖于胫股关节表面传导负荷，吸收震荡，它还有助于关节前后方向的稳定，并提供关节的本体感觉，营养及润滑关节软骨[1-17]。

从解剖上看，内侧半月板呈"C"形，与胫骨平台边缘结合紧密，特别是在其后角部分。外侧半月板呈环形，周边部增厚，在腘肌腱与外侧副韧带处与关节囊结合并不甚紧密，与内侧半月板相比，外侧半月板的活动度更大[18]，但是内侧半月板拥有更好的血液供应[19]。

然而这个非常珍贵的结构，在运动、创伤或盘状畸形时会发生撕裂。在年轻、喜爱运动的人群中，损伤机制包括扭转、蹲踞，而在老年人，退变常为损伤原因，甚至可以发生在外出旅游过程中。半月板损伤是膝关节的常见损伤[20,21]，可以发生在内侧、外侧，或是双侧同时受累。内侧半月板撕裂比外侧更为常见，因为外侧半月板有更多的活动度，因此内侧半月板承担着更多的生物力学载荷[22-26]。此外，内侧半月板损伤经常合并韧带损伤，尤其是前交叉韧带[20,27]。

根据撕裂部位对其进行分区。0区和1区分别对应半月板滑膜接合处和半月板的外1/3（红-红区），2区和3区分别指中间部（红-白区）和内1/3（白-白区）[28]。0区和1区半月板血供要明显好于其他区域，在行半月板修复时会有较高的愈合率[28,29]。根据形态和损伤的机制，半月板撕裂可分为水平撕裂、垂直撕裂、放射状撕裂、斜裂、桶柄样撕裂和复杂撕裂[18,29,30]。

在运动医学中，与半月板相关的手术是最多见的[31]。最初的半月板手术是开放手术。然而在20世纪90年代，随着关节镜技术的发展，它逐渐为全关节镜下修复的手术方式所代替[32]。关节镜可以很容易抵达关节腔，并且降低开放手术引起的风险和并发症。

33.2 桶柄样撕裂

桶柄样撕裂是指贯穿内或外侧半月板前角、中间、后角的纵向撕裂，大多数为长的、边缘或接近滑膜缘的撕裂。当它同时累及前、后角时，就会形成大的半月板撕裂。有少部分仅仅发生在内侧半月板边缘无血供区（也叫部分中间型），有些累及后角或前角，再加上中间部分。撕裂的部分可以移位至髁间窝，引发机械性交锁[30,33]。当移位的半月板复位后，关节交

锁消失。撕裂的部分可以延长，更多的是向前方，或是形成桶柄样撕裂[30]。

这种类型的半月板撕裂大约占半月板损伤的10%，内、外侧半月板发生比例为3∶1[30]。而且在急性膝关节损伤导致前交叉韧带断裂的患者中更为多见。这些患者通常同时伴有半月板的桶柄样撕裂，且内侧多于外侧[30,31]。这在喜欢运动的年轻人中更为多见，但迄今为止，机制不明。除了急性损伤导致的桶柄样撕裂，原发的垂直纵行撕裂，在经历反复打软腿后，也会发展成桶柄样撕裂。有文献报道，有15%～20%的患者，并无明确外伤史，也会出现桶柄样撕裂。在这些患者中，半月板退变可能是其损伤的机制[30]。

在临床上，桶柄样撕裂的经典症状除关节交锁外，还有局部压痛、关节积液、血肿、关节活动受限（特别是伸直时）、麦氏征阳性[30]。在慢性损伤病例中，桶柄样撕裂会在髁间窝形成瘢痕。在诊断方面，矢状位和冠状位的核磁敏感性为50%～100%。这是因为外侧半月板桶柄样撕裂可以自行复位，所以无法成像[34-36]。桶柄样撕裂在核磁上有6个典型征象：①髁间窝异常信号；②领结征缺失；③后角比例失调；④双后交叉征；⑤双前角征；⑥半月板翻转[37]。然而，诊断的金标准仍然是关节镜手术（敏感度100%）。

33.3 桶柄样撕裂切除术后的长期随访结果及并发症

在历史上，半月板切除术是最常见的半月板手术，也是古老的骨科手术之一。

最初由 Smilie 在1866年进行了介绍，并且在20世纪80年代得到普及。然而大量的研究证实，在半月板全切除术后。其临床结果和放射学结果均非常差[38-40]。1948年，Fairbank 首先报道了半月板全切术后影像学的改变[41]，发现半月板切除术后可以诱发早期的退行性骨关节炎，因此，为了保留这一珍贵的结构，关节镜下半月板缝合修复和部分切除术成为治疗半月板撕裂的金标准。而且，由于半月板具有传递载荷的独特功能，因此应尽可能多地保留半月板组织。

在理论上，半月板缝合修复的成败受到以下几个因素影响：撕裂类型、部位、长度、缝合修复技巧，是否存在前交叉韧带功能不足，同期重建ACL，撕裂是急性还是慢性（从受伤到手术的时间）以及康复程序。桶柄样撕裂缝合修复手术的适应证包括：撕裂位于红-红区和红-白区，血供良好，无明显复合撕裂和退变；单纯撕裂合并ACL断裂；探针检查时发现撕裂，相对稳定或是慢性病例中撕裂部分可复位的半月板损伤[42,43]。当然，一个稳定的膝关节也是半月板修复和成功愈合不可忽视的因素，因此，相应的韧带损伤也应该予以修复。

另一方面，当遇到无法缝合修复的桶柄样撕裂时，可行半月板部分切除术。位于白-白区的半月板桶柄样撕裂，退变的半月板撕裂，撕裂部分变形，复位后破裂部分仍不稳定是其手术适应证[44]。

33.3.1 桶柄样撕裂切除手术技巧

桶柄样撕裂切除术有很多种手术技术[45-50]。在所有的技术中，其关注点是如何去除移位的半月板组织，保留稳定的半月板组织并使其边缘光滑。为了更好地显露后角，经常需要做辅助切口并使用穿刺器、缝合针等工具[45-50]。最常用，也最经典的入路是标准的前内侧和前外侧入路。在这个技术中，从前外侧入路进镜处理内侧桶柄裂，从前内侧入路进镜处理外侧桶柄裂，用探钩检查撕裂情况。如果半月板组织卡在髁间窝，医师应复位移位的半月板，以更好地评估撕裂的程度，将其复位后，按照半月板纵裂的切除原则进行手术。

然后，使用蓝钳或钩剪经对侧高位入路进行后角部分的切除。注意要保留后角附着处的一小块组织完整。切除内侧半月板，显露后内侧部分时，需外翻膝关节，保持屈膝20°并外旋膝关节。而切除外侧半月板时，屈膝80°~90°内翻"4"字位显露后外侧部分。使用半月板抓钳夹持移位的半月板，轻柔牵拉并旋转，使用钩剪或电动刨刀自前方去除撕裂的半月板，这样整片破裂的半月板就去除了。如果桶柄样撕裂仅仅累及后角和中央区（也是最常见的），一定要注意，不要切除前角的任何区域[51,52]。最终，用刨刀刨削剩余半月板边缘使其光滑。

半月板部分切除术后第一天开始患者可完全负重，在2~3周后可恢复到术前活动水平。对于运动员来讲，能否在术后第3~6周恢复到正常运动水平，取决于他从事的运动类型，在运动前全关节活动度及肌力是否恢复。如果在术后的第2周，患者股四头肌力下降，则需增加8~12周的物理治疗。

33.3.2 长期随访结果和并发症

如前所述，半月板切除术可以导致早期退行性骨关节炎的发生[27,38,41,53-55]。Kimura等[56]和Ohtoshi等[57]学者报道了半月板次全切除术有可能引起关节退变，而Roos等[58]报道尽管半月板部分切除术可以缓解疼痛、肿胀及其他急性症状，但是由于跑、跳、蹲、跪等动作受限，患者的生活质量明显下降。半月板切除术后，去除了大部分半月板组织，使得胫股关节接触应力增加，可以解释产生上述症状的原因[59]。特别是有研究称，去除16%的半月板组织，关节间接触应力增加350%[60]。而且Rangger[61]、Macnicol和Thomas[62]都认为半月板部分切除术会增加退变的发生率。在合并ACL功能不足的患者中，行半月板切除术后，特别是内侧半月板切除后，也有相似的研究结果[63]。事实证明，内侧半月板是膝关节的次级稳定结构[10,63]。

相反，Johnson等[40]的一项超过10年的长期随访结果显示：半月板缝合修复成功后，放射学上发生骨关节炎的风险并不高。Majewski等[64]报道了单纯的纵行撕裂，半月板缝合修复术可以获得良好的术后功能，但术后发生创伤性关节炎的风险不明。特别是有研究称，与健侧膝关节相比半月板缝合修复术后患侧出现退行性骨关节炎的概率增加24%，而单纯半月板切除术后患侧出现退行性病变的概率增加到53%[38,65]。

几项对照研究表明，半月板部分切除或次全切除术与半月板缝合修复术相比，可以导致更多的关节退变[17,66]。Stein等的

一项8年随访研究证实，在年轻患者中，与半月板切除术相比，半月板修复术后可以获得良好的临床结果。同样，Paxton等研究与半月板切除术相比，半月板缝合修复术后可以获得更高的Lysholm评分和更低的关节退变发生率[17]。有趣的是，在上述同一个研究中发现，尽管半月板修复术有良好的长期随访结果，但是与半月板切除术相比，它有更高的再次手术率。在内侧半月板撕裂修复术后可观察到这一结果。原因是内侧半月板与胫骨平台结合紧密，而且承担着更多的生物力学载荷[18]。在徐和赵[67]meta分析中的结果中显示，对中央区、白区损伤患者行部分切除可以获得较好的短期临床结果和较低的再手术率。但文中也提到了就长期结果来看，与半月板缝合修复术相比，半月板切除术会导致关节功能不良，较低的Lysholm和Tegner评分，较高的关节不稳发生率。

特别是对于桶柄样撕裂，仅有少数几项大规模临床对照研究涉及半月板缝合修复术与半月板切除术后结果的比较[68-70]。2004年Shelbourne和Dersam[68]首次报道了桶柄样撕裂的主客观长期随访结果（接近10年），他们发现在半月板部分切除组中IKDC异常率达40%，而在半月板修复组中为10%。他们同时证实半月板缝合修复术后疼痛的单项评分结果更优。他们认为这些结果预示着在数年之后将开始出现X线片可见的关节退变。另一方面，Shelbourne和Carr[69]发现，在同时重建前交叉韧带的患者中，半月板修复与切除术在随访6~8年时有相似的临床结果，且退变撕裂的半月板修复后，与无退变者相比，其主观评分更

低。然而，这些结果是短期的，或许随着时间的延长，会有新的变化。

　　Chatain等[71]报道了内侧半月板次全切除术后相对较好的临床结果。他们发现术后平均11年随访，有91%的患者临床症状正常或接近正常。但是22%的患者会在影像学上有退变发生。特别是对内侧半月板桶柄样撕裂行部分切除的患者。在2006年Shelbourne 和 Dickens 报道了12年随访结果显示出了比较满意的主观和影像学的评分结果[72]。Higuchi等[38]报道了在这些患者中，术后12年，有79%的患者主观评分满意，但实际上约一半的患者在影像学上已经出现了退变。Jaureguito等[73]也发现在半月板部分切除术后72%的患者在切除侧，没有或有一处 Fairbank's 改变。相反，Sheller等[74]证实，经过5～15年随访，外侧半月板切除术患者中仅有66%结果优良，而且78%会出现退行性变。而且， Hoser等[75]报道行半月板切除术后10年行负重位X线检查时，仅有29%的患者在影像学上表现为正常或接近正常。

　　综上所述，通过复习文献，说明半月板切除术，特别是桶柄样撕裂的半月板切除后，与影像学上关节明显退变的客观结果相比，其主观评分并不是都那么差。很多研究认为桶柄样撕裂部分切除后会逐渐导致早期骨性关节炎，但骨性关节炎进程是如何加速的，机制是什么，仍不清楚。毋庸置疑，半月板的功能至关重要，失去半月板组织后，胫股关节间压力增加，载荷出现异常，而且还会逐渐破坏滑液润滑及对关节透明软骨的营养作用。这些因素将会导致关节软骨提前退变。在ACL缺失的不稳定膝关节中，传导到膝关节力会导致关节提前退变，出现早期骨性关节炎。

　　因此，我们的重点仍是保留一个稳定的半月板残端，使它能保留有半月板的特性和功能，并且尽可能多地保留半月板组织。许多学者建议修复撕裂的半月板可以恢复半月板的负重及半月板吸收震荡的功能，减少关节间隙狭窄，而这些都有可能降低退变发生的风险[13,76]。即便如此，并没有强有力的证据证明半月板桶柄样撕裂行缝合修复后，就比切除术后的长期效果更满意。但是普遍认为，与半月板部分切除术相比，半月板修复术尽管存在着较高的二次手术率，但是会有较好的长期随访结果[17]。

　　尽管半月板缝合修复的适应证是桶柄样撕裂发生在无退变的红-红区或红-白区，但个别学者认为考虑到会丢失大片半月板组织，在白区的缝合也不是毫无意义的。特别是在外侧半月板[27]，这样做会在一段时间内提供一个有功能的半月板组织[77-79]。当然，为了防止失败，也要考虑到二次行半月板切除术。

　　另外，除了早期骨关节炎的发生受到关注外，也会出现一些中晚期并发症。特别是在运动员或是喜爱运动的人群。手术失败导致持续出现疼痛、交锁、肿胀等症状，会影响到运动员日常活动，降低生活质量，特别是当运动员无法恢复到以前的竞技水平，无法重返赛场，就会过早地结束运动生涯。

　　关节镜下半月板切除术的术中及术后早期并发症发生率为0.5%～1.7%[80, 81]，由于视野有限，特别是行内侧或外侧半月板后角部分切除时，会出现医源性软骨损伤。过度切除或是切除不足是最常见的术中并发症，器械或全身麻醉也可引起术中血管神经并发症。半月板切除术后早期并发症同样受到关注，最常见的包括：术后持续疼痛、渗漏。可见于切除较大半月板的病例，有时需要翻修手术。外科医师同样也要遵循无菌原则，以避免出现关节感染而需要多次关节镜冲洗。僵硬和滑膜炎也是可能出现的并发症，需要进行物理治疗及镜下滑膜切除。最后，也要特别注意下肢深静脉血栓的发生。

总结

　　半月板撕裂后部分切除术是一个非常普通的外科术式。其结果及并发症已经被诸多文献所报道。但是，只有几篇文献报道了桶柄样撕裂行半月板部分切除的结局。文献认为：尽管远期效果未知，但桶柄样撕裂，特别对于年轻人、运动员的半月板撕裂，应进行半月板修复。金标准就是不论是修复还是切除，要尽可能多地保留半月板组织，因为失去半月板组织会引发早期骨性关节炎，在每种情况下患者的选择应根据最好的标准。然而，为了避免大范围的半月板切除，外科医生也应了解半月板移植术，一个相对新颖并且结果令人鼓舞的术式。尽管尚未建立明确的适应证和术后长期随访结果，但更多的研究仍在进行中，如移植的有效率、是否能够恢复半月板功能、能否防止关节早期退变等。

参考文献

[1] Seedhom BB, Dowson D, Wright V (1974) Proceedings: functions of the menisci. A preliminary study. Ann Rheum Dis 33:111

[2] Voloshin AS, Wosk J (1983) Shock absorption of meniscectomized and painful knees: a comparative in vivo study. J Biomed Eng 5:157–161

[3] Maquet PG, Van de Berg AJ, Simonet JC (1975) Femorotibial weight-bearing areas. Experimental determination. J Bone Joint Surg Am 57:766–771

[4] Kurosawa H, Fukubayashi T, Nakajima H (1980) Load-bearing mode of the knee joint: physical behavior of the knee joint with or without menisci. Clin Orthop Relat Res 149:283–290

[5] Walker PS, Erkman MJ (1975) The role of the menisci in force transmission across the knee. Clin Orthop Relat Res 109:184–192

[6] Radin EL, de Lamotte F, Maquet P (1984) Role of the menisci in the distribution of stress in the knee. Clin Orthop Relat Res 185:290–294

[7] Krause WR, Pope MH, Johnson RJ, Wilder DG (1976) Mechanical changes in the knee after meniscectomy. J Bone Joint Surg Am 58:599–604

[8] Baratz ME, Fu FH, Mengato R (1986) Meniscal tears: the effect of meniscectomy and of repair on intraarticular contact areas and stress in the human knee. A preliminary report. Am J Sports Med 14:270–275

[9] Hsieh HH, Walker PS (1976) Stabilizing mechanisms of the loaded and unloaded knee joint. J Bone Joint Surg Am 58:87–93

[10] Levy IM, Torzilli PA, Warren RF (1982) The effect of medial meniscectomy on anterior-posterior motion of the knee. J Bone Joint Surg Am 64:883–888

[11] Hollis JM, Pearsall AW, Niciforos PG (2000) Change in meniscal strain with anterior cruciate ligament injury and after reconstruction. Am J Sports Med 28:700–704

[12] Allen CR, Wong EK, Livesay GA, Sakane M, Fu FH, Woo SL (2000) Importance of the medial meniscus in the anterior cruciate ligament-deficient knee. J Orthop Res 18:109–115

[13] Shoemaker SC, Markolf KL (1986) The role of the meniscus in the anterior-posterior stability of the loaded anterior cruciate deficient knee. Effects of partial versus total excision. J Bone Joint Surg Am 68:71–79

[14] Zimny ML, Albright DJ, Dabezies E (1988) Mechanoreceptors in the human medial meniscus. Acta Anat (Basel) 133:35–40

[15] MacConaill MA (1950) The movements of bones and joints; the synovial fluid and its assistants. J Bone Joint Surg (Br) 32:244–252

[16] Renström P, Johnson RJ (1990) Anatomy and biomechanics of the menisci. Clin Sports Med 9:523–538

[17] Paxton ES, Stock MV, Brophy RH (2011) Meniscal repair versus partial meniscectomy: a systematic review comparing reoperation rates and clinical outcomes. Arthroscopy 27:1275–1288

[18] Benazzo F, Zanon G (2010) Meniscal sutures. Tech

Knee Surg 9:159–164

[19] Arnoczky SP, Warren RF (1982) Microvasculature of the human meniscus. Am J Sports Med 10:90–95

[20] Clayton RA, Court-Brown CM (2008) The epidemiology of musculoskeletal tendinous and ligamentous injuries. Injury 39:1338–1344

[21] Kim S, Bosque J, Meehan JP, Jamali A, Marder R (2011) Increase in outpatient knee arthroscopy in the United States: a comparison of national surveys of ambulatory surgery, 1996 and 2006. J Bone Joint Surg Am 93:994–1000

[22] Buseck MS, Noyes FR (1991) Arthroscopic evaluation of meniscal repairs after anterior cruciate ligament reconstruction and immediate motion. Am J Sports Med 19:489–494

[23] Wang KH, Hwang DH, Cho JH, Changale SD, Woo SJ, Nha KW (2011) Arthroscopic direct repair for a complete radial tear of the posterior root of the medial meniscus. Clin Orthop Surg 3:332–335

[24] Metcalf MH, Barrett GR (2004) Prospective evaluation of 1,485 meniscal tear patterns in patients with stable knees. Am J Sports Med 32:675–680

[25] Servien E, Acquitter Y, Hulet C, Seil R (2009) Lateral meniscus lesions on stable knee: a prospective multicenter study. Orthop Traumatol Surg Res 95:S60–S64

[26] Terzidis IP, Christodoulou A, Ploumis A, Givissis P, Natsis K, Koimtzis M (2006) Meniscal tear characteristics in young athletes with a stable knee: arthroscopic evaluation. Am J Sports Med 34:1170–1175

[27] Salata MJ, Gibbs AE, Sekiya JK (2010) A systematic review of clinical outcomes in patients undergoing meniscectomy. Am J Sports Med 38:1907–1916

[28] Cooper DE, Arnoczky SP, Warren RF (1990) Arthroscopic meniscal repair. Clin Sports Med 9: 589–607

[29] Newman AP, Burks RT (1993) Principles and decision making in meniscal surgery. Arthroscopy 9:33–51

[30] Shakespeare DT, Rigby HS (1983) The bucket-handle tear of the meniscus: a clinical and arthrographic study. J Bone Joint Surg (Br) 65:383–387

[31] Baker BE, Peckham AC, Pupparo F, Sanborn JC (1985) Review of meniscal injury and associated sports. Am J Sports Med 13:1–4

[32] Shybut T, Strauss EJ (2011) Surgical management of meniscal tears. Bull NYU Hosp Jt Dis 69:56–62

[33] Dandy DJ (1990) The arthroscopic anatomy of symptomatic meniscal lesions. J Bone Joint Surg (Br) 72:628–633

[34] Breitenseher MJ, Trattnig S, Dobrocky I, Kukla C, Nehrer S, Steiner E, Imhof H (1997) MR imaging of meniscal subluxation in the knee. Acta Radiol 38:876–879

[35] Makdissi M, Eriksson KO, Morris HG, Young DA (2006) MRI negative bucket-handle tears of the lateral meniscus in athletes: a case series. Knee Surg Sports Traumatol Arthrosc 14:1012–1016

[36] Garofalo R, Kombot C, Borens O, Djahangiri A, Mouhsine E (2005) Locking knee caused by subluxation of the posterior horn of the lateral meniscus. Knee Surg Sports Traumatol Arthrosc 13:569–571

[37] Lykissas MG, Mataliotakis GI, Paschos N, Panovrakos C, Beris AE, Papageorgiou CD (2010) Simultaneous bicompartmental bucket-handle meniscal tears with intact anterior cruciate ligament: a case report. J Med Case Reports 4:34

[38] Higuchi H, Kimura M, Shirakura K, Terauchi M, Takagishi K (2000) Factors affecting long-term results after arthroscopic partial meniscectomy. Clin Orthop 377:161–168

[39] Henning CE, Lynch MA (1985) Current concepts of meniscal function and pathology. Clin Sports Med 4:259–265

[40] Johnson MJ, Lucas GL, Dusek JK, Henning CE (1999) Isolated arthroscopic meniscal repair: a long-term outcome study (more than 10 years). Am J Sports Med 27:44–49

[41] Fairbank TJ (1948) Knee joint changes after meniscectomy. J Bone Joint Surg (Br) 30:664–670

[42] Feng H, Hong L, Geng XS, Zhang H, Wang XS, Jiang XY (2008) Second-look arthroscopic evaluation of bucket-handle meniscus tear repairs with anterior cruciate ligament reconstruction: 67 consecutive cases. Arthroscopy 24:1358–1366

[43] Yoo JC, Ahn JH, Lee SH, Lee SH, Kim JH (2007) Suturing complete radial tears of the lateral meniscus. Arthroscopy 23:1249.e1–7

[44] Weiss CB, Lundberg M, Hamberg P (1989) Nonoperative treatment of meniscal tears. J Bone Joint Surg Am 71:811–822

[45] Johnson JC, Pierson RH III, Bach BR (1990) A suture "retractor": a technical aid for bucket-handle meniscal resections. Arthroscopy 6:327–328

[46] Mullins RC, Drez DJ (1992) Resection of bucket-handle meniscus tears: a simple technique using a Beaver blade. Arthroscopy 8:267–268

[47] Paksima N, Ceccarelli B, Vitols A (1998) A new technique for arthroscopic resection of a bucket-handle tear. Arthroscopy 14:537–539

[48] Binnet MS, Gurkan I, Cetin C (2000) Arthroscopic resection of bucket-handle tears with the help of a suture punch: a simple technique to shorten operating time. Arthroscopy 16:665–669

[49] Lehman CR, Meyers JF (2002) Needle-assisted arthroscopic meniscal debridement. Arthroscopy 18:948–949

[50] Nakase J, Kitaoka K, Tsuchiya H (2010) Arthroscopic resection of a bucket handle tear of the meniscus: a technical note. J Orthop Surg (Hong Kong) 18:378–381

[51] Dandy DJ (1982) The bucket handle meniscal tear: a technique detaching the posterior segment first. Orthop Clin North Am 13:369–385

[52] Benedetto KP, Glötzer W, Sperner G (1986) Partial meniscus arthroscopic resection. Aktuelle Traumatol 16:21–25

[53] Roos H, Lauren M, Adalberth T, Roos EM, Jonsson K, Lohmander LS (1998) Knee osteoarthritis after meniscectomy: prevalence of radiographic changes after twenty-one years, compared with matched controls. Arthritis Rheum 41:687–693

[54] Papalia R, Del Buono A, Osti L, Denaro V, Maffulli N (2011) Meniscectomy as a risk factor for knee osteoarthritis: a systematic review. Br Med Bull 99:89–106

[55] Englund M, Roemer FW, Hayashi D, Crema MD, Guermazi A (2012) Meniscus pathology, osteoarthritis and the treatment controversy. Nat Rev Rheumatol 8:412–419

[56] Kimura M, Shirakura K, Hasegawa A, Kobayashi Y, Udagawa E (1992) Anatomy and pathophysiology of the popliteal tendon area in the lateral meniscus: 2. Clinical investigation. Arthroscopy 8:424–427

[57] Ohtoshi K, Kimura M, Kobayashi Y, Higuchi H, Kikuchi S (2004) Arthroscopic thermal shrinkage for hypermobile lateral meniscus. Am J Sports Med 32:1297–1301

[58] Roos EM, Roos HP, Ryd L, Lohmander LS (2000) Substantial disability three months after arthroscopic partial meniscectomy: a prospective study of patient-relevant outcomes. Arthroscopy 16:619–625

[59] Lee SJ, Aadalen KJ, Malaviya P, Lorenz EP, Hayden JK, Farr J, Kang RW, Cole BJ (2006) Tibiofemoral contact mechanics after serial medial meniscectomies in the human cadaveric knee. Am J Sports Med 34:1334–1344

[60] Henning CE, Lynch MA, Yearout KM, Vequist SW, Stallbaumer RJ, Decker KA (1990) Arthroscopic meniscal repair using an exogenous fibrin clot. Clin Orthop 252:64–72

[61] Rangger C, Klestil T, Gloetzer W, Kemmler G, Benedetto KP (1995) Osteoarthritis after arthroscopic partial meniscectomy. Am J Sports Med 23:240–244

[62] Macnicol MF, Thomas NP (2000) The knee after meniscectomy. J Bone Joint Surg (Br) 82:157–159

[63] Levy IM, Torzilli PA, Gould JD, Warren RF (1989) The effect of lateral meniscectomy on motion of the knee. J Bone Joint Surg Am 71:401–406

[64] Majewski M, Stoll R, Widmer H, Mü̈ller W, Friederich NF (2006) Mid-term and long-term results after arthroscopic suture repair of isolated, longitudinal, vertical meniscal tears in stable knees. Am J Sports Med 34:1072–1076

[65] Fauno P, Nielsen AB (1992) Arthroscopic partial meniscectomy: a long-term follow-up. Arthroscopy 8:345–349

[66] Stein T, Mehling AP, Welsch F, von Eisenhart-Rothe R, Jager A (2010) Long-term outcome after arthroscopic meniscal repair versus arthroscopic partial meniscectomy for traumatic meniscal tears. Am J Sports Med 38:1542–1548

[67] Xu C, Zhao J (2015) A meta-analysis comparing meniscal repair with meniscectomy in the treatment of meniscal tears: the more meniscus, the better outcome? Knee Surg Sports Traumatol Arthrosc 23:164–170

[68] Shelbourne KD, Dersam MD (2004) Comparison of partial meniscectomy versus repair for bucket-handle lateral meniscus tears in anterior cruciate ligament reconstructed knees. Arthroscopy 6:581–585

[69] Shelbourne KD, Carr DR (2003) Meniscal repair compared with meniscectomy for bucket-handle medial meniscal tears in anterior cruciate ligament reconstructed knees. Am J Sports Med 31:718–723

[70] Shelbourne KD, Johnson GE (1993) Locked bucket-handle meniscal tears in knees with chronic anterior cruciate ligament deficiency. Am J Sports Med 21:779–782

[71] Chatain F, Robinson AH, Adeleine P, Chambat P, Neyret P (2001) The natural history of the knee following arthroscopic medial meniscectomy. Knee Surg Sports Traumatol Arthrosc 9:15–18

[72] Shelbourne KD, Dickens JF (2006) Digital radiographic evaluation of medial joint space narrowing after partial meniscectomy of bucket-handle medial meniscus tears in anterior cruciate ligament-intact knees. Am J Sports Med 34:1648–1655

[73] Jaureguito JW, Elliot JS, Lietner T, Dixon LB, Reider B (1995) The effects of arthroscopic partial lateral meniscectomy in otherwise normal knee: a retrospective review of functional, clinical and radiographic results. Arthroscopy 11:29–36

[74] Scheller G, Sobau C, Bülow JU (2001) Arthroscopic partial lateral meniscectomy in an otherwise normal knee: clinical, functional, and radiographic results of a long-term follow-up study. Arthroscopy 17: 946–952

[75] Hoser C, Fink C, Brown C, Reichkendler M, Hackl W, Bartlett J (2001) Long-term results of arthroscopic partial lateral meniscectomy in knees without associate damage. J Bone Joint Surg (Br) 83:513–516

[76] Marzo JM, Gurske-DePerio J (2009) Effects of medial meniscus posterior horn avulsion and repair on tibiofemoral contact area and peak contact pressure with clinical implications. Am J Sports Med 37:124–129

[77] Cassidy RE, Shaffer AJ (1981) Repair of peripheral meniscus tears. A preliminary report. Am J Sports Med 9:209–214

[78] O'Shea JJ, Shelbourne KD (2003) Repair of locked bucket-handle meniscal tears in knees with chronic anterior cruciate ligament deficiency. Am J Sports Med 31:216–220

[79] Noyes FR, Barber-Westin SD (2000) Arthroscopic repair of meniscus tears extending into the avascular zone with or without anterior cruciate ligament reconstruction in patients 40 years of age and older. Arthroscopy 16:822–829

[80] Ramadier JO, Beaufils P, Dupont JY, Benoit J, Frank A (1983) Arthroscopic meniscectomies. Short- and median-term results. Rev Chir Orthop Reparatrice Appar Mot 69:581–590

[81] Beickert R, Probst J (1991) Intra-operative complications in arthroscopic operations. Results of a re-arthroscopy study. Zentralbl Chir 116:495–500

第34章　外侧半月板部分切除术后效果

34

Joan Carles Monllau, Christophe Hulet, Etienne salle de Chou, Goulven Rochcongar

目录

J. C. Monllau , MD, PhD
Department of Orthopaedic Surgery
and Traumatology , Hospital del Mar.
UniversitatAutònoma de Barcelona (UAB) ,
Passeig Marítim 25-29 , Barcelona 08003 , Spain
e-mail: Jmonllau@parcdesalutmar.cat
C. Hulet , MD (✉) • E. salle de Chou
Département de Chirurgie Orthopédique
et Traumatologique, CHU de Caen , U1075
COMETE UCBN/INSERM, UFR de Médecine,
Université de Caen Basse-Normandie, Centre
Hospitalier Universitaire de Caen , Avenue de
la Côte de Nacre , Caen Cedex 14033 , France
e-mail: hulet-c@chu-caen.fr
G. Rochcongar , MD
Département de Chirurgie Orthopédique et
Traumatologique , CHU de Caen (Pr C. Hulet),
U1075 COMETE UCBN/INSERM, UFR de
Médecine , Avenue de la cote de nacre ,
Caen Cedex 5 14033 , France

© ESSKA 2016
C. Hulet et al. (eds.), *Surgery of the Meniscus*, DOI 10.1007/978-3-662-49188-1_34

34.1　前言

半月板为纤维软骨结构，可以增加胫股关节的吻合度，有助于稳定膝关节[1]。在每一步负重行走时，传导2~4倍的自身体重，在关节屈曲时，有5~11mm的微动，而外侧半月板的活动度更大一些。在外周1/3处有神经末梢长入，特别是在前后角的位置，是本体感觉信息的重要来源，包括膝关节的位置、方向、速度、加速、减速等信息[2]。但是半月板组织最主要的作用还是吸收震荡，分担载荷[3]。所有这些功能均依赖于关节软骨的完整和动态稳定。

在19世纪末，出现了许多治疗半月板撕裂的手术技术。Broadhurst报道了首例对有症状的半月板撕裂行半月板切除的病例[4]，而与此同时，Annandale也提出了半月板修复的概念[5]。几年后，Katzenstein报道了首个使用羊肠线为7例患者进行半月板缝合的临床研究[6]。尽管如此，半月板修复仍被广大医师所忽视，而半月板切除术成为当时最普遍的手术方式。

King首先对这种貌似无害而实则对关节造成损伤的处理方式提出了质疑[7]。几年后，Fairbank[8]描述了半月板切除术后关节的影像学变化，并且提出半月板切除术后膝的概念。随后，在20世纪，关节镜的出现使半月板切除术的侵入性变得更小，半月板部分切除术成为治疗半月板损伤的金标准。半月板部分切除术的优势有：恢复快，优良的主、客观评分结果，更少的并发症[9]。本章节的讨论重点为外侧半月板切除术后的功能及影像学的长期随访结果。

34.2　半月板切除的影响

去除半月板组织将会导致胫股关节间接触应力的增加，引起生物力学磨损和关节软骨永久性损害[10]。与内侧半月板相比，外侧半月板覆盖面积小，因此会产生更大的峰应力[11]。而且，因为外侧半月板的活动变大，它要对抗更多的牵拉和剪切应力。在前交叉韧带撕裂的病例中也得到了证实。因为这种损伤往往与突然的横向旋转力有关，在这种情况下，过多的外侧间室压力及旋转力作用于膝关节的后外侧区域[12]，常常导致半月板的放射状撕裂和水平撕裂[13]。

由于撕裂或半月板切除引起的半月板环形结构的破裂，会导致关节轴向载荷的显著增加。最终发生骨关节炎的概率会增高[14]。事实上，骨关节炎的改变出现在半月板切除术后的8～16年，而临床症状却并不十分显著[15]。鉴于外侧间室的特殊解剖和生物力学特点，外侧半月板切除会导致

关节间接触面积减少（达到50%），及局部接触压力的显著增高（达335%），与内侧半月板相比，其后果更加严重[16,17]。因此，外侧半月板切除术并不能被视为无害的手术，因为它会加速关节软骨的磨损，引起永久性损伤，必须严格把握手术适应证，并熟练操作[18]。

除了半月板切除术外，半月板后根撕裂和完全放射状撕裂也会影响半月板功能，并增加局部接触压力。为了防止OA发生，对后根部的撕裂要解剖复位，并坚强固定[19]。

34.3　关节镜下外侧半月板部分切除术的临床及影像学结果

34.3.1　中-短期随访

从已有的数据看，关节镜下外侧半月板部分切除术（APLM）中-短期随访功能结果良好，但随着时间延长，逐渐出现恶化趋势，并且有较高的退变率发生。

在APLM的一项回顾性分析中，Jaureguito等发现92%的病例功能为优良，并且85%的患者能够恢复到受伤前的运动水平。然而在8年后的随访结果显示：仅有62%的患者功能优良，而仅有48%的患者能够保持原有运动水平[20]。

Hoser等[21]对31例APLM评价的结果显示正常。在平均10年的随访中，Lysholm的平均评分为80.5分（14例优，4例良，5例中，8例差）。影像学表现出的退变可见于所有患者，且均为外侧间室。有趣的是，半月板切除组织的大小与术后主观、临床

及影像学结果并无相关性[21]。

Bonneux和Vandekerckhove进行了一项8年随访的回顾性病例对照研究。对31例膝关节单纯外侧半月板损伤患者实施了半月板部分切除术。术后IKDC评分48%为优良，Lysholm评分优良占64.5%，关节活动度Tegner评分从最初的7.2（竞技运动）降至5.7（娱乐活动）。另一方面，在92.9%的病例中出现了Fairbank所描述的关节软骨影像学退变。作者认为半月板切除的程度是导致严重后果的主要因素[22]。

Chatain等[18]进行了一项回顾性分析，比较了稳定膝关节内侧半月板部分切除与APLM的术后结果。研究纳入了362例内侧半月板和109例外侧半月板，均仅行半月板部分切除术，最短随访时间为10年。他们发现内侧半月板切除术后95%的患者效果非常满意或满意，而外侧为95.5%。IKDC评分，内侧半月板部分切除组中，85.8的患者术后无症状，外侧为79.7%。影像学改变方面，内侧半月板切除组，发生关节间隙狭窄的约为21.5%，而在外侧高达37.5%。基于以上研究结果，作者认为无论是内侧部分切除，还是外侧部分切除，都可以被接受，而且内外侧手术效果相似。单独的内侧半月板撕裂，如果年龄小于35岁、纵向撕裂、无软骨损伤、切除术后边缘完整，将会有好的预后结果[18]。

34.3.2　长期随访

APLM长期随访超过10年的数据非常少。Burks等[23]对146例行关节镜下半月板切除部分切除术的患者进行了长达14.7年

的随访。27例为APLM，在最后的随访中，ACL稳定的APLM患者中，88%结构为优或良。影像学上关节间隙侧侧差异手术侧比非手术侧低0.23级。预测因素中，作者发现男性患者在影像学表现上优于女性患者，但评分并不比女性患者高。令人惊奇的是：行半月板部分切除时年龄并不是确切的因素，内侧切除与外侧切除间无显著性差异。具有正常的胫股关节解剖轴线（外翻＞10°）的患者在行内侧半月板切除后影像学表现良好。最后，合并ACL缺失的患者与ACL正常患者在行内侧切除术后相比，表现出更差的影像学改变。内侧关节间隙变窄，Lysholm评分、满意度指数及Tegner评分更低[23]。

在1982—1991年，Scheller等[24]进行了一项回顾性病例对照研究，分析了与正常膝关节相比，行APLM手术的膝关节在临床功能与影像学结果上的长期随访结果。研究纳入107例行APLM的病例，其中，75例为单纯外侧半月板撕裂，Lysholm评分术后短期优良率为77%。但随访时间延长下降至66%。尽管如此，43%能够保持最大的稳定状态。随访发现，78%的患者出现1级或更高级的Fairbank改变。同样随着时间推移，功能开始恶化，更多影像学改变也伴随出现，尽管有较高级别的影像学改变，但出现症状与功能结果之间无显著相关性[24]。

近期，法国关节镜协会发表了一篇回顾性多中心研究报告[25]，目的是评估APLM的长期效果，并且想确认哪些患者发生OA的风险性高。研究纳入了89例患者，手术时的年龄为35±13岁，且膝关节稳定。以

对侧膝关节做参考计算OA的发病率和患病率。

随访22±3年，48%的患者生活方式积极，KOOS评分术前82%，术后69%。患侧膝OA患病率为56%，健侧为44%。在那些术前健侧正常而患侧已有OA表现的患者中，OA的发生率为53%。罹患OA的危险因素包括：年龄大于38岁（手术时），肥胖（BMI≥34），外翻膝并伴有软骨和半月板病变。研究发现术前膝关节稳定、无原发软骨损伤的年轻患者在行APLM后会获得一个比较好的长期随访结果。相反，年龄＞40岁、体重指数过大、外翻力线不良、软骨已有病变者，往往罹患OA的风险很高。本研究最重要的发现就是，与文献报道的随访10年后的OA患病率相比，随访20年后的患病率只有轻微的升高[25]。

34.4 失败

对半月板切除术后失败的准确定义尚未达成共识。通常将术后出现残留疼痛和反复肿胀而需要再次手术视为半月板切除术失败。由于关节软骨匹配度下降，半月板组织的缺失可能导致较差的预后结果，所以外侧间室更容易并发半月板切除术后综合征。如果仅仅将退变认定为失败，那发生在外侧间室的失败率将很高。

在Chatain等[18]的研究中，行APLM患者中11.9%在随访10年后需要行再次手术。相反，在同一时间内，内侧半月板切除组中仅有6.4%的患者需行再次手术[18]。Hoser等[21]在他们的10年随访研究中发现，再手术率高达29%。需再手术的患者Lysholm评

分明显低于其他患者。最后，Bonneux和Vandekerckhove[22]报道，8年随访观察，再手术率为12.9%。

还有一种少见并发症称为快速溶解。它发生在半月板切除术后不长时间内。它的发生机制不明确[26]。可能的原因有机械超载导致软骨细胞坏死和软骨基质的损害[27]。也有人认为半月板组织缺失后使软骨下应力增加是一个合理的解释[28]。

总之，与内侧间室相比，外侧间室的失败率要高一些[18]。再次手术包括关节镜手术，或内翻接骨术，以及半月板移植术[21]。

总结

APLM早期表现优良，但随时间延长会逐渐变差。根据最新证据，稳定的膝关节、无原发软骨损坏的年轻患者行APLM，术后长期结果优良。使患者具有OA高风险的因素有：年龄＞40岁；超重，BMI≥30；外翻膝；手术时已有软骨损伤。在这些患者中，半月板组织应尽可能少地切除。

参考文献

[1] Renström P, Johnson RJ (1990) Anatomy and biomechanics of the menisci. Clin Sports Med 9(3): 523–538

[2] Gray JC (1999) Neural and vascular anatomy of the menisci of the human knee. J Orthop Sports Phys Ther 29(1):23–30

[3] Walker PS, Erkman MJ (1975) The role of the menisci in force transmission across the knee. Clin Orthop Relat Res 109:184–192

[4] Bolano LE, Grana WA. Isolated arthroscopic partial meniscectomy: functional radiographic evaluation at five years. Am J Sports Med. 1993;21:432–7

[5] Annandale T (1885) An operation for displaced semilunar cartilage. Br Med J 1(1268):779

[6] Katzenstein M (1908) Beitrag zur Entstehung und Erkennung der Meniscusverletzungen im Kniegelenk. Berl Klin Wochenschr 44:228–235

[7] King D (1936) The healing of semilunar cartilages. J Bone Joint Surg 18:333–342

[8] Fairbank TJ (1948) Knee joint changes after meniscectomy. J Bone Joint Surg Br 30B(4):664–670

[9] McGinty JB, Geuss LF, Marvin RA (1977) Partial or total meniscectomy: a comparative analysis. J Bone Joint Surg Am 59(6):763–766

[10] McCann L, Ingham E, Jin Z, Fisher J (2009) Influence of the meniscus on friction and degradation of cartilage in the natural knee joint. Osteoarthritis Cartilage 17(8):995–1000

[11] Pena E, Calvo B, Martinez MA, Palanca D, Doblare M (2006) Why lateral meniscectomy is more dangerous than medial meniscectomy. A finite element study. J Orthop Res 24:1001–1010

[12] Barber F (1994) Snow skiing combined anterior cruciate ligament/medial collateral ligament disruptions. Arthroscopy 10:85–89

[13] Locker B, Hulet C, Vielpeau C. Lésions traumatiques des ménisques du genou. Encycl Méd Chir (Elsevier, Paris). Appareil Locomoteur 14-084-A-10. 1992. 12 p.

[14] McDermot D, Amis A (2006) The consequences of meniscectomy. J Bone Joint Surg Br 88(12): 1549–1556

[15] Petty CA, Lubowitz JH (2010) Does arthroscopic partial meniscectomy result in knee osteoarthritis? A systematic review with a minimum of 8 years' follow-up. Arthroscopy 27:419–424

[16] Jørgensen U, Sonne-Holm S, Lauridsen F, Rosenklint A (1987) Long-term follow-up of meniscectomy in athletes. A prospective longitudinal study. J Bone Joint Surg Br 69(1):80–83

[17] Levy IM, Torzilli PA, Gould JD, Warren RF (1989) The effect of lateral meniscectomy on motion of the knee. J Bone Joint Surg Am 71(3):401–406

[18] Chatain F, Adeleine P, Chambat P, Neyret P, Société Française d'Arthroscopie (2003) A comparative study of medial versus lateral arthroscopic partial meniscectomy on stable knees: 10-year minimum follow-up. Arthroscopy 19(8):842–849

[19] LaPrade CM, Jansson KS, Dornan G, Smith SD, Wijdicks CA, LaPrade RF (2014) Altered tibiofemoral contact mechanics due to lateral meniscus posterior horn root avulsions and radial tears can be restored with in situ pull-out suture repairs. J Bone Joint Surg Am 96(6):471–479

[20] Jaureguito JW, Elliot JS, Lietner T, Dixon LB, Reider B (1995) The effects of arthroscopic partial lateral meniscectomy in an otherwise normal knee: a retrospective review of functional, clinical, and radiographic results. Arthroscopy 11(1):29–36

[21] Hoser C, Fink C, Brown C, Reichkendler M, Hackl W, Bartlett J (2001) Long-term results of arthroscopic partial lateral meniscectomy in knees without associated damage. J Bone Joint Surg Br 83(4):513–516

[22] Bonneux I, Vandekerckhove B (2002) Arthroscopic partial lateral meniscectomy long-term results in athletes. Acta Orthop Belg 68(4):356–361

[23] Burks RT, Metcalf MH, Metcalf RW (1997) Fifteen-year follow-up of arthroscopic partial meniscectomy. Arthroscopy 13(6):673–679

[24] Scheller G, Sobau C, Bülow JU (2001) Arthroscopic partial lateral meniscectomy in an otherwise normal knee: clinical, functional, and radiographic results of a long-term follow-up study. Arthroscopy 17(9): 946–952

[25] Hulet C, Menetrey J, Beaufils P, French Arthroscopic Society (SFA) (2015) Clinical and radiographic results of arthroscopic partial lateral meniscectomies in stable knees with a minimum follow up of 20 years. Knee Surg Sports Traumatol Arthrosc 23(1):225–231

[26] Charrois O, Ayral X, Beaufils P (1998) Chondrolyse rapide après méniscectomie externe arthroscopique. A propos de 4 cas. Rev Chir Orthop 84:88–92

[27] Ewers BJ, Dvoracek-Driksna D, Orth MW, Haut RC (2001) The extent of matrix damage and chondrocyte death in mechanically traumatized articular cartilage explants depends on rate of loading. J Orthop Res 19:779–784

[28] Kurosawa H, Fukubayashi T, Nakajima H. (1980) Load-bearing mode of the knee joint: physical behavior of the knee joint with or without menisci. Clin Orthop Relat Res. (149):283–90

第35章 半月板修复：术中与术后并发症

35

Nicolas Graveleau, Romain Seil, Christophe Hulet, Goulven Rochcongar

目录

35.1 前言

恢复和保留半月板的状态是膝关节镜外科手术中最具挑战性的目标之一。半月板保留后的愈合过程都应避免早期的退行性改变，而这些在半月板全切和半月板次全切患者中非常常见。

自20世纪90年代起，关节镜下修复技术和移植物的发展，提高了半月板修复的质量，且更广泛地被人们所接受。它的易用性、微创操作、全关节镜下的方法、高质量重建等优点，使得关节镜下修复技术和移植

N. Graveleau, MD (✉)
Department of Knee Surgery, Clinique du Sport,
Bordeaux Mérignac, France
e-mail: nicolasgraveleau@mac.com

R. Seil, MD, PhD
Department of Orthopedic Surgery and Sports
Medicine, Centre Hospitalier-Clinique d'Eich,
78, Rue d'Eich, Luxembourg 1460, Luxembourg

Sports Medicine Research Laboratory,
Luxembourg Institute of Health, 78 Rue d'Eich,
Luxembourg L-1460, Luxembourg
e-mail: seil.romain@chl.lu

C. Hulet, MD

Département de Chirurgie Orthopédique et
Traumatologique, CHU de Caen, U1075 COMETE
UCBN/INSERM, UFR de Médecine,
Université de Caen Basse-Normandie, Centre
Hospitalier Universitaire de Caen, Avenue de
la Côte de Nacre, Caen Cedex 14033, France
e-mail: hulet-c@chu-caen.fr

G. Rochcongar, MD
Département de Chirurgie Orthopédique
et Traumatologique, CHU de Caen (Pr C. Hulet),
U1075 COMETE UCBN/INSERM, UFR de
Médecine, Avenue de la cote de nacre,
Caen Cedex 5 14033, France

© ESSKA 2016
C. Hulet et al. (eds.), *Surgery of the Meniscus*, DOI 10.1007/978-3-662-49188-1_35

119

物被更广泛和频繁地应用。使用这些技术和移植物的优势有：切口小；血管神经损伤风险小；手术时间短；而且与用线和垂直缝合的技术相比，同样可以确保修复半月板的生物力学性能[1]。

关节镜下半月板手术的并发症发生率并没有被经常地、大规模地调查，以获得确切数据，但是却公认是比较低的。由SFAz在2004年完成的一项大样本分析研究显示[2]，半月板缝合术出现神经损伤等严重并发症的病例非常少见（5/278）。北美关节镜协会（AANA）在1985年发布了De Lee[3]报道的一项大型回顾性研究，称总的并发症发生率为0.6%。这次调查集中在诊断性关节镜及第一代关节镜外科手术，一些严重的血管神经损伤并发症被确认。半月板修复的特殊并发症并未被提及。关于关节镜下半月板手术并发症报道的差别是由于所认定的标准不同。法国关节镜协会由Coudane和Buisson[4]进行的一项前瞻性研究报告指出，总的并发症发生率为16%。AANA的一项前瞻性调查[5]，纳入了8741例膝关节镜手术患者，总的并发症发生率为1.8%，半月板修复的并发症发生率（1.2%）并不高于半月板切除组的（1.7%）。而在当时，外科医生们在行半月板缝合时，无论采用由内向外、由外向内和全内缝合技术时，经常是切开与镜下联合进行。

术中并发症是由于所使用的半月板修复器械非常锋利，导致膝关节周围神经及软骨面的损伤[6-8]。

术后并发症（除外罕见、无特异性的关节镜并发症[9,10]），主要为软骨损伤，是由关节内植入物的形状及半月板愈合失败引起的。

在做半月板修复决定并征求患者同意时应考虑到这些并发症。

35.2 术中并发症

这些并发症通常与膝关节手术入路有关，而这些入路周围确实存在着不同的重要的解剖结构。如果排除重要血管损伤（腘动脉损伤），术中神经损伤始终能引起手术医师高度关注。腓总神经和隐神经分别是后外侧和后内侧重要的神经结构，在手术入路、器械操作、经通道缝合、锚钉缝接时可以造成直接损伤。

35.2.1 神经并发症

35.2.1.1 隐神经并发症

在行内侧半月板缝合时，极易损伤到内侧的隐神经。由于隐神经分布于缝匠肌和股薄肌下方，因此行内侧半月板缝合固定时会损伤到隐神经及其髌下支。在关节间隙水平，隐神经进入皮下组织并伴大隐静脉下行。Morgan和Casscells[11]认为这种走行可发生变异：神经走行于静脉的腹侧或背侧，在屈膝0°~20°时，它位于膝关节后内侧区域的前方或后方，因此在外部打结会伤及它，而在行由外向内缝合时会被线环所缝扎。由于它的解剖变异大，所以无法准确描述出一个安全区域。

隐神经的损伤可以发生在主干，也可以是髌下支分支的损伤，Barber（1987年）报道了24例行内侧半月板修复，隐神经损伤发生率为22%以上[12]。隐神经损伤通常的临床症状有疼痛、感觉异常和麻木。经过1~12个月后可自行恢复。Stone[13]提出，经修正后，发生率从43%降到了8%。这种损伤是非常经典的，在采用后内侧入路关节镜下由内向外缝合半月板时。一些外科医生研发了新的入路和手术器械（Henning拉钩、关节镜下透照后内侧角），或使用特别的勺状拉钩，在过线或打结时保护隐神经。

Spindler等[14]报道使用微创切口由外向内缝合内侧半月板时，隐神经损伤率为13%，而使用半月板箭进行全内缝合时，隐神经损伤发生率为0。当采用全内缝合技术时，移植物失效[15]或移位的半月板箭状突起[16]会引起隐神经的激惹。在皮肤切开后，应小心解剖并将皮下组织牵拉至离开关节囊时，才可使用锐器穿刺关节囊或打结。为防止出现顽固性隐神经刺激，可在局部注射类固醇或长效麻醉药物，以获得良好的功能恢复。

35.2.1.2 腓总神经损伤

腓总神经是膝关节外侧神经结构，在行外侧半月板修复时，有损伤的风险。Jurist等[17]的尸体解剖研究显示：在由内向外缝合半月板时，缝合针在外侧半月板后角通过时非常靠近腓总神经，由于在近段分支存在解剖变异，所以腓总神经的位置也存在较高的变异。Henning[18]列举了3种不同的损伤机制：①神经被针刺伤（用来过线的缝针）；②神经被缝扎（在神经周围打结）；③神经卡压（周围瘢痕组织）。Jurist（1989）、Krivic（2003），以及Casscells（1988）[17,19,20]描述了上述

3种损伤。AAOS信息调查显示发生率为3.4%[3]。神经损伤通常发生在经后外侧入路（直接由内向外或由外向内）缝合半月板时。腓总神经损伤可由手术入路、手术器械穿刺、缝线环扎引起。它恢复的程度取决于损伤的类型。应用全内缝合技术，由于考虑到避免腓总神经损伤，穿刺针和移植物的限深操作使得这项技术更加安全。当使用后外侧切口时，在股二头肌腱前方放置拉钩保护腓总神经。缝合时，膝关节屈曲60°~90°。外侧半月板缝合术后出现腓总神经麻痹，特别是使用由内向外技术时，应早期诊断并手术探查。

35.2.2 血管并发症

在行半月板手术时，由于穿刺或撕裂导致的腘动脉损伤十分罕见。它可以形成假性动脉瘤或动静脉瘘。Brasseur Carlin和Small报道了关节镜下行半月板切除术时出现了腘动脉损伤并发症[5,21,22]。损伤源自手术器械的直接损伤，比如切口的错误使用。Henning等在1990[23]年报道了使用后侧入路行外侧半月板修复导致腘静脉损伤的病例。在腘窝近端，腘动脉在距中线稍内侧的位置走行，位于腘静脉前方，胫神经内侧。在膝关节线水平，位于中线偏外。在关节线处，腘动脉在外侧半月板后角的近端。基于这个解剖特点，在行外侧半月板手术时，通常显露腘动脉。在一项尸体研究中，Cohen等[24]提出在腘动脉近端，使用两个全内缝合装置，插入外侧半月板后角处。

必须选择正确的入针点或植入物位

置，将锐利的器械经髁间窝入路（前内侧通道），可以更好地获得这一位置。在采用由内向外技术缝合外侧半月板后角时，需要使用后外侧入路，就可以安全进行入针、植入和打结操作。

如果一旦怀疑有腘动脉损伤，在行二次手术前一定要行血管造影，而不是超声检查。

35.2.3 内侧副韧带拉伤和软骨损伤

在关节镜下缝合内侧半月板的中部及后部时，如果内侧间隙过紧，会很难操作。在器械通过时，会造成软骨损伤。过度外翻膝关节时，会出现内侧副韧带的撕裂[2,25]。当内侧半月板的后部显示不清或器械通过困难时，可以用针头针刺内侧副韧带以达到部分松解的目的[26]。这种技术称为"内侧馅饼皮"技术。它被认为是安全且有效的，愈合后通常无残留松弛和局部疼痛[27]。

35.3 术后并发症

和其他半月板手术一样，半月板修复术可以出现特异性和非特异性并发症。

35.3.1 非特异性并发症

尽管非特异性并发症非常少见，但它存在与各种半月板手术中。如深静脉血栓（DVT）、肺栓塞和化脓性关节炎，危害非常严重。

35.3.1.1 深静脉血栓

在对未预防血栓患者行膝关节镜术

后，进行静脉造影或超声检查时经常会发现深静脉血栓。Demers等[28]通过静脉造影发现184例中有17.9%存在DVT，但无一例被临床怀疑为肺栓塞，5%为近端DVT，39.4%具有DVT的临床症状。Delis[29]和Hoppener等[30]报道了DVT的发生率为5.7%。Delis报道使用超声检查DVT发生率为7.8%，而且发现止血带时间超过60min，具有血栓形成两个以上危险因素的会有更高的血栓发生率。使用低分子肝素预防治疗后可显著降低血栓发生率[31]，但轻度出血的风险增加。可短暂出现血小板计数变化。大量出血并不多见。

在关节镜手术及半月板修复术后，特别是在血栓发生风险高的人群中，使用药物进行血栓预防是合理的。但是治疗时机尚未达成共识。

35.3.1.2 关节纤维化和复杂性区域疼痛综合征

Kline和Miller[32]发现半月板修复术后似乎会出现关节纤维化。这个假说认为，在行半月板缝合时，会导致组织过度紧张，特别是后关节囊，从而限制了关节伸直。Morgan 和 Casscells[11]建议在膝关节完全伸直时，收紧缝线可以预防后关节囊过紧，他还建议使用长效麻醉剂，但是是否能够降低RSD发生并未得到证实。

Ⅰ型反应性交感神经营养不良或RSD是一个多系统症状。它包括血管收缩紊乱、疼痛异常延长、夜间疼痛和皮肤软组织营养改变。O'Brien[37]主张将关节镜手术作为膝关节RSD最常见的诱因。由于对RSD了解不深，且常常不易治疗，神经阻滞有时会缓解症状。在6～24个月后可以完全恢复。预后可能与剩余解剖病变或者疼痛刺激的存在相关。在术后阶段，通过关节腔内注射长效的麻醉剂或者吗啡，可以缓解疼痛，但对降低发病率尚未得到证实。在RSD[33]中，髌腱挛缩或者髌骨高度丢失并不常见，但是会影响关节的屈曲活动。Dejour等认为[34]，如果在RSD其余症状均缓解，而持续存在低位髌骨时，应考虑手术治疗。

35.3.1.3　感染

膝关节镜手术后感染非常少见，关节镜手术中半月板植入物与术后感染的明确关系仍不能确定。然而单纯诊断性关节镜手术的感染率非常低，文献报道在0.04%～3.40%[32,35,36]。Small[5]报道了8791例膝关节镜手术，感染率为0.21%。手术后感染率的增加与手术时间、以前进行干预的次数，特别是以前有类固醇激素注射的病史、手术范围有关。在半月板缝合术后也有偶尔发生感染。最常见的细菌是葡萄球菌和链球菌。Blevins等[35]认为，手术时间长、关节内注射激素、手术器械消毒不严格（特别是特殊套管）都会增加发生化脓性关节炎的风险。早期诊断，立即进行关节腔灌洗，长期敏感抗菌药物的治疗是获得治愈的关键。

35.3.2　半月板缝合修复的特有并发症

有些半月板固定装置随时间延长会出现吸收，这将影响到它的生物力学性能，可能会出现植入物的碎裂或移位[38-60]。多数半月板植入物是由聚乳酸及其衍生物构成的，在6～12周其抗拉强度降低，会导致分子量减少，植入物破碎[38]，出现低分子聚合物引起的非特异性异物反应。异物反应会导致无菌性滑膜炎[39]及皮下囊性反应[40-46]。

35.3.2.1　与半月板固定物相关的机械症状

使用半月板固定物会引起一些机械性并发症。包括：缝合部位的局部刺激，通常在术后3～12个月缓解[47]；移植物破损[47,55,57]；皮下迁移[58]；关节内迁移[57]；异物反应[39,59]；血肿形成[42]；滑膜囊肿形成[40,41]。Petsche[47]2002年发表文章认为膝关节刺激是引起术后纠纷赔偿的唯一并发症。Oliverson[58]和Ganko[43]报道了5例皮下异物，是因为半月板箭移位于皮下形成的。因为半月板全内缝合技术有学习曲线，所以在此期间会出现一些并发症，如：固定物关节内松动，收紧缝线时失败或出现切割，术中半月板或软骨损伤[48-57]。因此在手术结束时必须确定半月板在屈曲活动时是否稳定。

35.3.2.2　半月板囊肿

已有文献指出，半月板囊肿的形成与软组织中针或锚钉对周围结构的刺激有关。其症状是无痛性肿块，术前无症状。Hutchinson（1999）、Hechtman（1999）和Ganko（2000）分别描述了半月板固定物的皮下移位。2002年Jones报道了38例患者使用半月板箭缝合半月板后有32%出现了此并发症，通常可以自行分解，但出现症状时需手术取出。

35.3.2.3 无菌性滑膜炎

Blevins（1999）、Ganko（2000）、Song（2001）和Asik（2002）[35,39,43,47]对此均有报道，但其真正机制不明。固定物的形状使得它在关节内的部分有突起，而固定物的结晶度会影响它的降解和降解产物的释出。异物反应是免疫系统对微粒子结构的反应，无论晶体、金属还是多聚物，这种反应是很难耐受的。

35.3.2.4 软骨损伤

由于机械刺激引起的软骨损伤在未来备受关注。许多文献报道了由于一些移植物的设计导致的医源性软骨损伤。当半月板箭的尖端未完全穿入半月板组织时，会引起软骨损伤，这应引起特别关注。软骨损伤发生在股骨髁的后部，在膝关节活动时，这一区域位于半月板前表面，软骨划痕的深度由半月板头部引起，可以是部分，也可以是全层。已有文献报道证实了这一点[47-57]。

Mensche在1999年和Seil在2000年均主张软骨损伤是PLA粒子异物巨细胞反应，而股骨髁部的沟槽缺损正好发生在股骨髁软骨与半月板箭的接触部位。Ross在2000年和La Prade 在2004年[46,50,54]报道了在半月板缝合术后出现肿胀和疼痛的症状。这些症状与相对应部位的软骨损伤有关，是由于半月板箭与软骨接触造成。这一结果已经被诸多文献证实，Kumar（2001）[52]使用可吸收钉，Menetrey（2002）[51]使用锚钉，Gliatis等[56]报道缝合后移位，这些都可以造成软骨损伤。

与这些技术相比，传统的缝合技术并发症发生率为0。这些技术包括：半月板垂直缝合，使用Fastfix进行全关节内缝合[21]。

其他一些并发症与手术技术和入路并不相关，更多与用来固定半月板撕裂的装置有关。为了确保在半月板周边有足够的通道，会在关节内使用到一些锐器，相对于烦琐的手术器械，其在与软骨面相接触时会使半月板产生损伤。

35.4 讨论

随着手术技术和工艺的提高，膝关节镜下半月板修复术的并发症发生率在逐步降低。由于固定物本身存在一定缺陷，特别是有损伤软骨的风险，所有潜在的半月板修复不仅仅被考虑为在将来要保护软骨，而且要长期随访来描述各种可能出现的副作用。持续疼痛、残留肿胀、膝周缝合部位的异常肿胀，应被仔细检查并监督，此外固定物的移位和副作用也应受到检查。

从简单到复杂，使用固定物来进行半月板修复，是半月板重建外科中对经典半月板缝合手术技术有趣而安全的替换。不同的手术原理和精心设计的手术工具，使得医生能够处理更多类型的半月板病变，借助关节镜可以到达关节内更多的位置。

现代植入物的发展大大降低了发病率和特殊并发症。因为它是一个更加规范化的程序，所以并发症的实际数量仍然为外科医师和患者所关注。

而外科医师真正面对的并发症是半月板修复术后有20%的不愈合率。总之，与年轻人群早期行半月板切除后并发骨性关节炎相比，这是一个可以接受的综合的概率。

总结

使用第三代半月板固定物的半月板修复术，大多数为全关节镜下操作，与半月板切除术相比，具有较低的并发症发生率。外科医师可以为患者提供更有价值的手术技术，并发症更少。而血管神经损伤仍然是非常重要的。因为它可能导致永久性的不良后果。正确而行之有效的手术技术和方法，结合对膝关节后内侧、后外侧解剖结构的透彻理解，可以避免因为操作和修复技术所带来的并发症。需要对手术医师进行适当的培训，以便于他们掌握修复方法，而避免落入陷阱，并选择更好的适应证进行全内缝合。

如今，最普遍的并发症是术后不愈合，可以导致关节软骨的退变和终末期骨关节炎的发生。

参考文献

[1] Rankin CC, Lintner DM, Noble PC et al (2002) A biomechanical analysis of meniscal repair techniques. Am J Sports Med 30(4):492–497

[2] Katabi M, Beaufils P, Cassard X (2004) Réparation ménis- cale, Symposium de la Société Française d'Arthroscopie, analyse de la série globale. Rev Chir Orthop 90(3S):59–62

[3] De Lee J (1985) Complications of arthroscopy and arthroscopic surgery: results of a national survey. Arthroscopy 1:214–220

[4] Coudane H, Buisson P (2001) Symposium: complications de l'arthroscopie. Perspectives en arthroscopie. Congrès SFA, vol 2, La Baule: Springer. pp 120–137

[5] Small NC (1990) Complications in arthroscopic meniscal surgery. Clin Sports Med 9(3):609–617

[6] Bernhard M (2006) Nerven- und Gefässläsionen bei arthroskopischen Meniskusoperationen. Arthroskopie 19:123–128

[7] Mochida H, Kikuchi S (1995) Injury to infrapatellar branch of saphenous nerve in arthroscopic knee surgery. Clin Orthop 320:88–94

[8] Portland GH, Martin D, Keene G, Menz T (2005) Injury to the infrapatellar branch of the saphenous nerve in anterior cruciate ligament reconstruction: comparison of horizontal versus vertical harvest site incisions. Arthroscopy 21:281–285

[9] Small NC (1986) Complications in arthroscopy: the knee and other joints. Arthroscopy 4:253–258

[10] Small NC (1988) Complications in arthroscopic surgery performed by experienced arthroscopists. Arthroscopy 4(3):215–221

[11] Morgan CD, Casscells SW (1986) Arthroscopic meniscus repair: a safe approach to the posterior horns. Arthroscopy 2(1):3–12

[12] Barber FA (1987) Meniscus repair: results of an arthroscopic technique. Arthroscopy 3(1):25–30

[13] Stone RG, Miller GA (1985) A technique of arthroscopic suture of a torn meniscus. Arthroscopy 1:226–232

[14] Spindler KP, McCarty EC, Warren TA et al (2003) Prospective comparison of arthroscopic medial meniscal repair technique: inside-out suture versus entirely arthroscopic arrows. Am J Sports Med 31(6):929–934

[15] Schneider F, Schroeder JH, Labs K (2003) Failed meniscus repair. Arthroscopy 19(8):E93–E96

[16] Albrecht-Olsen P, Kristensen G, Burgaard P et al (1999) The arrow versus horizontal suture in arthroscopic meniscus repair. A prospective randomized study with arthroscopic evaluation. Knee Surg Sports Traumatol Arthrosc 7(5):268–273

[17] Jurist KA, Greene PW 3rd, Shirkhoda A (1989) Peroneal nerve dysfunction as a complication of lateral meniscus repair: a case report and anatomic dissection. Arthroscopy 5(2):141–147

[18] Henning CE (1983) Arthroscopic repair of meniscus tears. Orthopedics 6(9):1130–1132

[19] Krivić A, Stanec S, Zic R, Budi S, Milanović R, Stanec Z (2003) Lesion of the common peroneal nerve during arthroscopy. Arthroscopy 19(9):1015–1018

[20] Casscells SW (1988) Injury to the popliteal artery as a complication of arthroscopic surgery. A report of two cases. J Bone Joint Surg Am 70(1):150

[21] Brasseur P, Sukkarieh F (1990) Iatrogenic pseudo-aneurysm of the popliteal artery. Complication of arthroscopic meniscectomy. Apropos of a case. J Radiol 71(4):301–304

[22] Carlin RE, Papenhausen M, Farber M et al (2001) Sural artery pseudoaneuryms after knee arthroscopy: treatment with transcatheter embolization. J Vasc Surg 33:170–173

[23] Henning CE, Lynch MA, Yearout KM et al (1990) Arthroscopic meniscal repair using an exogenous fibrin clot. Clin Orthop Relat Res 252:64–72

[24] Cohen SB, Boyd L, Miller MD (2007) Vascular risk associated with meniscal repair using RapidLoc versus FasT-Fix: comparison of two all-inside meniscal devices. J Knee Surg 20(3):235–240

[25] Casscells SW (1988) Classification or treatment of degenerative-type lesions of the knee involving one compartment or another. Arthroscopy 4(2):96

[26] Pape D, Duchow J, Rupp S, Seil R, Kohn D (2006) Partial release of the superficial medial collateral ligament for open-wedge high tibial osteotomy. A human cadaver study evaluating medial joint opening by stress radiography. Knee Surg Sports Traumatol

[27] Roussignol X, Gauthe R, Rahali S, Mandereau C, Courage O, Duparc F (2015) Opening the medial tibiofemoral compartment by pie-crusting the superficial medial collateral ligament at its tibial insertion: a cadaver study. Orthop Traumatol Surg Res 101(5):529–533

[28] Demers C, Marcoux S, Ginsberg JS et al (1998) Incidence of venographically proved deep vein thrombosis after knee arthroscopy. Arch Intern Med 158(1):47–50

[29] Delis KT, Hunt N, Strachan RK et al (2001) Incidence, natural history and risk factors of deep vein thrombosis in elective knee arthroscopy. Thromb Haemost 86(3):817–821

[30] Hoppener MR, Ettema HB, Henny CP et al (2006) Low incidence of deep vein thrombosis after knee arthroscopy without thromboprophylaxis: a prospective cohort study of 335 patients. Acta Orthop 77(5):767–771

[31] Wirth T, Schneider B, Misselwitz F et al (2001) Prevention of venous thromboembolism after knee arthroscopy with low-molecular weight heparin (reviparin): results of a randomized controlled trial. Arthroscopy 17(4):393–399

[32] Kline AJ, Miller MD (2003) Complications in meniscal surgery. Oper Tech Sports Med 11(2):134–143

[33] Soubrier M, Dubost JJ, Urosevic Z (1995) Contracture of the patellar tendon: an infrequently recognized complication of reflex sympathetic dystrophy of the knee. Rev Rhum Engl Ed 62(5):399–400

[34] Dejour D, Levigne C, Dejour H (1995) Postoperative low patella. Treatment by lengthening of the patellar tendon. Rev Chir Orthop Reparatrice Appar Mot 81(4):286–295

[35] Blevins FT, Salgado J, Wascher DC, Koster F (1999) Septic arthritis following arthroscopic meniscus repair: a cluster of three cases. Arthroscopy 15(1):35–40

[36] Jerosch J (2006) Erkennung und Behandlung von Infektionen nach arthroskopischen Eingriffen. Arthroskopie 19:114–122

[37] O'Brien SJ, Ngeow J, Gibney MA et al (1995) Reflex sympathetic dystrophy of the knee. Causes, diagnosis, and treat- ment. Am J Sports Med 23(6):655–659

[38] Farng E, Sherman O (2004) Meniscal repair devices: a clinical and biomechanical literature review. Arthroscopy 20(3):273–286

[39] Song EK, Lee KB, Yoon TR (2001) Asceptic synovitis after meniscal repair using the biodegradable meniscus arrow. Arthroscopy 17:77–80

[40] Kimura M, Hagiwara A, Hasegawa A (1993) Cyst of the medial meniscus after arthroscopic meniscal repair. Am J Sports Med 21:755–757

[41] Choi NH, Kim SJ (2004) Meniscal cyst formation after inside-out meniscal repair. Arthroscopy 20(1):E1–E3

[42] Hechtman KS, Uribe JW (1999) Cystic haematoma formation following use of a biodegradable arrow for meniscal repair. Arthroscopy 15:207–210

[43] Ganko A, Engebretsen L (2000) Subcutaneous migration of meniscal arrows after failed meniscus repair. A report of two cases. Am J Sports Med 28(2):252–253

[44] Jones HP, Lemos MJ, Wilk RM, Smiley PM, Gutierrez R, Schepsis AA (2002) Two-year follow-up of meniscal repair using a bioabsorbable arrow. Arthroscopy 18(1):64–69

[45] Lombardo S, Eberly V (1999) Meniscal cyst formation after all-inside meniscal repair. Am J Sports Med 27(5):666–667

[46] Menche DS, Phillips GI, Pitman MI, Steiner GC (1999) Inflammatory foreign-body reaction to an arthroscopic bioabsorbable meniscal arrow repair. Arthroscopy 15:770–772

[47] Asik M, Atalar AC (2002) Failed resorption of bioabsorbable meniscus repair devices. Knee Surg Sports Traumatol Arthrosc 10(5):300–304, Petsche TS, Selesnick H, Rochman A (2002) Arthroscopic meniscus repair with bioabsorbable arrows. Arthroscopy 18(3):246–253

[48] Anderson K, Marx RG, Hannafin J, Warren RF (2000) Chondral injury following meniscal repair with a biodegradable implant. Arthroscopy 16(7):749–753

[49] Ross G, Grabill J, McDevitt E (2000) Chondral injury after meniscal repair with bioabsorbable arrows. Arthroscopy 16(7):754–756

[50] Seil R, Rupp S, Dienst M et al (2000) Chondral lesions after arthroscopic meniscus repair using meniscus arrows. Arthroscopy 16:17

[51] Menetrey J, Seil R, Rupp S, Fritschy D (2002) Chondral damage after meniscal repair with the use of a bioabsorbable implant. Am J Sports Med 30(6):896–899

[52] Kumar A, Malhan K, Roberts SN (2001) Chondral injury from bioabsorbable screws after meniscal repair. Arthroscopy 17(8):34

[53] Cohen SB, Anderson MW, Miller MD (2003) Chondral injury after arthroscopic meniscal repair using bioabsorbable Mitek Rapidloc meniscal fixation. Arthroscopy 19(7):24–26

[54] LaPrade RF, Wills NJ (2004) Kissing cartilage lesions of the knee caused by a bioabsorbable meniscal repair device: a case report. Am J Sports Med 32:1751–1754

[55] Otte S, Klinger HM, Beyer J, Baums MH (2002) Complications after meniscal repair with bioabsorbable arrows: two cases and analysis of literature. Knee Surg Sports Traumatol Arthrosc 10(4):250–253

[56] Gliatis J, Kouzelis A, Panagopoulos A, Lambiris E (2005) Chondral injury due to migration of a Mitek RapidLoc meniscal repair implant after successful meniscal repair: a case report. Knee Surg Sports Traumatol Arthrosc 13(4):280–282

[57] Calder S, Myers PT (1999) Broken arrow: a complication of meniscal repair. Arthroscopy 15:651–652

[58] Oliverson TJ, Lintner DM (2000) Biofix arrow appearing as a subcutaneous foreign body. Arthroscopy 16(6):652–655

[59] Willcox N, Roberts S (2004) Delayed biodegradation of a meniscal screw. Arthroscopy 20(Suppl 2):20–22

[60] Hutchinson MR, Ash SA (1999) Failure of a biodegradable meniscal arrow. A case report. Am J Sports Med 27(1):101–103

[61] Pujol N, Panarella L, Ait Si Selmi T, Neyret P, Fithian D, Beaufils P (2008) Meniscal healing after meniscus repair: a CT arthrography assessment. Am J Sports Med 36(8):1489–1495

第36章　半月板修复结果

36

Nicolas Pujol, Olaf Lorbach

目录

36.1　半月板修复：短期结果（临床及影像学）

36.1.1　前言

尽管早在1885年Thomas Annandale[5,6]就实施了第一例半月板切开修复术，但直到20世纪80年代[8,28]，半月板修复术与保留的理念才逐渐兴起。随着关节镜技术的发展，半月板修复技术方面也有了长足进步。为了预防年轻人群的关节退变与关节炎发生，半月板缝合修复的趋势越来越明显。本章将总结目前纵向半月板撕裂缝合修复的短期临床结果，同时讨论水平撕裂的缝合修复。

36.1.2　半月板修复的短期临床结果

在近期研究中，有关使用现代修复技

N. Pujol (✉)
Department of Orthopaedic Surgery , Centre
Hospitalier de Versailles, Versailles-Saint Quentin
University , 177, rue de , Versailles , Le Chesnay
78157 , France
e-mail: npujol@ch-versailles.fr

O. Lorbach (*)
Department of Orthopaedic Surgery , Saarland
University , Kirrberger Str., Geb 37 , Homburg (Saar)
66421 , Germany
e-mail: olaf.lorbach@gmx.de

© ESSKA 2016　119
C. Hulet et al. (eds.), *Surgery of the Meniscus*, DOI 10.1007/978-3-662-49188-1_36

术行半月板修复的中短期临床随访等（包括再手术率、主观结果）总结见表30.1。以往的开放技术和使用半月板箭的全内技术未被纳入研究，因为目前已不推荐这些技术。在所有研究中均存在很大的不均一性，包括撕裂的程度、位置，患者的人口统计资料。作者认为由于研究功能不足，所以差异无显著性。在这些病例中，平均年龄28.3岁，同时修复ACL达80.2%，内侧与外侧半月板修复所占比例为2∶1，平均失效率为17%，Lysholm评分平均为92.5%。

36.1.2.1　手术技术的不同

尽管评估半月板修复的文献数目不断增多，但并没有一个公认的完美的手术技术。Grant等（2012）[24]发表了一篇系统性文献回顾，比较了由内向外和全内缝合两种技术处理外周性纵向撕裂和不稳定半月板撕裂的效果。结果显示：从术后愈合情况、围手术期并发症、临床结果到再手术率，并未显示出孰优孰劣。

36.1.2.2　内侧与外侧

Barber-Westin等[10]对2篇有关红区半月板修复术后临床结果及愈合率的文献进行回顾分析，发现患者年龄、慢性损伤、内侧或外侧、性别、同期重建ACL等因素并不会对结果产生不利影响。

36.1.2.3　从受伤到手术的时间

近期的撕裂（小于12周）可能会有一个更好的预后。慢性的桶柄样撕裂如不能与周围关节囊紧密缝合，会出现复位困难（弹性畸形）和无法准确对位缝合。而

Popescu[46]和Espejo-Reina[21]，报道与急性期手术相比，手术修复慢性半月板撕裂也获得了好的功能结果和低的再手术率。所以如果组织质量非常好，慢性的半月板损伤可以修复，并应在手术过程中通过评估进行决定。

36.1.2.4　前交叉韧带重建

半月板修复通常伴随着前交叉韧带重建手术。Lyman等[42]回顾了他们日间手术数据库（9529例患者），发现临床效果良好。再手术率为8.9%，如同期重建ACL，再手术率呈下降趋势。Wasserstein等发现[59]半月板修复同期行前交叉韧带重建术2年后随访，与单纯半月板修复相比，再手术率绝对风险下降7%，相对风险下降42%。

36.1.2.5　高水平运动

Alvarez-Diaz等[4]报道了一组29名职业足球运动员的病历资料。26名患者（89.6%）重新回到原有竞技水平。5年后，仍有45%的患者能够继续参加任何水平的足球运动。

36.1.3　失效

半月板修复术后再次行半月板全切被认为是最主要的临床失效。Johnson等[32]开放半月板缝合术后10年随访再手术率（半月板全切术）为24%。在Rockborn和Messner[54]的研究中，平均随访13年，二次手术率为29%。失效病例中1/3为不愈合，2/3为愈合后再次撕裂。在2003年法国关节镜研讨会上[19]，回顾了203例患

者，在平均45个月的随访中，二次手术率为23%，24%的内侧半月板缝合和11%的外侧半月板缝合后转而行二次半月板切除术，约79%发生在首次术后2年内。此外Arnoczky等[7]认为，半月板的愈合时间至少在18个月以上，在这段时间早期修复仍不稳定，不适当的运动会导致愈合欠佳而再次撕裂。

早期（6个月）失效通常被认为是技术原因或病例选择不当所致。失效通常发生在6～36（47）个月间。这代表了愈合失败，需单独评估。24～36个月后，撕裂通常发生在半月板瘢痕组织（图36.1），而且被称为真正的再撕裂（表36.1）。在2007年发布的全内半月板缝合术后临床结果的系统性回顾中，失败率从0到43.5%，平均失效率为15%。在表36.1中，近期文献显示，使用现代技术行半月板修复的再手术率保持稳定，平均为17%。

36.1.4 半月板缝合的趋势

在2013年，Abrams等[1]回顾了美国2005—2011年间膝关节镜手术方式的趋势。共进行了387 833例半月板切除术，23 640例半月板缝合术，尽管半月板缝合术只占到半月板手术的6%，但在当时半月板缝合术已成倍进行。此外，半月板修复同时重建ACL的数量并无显著变化。同样，在前交叉韧带重建合并半月板撕裂时行半月板切除的比例高达65%，与之相比，缝合占到25%，不做处理占9%[45]。与之相似，Wyatt等[61]回顾了5712例前交叉韧带重建合并半月板撕裂的患者，他们发现，决定半月板是否缝合的显著因素有患者的年龄、低体重指数、较高的手术量，外科医生对运动的喜爱程度等。随后，半月板进展趋势显示半月板缝合呈上升状态。此外，在未来，学会将在促进半月板缝合修复要起到重要的教育作用。

36.1.5 短期影像学结果

36.1.5.1 短期影像特征

一些评估半月板愈合的客观方法，如关节造影术、二次关节镜检查术均具有

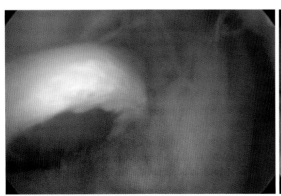
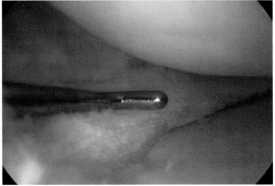

图36.1 发生在红-红区的完全性半月板桶柄样撕裂缝合后2年，在白-白区再次撕裂，行半月板部分切除术

表36.1　半月板修复3年后发生桶柄样撕裂：发生在无血管区的新发损伤（半月板滑膜连接处的首次损伤已经完全愈合）

作者	病例数/例	年龄/年	随访时间/月	合并ACL损伤/n	内侧/外侧半月板	全内缝合技术或其他技术	失败率（再次半月板切除或再次修复）/（%）	功能结果
Kotsovolos等[36]	58	32.6	18	36	34/27	Fast-Fix	9.8	Lysholm = 87.5
Barber等[12]	41	28	30.7	29	26/15	Fast-Fix	17	Lysholm = 87.4
Konan和Haddad[35]	288	32	18	138	171/141	Fast-Fix（258例）	10.3	—
Dehaan等[20]	27	31	38	27	22/5	Fast-Fix	22	Lysholm = 90
Gallacher等[23]	148	28	64.8	148	110/38	Clearfix/Fast-Fix	28	—
Logan等[40]	45	23.2	102	37	30/15	由内向内技术	24	Lysholm = 89.6 IKCD = 85.4
Popescu等[46]	25	31	20	11	20/5	Fast-Fix	16	Lysholm = 95
Westermann等[60]	235	21	72	235	154/72/9 双半月板	210全内技术 19由内外向技术 6由外向内技术	14	IKDC = 87.4
Hoffelner等[29]	27	31	54	17	19/8	Fast-Fix		Lysholm = 85
Haas等[25]	42	27	24.3	21	23/9/5 双半月板	Fast-Fix	13.5	Lysholm = 94 IKDC = 92
Kalliakmanis等[33]	265		24.5	265	181/99	T-Fix，Fast-Fix，RapidLoc	10	
Barber等[11]	32		31	23	25/7	RapidLoc	12.5	Lysholm = 93.6
Quinby等[53]	54		34.8	54		RapidLoc	9.3	Lysholm = 95
Espejo-Reina等[21]	24		46	16		由内向外技术	17	Lysholm = 95
Hacklar[26]	112	29	49.3	89	112 M		10.6	Lysholm 89.5
Pujol和Beaufils[48]	54	25	12	31	36/17	Fast-Fix	6	IKDC = 78.9

侵袭性并涉及伦理问题。因此，核磁共振检查成为评估半月板修复术后愈合情况的一种方法。在核磁共振影像上，在半月板修复部位，会出现非特异性高信号，并且会持续6个月以上。Farley[22]比较了关节造影和核磁共振在评估半月板修复术后愈合情况的差异，认为T2相序列的敏感度为60%，特异性为90%。

Hantes等[27]在半月板缝合手术后3、6和12个月分别行核磁共振检查评估半月板愈合情况。术后3个月时，所有20个病例半月板均显示出高信号影，在3~12个月时，高信号应会逐渐变淡，但并未完全消失。这意味着半月板的愈合至少要持续到术后12周。Miao等[44]评估了MRI信号的特点和使用MRI确诊半月板缝合术后是否完全愈合的精确性。38名患者平均随访16个月，在二次关节镜检查中显示半月板完全愈合，但仍有63%的病例中出现了T2相的高信号。而且，MRI诊断的精确性也随访时间呈正相关。然而，其他学者认为使用常规的1.5-T MRI并不适合也不能准确诊断缝合半月板的愈合过程[17,39,52]（图36.2）。

Hoffelner等对27名患者使用3-T MRI评估半月板修复情况。他们发现尽管很好，但仍不能完全可信，而且与1.5-T MRI相比，就患者能否获得更多的临床结果，3-T MRI并无更多的优势[29]。就核磁共振造影与3-T MRI比较，其敏感性、特异性和精确度分别增加到80%、100%和84.6%[34,43]。此外，常规造影敏感性和特异性达到90%[22]。

有少数几个研究对比了核磁共振造影和CT造影。Toms等[57]比较了核磁共振造影与CT造影下术后半月板的影像，他们发现

CT造影比较快速而且较少地受到各种失真的影响，他们认为如果临床影像是很明显的再撕裂，会选择CT造影进行调查。

36.1.5.2 短期影像学和二次关节镜检查结果

研究者进行了文献回顾，检索了PubMed上1982年至2015年3月关于二次关节镜、关节造影、关节核磁、关节CT扫描所发现的不同愈合率的文献。由于以上所提到的原因，MRI并未被纳入（表36.2）。依照衡量的方法，结果不同。二次关节镜检查愈合更好，这可能是与图像相比，关节镜检查具有主观性。然而，一些近期的研究与其他研究相比，半月板缝合后的愈合并不是更好的，尽管在过去的10年里，从技术改进到病理知识都有所增加。因此，这在未来也代表着巨大的挑战。同时并无

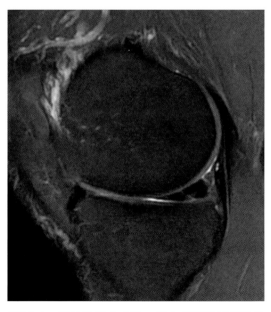

图36.2 半月板缝合术后10年在修复区域持续出现高信号

迹象表明可对半月板愈合进行常规评估，如果患者的临床症状出现在术后至少6个月，常规MRI检查的评估将比较困难。因此，关节CT扫描或关节核磁共振造影应作为首选检查。

36.1.6　水平分层撕裂的临床结果

半月板撕裂通常是由于创伤或退变引起的。在年轻患者，在运动过程中会出现创伤撕裂，这种撕裂会导致关节线部位的疼痛。相反，退变性撕裂多与年龄和骨关节炎相关，而无剧烈运动史。此外，在两者之间，发生在年轻患者的水平分层撕裂是特殊个体[14]。这种撕裂从半月板与关节囊结合处开始一直延伸到半月板白区，因此对这种撕裂行半月板切除时将是次全切，这对于年轻患者来说是不能接受的，因为半月板切除后随时间推移，关节退变、关节软骨变平及软骨下骨硬化的风险将升高。因此对这种类型的半月板撕裂也应尝试缝合修复。

Biedert第一个描述了对这一损伤的4种不同处理方法（不做处理，部分切除，环钻法，半月板缝合）[15]。研究者以前曾对30例行开放半月板缝合的患者进行了平均4年的随访和回顾性研究，临床结果良好（IKDC评分89±14分，再手术率15%），在年龄30岁以上患者中，功能结果显著降低[49]。此外，近期发表的一篇病例对照研究也支持使用PRP(富集血小板血浆）来增加半月板愈合率[51]。Kurzweil 等对半月板水平撕裂进行缝合修复的文献进行了复习，在9篇合格文献中（总共缝合98

例），未行二次手术的成功率为77.8%[38]。其次，文献表明并不支持水平层裂缝后低成功率的假说。事实上，现有的研究结果表明水平层裂的缝合修复成功率与其他类型半月板撕裂缝合的成功率相当。因此，如果适应证明确（无骨性关节炎），对于年轻患者，水平层裂的缝合修复是有价值的。

36.1.7　总结

半月板修复的临床结果在超过80%病例中的表现均优良，这与诸多因素有关，如撕裂的类型或破裂的区域等，所以据此选择适当的患者非常重要。

新鲜的撕裂似乎有更好的预后。然而，对于慢性撕裂，即使有好的功能结果，但愈合率仍低。同期行ACL重建可能会进一步促进半月板愈合。

半月板修复失败包括技术上的失败、患者选择的失误以及失败的生物愈合。然而，解剖愈合与临床结果之间存在矛盾，部分愈合的半月板也可能会有一个不错的临床结果。

36.2　半月板修复：长期效果（临床和影像学）

36.2.1　前言

半月板切除术在短期随访中具有较好的临床效果[69,75]，然而，从长期随访来看，继发性骨性关节炎是半月板切除术后，尤其在外侧间室方面是一个问题[68,82]。因此，尽可能地保留半月板成为远期结果尤为关注的问题。

表36.2　半月板修复2年后MRI结果：修复区仍存在高信号，如果患者无明显不适，则无须处理

半月板修复	作者	年	样本量	结果		
				完全愈合/(%)	部分愈合/(%)	未愈合/(%)
关节镜	Horibe等[31]	1995	132	73	17	10
	Asahina等[9]	1996	98	74	13	12
	Horibe等[30]	1996	36	75	11	14
	Kurosaka等[37]	2002	114	79	21	
	Ahn等[3]	2004	32	82	18	
关节造影	Henning等[28]	1987	81	71	20	9
关节镜或关节造影	Scott等[55]	1986	178	73	13.5	13.5
				59	18	23
	Cannon和Vittori[18]	1992	69	88	12	
				21	62	38
关节镜（15）关节造影（41）	Van Trommel等[58]	1998	56	45	32	23
关节镜—CT扫描	Beaufils和Cassard[13]	2003	62	42	31	27
	Pujol等[50]	2008	54	58	24	18
关节镜"回头看"	Ahn等[2]	2010	140	84.3	12.1	3.6
	Tachibana等[56]	2010	62	74	15	11
关节镜—MRI检查	Popescu等[46]	2015	28	53.6	35.7	10.7
	Kececi等[34]	2015	26	38.5	61.5	

一些临床结果也发现，与半月板切除术相比，半月板缝合术显示出了更好的临床效果[73,78,84, 86]。

Xu等[86]利用meta分析的方法，比较了半月板缝合与半月板切除术治疗半月板损伤的效果，共纳入了7项研究，发现半月板缝合术后Lysholm评分和Tegner评分更高，另外，半月板缝合术的失败率也更低。Melton等[73]比较了在ACL重建术中分别行半月板缝合、半月板切除术随访10年的结果，发现与半月板切除相比，半月板缝合术有更高的IKDC评分。Stein[84]比较了半月板切除术和半月板缝合术在术后3年和8年的随访结果，发现半月板缝合组的临床效果更佳且骨性关节炎改变更少，尤其是年

轻患者。同以上发现相似，Paxton[78]对半月板缝合术和部分半月板切除术的文献进行了综述，结果发现，在长期随访结果方面，与部分半月板切除术相比，半月板缝合术有更高的Lysholm评分和更少的关节退变。

36.2.2　半月板缝合：长期结果

Pujol等[80]研究了27例半月板缝合术患者的长期随访结果（平均114个月），Lysholm评分平均95分，IKDC评分平均90分。这些结果与术后1年相比，差异不具有统计学意义[79]，提示半月板缝合术具有稳定的长期临床效果。这些良好的长期随访结果也得到了其他研究的证实[60,66,67,73,81,83,84]。

Nepple等[74]对半月板缝合术相关文献的术后5年临床结果进行了系统评价，总共纳入了13篇文献，共566膝。在平均随访了7.4（5～12）年后，手术失败率（根据各个纳入研究的标准）为23%。由外向内，内向外以及全内半月板缝合术也存在相似的失败率（22.3%～24.3%）。与Pujol等研究结果不同[60,66,67,73,81,83,84]，在术后2年仅有约30%的失败率，提示与之前报告的短期随访结果相比，失败率在中期随访会显著增加[41]。

Anderson等[62]认为即使半月板撕裂发生在红-白区，行半月板缝合术也有较满意的长期效果。在一项系统评价中，Barber-Westin和Noyes等[10]发现半月板缝合术后半月板的愈合率达到了83%。然而，只有一少部分研究报告了长期随访结果[76]。

Noyes等[76]报告了22例患者随访17年的临床效果，这些患者均是小于20岁同时在半月板红-白区行半月板由内向外缝合术。18例（62%）患者恢复到正常或接近正常的水平，只有6例患者要求行关节镜下半月板切除术，13例患者运动水平下降（与膝关节功能无关），无一例患者因为膝关节问题而出现运动困难。另外，行缝合后的半月板愈合后具有一定的软骨保护作用，因为同一膝关节中，关节软骨T2评分在行缝合术的半月板侧胫股间室和正常的对侧间室之间无明显差异。

36.2.3 影像学上的长期随访结果

Brucker等[66]研究了行开放半月板缝合术的临床和影像学结果。8例患者因为半月板再损伤而被排除，剩下的18例患者，平均随访了20年（16～25年）。Lysholm评分平均98分，17例患者自评为优秀（13例）或者良好（4例）。影像学检查提示，与对侧正常退变的膝关节相比，手术侧的膝关节骨性关节炎发生情况无明显差异。因此作者总结到，半月板缝合术可以达到满意的长期临床结果，同时与对侧正常膝相比，手术侧膝关节仅有轻度的OA变化。

Paxton[78]对半月板缝合术与部分半月板切除术的临床结果以及再手术率进行了一项系统评价，半月板缝合组中66%的长期随访患者有影像学以及MRI检查，而部分半月板切除组的100%的患者有上述资料。结果发现，78%的半月板缝合组的患者无影像学上的退变表现，而在部分半月板切除组中，这一数据只有64%。此外，一级以及以下表现的患者在半月板缝合组中有97%，而在部分半月板切除组中有88%。因此，作者认为，与部分半月板切除术相比，半月板缝合术在影像学上退变变化更少。

Rockborn和Gillquist[81]对一组行开放半月板缝合术的患者随访了13年，发现80%的患者可以恢复正常的膝关节功能，影像学上的变化在半月板缝合组和对照组之间无明显差异，作者认为在稳定的膝关节行半月板缝合术可以达到更佳的长期临床效果，包括接近正常的膝关节功能以及更少的影像学上的退变改变。

36.2.4 优秀运动员中的半月板缝合术

Logan等[40]研究了在优秀运动员中行半

月板缝合术的临床效果，经过平均8.5年的随访后，Lysholm和IKDC评分分别达到89.6和85.4，创伤性失败率约为11%。然而，11例患者要求翻修手术，失败率接近27%。与之相比，内侧半月板缝合术的失败率比外侧半月板缝合术的失败率似乎更高，分别为36.4%和5.6%。虽然作者从结果中发现，半月板缝合组中大多数运动员可以恢复受伤前的运动水平，内侧半月板缝合术组有超过1/3的失败率，需要在手术前与运动员进行详细的沟通。

36.2.5 合并ACL重建的半月板缝合术

半月板损伤常常合并ACL的断裂[65,70]。在合并ACL损伤的患者中，尽可能地保留半月板可能更为重要，因为半月板损伤可能会加重膝关节不稳[71]。另外，半月板对于移植物可能具有保护作用，同时内侧半月板全切除会导致ACL的受力增加33%~50%[77]。

大量发表文献证实，同期ACL重建可能对半月板缝合术具有一定的保护作用[55,59,63,76,85]。

Wasserstein等比较了合并或者不合并ACL重建的半月板缝合术后的失败率，发现ACL重建术联合半月板缝合术组的失败率为10%，而在单纯行半月板缝合术组的失败率达到17%。在另一项研究中，Noyes和Barber-Westin[76]发现ACL重建术联合半月板缝合术组的失败率为9%，然而，在单纯行半月板缝合术组的失败率达到25%。

对于合并ACL重建术的半月板缝合术组患者失败率较低的原因，有很多的解释。其中一个因素可能就是行ACL重建的患者康复可能更慢，半月板的愈合伴随着较低的应力环境[60]。另外一个解释就是，ACL重建术中钻骨隧道可能会释放一些有利于半月板愈合的生物因子[59]。此外，与单纯的半月板损伤相比，不同的半月板损伤类型以及ACL损伤合并额外的半月板损伤更利于半月板缝合术后半月板的愈合[64,67,72,74]。

合并ACL重建的半月板缝合术的长期临床效果令人期待，Westermann等[60]报道了合并ACL重建的半月板缝合术后6年的手术成功率以及患者结果，共纳入了286名患者，其中235名患者（254例内侧半月板缝合术，72例外侧半月板缝合术）获得了6年随访。因手术失败而再次行关节镜探查的患者约有14%（33/235）。即使内侧半月板缝合术比外侧半月板缝合术趋向于有更低的失败率，本研究未发现两者在失败率方面的差异。更为重要的是，术后2年与术后6年的临床结果无明显差异。

虽然与由外向内半月板缝合和由内向外缝合技术相比，全内半月板缝合术发生了更高的失败率，本研究未发现在不同的半月板缝合技术之间失败率的差别，可能是因为由外向内技术和由内向外技术组的样本量较少。然而，这些结果提示与开放缝合技术相比，全内缝合技术在技术上要求更高。此外，因为全内缝合技术的费用较高，此技术手术量可能较少，这可能会对半月板缝合生物力学性能产生负面的影响。

36.2.6 总结

半月板缝合术的临床研究显示，在长期临床效果方面具有较为满意的结果，成功率可以达到14%～25%，即使是在红–白区的半月板损伤，半月板缝合术在适当的患者中仍然具有满意的效果。另外，与健侧正常的膝关节相比，半月板缝合后愈合的半月板具有较好软骨保护作用，因此，在任何时候应尽可能地保留半月板。而在对运动功能具有较高要求的运动员中，内侧半月板缝合术可能伴随着更高的失败率（图36.2）。

参考文献

[1] Abrams GD, Frank RM, Gupta AK, Harris JD, McCormick FM, Cole BJ (2013) Trends in meniscus repair and meniscectomy in the United States, 2005-2011. Am J Sports Med 41:2333–2339

[2] Ahn JH, Lee YS, Yoo JC, Chang MJ, Koh KH, Kim MH (2010) Clinical and second-look arthroscopic evaluation of repaired medial meniscus in anterior cruciate ligament-reconstructed knees. Am J Sports Med 38:472–477

[3] Ahn JH, Wang JH, Yoo JC (2004) Arthroscopic all-inside suture repair of medial meniscus lesion in anterior cruciate ligament – deficient knees: results of second-look arthroscopies in 39 cases. Arthroscopy 20:936–945

[4] Alvarez-Diaz P, Alentorn-Geli E, Llobet F, Granados N, Steinbacher G, Cugat R (2014) Return to play after all-inside meniscal repair in competitive football players: a minimum 5-year follow-up. Knee Surg Sports Traumatol Arthrosc. 2014 Sep 27. [Epub ahead of print]

[5] Annandale T (1885) An Operation for Displaced Semilunar Cartilage. Br Med J 1:779

[6] Annandale T (1990) An operation for displaced semilunar cartilage. 1885. Clin Orthop Relat Res. 1990 Nov;(260):3–5

[7] Arnoczky SP, Warren RF (1982) Microvasculature of the human meniscus. Am J Sports Med 10:90–95

[8] Arnoczky SP, Warren RF, Kaplan N (1985) Meniscal remodeling following partial meniscectomy – an experimental study in the dog. Arthroscopy 1:247–252

[9] Asahina S, Muneta T, Yamamoto H (1996) Arthroscopic meniscal repair in conjunction with anterior cruciate ligament reconstruction: factors affecting the healing rate. Arthroscopy 12:541–545

[10] Barber-Westin SD, Noyes FR (2014) Clinical healing rates of meniscus repairs of tears in the central-third (red-white) zone. Arthroscopy 30:134–146

[11] Barber FA, Coons DA, Ruiz-Suarez M (2006) Meniscal repair with the RapidLoc meniscal repair device. Arthroscopy 22:962–966

[12] Barber FA, Schroeder FA, Oro FB, Beavis RC (2008) FasT-Fix meniscal repair: mid-term results. Arthroscopy 24:1342–1348

[13] Beaufils P, Cassard X (2004) Meniscal repair. Rev Chir Orthop Reparatrice Appar Mot 90:3S49–3S75

[14] Biedert RM (1993) Intrasubstance meniscal tears. Clinical aspects and the role of MRI. Arch Orthop Trauma Surg 112:142–147

[15] Biedert RM (2000) Treatment of intrasubstance meniscal lesions: a randomized prospective study of four different methods. Knee Surg Sports Traumatol Arthrosc 8:104–108

[16] Billante MJ, Diduch DR, Lunardini DJ, Treme GP, Miller MD, Hart JM (2008) Meniscal repair using an all-inside, rapidly absorbing, tensionable device. Arthroscopy 24:779–785

[17] Bronstein R, Kirk P, Hurley J (1992) The usefulness of MRI in evaluating menisci after meniscus repair. Orthopedics 15:149–152

[18] Cannon WD Jr, Vittori JM (1992) The incidence of healing in arthroscopic meniscal repairs in anterior cruciate ligament-reconstructed knees versus stable knees. Am J Sports Med 20:176–181

[19] Cassard X, Verdonk R, Almqvist KF, Nourissat G, Thoreux P, Kerdiles N, Charrois O, Katabi M, Kelberine F, Candoni P, Ait Si Selmi T, Hulet C, Billot N, Beaufils P, Bamberg A, Pujol N, Gihr D, Accadbled F (2004) Meniscal repair. Rev Chir Orthop Reparatrice Appar Mot 90:3S49–3S75

[20] DeHaan A, Rubinstein Jr. R, Baldwin J. Evaluation of Success of a Meniscus Repair Device for Vertical Unstable Medial Meniscus Tears in ACL-reconstructed Knees. ORTHOPEDICS. 1;32: doi: 10.3928/01477447-20090401-02

[21] Espejo-Reina A, Serrano-Fernandez JM, Martin-Castilla B, Estades-Rubio FJ, Briggs KK, Espejo-Baena A (2014) Outcomes after repair of chronic bucket-handle tears of medial meniscus. Arthroscopy 30:492–496

[22] Farley TE, Howell SM, Love KF, Wolfe RD, Neumann CH (1991) Meniscal tears: MR and arthrographic findings after arthroscopic repair. Radiology 180:517–522

[23] Gallacher PD, Gilbert RE, Kanes G, Roberts SN, Rees D (2012) Outcome of meniscal repair prior compared with concurrent ACL reconstruction. Knee 19:461–463

[24] Grant JA, Wilde J, Miller BS, Bedi A (2012) Comparison of inside-out and all-inside techniques for the repair of isolated meniscal tears: a systematic review. Am J Sports Med 40:459–468

[25] Haas AL, Schepsis AA, Hornstein J, Edgar CM (2005) Meniscal repair using the FasT-Fix all-inside meniscal repair device. Arthroscopy 21:167–175

[26] Haklar U, Donmez F, Basaran SH, Canbora MK (2013) Results of arthroscopic repair of partial- or

full-thickness longitudinal medial meniscal tears by single or double vertical sutures using the inside-out technique. Am J Sports Med 41:596–602

[27] Hantes ME, Zachos VC, Zibis AH, Papanagiotou P, Karachalios T, Malizos KN, Karantanas AH (2004) Evaluation of meniscal repair with serial magnetic resonance imaging: a comparative study between conventional MRI and indirect MR arthrography. Eur J Radiol 50:231–237

[28] Henning CE, Lynch MA, Clark JR (1987) Vascularity for healing of meniscus repairs. Arthroscopy 3:13–18

[29] Hoffelner T, Resch H, Forstner R, Michael M, Minnich B, Tauber M (2011) Arthroscopic all-inside meniscal repair – Does the meniscus heal? A clinical and radiological follow-up examination to verify meniscal healing using a 3-T MRI. Skeletal Radiol 40:181–187

[30] Horibe S, Shino K, Maeda A, Nakamura N, Matsumoto N, Ochi T (1996) Results of isolated meniscal repair evaluated by second-look arthroscopy. Arthroscopy 12:150–155

[31] Horibe S, Shino K, Nakata K, Maeda A, Nakamura N, Matsumoto N (1995) Second-look arthroscopy after meniscal repair. Review of 132 menisci repaired by an arthroscopic inside-out technique. J Bone Joint Surg Br 77:245–249

[32] Johnson MJ, Lucas GL, Dusek JK, Henning CE (1999) Isolated arthroscopic meniscal repair: a long-term outcome study (more than 10 years). Am J Sports Med 27:44–49

[33] Kalliakmanis A, Zourntos S, Bousgas D, Nikolaou P (2008) Comparison of arthroscopic meniscal repair results using 3 different meniscal repair devices in anterior cruciate ligament reconstruction patients. Arthroscopy 24:810–816

[34] Kececi B, Bicer EK, Arkun R, Argin M, Taskiran E (2015) The value of magnetic resonance arthrography in the evaluation of repaired menisci. Eur J Orthop Surg Traumatol 25:173–179

[35] Konan S, Haddad FS (2010) Outcomes of meniscal preservation using all-inside meniscus repair devices. Clin Orthop Relat Res 468:1209–1213

[36] Kotsovolos ES, Hantes ME, Mastrokalos DS, Lorbach O, Paessler HH (2006) Results of all-inside meniscal repair with the FasT-Fix meniscal repair system. Arthroscopy 22:3–9

[37] Kurosaka M, Yoshiya S, Kuroda R, Matsui N, Yamamoto T, Tanaka J (2002) Repeat tears of repaired menisci after arthroscopic confirmation of healing. J Bone Joint Surg Br 84:34–37

[38] Kurzweil PR, Lynch NM, Coleman S, Kearney B (2014) Repair of horizontal meniscus tears: a systematic review. Arthroscopy 30:1513–1519

[39] Lim PS, Schweitzer ME, Bhatia M, Giuliano V, Kaneriya PP, Senyk RM, Oliveri M, Johnson W, Amster B, Parker L (1999) Repeat tear of postoperative meniscus: potential MR imaging signs. Radiology 210:183–188

[40] Logan M, Watts M, Owen J, Myers P (2009) Meniscal repair in the elite athlete: results of 45 repairs with a minimum 5-year follow-up. Am J Sports Med 37:1131–1134

[41] Lozano J, Ma CB, Cannon WD (2007) All-inside meniscus repair: a systematic review. Clin Orthop Relat Res 455:134–141

[42] Lyman S, Hidaka C, Valdez AS, Hetsroni I, Pan TJ, Do H, Dunn WR, Marx RG (2013) Risk factors for meniscectomy after meniscal repair. Am J Sports Med 41:2772–2778

[43] Magee T (2014) Accuracy of 3-Tesla MR and MR arthrography in diagnosis of meniscal retear in the post-operative knee. Skeletal Radiol 43:1057–1064

[44] Miao Y, Yu JK, Zheng ZZ, Yu CL, Ao YF, Gong X, Wang YJ, Jiang D (2009) MRI signal changes in completely healed meniscus confirmed by second-look arthroscopy after meniscal repair with bioabsorbable arrows. Knee Surg Sports Traumatol Arthrosc 17:622–630

[45] Noyes FR, Barber-Westin SD (2012) Treatment of meniscus tears during anterior cruciate ligament reconstruction. Arthroscopy 28:123–130

[46] Popescu D, Sastre S, Caballero M, Lee JW, Claret I, Nunez M, Lozano L (2010) Meniscal repair using the FasT-Fix device in patients with chronic meniscal lesions. Knee Surg Sports Traumatol Arthrosc 18:546–550

[47] Pujol N, Barbier O, Boisrenoult P, Beaufils P (2011) Amount of meniscal resection after failed meniscal repair. Am J Sports Med 39:1648–1652

[48] Pujol N, Beaufils P (2009) Healing results of meniscal tears left in situ during anterior cruciate ligament reconstruction: a review of clinical studies. Knee Surg Sports Traumatol Arthrosc 17:396–401

[49] Pujol N, Bohu Y, Boisrenoult P, Macdes A, Beaufils P (2013) Clinical outcomes of open meniscal repair of horizontal meniscal tears in young patients. Knee Surg Sports Traumatol Arthrosc 21:1530–1533

[50] Pujol N, Panarella L, Ait Si Selmi T, Neyret P, Fithian D, Beaufils P (2008) Meniscal healing after meniscus repair: a CT arthrography assessment. Am J Sports Med 36:1489–1495

[51] Pujol N, Salle De Chou E, Boisrenoult P, Beaufils P (2015) Platelet-rich plasma for open meniscal repair in young patients: any benefit? Knee Surg Sports Traumatol Arthrosc 23:51–58

[52] Pujol N, Tardy N, Boisrenoult P, Beaufils P (2013) Magnetic resonance imaging is not suitable for interpretation of meniscal status ten years after arthroscopic repair. Int Orthop 37:2371–2376

[53] Quinby JS, Golish SR, Hart JA, Diduch DR (2006) All-inside meniscal repair using a new flexible, tensionable device. Am J Sports Med 34:1281–1286

[54] Rockborn P, Messner K (2000) Long-term results of meniscus repair and meniscectomy: a 13-year functional and radiographic follow-up study. Knee Surg Sports Traumatol Arthrosc 8:2–10

[55] Scott GA, Jolly BL, Henning CE (1986) Combined posterior incision and arthroscopic intra-articular repair of the meniscus. An examination of factors affecting healing. J Bone Joint Surg Am 68:847–861

[56] Tachibana Y, Sakaguchi K, Goto T, Oda H, Yamazaki K, Iida S (2010) Repair integrity evaluated by second-

look arthroscopy after arthroscopic meniscal repair with the FasT-Fix during anterior cruciate ligament reconstruction. Am J Sports Med 38:965–971

[57] Toms AP, White LM, Marshall TJ, Donell ST (2005) Imaging the post-operative meniscus. Eur J Radiol 54:189–198

[58] van Trommel MF, Simonian PT, Potter HG, Wickiewicz TL (1998) Different regional healing rates with the outside-in technique for meniscal repair. Am J Sports Med 26:446–452

[59] Wasserstein D, Dwyer T, Gandhi R, Austin PC, Mahomed N, Ogilvie-Harris D (2013) A matched-cohort population study of reoperation after meniscal repair with and without concomitant anterior cruciate ligament reconstruction. Am J Sports Med 41:349–355

[60] Westermann RW, Wright RW, Spindler KP, Huston LJ, Wolf BR (2014) Meniscal repair with concurrent anterior cruciate ligament reconstruction: operative success and patient outcomes at 6-year follow-up. Am J Sports Med 42:2184–2192

[61] Wyatt RW, Inacio MC, Liddle KD, Maletis GB (2013) Factors associated with meniscus repair in patients undergoing anterior cruciate ligament reconstruction. Am J Sports Med 41:2766–2771

[62] Anderson AF, Irrgang JJ, Dunn W, Beaufils P, Cohen M, Cole BJ, Coolican M, Ferretti M, Glenn RE Jr, Johnson R, Neyret P, Ochi M, Panarella L, Siebold R, Spindler KP, Ait Si Selmi T, Verdonk P, Verdonk R, Yasuda K, Kowalchuk DA (2011) Interobserver reliability of the International Society of Arthroscopy, Knee Surgery and Orthopaedic Sports Medicine (ISAKOS) classification of meniscal tears. Am J Sports Med 39:926–932

[63] Barber FA, Click SD (1997) Meniscus repair rehabilitation with concurrent anterior cruciate reconstruction. Arthroscopy 13:433–437

[64] Belzer JP, Cannon WD Jr (1993) Meniscus Tears: Treatment in the Stable and Unstable Knee. J Am Acad Orthop Surg 1:41–47

[65] Brecht-Olsen P, Kristensen G, Burgaard P, Joergensen U, Toerholm C (1999) The arrow versus horizontal suture in arthroscopic meniscus repair. A prospective randomized study with arthroscopic evaluation. Knee Surg Sports Traumatol Arthrosc 7:268–273

[66] Brucker PU, von Campe A, Meyer DC, Arbab D, Stanek L, Koch PP (2011) Clinical and radiological results 21 years following successful, isolated, open meniscal repair in stable knee joints. Knee 18:396–401

[67] Eggli S, Wegmuller H, Kosina J, Huckell C, Jakob RP (1995) Long-term results of arthroscopic meniscal repair. An analysis of isolated tears. Am J Sports Med 23:715–720

[68] Fairbank TJ (1948) Knee joint changes after meniscectomy. J Bone Joint Surg Br 30B:664–670

[69] Grana WA, Connor S, Hollingsworth S (1982) Partial arthroscopic meniscectomy: a preliminary report. Clin Orthop Relat Res 1982 Apr;(164):78–83

[70] Irvine GB, Glasgow MM (1992) The natural history of the meniscus in anterior cruciate insuffi-ciency. Arthroscopic analysis. J Bone Joint Surg Br 74:403–405

[71] Lorbach O, Kieb M, Herbort M, Weyers I, Raschke M, Engelhardt M (2014) The influence of the medial meniscus in different conditions on anterior tibial translation in the anterior cruciate deficient knee. IntOrthop 39:681–687

[72] Meister K, Indelicato PA, Spanier S, Franklin J, Batts J (2004) Histology of the torn meniscus: a comparison of histologic differences in meniscal tissue between tears in anterior cruciate ligament-intact and anterior cruciate ligament-deficient knees. Am J Sports Med 32:1479–1483

[73] Melton JT, Murray JR, Karim A, Pandit H, Wandless F, Thomas NP (2011) Meniscal repair in anterior cruciate ligament reconstruction: a long-term outcome study. Knee Surg Sports Traumatol Arthrosc 19:1729–1734

[74] Nepple JJ, Dunn WR, Wright RW (2012) Meniscal repair outcomes at greater than five years: a systematic literature review and meta-analysis. J Bone Joint Surg Am 94:2222–2227

[75] Northmore-Ball MD, Dandy DJ, Jackson RW (1983) Arthroscopic, open partial, and total meniscectomy. A comparative study. J Bone Joint Surg Br 65:400–404

[76] Noyes FR, Chen RC, Barber-Westin SD, Potter HG (2011) Greater than 10-year results of red-white longitudinal meniscal repairs in patients 20 years of age or younger. Am J Sports Med 39:1008–1017

[77] Papageorgiou CD, Gil JE, Kanamori A, Fenwick JA, Woo SL, Fu FH (2001) The biomechanical interdependence between the anterior cruciate ligament replacement graft and the medial meniscus. Am J Sports Med 29:226–231

[78] Paxton ES, Stock MV, Brophy RH (2011) Meniscal repair versus partial meniscectomy: a systematic review comparing reoperation rates and clinical outcomes. Arthroscopy 27:1275–1288

[79] Pujol N, Panarella L, Selmi TA, Neyret P, Fithian D, Beaufils P (2008) Meniscal healing after meniscal repair: a CT arthrography assessment. Am J Sports Med 36:1489–1495

[80] Pujol N, Tardy N, Boisrenoult P, Beaufils P (2015) Long-term outcomes of all-inside meniscal repair. Knee Surg Sports Traumatol Arthrosc 23:219–224

[81] Rockborn P, Gillquist J (2000) Results of open meniscus repair. Long-term follow-up study with a matched uninjured control group. J Bone Joint Surg Br 82:494–498

[82] Roos H, Lauren M, Adalberth T, Roos EM, Jonsson K, Lohmander LS (1998) Knee osteoarthritis after meniscectomy: prevalence of radiographic changes after twenty-one years, compared with matched controls. Arthritis Rheum 41:687–693

[83] Siebold R, Dehler C, Boes L, Ellermann A (2007) Arthroscopic all-inside repair using the Meniscus Arrow: long-term clinical follow-up of 113 patients. Arthroscopy 23:394–399

[84] Stein T, Mehling AP, Welsch F, von Eisenhart-Rothe R, Jager A (2010) Long-term outcome after arthroscopic meniscal repair versus arthroscopic

partial meniscectomy for traumatic meniscal tears. Am J Sports Med 38:1542–1548

[85] Tenuta JJ, Arciero RA (1994) Arthroscopic evaluation of meniscal repairs. Factors that effect healing. Am J Sports Med 22:797–802

[86] Xu C, Zhao J (2015) A meta-analysis comparing meniscal repair with meniscectomy in the treatment of meniscal tears: the more meniscus, the better outcome? Knee Surg Sports Traumatol Arthrosc 23:164–170

第37章　盘状半月板，儿童半月板损伤：适应证与结果

37

Raul Torres–Claramunt, Ahn Jin Hwan, Joan Carles Monllau, Lee Sang Hak

目录

R. Torres-Claramunt , MD, PhD (✉)
J. C. Monllau , MD, PhD
Department of Orthopaedic Surgery and
Traumatology , Hospital del Mar. Universitat
Autònoma de Barcelona (UAB) ,
PasseigMarítim 25-29 , Barcelona 08003 , Spain
e-mail: Rtorres@parcdesalutmar.cat;
Jmonllau@parcdesalutmar.cat
A. J. Hwan , MD
Department of Orthopaedic Surgery , Kangbuk
Samsung Hospital, Sungkyunkwan University School
of Medicine , 29 Saemunan-ro , Jongno-gu , Seoul
110-746 , Republic of Korea
e-mail: jha3535@naver.com
L. S. Hak , MD
Department of Orthopaedic Surgery , Kyung Hee
University Hospital at Gangdong ,
892 Dongnam-ro , Gangdong-gu, Seoul 134-727,
South Korea

© ESSKA 2016　119
C. Hulet et al. (eds.), *Surgery of the Meniscus*, DOI 10.1007/978-3-662-49188-1_37

37.1　前言

盘状半月板（Discoid meniscus，DM）是一种罕见的解剖变异引起的膝关节外侧间室疾病，由Young等[62]于19世纪首次发现。然而，在Young对DM命名后40年，才发现了第一例有症状的位于膝关节内侧的DM[57]。最小的症状性DM病例是仅有4个月大的婴儿[41]。DM的流行病学调查结果变化较大，因为大多数DM是没有症状。然而，外侧DM发病率估计有0.4%～17%[23,26,40]，并且在亚洲人群中发病率较高[26,32]。事实上，DM的实际发病率可能比报告的要高一些，因为在一些尸体研究中发现，可能达到30%[30,47]。内侧DM的发病率不超过0.3%[10,28]。

本章节主要根据当前文献以及个人经验，对盘状半月板的起源、诊断、治疗以及临床结果进行总结。

37.2　起源与超微结构

对盘状半月板的起源有不同的理论。Smillie等[51]认为在胚胎发育过程中半月板即是盘状形态，并且在出生后也呈盘状。然而，越来越多最新的研究不支持此理论[11]。Kaplan等[29]认为由于后侧半月板附着不足导致的半月板重复运动最终会改变半月板的形状。这个理论也被反驳，因为事实上，在关节镜下能够观察到大多数盘状半月板的后侧附着区。与上述"发展理论"和"生物力学理论"相反，一种"先天性理论"逐渐得到认同，这是基于家族性的一系列病例得出的，包括外侧或者内侧盘状半月板[2, 37]。

基于关节镜下的观察，Watanabe等[56]将盘状半月板分成三型：Ⅰ型，完全盘状半月板，覆盖了整个胫骨平台的关节面。Ⅱ型，不完全盘状半月板，覆盖了胫骨平台的大部分。因此，这两型的主要区别仅仅依靠量化。Ⅲ型，也称为Wrisberg韧带型，即没有后侧半月板胫骨韧带附着，而在形态方面是正常的。这事实上增加了其活动性，因此产生了经典的"弹响膝"。Watanabe分型后来又进行了扩展，包括了Ⅳ型，即拥有正常后侧胫骨附着点的环形半月板[39]。同样，对于内侧盘状半月板，Ⅰ、Ⅱ、Ⅳ型也适用[2,10,21]（表37.1）。

然而，盘状半月板不仅仅比正常半月板宽，同时也更厚。另外，其超微结构确实与正常半月板不一样。Atay等[8]发现，盘状半月板的胶原网络在纤维数量上是减少的，同时排列方式也是改变的。改变的胶原纤维网络减弱了结构，增加了其损伤撕

表37.1　内、外侧盘状半月板分型

外侧半月板	内侧半月板
Ⅰ型或完全型	完全型
Ⅱ型或不完全型	不完全型
Ⅲ型或Wrisberg型	
Ⅳ型或环形	环形

引自Watanabe等。

裂的风险。

37.3　诊断

大多数的盘状半月板是无症状的或者在关节镜检查中被发现[40,58]。然而，在一些有症状的病例中，不同盘状半月板的类型（位置、存在或者不存在撕裂和边缘的稳定性），其症状的变化也很大[40,59]。并不会有一个明显的外伤史，在某些情况下自儿童期后一直存在[59]。相反，在成年人膝关节中的盘状半月板大多数会有明显的症状。Wong和Wang等回顾分析了32例外侧盘状半月板病例，32%的病例的症状出现在成年后。

在一些盘状半月板中，退化的水平裂是最常见的损伤类型[7,9,44]，纵裂或桶柄状撕裂的发病率更高[10,19,49,53]。然而，如果盘状半月板不发生撕裂的话，大多数是没有症状的[47]。

"弹响膝"被认为是最经典的盘状半月板症状。然而，此症状与不常见的Ⅲ型过度运动相关，也称作Wrisberg韧带型，在其他盘状半月板中不常见。盘状半月板损伤时，其症状与正常半月板损伤时的症状是相似的，包括肿胀、积液、关节线处

压痛以及交锁等。膝关节外伤史、关节弹响、打软腿以及Mc Murray试验都有体现。Ahn等[6]发现两种最常见的术前临床表现是疼痛和伸膝受限。他们也发现伸膝受限在增厚前侧型比后侧型中更常见。

而在影像学方面，最近这些年，传统的X线和超声在盘状半月板的诊断中意义不大。然而，简单的影像检查仍然可以提供一些有价值的信息[46]。Choi等[12]比较了儿童有症状的外侧盘状半月板与对照组在影像学上的表现，发现两组在外侧胫骨髁间棘的平均高度、外侧关节间隙距离、腓骨头高度和外侧胫骨平台前倾角方面具有明显差异。因此作者建议，这些发现可以作为儿童外侧盘状半月板筛查的一种有效检查。

MRI当前被认为是半月板异常诊断的金标准。Samoto等[48]开展了一项研究，旨在建立MRI诊断外侧盘状半月板的MRI标准，纳入了60例经过关节镜下确诊的外侧盘状半月板和134例正常的外侧半月板。他们发现，在冠状位上半月板宽度最小和最大胫骨宽度比例超过20%，矢状位上半月板外侧角宽度和半月板直径的比例超过75%，常常提示盘状半月板。另外，矢状位上3个或以上的"领结征"也是盘状半月板的表现，而这个表现只能在连续两个矢状面上观察到。一些其他的MRI特征也用来描述盘状半月板[13,25,38]。为了更好地为外科医生提供准确的治疗信息，Ahn[4]进一步根据关节镜表现，评价了术前MRI的敏感度、特异度以及准确度。Choi[13]最近发表了关于区分完全和部分外侧盘状半月板损伤的标准。

然而，MRI在盘状半月板中的诊断作用仍然存在争议。Kocher[34]认为对于外侧盘状半月板，临床查体可能比MRI更敏感，而对于内侧半月板损伤，选择性MRI可能更准确。Yoo等[60]建议对于外侧盘状半月板损伤，MRI检查并不是必需的，因其与临床查体相比，并没有显示出更高的诊断率。

MRI对半月板的变形具有准确的诊断，而对于半月板不稳定的诊断比较困难。出于这个原因，一些学者强调建立处理盘状半月板困难时的决策，尤其是那些不稳定型，而对于看起来正常的Wrisberg分型关节镜可以作为辅助作用。在这个意义上，Good等[22]提出了基于半月板稳定与否和关节囊附着位点的关节镜分型。

综上所述，儿童外侧盘状半月板的诊断的第一印象应以膝关节症状以及疼痛为主[49]。此外，MRI检查可以用来确定诊断以及排除其他疾病，比如股骨外侧髁软骨病变[52]。最终，由于补充的信息，这些盘状半月板患者应该开展一项标准的影像学研究。然而，最终的判断和决策应该基于手术中关节镜的结果，同时手术医师也必须做好处理半月板损伤和不稳定的准备。

37.4　治疗

对于没有临床症状而MRI检查发现的盘状半月板患者，应该进行随访，仅在出现临床症状时才治疗。然而，当出现盘状半月板症状时，无论损伤与否，都应该考虑手术治疗。

盘状半月板的治疗在早期发表的书籍中大多是切除全部或者部分半月板[14,45]。虽然对于症状性盘状半月板的最佳手术治疗方式仍存在争议，当前主要通过更加微创的关节镜下手术治疗。最近几十年里，对于半月板复杂功能比如压力传导、减轻震荡等的了解，导致半月板组织的切除数量减少。对于有症状但是稳定的盘状半月板，或者完全/不完全损伤，半月板成形术被认为是治疗的选择，这个手术技术主要是部分切除半月板，将盘状半月板塑形成正常形状。

当半月板撕裂同时缝合不适合时，半月板成形术应再次实施，需要尽可能多地保留半月板组织。在某些情况下，特别是外周纵裂时，损伤的组织可以通过标准的技术进行缝合。然而，在手术前，外科医师很难预测到能否行半月板缝合，因此必须做好应对这种情况的准备[33, 34, 50]。

不常见的半月板过度运动Wrisberg类型更加棘手。因为这种类型往往后角附着缺失，治疗应该重新将后角附着到关节囊上。一些最新的技术用来治疗半月板后根部损伤，或者通过传统的缝合手术[17,18]。如果在缝合手术不可行的话，对这种类型的盘状半月板可以考虑半月板切除术。术后处理措施因不同的手术操作而变化。

Ahn等[4]建议，对于外周撕裂的外侧盘状半月板，应当通过关节镜下缝合。他们推测，关节镜下部分切除联合外周缝合术是对于儿童有症状性的盘状半月板一种有效的手术方法。

37.5 结果

自从Fairbank[15]开创性的工作后，对于完全切除半月板后的不利影响逐步被认识。尤其是在儿童膝关节中，对非盘状半月板损伤行外侧半月板切除后的长期效果是不佳的[27]。

令人惊讶的是，最早的完全半月板切除治疗盘状半月板的文献显示出了很好的临床效果。Aichroth[7]回顾了62例盘状半月板行手术治疗的患者（平均年龄为10.5岁），其中大多数是行关节切开半月板切除术的。根据Ikeuchi评分[26]，37%的患者取得了很好的临床效果，47%的患者取得较好的效果，而只有16%的患者术后效果一般。平均随访了5.5年后，早期膝关节退变仅有3例。最近，Räber[45]回顾分析了17例儿童有症状性外侧盘状半月板行半月板切除术后的长期效果。平均随访了近20年，10/17例患者出现了骨关节炎的临床症状，10/17例患者同时也有骨关节炎的影像学上的征象。这些临床结果，同其他一些研究[14,55]一样，再次说明半月板切除术治疗盘状半月板的长期效果是不佳的。

Aglietti[1]发表了第一篇关于经关节镜治疗外侧盘状半月板的文献。17例成年患者行关节镜下外侧半月板切除术，术后随访了10年。除了1例患者，其他患者的临床效果都很好。然而，8例患者影像学上出现了骨赘，11例患者在外侧间室出现了狭窄。值得注意的是，半月板切除的类型与术后临床和影像学结果是没有关联的。

一些研究报告了关节镜下治疗症状性外侧盘状半月板的长期效果。Stilli[53]回顾性分析了一大样本队列关于关节镜下治疗儿童症状性外侧盘状半月板的临床效果。他们发现部分半月板切除术对于有半月板退变的年轻患者是一种优先的治疗方式。

而对于大一点儿的儿童来说，应该尽可能地保留半月板组织。Good[22]分析了在一些选择性的症状性盘状半月板患者中行关节镜下半月板成形术和缝合术的短期临床效果，他们强调提高盘状半月板分型以进一步定位半月板不稳的区域。

由于在儿童中其愈合率高，已有不同的研究提出[5,33]，联合外周半月板缝合和成形术维持外周稳定性和盘状半月板附着[5,33]。

一些作者[24,31,42,43,58]关注25岁以上成年人的外侧盘状半月板治疗效果。这些研究结果再次发现，膝关节退变的发展对于术后临床效果是不利因素。Kim[31]比较了半月板部分切除术和半月板完全切除术治疗外侧盘状半月板的长期影像学结果，发现与半月板完全切除术相比，半月板部分切除术的术后5年临床效果更佳。另外，手术预后与切除的半月板数量有关。这些结果与Ahn等[3]更长期的随访结果一致，Ahn等发现关节镜下重塑儿童症状性外侧盘状半月板在10.1年的随访中，取得了满意的临床结果。然而，40%患者出现了进展性退变的表现。在这组病例中，40例膝关节通过半月板部分成形术（联合或无半月板缝合术）进行了半月板重塑。因此，作者推荐对于儿童外侧盘状半月板，应依据外周撕裂与否，行关节镜下半月板部分切除术（联合或不联合半月板缝合术）（图37.1）。Wong和Wang[58]对不同年龄段患者进行外侧盘状半月板治疗后术后功能分析，他们比较了小于11岁的儿童（24%）、小于25岁的年轻人（38%）和大于25岁的成年人（38%）的术后效果。他们发现术后6年的功能结果是满意的，这与出现症状的年龄以及手术时间都是有关联的。

盘状半月板常常发生在骨骼未成熟的患者中，与下肢轴线的可能关联成为值得关注的问题。Wang[54]最近评价了关节镜下半月板切除术治疗成年人盘状半月板对下肢力线的影响，发现在某些患者中，内翻畸形显著降低而外翻角度增加。另外，外翻畸形更多见与外侧盘状半月板撕裂的患者，而非正常外侧半月板撕裂的患者。这与Habata等[24]研究结果相似。在Habata等研究中，共有37例外侧盘状半月板患者，年龄9~52岁不等。Habata等发现半月板成形术后有11%的患者出现了外侧关节线的中度或者重度狭窄。另外，经过14.5年随访后，大于20岁的患者有更加明显的机械轴的横移。

然而，下肢力线并不是膝关节盘状半月板外侧半月板切除术后可能影响的唯一参数。Fan[16]研究了关节镜下半月板部分切除术治疗盘状半月板对髌骨轨迹的影响，发现术后髌骨偏移指数比手术前显著增加。这些结果提示，髌骨更易轴移至股骨滑车沟，因此增加了髌骨异常轨迹的风险。在最近的一篇文献中，Kwon[36]也观察到外侧盘状半月板的患者行开放胫骨高位截骨术治疗内翻膝后易发生外侧盘状半月板退变，同时可能会影响术后效果。值得注意的是，Yoon等[61]研究了外侧盘状半月板撕裂的患者行半月板完全切除术后再行同种异体半月板移植的临床效果，他们发现临床效果与是否以前有外侧盘状半月板病史无关。

最终，Fu等[20]研究了单独外侧盘状半

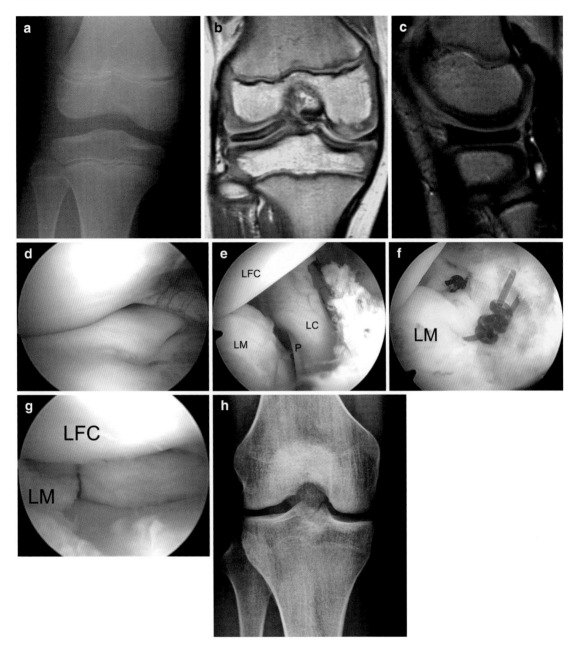

图37.1 10岁男孩。膝关节正位X线片提示无明显异常（a）；冠状位MRI提示Ⅰ型或完全型外侧盘状半月板（b）；矢状位MRI提示外侧盘状半月板的前移位型（c）；关节镜下确认完全型外侧盘状半月板（d）；70°关节镜通过后内侧入路观察后外侧间室，可以看到在腘肌腱半月板关节囊连接处外侧半月板后角撕裂（e）；通过垂直褥式全内缝合撕裂的半月板（f）；关节镜下半月板中央区部分切除术以及通过PDS线缝合术（g）；术后10年膝关节X线正位片提示，外侧关节间室未见明显狭窄，无骨赘，分级为Ⅰ度（h）（LFC：股骨外侧髁；LM：外侧半月板；P：腘肌腱；LC：外侧关节囊）

表37.2　先前研究的功能结果

作者	发表时间	病例数	手术年龄/岁	治疗类型[a]	随访/月	功能结果	影像结果
Wong等	2013	32	31.3	18 Saucer +PM 8 Rep 6 STM	64.5	27 优良 5 一般	—
Ahn等	2015	48	9.9	22 PM 18 PM+Rep 8 STM	122	31 优秀 4 良好 1 一般	29 无变化 19 影像学改变
Good等	2007	30	10.1	28 Saucer 2 TM	29.8		30 无变化
Aglietti等	1999	17	13.6	11 PM 6 TM	10	12 优秀 4 良好 1 一般	6 无变化 11 影像学改变
Habata等	2006	37	31.2	37 TM	14.5	17 优秀 14 良好 5 一般 1 差	0 无变化 37 影像学改变
Kim等	2007	125	26.1	72 TM 53PM	2组； <5年； +90； +50	13 优秀 19 良好 13 一般 1 差	7 无变化 39 影像学改变
Stilli等	2011	104	8	68 STM 20 PM 16 PPM	102	65 优秀 30 良好 6 一般 3 差	—
Atay等	2003	34	19.8	33 PM 1 TM	66	13 优秀 16 良好 5 一般	无变化（与对侧膝关节比，仅仅股骨髁扁平）
Papadopoulos等	2009	39	31.7	33 PM 1 STM 5 保守治疗	+110	Lysholm： 91.8 单独 DLM 与 82.9 DLM撕裂	—

[a]TM：半月板完全切除术；PM：半月板部分切除术；STM：半月板次全切除术；Rep：半月板缝合术；Saucer：碟状成形

月板撕裂与关节软骨损伤的关系，研究结果提示不同类型盘状半月板撕裂的患者发生关节软骨损伤的风险无明显差异。女性患者，BMI指数大于23kg/m²，关节软骨损伤超过6个月，更常见。最后，大多数的软骨损伤发生在外侧间室以及继发于髌股关节问题的患者。最近发表的一些文献整理见表37.2。

37.6　总结

- 在尸体研究中，先天性外侧盘状半月板发生率约有30%。然而，在临床中的发生率为0.4%~17%，在亚洲人群中更高。

- 盘状半月板的分型中，外侧主要包括4种类型，内侧主要有3种类型。

- 对于儿童患者出现外侧半月板症状应该高度怀疑。

- MRI检查和其他影像学检查可以诊断盘状半月板，同时一些描述的MRI参数有助于其诊断。

- 在Ⅰ型和Ⅱ型盘状半月板中，半月板部分切除术是可行的。然而，半月板后角重建术是Ⅲ型盘状半月板的治疗选择。

- 年轻患者手术后的功能可能更佳。然而，儿童期半月板的缺失可能会增加所涉及间室的过度负荷。虽然这些患者到20岁的时候可能会有满意的临床和影像学结果，在较小年龄存在半月板的缺失对以后关节长期功能可能是有害的。

参考文献

[1] Aglietti P, Bertini FA, Buzzi R, Beraldi R (1999) Arthroscopic meniscectomy for discoid meniscus in children and adolescents: 10-year follow-up. Am J Knee Surg 12:83–87

[2] Ahmed Ali R, McKay S (2014) Familiar discoid medial meniscus tear in three members of a family: a case report and review of literature. Case Rep Orthop 2014:285675

[3] Ahn JH, Kim KI, Wang JH, Jeon JW, Cho YC, Lee SH (2015) Long-term results of arthroscopic reshaping for symptomatic discoid lateral meniscus in children. Arthroscopy 31(5):867–873

[4] Ahn JH, Lee YS, Ha HC, Shim JS, Lim KS (2009) A novel magnetic resonance imaging classification of discoid meniscus based on peripheral attachment. Am J Sports Med 37:1564–1569

[5] Ahn JH, Lee SH, Yoo JC, Lee YS, Ha HC (2008) Arthroscopic partial repair of the peripheral rear for symptomatic discoid lateral meniscus in children: results of minimum 2 years of follow-up. Arthroscopy 24(8):888–898

[6] Ahn JH, Shim JS, Hwang CH, Oh WH (2001) Discoid lateral meniscus in children: clinical manifestations and morphology. J Pediatr Orthop 21(6):812–816

[7] Aichroth PM, Patel DV, Marx CI (1991) Congenital discoid lateral meniscus in children: a follow up study and evaluation of management. J Bone Joint Surg Br 73:932–939

[8] Atay OA, Pekmezci M, Doral MN, Sargon MF, Ayvaz M, Johnson DL (2007) Discoid meniscus: an ultra-structural study with transmission electron microscopy. Am J Sports Med 35:475–478

[9] Bellier G, Dupont JY, Larrain M, Caudron C, Carlioz H (1989) Lateral discoid meniscus in children. Arthroscopy 5:52–56

[10] Chen LX, Ao YF, Yu JK, Miao Y, Leung KKM, Wang HJ, Lin L (2013) Clinical features and prognosis of discoid medial meniscus. Knee Surg Sports Traumatol Arthrosc 21:398–402

[11] Clark C, Ogden J (1983) Development of the menisci of the human joint: morphologic changes and their potential role in childhood menisci injury. J Bone Joint Surg Am 65:538–547

[12] Choi SH, Ahn JH, Kim KI, Ji SK, Kang SM, Kim JS, Lee SH (2015) Do the radiographic findings of symptomatic discoid lateral meniscus in children differ from normal control subjects? Knee Surg Sports Traumatol Arthrosc 23(4):1128–1134

[13] Choi SH, Shin KE, Chang MJ, Woo SY, Lee SH (2013) J Magn Reson Imaging 38(2):417–421

[14] Davidson D, Letts M, Glasgow R (2003) Discoid meniscus in children: treatment and outcomes. Can J Surg 46(5):330–338

[15] Fairbank TJ (1948) Knee joint changes after meniscectomy. J Bone Joint Surg Br 30:664–670

[16] Fan ZY, Wang Y, Dong QR, Chen M, Jin ZG, Wang YG (2014) Lateral patellar translation effects after arthroscopic partial meniscectomy of torn discoid lateral meniscus. Orthop Surg 6(1):38–41

[17] Feucht MJ, Salzmann GM, Bode G, Pestka JM, Kühle J, Südkamp NP, Niemeyer P (2015) Posterior root tears of the lateral meniscus. Knee Surg Sports Traumatol Arthrosc 23(1):119–125

[18] Fiorentino G, DeCaro F, Cepparulo R, Guardoli A, Berni

L, Delcogliano M, Ritali A, Guardloli A (2013) Easy and safe all-inside suture technique for posterior horn tears of lateral meniscus using standard anteromedial and anterolateral portals. Arthrosc Tech 2(4):e355–e359

[19] Fu F, Bartz M (1994) Meniscal injuries. In: DeLee JC, Drez DJ (eds) Orthopaedic sports medicine: principles and practice, vol 2. WB Saunders, Philadelphia, pp 1146–1162

[20] Fu D, Guo L, Yang L, Chen G, Duan X (2014) Discoid lateral meniscus and concomitant articular cartilage lesions in the knee. Arthroscopy 30(3):311–318

[21] Ginés-Cespedosa A, Monllau JC (2007) Symptomatic ring-shaped medial meniscus. Clin Anat 20(8):994–995

[22] Good CR, Green DW, Griffith MH, Valen AW, Widmann RF, Rodeo SA (2007) Arthroscopic treatment of symptomatic discoid meniscus in children; classification, technique and results. Arthroscopy 23(2):157–163

[23] Greis PE, Bardana DD, Holstrom MC, Burks RT (2002) Meniscal injury: basic science and evaluation. J Am Acad Orthop Surg 10:168–176

[24] Habata T, Uematsu K, Kasanami R, Hattori K, Takakura Y, Tohma Y, Fujisawa Y (2006) Long-term clinical and radiographic follow-up of total resection for discoid lateral meniscus. Arthroscopy 22:1339–1343

[25] Hamada M, Shino K, Kawano K, Araki Y, Matsui Y, Doi T (1994) Usefulness of magnetic resonance imaging for detecting intrasubstance tear and/or degeneration of lateral discoid meniscus. Arthroscopy 10:645–653

[26] Ikeuchi H (1982) Arthroscopic treatment of the discoid lateral meniscus. Technique and long-term results. Clin Orthop 167:19–28

[27] Jaureguito JW, Elliot JS, Lietner T, Dixon LB, Reider B (1995) The effects of arthroscopic partial lateral meniscectomy in an otherwise normal knee: a retrospective review of functional, clinical, and radiographic results. Arthroscopy 11:29–36

[28] Johnson RG, Simmons EH (1982) Discoid medial meniscus. Clin Orthop 167:176–179

[29] Kaplan EB (1955) Discoid lateral meniscus of the knee joint. Bull Hosp Joint Dis 16:111–124

[30] Kato Y, Oshida M, Aizawa S, Saito A, Ryu J (2004) Discoid lateral menisci in Japanese cadaver knees. Mod Rheumatol 14:154–159

[31] Kim SJ, Chun YM, Jeong JH, Ryu SW, Oh KS, Lubis AM (2007) Effects of arthroscopic meniscectomy on the long-term prognosis for the discoid lateral meniscus. Knee Surg Sports Traumatol Arthrosc 15(11):1315–1320

[32] Kim SJ, Kim DW, Min BH (1995) Discoid lateral meniscus associated with anomalous insertion of the medial meniscus. Clin Orthop 315:234–237

[33] Klingele KE, Kocher MS, Hresko MT, Gerbino P, Micheli LJ (2004) Discoid lateral meniscus: prevalence of peripheral rim instability. J Pediatr Orthop 24:79–82

[34] Kocher MS, DiCanzio J, Zurakowski D, Micheli LJ (2001) Diagnostic performance of clinical examination and selective magnetic resonance imaging in the evaluation of intraarticular knee disorders in children and adolescents. Am J Sports Med 29(3):292–296

[35] Kramer DE, Micheli LJ (2009) Meniscal tears and

[36] Kwon SK, Moon HK, Choi CJ, Park SH, Lee JJ, Kim YC, Park YS, Koh YG (2015) Accelerated degeneration of the discoid lateral meniscus after medial opening wedge high tibial osteotomy. Knee Surg Sports Traumatol Artrhosc 23(1):97–103

[36] Kwon SK, Moon HK, Choi CJ, Park SH, Lee JJ, Kim YC, Park YS, Koh YG (2015) Accelerated degeneration of the discoid lateral meniscus after medial opening wedge high tibial osteotomy. Knee Surg Sports Traumatol Artrhosc 23(1):97–103

[37] Lambilly C, Pascarel X, Chauvet JF, Marle JL, Honton JL (1991) External discoid menisci. Apropos of a familiar series of 6 cases. Revue de Chirurgie Orthopaedique et Reparatrice de l´Appareil Moteur 77(5):359–361

[38] Luhmann SJ, Schootman M, Gordon JE, Wright RW (2005) Magnetic resonance imaging of the knee in children and adolescents: its role in clinical decision-making. J Bone Joint Surg Am 87:457–502

[39] Monllau JC, Leon A, Cugat R, Ballester J (1998) Ring-shaped lateral meniscus. Arthroscopy 14:502–504

[40] Monllau JC, Aguilar LL, Espiga J, Ribau MA, Cugat R, Ballester J (1999) Menisco externo discoideo. Rev Ortop Traumatol 5:347–351

[41] Nathan PA, Cole SC (1969) Discoid meniscus: a clinical and pathological study. Clin Orthop 64:107–113

[42] Okazaki K, Miura H, Matsuda S, Hashizume M, Iwamoto Y (2006) Arthroscopic resection of the discoid lateral meniscus: long-term follow-up for 16 years. Arthroscopy 22(9):967–971

[43] Papadopoulos A, Karathanasis A, Kirkos JM, Kapetanos GA (2009) Epidemiologic, clinical and arthroscopic study of the discoid meniscus variant in Greek population. Knee Surg Sports Traumatol Arthrosc 17(6):600–606

[44] Pellacci F, Montanari G, Prosperi P, Galli G, Celli V (1992) Lateral discoid meniscus: treatment and results. Arthroscopy 8:526–530

[45] Räber DA, Friederich NF (1998) Hefti F. Discoid meniscus in children. Long-term follow-up after total meniscectomy. J Bone Joint Surg Am 80(11):1579–1586

[46] Rao PS, Rao SK, Paul R (2001) Clinical, radiologic, and arthroscopic assessment of discoid lateral meniscus. Arthroscopy 17:275–277

[47] Ryu K, Iriuchishima T, Oshida M, Saito A, Kato Y, Tokuhashi Y, Aizawa S (2015) Evaluation of the morphological variations of the meniscus: a cadaver study. Knee Surg Sports Traumatol Arthrosc 23(1):15–19

[48] Samoto N, Kozuma M, Tokuhisa T, Kobayashi K (2002) Diagnosis of discoid lateral meniscus of the knee on MR imaging. Magn Reson Imaging 20:59–64

[49] Shieh A, Bastrom T, Roocroft J, Edmonds EW, Pennock AT (2013) Meniscus tear patterns in relation to skeletal immaturity: children versus adolescents. Am J Sports Med 41:2779–2783

[50] Shiozaki Y, Horibe S, Misuioka T, Nakamura N, Toritsuka Y, Shino K (2002) Prediction of reparability of isolated semilunar lateral meniscus tears by magnetic resonance imaging. Knee Surg Sports Traumatol

Arthosc 10:213–217

[51] Smillie I (1948) The congenital discoid menisci. J Bone Joint Surg Br 30:671–682

[52] Stanitski CL, Bee J (2004) Juvenile osteochondritis dissecans of the lateral femoral condyle after lateral

[53] Stilli S, Reggiani LM, Muccioli GMM, Cappella M, Donzelli O (2011) Arthroscopic treatment for symptomatic discoid lateral meniscus during childhood. Knee Surg Sports Traumatol Arthrosc 19:1337–1342

[54] Wang J, Xiong J, Xu Z, Shi H, Dai J, Jiang Q (2015) Short-term effects of discoid lateral meniscectomy of the lower limb in adolescents. J Bone Joint Surg Am 97(3):201–207

[55] Washington ER, Root L, Liener UC (1995) Discoid lateral meniscus in children- long-term follow-up after excision. J Bone Joint Surg Am 77:1357–1361

[56] Watanabe M, Takada S, Ikeuchi H (1969) Atlas of arthroscopy. Igaku-Shoin, Tokio

[57] Watson-Jones R (1930) Specimen of internal semilunar cartilage as a complete disc. Proc R Soc Med 23:588

[58] Wong T, Wang CJ (2011) Functional analysis on the treatment of torn discoid lateral meniscus. Knee 18:369–372

[59] Yaniv M, Blumberg N (2007) The discoid meniscus. J Child Orthop 1:89–96

[60] Yoo WJ, Lee K, Moon HJ, Shin CH, Cho TJ, Choi IH, Cheon JE (2012) Meniscal morphologic changes on magnetic resonance imaging are associated with symptomatic discoid lateral meniscal tear in children. Arthroscopy 28(3):330–336

[61] Yoon KH, Lee SH, Park SY, Jung GY, Chung KY (2014) Meniscus allograft transplantation for discoid lateral meniscus: clinical comparison between lateral meniscus and non-discoid lateral meniscus. Arthroscopy 30(6):724–730

[62] Young R (1889) The external semilunar cartilage as a complete disc. In: Cleland J, Mackay J, Young R (eds) Memoirs and memoranda in anatomy. Williams and Norgate, London, p 179

第38章 总结

38

Christophe Hulet

在日常临床实践中，不管关节内其他结构的情况如何，对于症状性的半月板损伤的治疗，是基于以下两个选择：完全或者部分切除半月板组织、半月板保留理念。最初，随着关节镜技术的发展，部分半月板切除术是最主要的治疗方式。

ACL生物力学和ACL损伤率的增加，以及关节镜下半月板缝合技术的发展，改变了这一现状。

半月板损伤的治疗方式由很多因素决定：受伤类型（创伤或退变）、关节内损伤（ACL完整或损伤）、年龄、运动水平以及患者的动机。

治疗方式包括：

- 关节镜下半月板部分或者全切术，虽然已广泛开展，但是具有最终以及不可逆转的生物力学后果。

- 无论是保留损伤的半月板还是半月板缝合术，后一个技术更有挑战性，同时存在复发。失败率约为20%，主要发生在术后2年内。

为了与我们平时面临的临床情况相匹配，让我们对每一个手术决定进行一个规范的定义：

- 半月板损伤（稳定膝关节）。通常，创伤性的损伤更常见。

当面对内侧半月板损伤时，半月板切除术后的恢复是很快的，但是对于年轻患者，骨关节炎的退变风险会增加。总体来讲，半月板切除术后在短期内的功能是良好的。然而，在长期结果方面，关节镜下半月板切除术绝对不是一个最佳的选择，尤其是对内侧半月板。而在外侧半月板切除术后，短期内的软骨溶解是一个主要的问题。10年的随访中，半月板损伤后骨关节炎的发生率为38%（20年为53%），内侧半月板约为22%。

C. Hulet , MD, Pr
Orthopaedics and Traumatology , Caen University
Hospital , Caen , France
e-mail: hulet-c@chu-caen.fr

© ESSKA 2016
C. Hulet et al. (eds.), *Surgery of the Meniscus*, DOI 10.1007/978-3-662-49188-1_38

当面对外侧半月板损伤时，如果是年轻的患者，保留或者半月板缝合，是半月板切除术的另外一个选择。必须对每次以及半月板部分切除和全切术之间作权衡。

这些结果强调对治疗方式需要特别谨慎，因为手术时年龄为18岁的患者，仍然可以积极运动20年。因此，半月板缝合术应该被提倡，当外侧半月板损伤时，花时间向患者说明每一个手术方式的优缺点，同时不能忘记信息的重要性。

与之相反，稳定膝关节中退变性的半月板损伤，对45岁仍然存在运动需求的患者来说非常具有挑战性。这是一个特殊情况，在手术前，需要X线的评估以及至少3个月的保守治疗。MRI检查有助于发现骨髓水肿以及半月板挤压征等，这些都有助于临床决策的制定。

当分析完所有这些因素后，保守治疗可以减轻疼痛，也是一个选择。然而，对于Ⅲ度半月板退变性损伤，同时膝关节没有间隙狭窄和软骨下骨病变的患者，相对于保守治疗，关节镜下半月板部分切除术也是一个指征。

对于这种情形，我们必须掌握全面检查半月板所有部位。最近的研究提示半月板后根部的重要性，以及半月板股骨滑膜部位也是可以通过后内侧入路观察到的。镜下全面的探查以及关节镜方面的临床经验是必需的。受伤后半月板损伤的发生率很高，尤其是有较高的自愈率，伴随着不

稳定破裂复发率的降低。这个发生率大概增加到60%。

小的半月板损伤，如果在外侧半月板的后侧探查较稳定的话，可以被保留。最近的文献也研究了这种类型的损伤发生后的结局。

而内侧半月板损伤，失败率还是较高的，因此半月板缝合是最佳的选择。对于ACL重建中半月板切除术的适应证主要是合并ACL损伤后对运动水平无较高要求的患者。

一旦内侧半月板损伤，我们需要按照其适应证，但需要承担半月板缝合失效的风险。半月板缝合术的失败率约为20%，主要发生在术后2年内。膝关节ACL重建术合并半月板缝合术后5年，75%的患者具有良好的效果，这结果令人鼓舞。

半月板缝合术有一定的技术要求，因此它需要一定的学习曲线，需要不同的康复方案以及使用特殊的材料。同时，需要术前MRI资料进行术前规划。

我们必须给半月板一个机会，同时需要向患者解释失败的风险。

在遇到盘状半月板这种特殊的情况时，我们必须考虑两件事：外侧半月板的解剖同时保留半月板组织的稳定性。同时，半月板缝合术的发展改变了我们以前的认知。我们现在需要能尽可能多地保留半月板，同时将其固定到关节边缘，以维持关节的稳定性。

第七部分

成人半月板手术的适应证

第39章 稳定膝的创伤：保守治疗—— 半月板切除—修复

39

Maurice Balke, K. Fredrik Almqvist, Pieter Vansintjan, Rene Verdonk, Peter Verdonk, Jürgen Hoeher

目录

R. Torres-Claramunt , MD, PhD (✉)
J. C. Monllau , MD, PhD
Department of Orthopaedic Surgery and Traumatology , Hospital del Mar. Universitat Autònoma de Barcelona (UAB) , PasseigMarítim 25-29 , Barcelona 08003 , Spain
e-mail: Rtorres@parcdesalutmar.cat;
Jmonllau@parcdesalutmar.cat
A. J. Hwan , MD
Department of Orthopaedic Surgery , Kangbuk Samsung Hospital, Sungkyunkwan University School of Medicine , 29 Saemunan-ro , Jongno-gu, Seoul 110-746 , Republic of Korea
e-mail: jha3535@naver.com
L. S. Hak , MD
Department of Orthopaedic Surgery , Kyung Hee University Hospital at Gangdong ,
892 Dongnam-ro , Gangdong-gu, Seoul 134-727 , South Korea

© ESSKA 2016 119
C. Hulet et al. (eds.), *Surgery of the Meniscus*, DOI 10.1007/978-3-662-49188-1_39

39.1 前言

半月板损伤是膝关节最常见的损伤。半月板损伤多见于退变性改变，但也可继发于创伤。过去几十年里，治疗观点日新月异，但主要基于几点要素，比如年龄、活动水平、撕裂类型、组织质量及伴发的损伤（如韧带和软骨）。详尽地采集病史、物理检查及MRI评估后，最佳的诊断方法是关节镜检查。治疗选择多种多样，从保守治疗（"大部分被忽视"）到部分或大部半月板切除及半月板修复。

39.2 基础科学

为了优化治疗，针对患者及撕裂类型选择最适合的方法，对于半月板功能和愈合潜能的知识的广泛了解就显得尤为重要。成人半月板血供仅到达半月板基底部（外侧1/3，Ⅲ区，图39.1和图39.2），内侧部分（Ⅰ区）无法愈合[2,3,11,14,22,24,49]。小的瓣状撕裂或放射状撕裂不适宜修补，适合做不稳定组织的切除。紧邻外1/3区域的纵向撕裂、可复位的桶柄样撕裂或某些延伸到滑膜的放射状撕裂（图39.3）愈合潜力大，通常适用于修复术[1,7,9,17,23,26,32–34,40,41]。

不幸的是，大面积的放射状撕裂通常会导致半月板功能的丧失和生物力学特性的恶化[29,34]。鉴于半月板生物力学的重要性，快速详尽地诊断半月板撕裂显得尤为重要。软骨保护功能的丧失能够加剧退变性损伤。应综合病史（包括损伤机制）、临床查体及影像学检查，特别是MRI检查做出损伤性半月板撕裂的诊断[28]。

39.3 病史

尽管创伤性半月板撕裂通常与前交叉韧带损伤有关，但也可能发生在稳定的膝关节。深屈时的旋转力量和屈曲外旋时的合力能够导致半月板的撕裂。从蹲跪起身可能引起半月板纵向撕裂，造成桶柄样撕裂（图39.3）。在一些病例里，患者会主诉瞬间（轻微）外伤后，关节间隙部疼痛，后伴随交锁和肿胀，导致半月板脱位（例如瓣状撕裂或桶柄样撕裂，图39.3）。

特别是患者会主诉膝关节伸直和（或）屈曲时，关节间隙内侧或外侧疼痛肿胀，有时伴随交锁和疼痛。

39.4 物理检查

半月板撕裂症状多样。对患者施加旋转力量时，患者主观疼痛加剧，特殊的临床查体可以发现这一点[45]。内侧半月板比外侧更容易受累，比例约10:1。在关节间隙水平有典型的压痛，在某些情况下，可以触及关节肿胀。在脱位的桶柄样撕裂下，可能存在关节屈伸活动度的丢失。对破裂的半月板施加压迫和剪切力量，通常

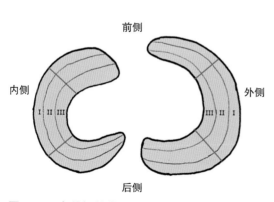

图39.1　半月板的分区。Ⅰ区代表外1/3，红-红区；Ⅱ区代表中1/3，红-白区；Ⅲ区代表内1/3，白-白区。

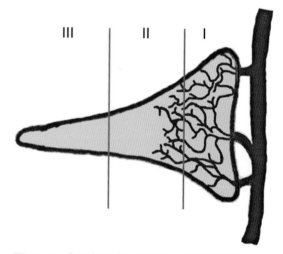

图39.2　半月板血供示意图。Ⅰ区代表外1/3，红-红区；Ⅱ区代表中1/3，红-白区；Ⅲ区代表内1/3，白-白区。Ⅰ区的撕裂愈合率较高，Ⅲ区的撕裂不能愈合

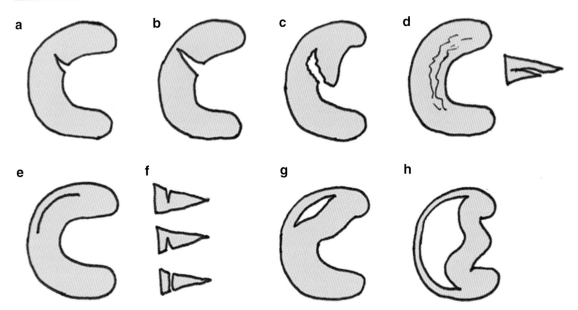

图39.3 不同类型半月板撕裂的示意图。小的放射状撕裂（a）；累及红-红区的大的放射状撕裂（b）；瓣状撕裂（c）；水平撕裂（d）；稳定的纵向撕裂（e）（完全或不完全）（f）；不稳定的纵向撕裂（g）；桶柄样撕裂（h）。瓣状撕裂（c）和（d）水平撕裂均为退变所致

试验结果为阳性，这类临床查体检查方法较多[28,45]。

39.5 影像学检查

MRI已经取代了传统的CT及关节造影检查，其对于半月板撕裂的检查准确性达到90%[18.31,39]。特别对于创伤性半月板撕裂，推荐用MRI来验证病史和临床查体[28]。

39.6 关节镜

由于临床检查结合MRI的诊断准确性高，诊断性关节镜检查并不常用。但对于个体而言，关节镜检查评估对于决定治疗策略（切除或修复）却尤为重要。医生能够对半月板破裂的面积和位置及有无伴发损伤做出精确的诊断。

在许多情况下，一个微小的创伤能够导致原有退变性改变的加剧，精确甄别创伤性撕裂还是退变性撕裂的可能性不大。然而通常来说，退变性原因一般引起水平撕裂、瓣状撕裂及复杂性撕裂，创伤性原因通常导致纵向撕裂、放射状撕裂，这种放射状撕裂可能演变为瓣状撕裂（图39.3）。纵向撕裂可以分为完全性和不完全性、稳定性和不稳定性及桶柄样撕裂（图39.3）。

总之，对于半月板损伤的治疗应尽可能修复及尽可能保存残余组织。除了半月板撕裂类型，其他因素，诸如撕裂位置、稳定性、组织质量、半月板体部的完整性、患者年龄、受伤及手术间期也应该统一考虑[15]。与患者充分沟通讨论的内容要包括：其他治疗方法选择、半月板缺失后

的结果、重新修补后恢复期的延长。在某些特殊情况下，诸如对于职业运动员，施行半月板修复带来长期不能从事运动及再撕裂的风险较高，不一定适合此类患者。

将上述因素统筹考虑，最佳治疗方案的选择是基于关节镜术中所见[45]。

39.7　治疗策略

通过临床查体及MRI检查证实半月板撕裂后，医生必须决定是否手术或保守治疗就已足够。这种选择很大程度上依赖临床症状。尽管半月板撕裂通常不会自愈，但并不是所有的撕裂都是有症状的[13]。

39.7.1　保守治疗

非手术治疗通常意味着将半月板撕裂搁置（"高明的忽略"）。依赖患者症状，多考虑非全层撕裂、短（小于5mm）垂直、斜行完性或放射状撕裂（图39.3）。尽管半月板撕裂不会自愈，但是对于没有高强度体力活动的患者，他们有时也是没有症状的[16,45,47]。特别是对于小于1cm的稳定性撕裂有重要价值，意味着中央部分移位不超过3mm[9,48]。因此，关节镜检查是必要的。对于周边部分纵向撕裂且长度不超过5mm，和非全层撕裂同样适用（图39.3）[16,45]。保守治疗对于外侧半月板的撕裂相对内侧更为有效[37]。

39.7.2　手术治疗

对于无症状的半月板撕裂或保守治疗无效的患者，诸多外科方法，从开放性半月板切除到关节镜修复都有报道。现今，最多的治疗的选择是关节镜及尽可能对破裂组织进行修复。对于不可修复撕裂，推荐谨慎地部分切除。尽管半月板修补比切除有着更高的再手术率，但是修补术在骨关节炎、滑膜炎及运动活动度的长期结果随访中效果显著[36,43]。

39.7.2.1　半月板切除

对于半月板无血管区的损伤应行谨慎的半月板部分切除（图39.1、图39.2）[45]。几十年前，人们很少关注半月板的生物力学特性，往往执行开放性半月板切除。直至1948年，Fairbank第一次描述了典型的放射学改变（股骨髁的扁平化、周围脊征、关节间隙狭窄），提高了对半月板功能的认知[19]。进一步的研究证实了早期骨关节改变和半月板切除的关联。Roos等学者对123例开放性半月板切除的患者进行了21年的随访，与正常对照组进行比较，发现退行性改变的风险提高了14倍[32]。随后一些研究证实了部分切除较全切具有明显的优势[20,21,30,35,44]。现在的外科医生旨在尽量保留半月板组织，仅切除不稳定的部分[25]。

39.7.2.2　修复术

由于关节镜技术的巨大优势，开放性半月板修复术目前很少施行。很多技术和植入物得到发展以期获得撕裂组织的稳定修复。主要有3类不同的技术：由外向内、由内向外及全内技术。可吸收和非可吸收缝合线得到应用。缝合的方向可以是水平或垂直，后者可获得更好的生物力学稳定

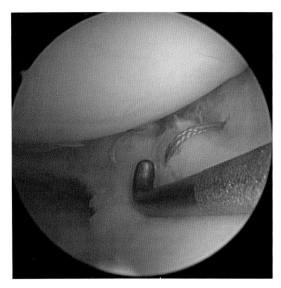

图39.4 纵向撕裂的关节镜下修补。图示内侧半月板的由外向内缝合技术（探钩检查）

性及更优异的抗拔出特性[4-6,8,10,38,42]。

39.7.2.3 损伤评估及决策

如果半月板破裂适宜修补，就需要仔细进行关节诊断性的复查，利用探子检查半月板。另外，决策还应包括患者因素，如年龄、撕裂的病程、撕裂位置、退行性改变及活动水平。

由于血管分布的因素，只有半月板外侧1/3的部分（3~5mm）具有良好的愈合潜能[15]（图39.1、图39.2）。半月板缝合经典的适应证是半月板血管区内超过1cm的纵向撕裂[46]（图39.3）。这些纵向（垂直的）撕裂最适宜修复（图39.4），且具有很好的愈合潜能[7,9,34]，特别是外周的环形纤维完整时尤其如此[34]。放射状撕裂累及非血管区或延伸进半月板的血管基底部（图39.3）。小的放射状撕裂不适宜修补，推荐进行部分切除。当撕裂延伸进半月板的基底部，可以考虑修补（图39.5）。进行基底部边对边的缝合联合非血管区的部分切除。慢性病例可以是一种复杂撕裂形式，如桶柄样撕裂合并放射状损伤[12,24]。

不稳定部分的修补和切除，愈合率偏低[9]。斜行或水平撕裂（图39.3）不适宜于修补，有时会合并半月板囊肿[27]。在这些复杂撕裂类型中，半月板结构的完整受到

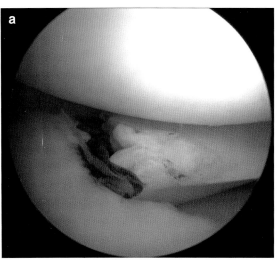
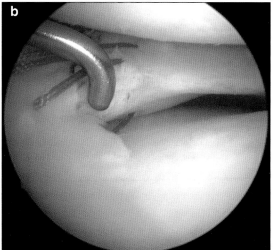

图39.5 放射状撕裂的关节镜下修补。图示外侧半月板创伤性放射状撕裂的关节镜修补。缝合前（a）；缝合后（b）

破坏，血管化困难[15]。

总结

　　创伤性半月板撕裂主要通过病史、详尽的临床查体及MRI进行综合诊断。治疗方案从保守治疗到关节镜下半月板部分切除或修补。决定哪一种治疗最适宜于个体患者有以下几个因素：患者年龄、活动水平、撕裂的病程时间、损伤的位置和面积以及组织质量。无症状患者可通过保守治疗，出现症状则需要手术治疗。尽可能地对半月板进行修复，这对于红-红区损伤尤为适宜。如果不适于修复，谨慎地部分切除就成为首选。

参考文献

[1] Alpar EK, Bilsel N (1991) Meniscus repair. Arch Orthop Trauma Surg 110(2):112–113

[2] Arnoczky SP, Warren RF (1982) Microvasculature of the human meniscus. Am J Sports Med 10(2):90–95

[3] Arnoczky SP, Warren RF (1983) The microvasculature of the meniscus and its response to injury. An experimental study in the dog. Am J Sports Med 11(3):131–141

[4] Barber FA, Herbert MA (2000) Meniscal repair devices. Arthroscopy 16(6):613–618

[5] Barber FA, Herbert MA, Beavis RC (2009) Cyclic load and failure behavior of arthroscopic knots and high strength sutures. Arthroscopy 25(2):192–199

[6] Barber FA, Herbert MA, Schroeder FA, Aziz-Jacobo J, Sutker MJ (2009) Biomechanical testing of new meniscal repair techniques containing ultra high-molecular weight polyethylene suture. Arthroscopy 25(9):959–967

[7] Barrett GR, Field MH, Treacy SH, Ruff CG (1998) Clinical results of meniscus repair in patients 40 years and older. Arthroscopy 14(8):824–829

[8] Becker R, Schroder M, Starke C, Urbach D, Nebelung W (2001) Biomechanical investigations of different meniscal repair implants in comparison with horizontal sutures on human meniscus. Arthroscopy 17(5):439–444

[9] Belzer JP, Cannon WD Jr (1993) Meniscus Tears: Treatment in the Stable and Unstable Knee. J Am Acad Orthop Surg 1(1):41–47

[10] Boenisch UW, Faber KJ, Ciarelli M, Steadman JR, Arnoczky SP (1999) Pull-out strength and stiffness of meniscal repair using absorbable arrows or Ti-Cron vertical and horizontal loop sutures. Am J Sports Med 27(5):626–631

[11] Cabaud HE, Rodkey WG, Fitzwater JE (1981) Medical meniscus repairs. An experimental and morphologic study. Am J Sports Med 9(3):129–134

[12] Cannon WD Jr, Vittori JM (1992) The incidence of healing in arthroscopic meniscal repairs in anterior cruciate ligament-reconstructed knees versus stable knees. Am J Sports Med 20(2):176–181

[13] Casscells SW (1980) The place of arthroscopy in the diagnosis and treatment of internal derangement of the knee: an analysis of 1000 cases. Clin Orthop Relat Res 151:135–142

[14] Cassidy RE, Shaffer AJ (1981) Repair of peripheral meniscus tears. A preliminary report. Am J Sports Med 9(4):209–214

[15] DeHaven KE (1990) Decision-making factors in the treatment of meniscus lesions. Clin Orthop Relat Res 252:49–54

[16] DeHaven KE, Bronstein RD (1997) Arthroscopic medial meniscal repair in the athlete. Clin Sports Med 16(1):69–86

[17] DeHaven KE, Lohrer WA, Lovelock JE (1995) Long-term results of open meniscal repair. Am J Sports Med 23(5):524–530

[18] Ekstrom JE (1990) Arthrography. Where does it fit in? Clin Sports Med 9(3):561–566

[19] Fairbank TJ (1948) Knee joint changes after meniscectomy. J Bone Joint Surg Am 30B(4):664–670

[20] Gillquist J, Hamberg P, Lysholm J (1982) Endoscopic partial and total meniscectomy. A comparative study with a short term follow up. Acta Orthop Scand 53(6):975–979

[21] Gillquist J, Oretorp N (1982) Arthroscopic partial meniscectomy. Technique and long-term results. Clin Orthop Relat Res 167:29–33

[22] Hamberg P, Gillquist J, Lysholm J (1983) Suture of new and old peripheral meniscus tears. J Bone Joint Surg Am 65(2):193–197

[23] Hanks GA, Gause TM, Sebastianelli WJ, O'Donnell CS, Kalenak A (1991) Repair of peripheral meniscal tears: open versus arthroscopic technique. Arthroscopy 7(1):72–77

[24] Henning CE, Lynch MA, Clark JR (1987) Vascularity for healing of meniscus repairs. Arthroscopy 3(1):13–18

[25] Howell JR, Handoll HH (2000) Surgical treatment for meniscal injuries of the knee in adults. Cochrane Database Syst Rev (2):CD001353

[26] Jakob RP, Staubli HU, Zuber K, Esser M (1988) The arthroscopic meniscal repair. Techniques and clinical experience. Am J Sports Med 16(2):137–142

[27] Kim JR, Kim BG, Kim JW, Lee JH, Kim JH (2013) Traumatic and non-traumatic isolated horizontal meniscal tears of the knee in patients less than 40 years of age. Eur J Orthop Surg Traumatol 23(5):589–593. doi:10.1007/s00590-012-1028-6

[28] Mather RC 3rd, Garrett WE, Cole BJ, Hussey K, Bolognesi MP, Lassiter T, Orlando LA (2015) Cost-effectiveness analysis of the diagnosis of meniscus

tears. Am J Sports Med 43(1):128–137. doi:10.1177/0363546514557937

[29] McCarty EC, Marx RG, DeHaven KE (2002) Meniscus repair: considerations in treatment and update of clinical results. Clin Orthop Relat Res 402:122–134

[30] McGinity JB, Geuss LF, Marvin RA (1977) Partial or total meniscectomy: a comparative analysis. J Bone Joint Surg Am 59(6):763–766

[31] Mink JH, Levy T, Crues JV 3rd (1988) Tears of the anterior cruciate ligament and menisci of the knee: MR imaging evaluation. Radiology 167(3):769–774. doi:10.1148/radiology.167.3.3363138

[32] Morgan CD (1991) The "all-inside" meniscus repair. Arthroscopy 7(1):120–125

[33] Morgan CD, Casscells SW (1986) Arthroscopic meniscus repair: a safe approach to the posterior horns. Arthroscopy 2(1):3–12

[34] Newman AP, Anderson DR, Daniels AU, Dales MC (1989) Mechanics of the healed meniscus in a canine model. Am J Sports Med 17(2):164–175

[35] Northmore-Ball MD, Dandy DJ (1982) Long-term results of arthroscopic partial meniscectomy. Clin Orthop Relat Res 167:34–42

[36] Paxton ES, Stock MV, Brophy RH (2011) Meniscal repair versus partial meniscectomy: a systematic review comparing reoperation rates and clinical outcomes. Arthroscopy 27(9):1275–1288

[37] Pujol N, Beaufils P (2009) Healing results of meniscal tears left in situ during anterior cruciate ligament reconstruction: a review of clinical studies. Knee Surg Sports Traumatol Arthrosc 17(4):396–401

[38] Rankin CC, Lintner DM, Noble PC, Paravic V, Greer E (2002) A biomechanical analysis of meniscal repair techniques. Am J Sports Med 30(4):492–497

[39] Reicher MA, Hartzman S, Duckwiler GR, Bassett LW, Anderson LJ, Gold RH (1986) Meniscal injuries: detection using MR imaging. Radiology 159(3):753–757. doi:10.1148/radiology.159.3.3754645

[40] Rodeo SA, Warren RF (1996) Meniscal repair using the outside-to-inside technique. Clin Sports Med 15(3):469–481

[41] Ryu RK, Dunbar WH (1988) Arthroscopic meniscal repair with two-year follow-up: a clinical review. Arthroscopy 4(3):168–173

[42] Staerke C, Brettschneider O, Grobel KH, Becker R (2009) Tensile forces on sutures in the human lateral knee meniscus. Knee Surg Sports Traumatol Arthrosc 17(11):1354–1359

[43] Stein T, Mehling AP, Welsch F, von Eisenhart-Rothe R, Jager A (2010) Long-term outcome after arthroscopic meniscal repair versus arthroscopic partial meniscectomy for traumatic meniscal tears. Am J Sports Med 38(8):1542–1548

[44] Tapper EM, Hoover NW (1969) Late results after meniscectomy. J Bone Joint Surg Am 51(3):517–526, passim

[45] Verdonk R, Almqvist F (2005) Lésions traumatiques des ménisques du genou. In: EMC Appareil Locomoteur. Elsevier SAS, Paris, pp 10–16

[46] Verdonk R, Almqvist FA (2005) Lésions traumatiques des ménisques du genou. EM Consulte. doi:10.1016/S0246-0521(05)33993-3

[47] Weiss CB, Lundberg M, Hamberg P, DeHaven KE, Gillquist J (1989) Non-operative treatment of meniscal tears. J Bone Joint Surg Am 71(6):811–822

[48] Wickiewicz TL (1990) Meniscal injuries in the cruciate-deficient knee. Clin Sports Med 9(3):681–694

[49] Wirth CR (1981) Meniscus repair. Clin Orthop Relat Res 157:153–160

第40章 合并膝关节ACL缺损的半月板损伤：保守、修复或切除

40

Cécile Batailler, Daniel Wascher, Philippe Neyret

目录

40.1 前言

半月板撕裂通常伴随着前交叉韧带（ACL）损伤。急性ACL撕裂时，内侧半月板破裂的发生率为25%～40%，外侧为31%～65%[15,31,32,45,67]。慢性ACL缺损的膝关节中，半月板撕裂的发生率随着时间推移逐渐增高，在伤后2年时约86%[13]，4年时约96%[21]，根据某些研究到10年时约100%[34]。外科医生在治疗急/慢性ACL损伤时，必须注意伴发的半月板损伤。

单独的ACL或半月板损伤将会增加罹患骨关节炎（OA）的风险，当ACL同时合并半月板损伤时，风险会更高。即便是成功重建ACL后，对内侧半月板的破坏仍会增加骨关节炎的风险。在一项ACL重建术后10年的随访研究中，Neyret发现20%的骨关节炎病例需要半月板部分切除，30%的病例需要行半月板全切[44]。与之相似，ACL重建后8年的一项随访研究中，Shelbourne等学者发现约9%的OA膝需要行外侧半月板部分切

C. Batailler (✉) • P. Neyret
Orthopedic Surgery , Centre Albert Trillat,
Croix- Rousse Hospital , 103, Grande rue
de la Croix-Rousse , Lyon 69004 , France
e-mail: cecile.batailler@chu-lyon.fr

D. Wascher
Department of Orthopaedics , University
of New Mexico , Albuquerque , NM , USA

© ESSKA 2016   119
C. Hulet et al. (eds.), *Surgery of the Meniscus*, DOI 10.1007/978-3-662-49188-1_40

除，23%需要行内侧部分切除，25%需要同时行内外侧部分切除[63]。Dejour等学者介绍了ACL重建后，半月板完整性的重要意义，可有效降低OA的罹患风险。在超过10年的随访中，当半月板保持完整时，OA的发生率仅为7.6%。相反，当行半月板部分或全部切除后，OA的发生率为42%[18,19]。半月板对关节稳定也具有重要意义。内侧半月板后角相当于一个楔子，抵抗胫骨的前向移位。ACL缺损膝，半月板丧失会使关节发生可测量出的松弛[10,35-37]。一个既往"稳定的"ACL缺损膝，行半月板部分切除会导致功能性不稳。很明显，保留半月板应该是治疗膝关节ACL损伤的首要目标。

半月板撕裂的治疗包括保守治疗、半月板修复、半月板部分切除及半月板置换术。半月板撕裂超过30年，如果以保存半月板为目的，半月板切除术仍然被推荐。ACL的状态也很大程度上影响半月板撕裂的治疗。在稳定膝的情况下，当ACL损伤，半月板的保存就更为重要，可显著提高治疗成功率。合并ACL缺损的半月板损伤，根据撕裂类型、获得功能性稳定的能力及患者特点，治疗结果差异显著。在本章，我们将讨论这些因素，帮助外科医生选择适宜每个患者的最佳治疗方案。

40.2 保守治疗

1983年，Lynch介绍，ACL重建后一些半月板损伤不予处理，这种损伤能够不借助常规的治疗达到愈合。对全部半月板组织进行保留，"忽视"撕裂，半月板修复需要一定的时间[38]。撕裂不予处理，可以避免其他治疗方式带来的并发症。一些其他研究也阐明，稳定性半月板撕裂不予处理也有很好的愈合率及良好的临床结果[25,38,47,53,64,74,75,77]。ACL重建中，这种治疗方式占6%～54%。需要各位注意的是，行ACL重建的关节都是稳定关节。在不稳定膝中，稳定性撕裂也不能愈合，随着时间，破损面积和症状都会加重。总之，在ACL损伤的情况下，损伤的半月板保守治疗仅适用于ACL重建后以及稳定性半月板损伤的患者。

外科医生应该严格把控半月板保守治疗的适应证。随着全内缝合技术的发展，小的撕裂的修复治疗更快也更安全。半月板的搁置处理存在使损伤加重的风险，症状加重，最终需要行半月板部分切除，为膝关节长期功能带来巨大的不良影响。

以下半月板损伤类型具有最大的愈合潜能，分别是纵行、稳定、损伤长度短及无症状（图40.1）。稳定的定义是主观的。如果患者有机械性交锁症状，损伤应该被认为是不稳定的，那就需要治疗。如果存在一个全层纵裂且小于10mm，当探查时半月板保持稳定，无法牵拉过股骨髁中央部分，大多数学者倡导应选择忽视处理[66]（图40.2）。超过10mm的破损面积可能会扩大，演变成不稳定的桶柄样撕裂[16,73]。然而，也有一些学者认为，如果半月板无法牵拉过髁，不管破损长度，都可以暂时保留不予处理[6,51,59]。非全层撕裂很少引起机械性症状。自发愈合的可能性比较高，特别是新鲜损伤[10]。Zemanovic等学者发现，31例ACL重建患者，保留原有非全层的半月板损伤，未发现失败的临床结果[77]。

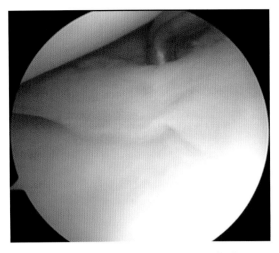

图40.1 纵向、稳定、短的外侧半月板撕裂，ACL重建后被暂时保守治疗

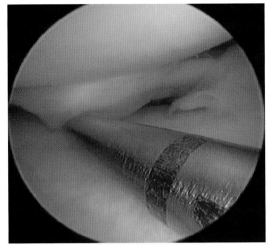

图40.2 半月板被牵拉进股骨髁的中央部，这种半月板撕裂是不稳定的

对半月板损伤进行搁置处理，外侧半月板的愈合潜力大于内侧。Yagishita等学者发现，稳定性外侧损伤的愈合率为79%，内侧为61%[75]。内侧半月板损伤演变为桶柄样撕裂的风险为外侧的2~4倍[20,71,75]。在一篇综述报道中，Pujol和Beaufils发现，内侧半月板的失败率为14.8%（范围为10%~66%），外侧为4.8%（范围为4%~22%）。失败的定义是残存疼痛或者需要行半月板切除术[53]。几项研究发现，与外侧相比，内侧半月板损伤的非治疗处理，其关节镜翻修率更高，特别是损伤长度大于10mm[51,71]。半月板保守治疗的标准必须严格把控，内侧半月板尤为如此[6,51]。

在最近一项系统性综述中，Rothermich也发现，内侧半月板原位损伤的再手术率更高（9.5%），而外侧为3.0%[56]。在急性ACL损伤重建中，外侧半月板损伤更为多见，多为外周区的垂直撕裂。与之相对的是，慢性ACL损伤重建中，更为多见的是内侧半月板损伤，半月板可能存在退行性

改变。因此，内侧半月板损伤可能代表慢性损伤，愈合率较外侧更低。损伤特性的差异可以解释为何内侧损伤保守治疗的失败率高。外科医生在决定哪种损伤能够保守治疗时，应该注意这些差异。

对于小放射状撕裂的治疗存在争议。大多数小的纵行损伤发生在外周区，此为半月板的血供区，而放射状撕裂开始于半月板内缘的非血管化区。许多学者建议对小于5mm的放射状撕裂进行保守治疗。然而，Weiss等学者对保守处理后的短放射状撕裂进行关节镜复查发现，损伤并未愈合，推荐行半月板部分切除[74]。他们推测，半月板的外环保持完整，半月板的功能不会有大的变化。其他学者也发现，如果放射状半月板撕裂没有症状且长度<5mm，临床结果满意[25,70]。

合并ACL缺损的半月板撕裂，仅在同时进行韧带重建时推荐保守治疗半月板损伤。我们在以下情况时推荐这种处理方法，如稳定性全层、外周性损伤、垂直损

伤、小于10mm的纵向损伤，或非全层损伤。对于短的（小于5mm的）放射状撕裂执行半月板小部分切除，防止撕裂加重，以达到对关节生物力学最小的影响。在严格遵循这些适应证的前提下，半月板修复或暂时保守治疗的临床主观及客观结果是没有差异的[56]。

40.3 半月板修复

Annandale于1983年实施了第一例半月板缝合术[3]，这种技术直到20世纪90年代才被广泛接受。器械和技术的改进，使半月板缝合变得更为普及。对于合并ACL缺损时，半月板缝合有两个主要目的：①预防关节炎的发生；②增加关节的稳定性。当决定哪种半月板撕裂需要修复时，外科医生既需要考虑撕裂的特点（面积、撕裂类型、疼痛敏感程度、位置），也需要考虑一些一般因素（如年龄、活动水平、关节稳定性、力线）。

最适宜修补的半月板撕裂是位于半月板周边区域非稳定的、垂直纵向撕裂（图40.3）。不稳定性撕裂适宜行修复术（图40.4）。这些不稳定性撕裂不能不处理，行部分半月板切除可能会切除半月板功能性部位，可能导致骨关节炎的发生。如果半月板组织质量允许，推荐缝合修复，以稳定破损部分[8]。垂直纵向撕裂容易复位，适宜于用垂直褥式缝合。生物力学研究表明，垂直褥式缝合结构稳定，应该尽可能使用[52,54,60]。延伸到周边的放射状撕裂破坏了半月板的周应力，与半月板全切相似。尽管从技术上来讲，复位及修复破口困

难，外科医生还是要尝试修复[46,72]。如果对大的放射状撕裂予以全部切除或置之不理，负重下会导致半月板外凸移位，明显改变接触应力，可能导致早期发生骨关节炎[70]。复杂的半月板撕裂，定义为两处或更多的破损，其特点为不可修复，需要行部分半月板切除。然而在某些情况下，诸如儿童患者，外科医生可能需要尝试半月板缝合，万不得已则行半月板切除。

半月板破裂的时间在治疗效果预估上也发挥重要作用。大多数学者表明，急性撕裂（＜12周）预后相对更好[17,22]。Beaufils报道，ACL撕裂后，在12周内进行半月板修复治愈率达84%，3个月后治愈率63%[7]。然而，也有一些学者报道，急、慢性损伤之间并未表现出明显差异[33,40]。

ACL损伤时，外侧半月板常受累及。这些撕裂较短，位于血管区。另一方面，内侧半月板常发生于慢性ACL损伤时，撕裂较长、不稳定，而且更为复杂[12,68]。这些差异也许能说明为什么外侧半月板撕裂治愈率更高[7,11,30,57]。

破裂的位置是另一个重要因素。半月板根据血供支配分为3个区域，即红-红、红-白和白-白区[14]。成人半月板外周10%～25%为血管化区[4]。半月板愈合需要局部血供，提供细胞营养及生化调节元素。因此，外周（红-红区）半月板破裂愈合潜能最佳。然而，动物移植培养半月板模型能够脱离血运，进行半月板修复[29]。几项临床研究表明，红-白区甚至是白-白区的修复也具有良好的长期疗效[40,61]。一项临床研究中，198例累及非血管区的半月板破裂，进行修复，随访42个月后，80%

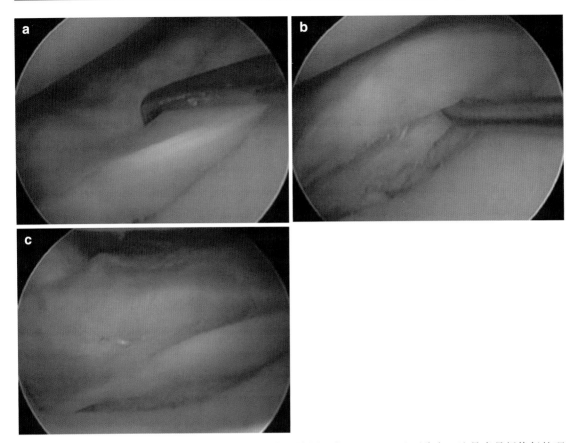

图40.3　内侧半月板后角破裂，患者疼痛，破损位于外周，大于10mm，且不稳定，这是半月板修复的理想适应证（a，b）；打磨半月板表面，令其出血，缝合缺损，使之稳定（c）

没有症状[57]。O'Shea和Shelbourne针对桶柄状撕裂的半月板，在平均4年的随访研究中发现，43例行白−白区内修复，36例（83.7%）没有症状[48]。Kalliakmanis等学者研究发现，位于红−红区的破裂与红−白区的破裂也未出现明显的差异[33]。因此，延伸进非血管区的半月板撕裂并不是修复术的排除标准，特别是年轻的职业运动员。

桶柄样撕裂通常是不稳定的纵向垂直撕裂，常见于ACL损伤的膝关节。针对这种损伤的切除术，往往需要切除大量半月板组织，应当尽量避免（图40.5）。Feng等学者发现，在平均26个月的随访中，经关

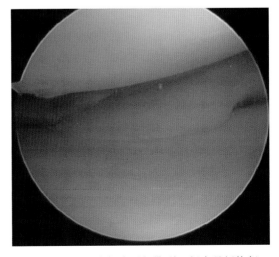

图40.4　不稳性内侧半月板撕裂，行半月板修复

节镜复查评估，67例桶柄样撕裂修补术，89.6%的患者临床效果满意（完全治愈或非完全治愈但没有症状）[24]。然而，一些桶柄样撕裂存在继发性退变，如复合有水平撕裂或分层撕裂。伴发退变改变的撕裂应行半月板切除。Shelbourne和Carr在ACL重建中，同时治疗155例内侧桶柄样撕裂，根据组织质量，采取修复或部分切除。应用这种标准，仅有9%的病例失败。令人意外的是，对比半月板修复和部分切除，两者之间在主观及客观评分上没有明显差异[61]。

然而，一项相似的研究表明，外侧桶柄样撕裂患者行半月板部分切除组的疼痛较修复组明显[62]。如果不合并退变性改变，半月板桶柄样撕裂应尽量修补，即使在白-白区。

为某一种半月板损伤选取最佳方案时，也需要考虑一些一般性因素。年龄的作用是存在争议的。几项研究对比了年轻人和老年人半月板修复的结果。Eggli等发现30岁以上患者半月板修复后再撕裂的风险比年轻人更大[22]。与此相反，Kalliakmanis等发现，35岁以上患者与35岁以下比较，平均随访24.5月，两组结果没有明显差异[33]。与此相似，Noyes发现，大于40岁的患者中，ACL重建并进行半月板修复，33个月后87%的患者没有症状[46]。年龄在退变性改变的发生中起到作用，当决定半月板是否修复时，半月板组织质量则比年龄更为重要。无论患者是20岁还是50岁，一个纵向外周撕裂都需要修补。对于一个运动员而言，即使年龄大于40岁，还是应尽可能保存半月板组织。

当决定是否修复半月板时，ACL的状态尤为重要。当ACL损伤时，半月板发生新的损伤的风险以及既往撕裂扩大的风险都有可能增加[26]。如果膝关节不稳，半月板修补失败风险会增加。Warren介绍，当膝关节不稳时，半月板修补的失败风险率达30%～40%[73]。相似的，ACL重建失败与半月板修复失败也是紧密相关的。Feng介绍ACL重建失败后，半月板桶柄样撕裂修补的失败率达到57%[24]。合并ACL损伤的半月板修复应该给予足够的重视，等同于韧带重建的重要性。即使患者要求不高，ACL重建也将改善半月板的治愈率，降低骨关节炎发生风险。

关节的稳定为半月板撕裂的愈合提供一个良好的环境。许多学者观察到一期ACL重建后，半月板愈合率都会改善[17,41,73]。事实上，Cannon发现一期同时行ACL重建，半月板修复的成功率甚至高于ACL未损伤的半月板愈合率。除了稳定性改善，ACL重建时的关节腔出血也可能为半月板修补提供额外的有益因素。

ACL重建与半月板修补大部分情况下应该同时完成，只有以下情况例外，膝关节出现交锁性桶柄样撕裂伴有关节伸直障碍。这种情况下，Shelbourne认为为了减小关节纤维化风险，行二期手术[65]。一期复位半月板并修复，暂时不重建ACL。直到患者恢复关节活动度，大约在半月板修复后72天左右，行韧带重建。用这种方式，16个患者中仅有1位患者失败。膝关节交锁时，决定ACL重建与半月板修复是否同期进行，必须因人而异。

一些学者认为，即使患者拒绝ACL重建，也必须进行半月板修复[8,17]。有研究报

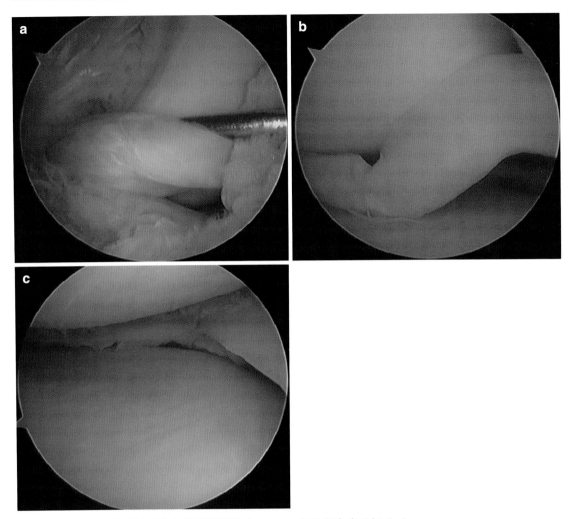

图40.5　右侧膝关节内侧不稳定桶柄样撕裂（a，b）；复位缝合半月板（c）

道，ACL断裂，且要求不高的患者，仅行半月板修复，其结果也可接受[27]。在这种特殊情况下，外科医生告知患者，半月板手术的失败率会更高，未来可能需要行部分半月板切除。

最后，一些其他因素也需考虑。诸如力线（如内翻膝伴有内侧半月板损伤），或者，ACL断裂伴有半月板撕裂、单侧的软骨损伤也会增加骨关节炎的风险。这种情况下，即使半月板愈合条件不佳，术中也需尽量保留半月板。

40.4　半月板切除术

在很长时间里，半月板全切是治疗有症状半月板损伤的标准方法。自从Tapper和Hoover提出全切后骨关节炎的发生率明显增高[72]，半月板部分切除术变成最普及的半月板治疗方案。半月板部分切除术缓解了疼痛，消除了半月板损伤的机械症状。

半月板部分切除术的优点是微创手术，并发症发生率低，可以快速恢复运动。如果患者为了恢复运动，同时行ACL重建术，可能就没有这些优势了。

　　尽管半月板部分切除术短期效果明显，但是合并ACL损伤的患者，由于半月板的切除，会出现一些后遗症。Baratz总结道，半月板功能缺失，ACL重建后的结果很可能比较糟糕[5]。几项研究已经证实，ACL重建手术合并半月板切除术的患者，疼痛和关节肿胀的时间更长[18,39]。生物力学证明，内侧半月板是关节前向移位的继发性稳定装置，特别是在ACL缺损关节内[37]。半月板切除可能增加ACL缺损关节的不稳定症状。最后，半月板切除改变了关节的载荷模式，增加了局部的接触应力。切除半月板内侧1/3后，局部接触应力峰值增加65%[5]。另一项研究表明，半月板切除50%，关节接触应力增加1倍[49]。载荷模式的改变推测了关节炎的早期发生（图40.6）。许多研究报道了半月板切除后带来的发育期关节的早期骨关节炎[9,28,38,42]，甚至在行ACL重建的关节中[1,2,38,42]。一份综述研究报道了100例膝关节ACL重建患者，当切除内侧半月板，随访到24.5岁时，关节炎的发生风险增加了3倍。内侧半月板健康组的患者中，61.4%有着正常或接近正常的放射学表现，内侧半月板全切除后，这一比例为31.3%。如果内侧半月板切除后，严重骨关节炎发病率为41%[50]。在ACL断裂患者中，半月板切除的负面作用更为明显。Neyret发现，合并ACL断裂，当半月板切除后10年，早期关节炎或关节炎的发生率为100%[43]。很明显，在ACL断裂时，半月板

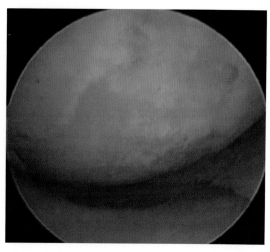

图40.6　半月板部分切除后，胫股关节内侧发生骨性关节炎

切除的负面影响更为显著。

　　鉴于ACL、半月板损伤常发生在年轻活跃人群中，尽量降低骨关节炎的长期风险是我们治疗的首要目标。向着这个目标，同时随着修复技术的进展，半月板部分切除的使用逐渐减少了。目前，与ACL重建相关的半月板部分切除的主要适应证为：其他治疗方法（保守治疗或半月板修复）很难奏效的半月板撕裂[8]。与此标准一致的撕裂包括退变性半月板损伤、复杂性撕裂（图40.7）、明显畸形的慢性移位性撕裂（图40.8）、白-白区的撕裂（宽度大于8mm）。对于活动强度不大、年龄大于50岁的患者，可以行半月板部分切除，因为半月板的不良影响逐渐减小了，重建术更适合老年患者。如果全部满足以下4条标准，行半月板切除患者，可不行ACL重建，其适应证如下：①症状性半月板损伤；②不可修复的半月板损伤；③临床检查没有关节松弛；④活动要求低或老年患者[8]。

40.5　半月板移植

半月板移植的详尽讨论不在本章中赘述，但需提及ACL在半月板移植的作用。半月板全切或部分切除后，半月板同种异体移植成为治疗的一种选项。半月板移植的临床结果在过去30年中不断提高，但仍存在10%～29%的失败率[23,55,58,69]。半月板移植的成功需要一个稳定的ACL。在合并ACL断裂膝关节中，如果有半月板切除后综合征，在半月板移植前应先期或同时行ACL重建。

总结

合并ACL缺损的半月板撕裂，需要依据不同的撕裂和患者进行个体化治疗（表40.1）。总之，外科医生应该力求更多地保存半月板，降低远期骨关节炎的发病风

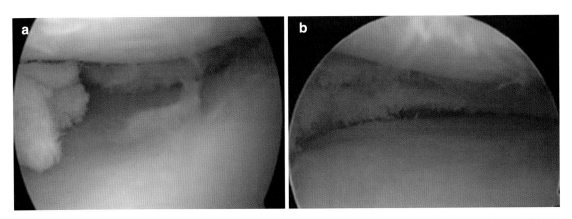

图40.7　外侧半月板复杂撕裂，这种撕裂不易修复，需要行半月板部分切除（a）；部分切除后的外侧半月板外观（b）

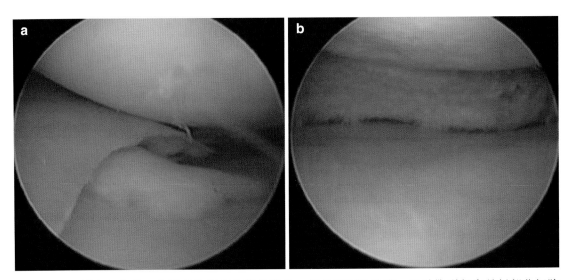

图40.8　一例中年患者，内侧半月板后角瓣状脱位，伴发退变性改变，这种撕裂行半月板部分切除（a）；部分切除后的半月板外观（b）

表40.1 半月板不同类型破裂的适应证

保守治疗	半月板修复	半月板切除
无症状	出现症状	出现症状
稳定膝	稳定膝	不稳膝
稳定性破裂	不稳性破裂	慢性不稳性破裂
没有退行性病变	没有退行性病变	退变型半月板撕裂
半月板周边区	半月板周边区	白-白区
急性破裂	急性破裂	慢性撕裂
小于10mm	大于10mm	复杂撕裂
垂直纵向	垂直纵向	放射状
活跃型患者	活跃型患者	不活跃或老年患者

险，提高膝关节的稳定性。大多数情况，同期进行ACL重建是有益的。稳定的短的撕裂经常行保守治疗。不稳性垂直纵向周围撕裂，如不合并退变性改变，通常利用现代修复技术治愈率很高。不幸的是，合并ACL缺损的膝关节中很多半月板撕裂仍需要半月板部分切除。我们希望，随着技术及生物学认知的不断提高，能够促进半月板的愈合，未来越来越多的半月板能够得到保留。

参考文献

[1] Aglietti P, Zaccherotti G, De Biase P, Taddei I (1994) A comparison between medial meniscus repair, partial meniscectomy, and normal meniscus in anterior cruciate ligament reconstructed knees. Clin Orthop Relat Res 307:165–173

[2] Ait Si Selmi T, Fithian D, Neyret P (2006) The evolution of osteoarthritis in 103 patients with ACL reconstruction at 17 years follow-up. Knee 13(5):353–358

[3] Annandale T (1885) An operation for displaced semilunar cartilage. Br Med J 1(1268):779

[4] Arnoczky SP, Warren RF (1982) Microvasculature of the human meniscus. Am J Sports Med 10(2):90–95

[5] Baratz ME, Fu FH, Mengato R (1986) Meniscal tears: the effect of meniscectomy and of repair on intraarticular contact areas and stress in the human knee. A preliminary report. Am J Sports Med 14(4):270–275

[6] Beaufils P, Bastos R, Wakim E, Cho SH, Petit-Jouvet C (1992) Meniscal injury in the plastic reconstruction of the anterior cruciate ligament. Meniscal suture or abstention. Rev Chir Orthop Reparatrice Appar Mot 78(5):285–291

[7] Beaufils P, Cassard X (2007) Meniscal repair – SFA 2003. Rev Chir Orthop Reparatrice Appar Mot 93(8 Suppl):5S12–5S13

[8] Beaufils P, Hulet C, Dhenain M, Nizard R, Nourissat G, Pujol N (2009) Clinical practice guidelines for the management of meniscal lesions and isolated lesions of the anterior cruciate ligament of the knee in adults. Orthop Traumatol Surg Res 95(6):437–442

[9] Bolano LE, Grana WA (1993) Isolated arthroscopic partial meniscectomy. Functional radiographic evaluation at five years. Am J Sports Med 21(3):432–437

[10] Boyd KT, Myers PT (2003) Meniscus preservation; rationale, repair techniques and results. Knee 10(1):1–11

[11] Cannon WD Jr, Vittori JM (1992) The incidence of healing in arthroscopic meniscal repairs in anterior cruciate ligament-reconstructed knees versus stable knees. Am J Sports Med 20(2):176–181

[12] Cipolla M, Scala A, Gianni E, Puddu G (1995) Different patterns of meniscal tears in acute anterior cruciate ligament (ACL) ruptures and in chronic ACL-deficient knees. Classification, staging and timing of treatment. Knee Surg Sports Traumatol Arthrosc 3(3):130–134

[13] Clancy WG Jr, Ray JM, Zoltan DJ (1988) Acute tears of the anterior cruciate ligament. Surgical versus conservative treatment. J Bone Joint Surg Am 70(10):1483–1488

[14] Cooper DE, Arnoczky SP, Warren RF (1991) Meniscal repair. Clin Sports Med 10(3):529–548

[15] DeHaven KE (1983) Arthroscopy in the diagnosis and management of the anterior cruciate ligament deficient knee. Clin Orthop Relat Res (172):52–56

[16] DeHaven KE (1990) Decision-making factors in the treatment of meniscus lesions. Clin Orthop Relat Res (252):49–54

[17] DeHaven KE, Lohrer WA, Lovelock JE (1995) Long-term results of open meniscal repair. Am J Sports Med 23(5):524–530

[18] Dejour H, Dejour D, Ait Si Selmi T (1999) Chronic anterior laxity of the knee treated with free patellar graft and extra-articular lateral plasty: 10-year follow-up of 148 cases. Rev Chir Orthop Reparatrice Appar Mot 85(8):777–789

[19] Dejour H, Walch G, Deschamps G, Chambat P (1987) Arthrosis of the knee in chronic anterior laxity. Rev Chir Orthop Reparatrice Appar Mot 73(3):157–170

[20] Deutsch A, Wyzykowski RJ, Victoroff BN (1999) Evaluation of the anatomy of the common peroneal nerve. Defining nerve-at-risk in arthroscopically assisted lateral meniscus repair. Am J Sports Med 27(1):10–15

[21] Dupont JY, Scellier C (1986) [Intra-articular lesions and their development in old ruptures of the anterior cruciate ligament]. Rev Chir Orthop Reparatrice Appar Mot 72(Suppl 2):112–114

[22] Eggli S, Wegmuller H, Kosina J, Huckell C, Jakob RP (1995) Long-term results of arthroscopic meniscal repair. An analysis of isolated tears. Am J Sports Med 23(6):715–720

[23] Elattar M, Dhollander A, Verdonk R, Almqvist KF, Verdonk P (2011) Twenty-six years of meniscal allograft transplantation: is it still experimental? A meta-analysis of 44 trials. Knee Surg Sports Traumatol Arthrosc 19(2):147–157

[24] Feng H, Hong L, Geng XS, Zhang H, Wang XS, Jiang XY (2008) Second-look arthroscopic evaluation of bucket-handle meniscus tear repairs with anterior cruciate ligament reconstruction: 67 consecutive cases. Arthroscopy 24(12):1358–1366

[25] Fitzgibbons RE, Shelbourne KD (1995) "Aggressive" nontreatment of lateral meniscal tears seen during anterior cruciate ligament reconstruction. Am J Sports Med 23(2):156–159

[26] Frobell RB, Roos EM, Roos HP, Ranstam J, Lohmander LS (2010) A randomized trial of treatment for acute anterior cruciate ligament tears. N Engl J Med 363(4):331–342

[27] Hanks GA, Gause TM, Handal JA, Kalenak A (1990) Meniscus repair in the anterior cruciate deficient knee. Am J Sports Med 18(6):606–611; discussion 612–603

[28] Hazel WA Jr, Rand JA, Morrey BF (1993) Results of meniscectomy in the knee with anterior cruciate ligament deficiency. Clin Orthop Relat Res (292):232–238

[29] Hennerbichler A, Moutos FT, Hennerbichler D, Weinberg JB, Guilak F (2007) Repair response of the inner and outer regions of the porcine meniscus in vitro. Am J Sports Med 35(5):754–762

[30] Ihara H, Miwa M, Takayanagi K, Nakayama A (1994) Acute torn meniscus combined with acute cruciate ligament injury. Second look arthroscopy after 3-month conservative treatment. Clin Orthop Relat Res (307):146–154

[31] Indelicato PA, Bittar ES (1985) A perspective of lesions associated with ACL insufficiency of the knee. A review of 100 cases. Clin Orthop Relat Res (198):77–80

[32] Irvine GB, Glasgow MM (1992) The natural history of the meniscus in anterior cruciate insufficiency. Arthroscopic analysis. J Bone Joint Surg Br 74(3):403–405

[33] Kalliakmanis A, Zourntos S, Bousgas D, Nikolaou P (2008) Comparison of arthroscopic meniscal repair results using 3 different meniscal repair devices in anterior cruciate ligament reconstruction patients. Arthroscopy 24(7):810–816

[34] Keene GC, Bickerstaff D, Rae PJ, Paterson RS (1993) The natural history of meniscal tears in anterior cruciate ligament insufficiency. Am J Sports Med 21(5):672–679

[35] Laffargue P, Delalande JL, Decoulx J (1997) Reconstruction of the anterior cruciate ligament by bone-patellar tendon transplant. Evaluation of 79 cases. Prognostic factors. Rev Chir Orthop Reparatrice Appar Mot 83(6):505–514

[36] Lerat JL, Chotel F, Besse JL, Moyen B, Binet G, Craviari T, Brunet-Guedj E, Adeleine P, Nemoz JC (1998) The results after 10–16 years of the treatment of chronic anterior laxity of the knee using reconstruction of the anterior cruciate ligament with a patellar tendon graft combined with an external extra-articular reconstruction. Rev Chir Orthop Reparatrice Appar Mot 84(8):712–727

[37] Levy IM, Torzilli PA, Warren RF (1982) The effect of medial meniscectomy on anterior-posterior motion of the knee. J Bone Joint Surg Am 64(6):883–888

[38] Lynch MA, Henning CE, Glick KR Jr (1983) Knee joint surface changes. Long-term follow-up meniscus tear treatment in stable anterior cruciate ligament reconstructions. Clin Orthop Relat Res (172):148–153

[39] McConville OR, Kipnis JM, Richmond JC, Rockett SE, Michaud MJ (1993) The effect of meniscal status on knee stability and function after anterior cruciate ligament reconstruction. Arthroscopy 9(4):431–439

[40] Melton JT, Murray JR, Karim A, Pandit H, Wandless F, Thomas NP (2011) Meniscal repair in anterior cruciate ligament reconstruction: a long-term outcome study. Knee Surg Sports Traumatol Arthrosc 19(10):1729–1734

[41] Morgan CD, Wojtys EM, Casscells CD, Casscells SW (1991) Arthroscopic meniscal repair evaluated by second-look arthroscopy. Am J Sports Med 19(6):632–637; discussion 637–638

[42] Neyret P, Donell ST, Dejour H (1993) Results of partial meniscectomy related to the state of the anterior cruciate ligament. Review at 20 to 35 years. J Bone Joint Surg Br 75(1):36–40

[43] Neyret P, Walch G, Dejour H (1988) Intramural internal meniscectomy using the Trillat technic. Long-term results of 258 operations. Rev Chir Orthop Reparatrice Appar Mot 74(7):637–646

[44] Neyret P. A. S. S., T, Pires LG (1999) Osteoarthritis and laxity. Ed. Sauramps. medical "Knee prosthetic surgery". p. 25–45

[45] Nordenvall R, Bahmanyar S, Adami J, Mattila VM, Fellander-Tsai L (2014) Cruciate ligament reconstruction and risk of knee osteoarthritis: the association between cruciate ligament injury and post-traumatic osteoarthritis. A population based nationwide study in Sweden, 1987–2009. PLoS One 9(8):e104681

[46] Noyes FR, Barber-Westin SD (2000) Arthroscopic repair of meniscus tears extending into the avascular

zone with or without anterior cruciate ligament reconstruction in patients 40 years of age and older. Arthroscopy 16(8):822–829

[47] Noyes FR, Barber-Westin SD (2012) Treatment of meniscus tears during anterior cruciate ligament reconstruction. Arthroscopy 28(1):123–130

[48] O'Shea JJ, Shelbourne KD (2003) Repair of locked bucket-handle meniscal tears in knees with chronic anterior cruciate ligament deficiency. Am J Sports Med 31(2):216–220

[49] Pena E, Calvo B, Martinez MA, Doblare M (2006) A three-dimensional finite element analysis of the combined behavior of ligaments and menisci in the healthy human knee joint. J Biomech 39(9):1686–1701

[50] Pernin J, Verdonk P, Si Selmi TA, Massin P, Neyret P (2010) Long-term follow-up of 24.5 years after intra-articular anterior cruciate ligament reconstruction with lateral extra-articular augmentation. Am J Sports Med 38(6):1094–1102

[51] Pierre A, Hulet C, Locker B, Schiltz D, Delbarre JC, Vielpeau C (2001) Outcome of 95 stable meniscal tears left in place after reconstruction of the anterior Mot 87(7):661–668

[52] Post WR, Akers SR, Kish V (1997) Load to failure of common meniscal repair techniques: effects of suture technique and suture material. Arthroscopy 13(6): 731–736

[53] Pujol N, Beaufils P (2009) Healing results of meniscal tears left in situ during anterior cruciate ligament reconstruction: a review of clinical studies. Knee Surg Sports Traumatol Arthrosc 17(4):396–401

[54] Rankin CC, Lintner DM, Noble PC, Paravic V, Greer E (2002) A biomechanical analysis of meniscal repair techniques. Am J Sports Med 30(4):492–497

[55] Rosso F, Bisicchia S, Bonasia DE, Amendola A (2015) Meniscal allograft transplantation: a systematic review. Am J Sports Med 43(4):998–1007

[56] Rothermich MA, Cohen JA, Wright R (2015) Stable meniscal tears left in situ at the time of arthroscopic anterior cruciate ligament reconstruction: a systematic review. J Knee Surg [Epub ahead of print]

[57] Rubman MH, Noyes FR, Barber-Westin SD (1998) Arthroscopic repair of meniscal tears that extend into the avascular zone. A review of 198 single and complex tears. Am J Sports Med 26(1):87–95

[58] Samitier G, Alentorn-Geli E, Taylor DC, Rill B, Lock T, Moutzouros V, Kolowich P (2015) Meniscal allograft transplantation. Part 2: systematic review of transplant timing, outcomes, return to competition, associated procedures, and prevention of osteoarthritis. Knee Surg Sports Traumatol Arthrosc 23(1):323–333

[59] Saragaglia D, Tourne Y, Chamseddine A, Butel J (1990) Meniscal sutures combined with the reconstruction of the anterior cruciate ligament. Comparative results between sutures of chronic and recent lesions: 102 cases. Rev Chir Orthop Reparatrice Appar Mot 76(3):170–176

[60] Seil R, Rupp S, Kohn DM (2000) Cyclic testing of meniscal sutures. Arthroscopy 16(5):505–510

[61] Shelbourne KD, Carr DR (2003) Meniscal repair compared with meniscectomy for bucket-handle medial meniscal tears in anterior cruciate ligament-reconstructed knees. Am J Sports Med 31(5):718–723

[62] Shelbourne KD, Dersam MD (2004) Comparison of partial meniscectomy versus meniscus repair for bucket-handle lateral meniscus tears in anterior cruciate ligament reconstructed knees. Arthroscopy 20(6):581–585

[63] Shelbourne KD, Gray T (2000) Results of anterior cruciate ligament reconstruction based on meniscus and articular cartilage status at the time of surgery. Five- to fifteen-year evaluations. Am J Sports Med 28(4):446–452

[64] Shelbourne KD, Heinrich J (2004) The long-term evaluation of lateral meniscus tears left in situ at the time of anterior cruciate ligament reconstruction. Arthroscopy 20(4):346–351

[65] Shelbourne KD, Johnson GE (1993) Locked bucket-handle meniscal tears in knees with chronic anterior cruciate ligament deficiency. Am J Sports Med 21(6):779–782; discussion 782

[66] Shelbourne KD, Rask BP (2001) The sequelae of salvaged nondegenerative peripheral vertical medial meniscus tears with anterior cruciate ligament reconstruction. Arthroscopy 17(3):270–274

[67] Shirakura K, Terauchi M, Kizuki S, Moro S, Kimura M (1995) The natural history of untreated anterior cruciate tears in recreational athletes. Clin Orthop Relat Res (317):227–236

[68] Smith JP 3rd, Barrett GR (2001) Medial and lateral meniscal tear patterns in anterior cruciate ligament-deficient knees. A prospective analysis of 575 tears. Am J Sports Med 29(4):415–419

[69] Smith NA, MacKay N, Costa M, Spalding T (2015) Meniscal allograft transplantation in a symptomatic meniscal deficient knee: a systematic review. Knee Surg Sports Traumatol Arthrosc 23(1):270–279

[70] Starke C, Kopf S, Petersen W, Becker R (2009) Meniscal repair. Arthroscopy 25(9):1033–1044

[71] Talley MC, Grana WA (2000) Treatment of partial meniscal tears identified during anterior cruciate ligament reconstruction with limited synovial abrasion. Arthroscopy 16(1):6–10

[72] Tapper EM, Hoover NW (1969) Late results after meniscectomy. J Bone Joint Surg Am 51(3):517–526, passim

[73] Warren RF (1990) Meniscectomy and repair in the anterior cruciate ligament-deficient patient. Clin Orthop Relat Res (252):55–63

[74] Weiss CB, Lundberg M, Hamberg P, DeHaven KE, Gillquist J (1989) Non-operative treatment of meniscal tears. J Bone Joint Surg Am 71(6):811–822

[75] Yagishita K, Muneta T, Ogiuchi T, Sekiya I, Shinomiya K (2004) Healing potential of meniscal tears without repair in knees with anterior cruciate ligament reconstruction. Am J Sports Med 32(8):1953–1961

[76] Yoo JC, Ahn JH, Lee SH, Lee SH, Kim JH (2007) Suturing complete radial tears of the lateral meniscus.

Arthroscopy 23(11):1249 e1241–1247

[77] Zemanovic JR, McAllister DR, Hame SL (2004) Nonoperative treatment of partial-thickness meniscal tears identified during anterior cruciate ligament reconstruction. Orthopedics 27(7): 755–758

第41章 退行性半月板损伤手术适应证

41

Philippe Beaufils, R. Becker, M. Ollivier, S. Kopf,
N. Pujol, M. Englund

目录

P. Beaufils (✉) • N. Pujol
Orthopaedic Department , Hôpital Andre Mignot ,
Le Chesnay F78150 , France
e-mail: pbeaufils@ch-versailles.fr
R. Becker , MD
Department of Orthopedics and Traumatology ,
Hospital Brandenburg, Medical University "Theodor
Fontane" , Hochstrasse 26 , Brandenburg 14770 ,
Germany
e-mail: r.becker@klinikum-brandenburg.de
M. Ollivier
Department of Orthopaedic Surgery , APHM,
Institute
for Locomotion, Sainte-Marguerite Hospital,
Aix-Marseille University , CNRS, ISM UMR 7287 ,
Marseille 13009 , France
e-mail: ollivier.mt@gmail.com
S. Kopf
Center for Musculo Skeletal Surgery, Charité-
University Medicin Berlin , Charitéplatz 1 ,
Berlin 10117 , Germany
e-mail: sebastian.kopf@charite.de
M. Englund
Clinical Epidemiology Unit , Orthopaedics,
Department of Clinical Sciences Lund, Lund
University , Lund , Sweden
e-mail: martin.englund@med.lu.se

退行性半月板病变（DML）是一种半月板撕裂，通常是中年或老年人膝关节半月板水平撕裂。它的特点是线性半月板信号（包括一个水平的组成），通常与半月板下表面相通。

DML是一个缓慢发展的过程（通常需要好几年），可能包括进行性半黏液变性和半月板超声衰减。经常没有明确的急性损伤病史[8]。超负荷以及退行性半月板基质改变可能与早期骨关节炎相关，从而导致半月板疲劳、断裂、外凸[7,20,25]。一旦半月板在膝关节失去一部分关键功能，关节软骨生物力学负荷增加可能导致软骨损伤加速[2]。

半月板部分功能丧失可能长期影响膝关节功能。所以大多数退行性半月板损伤预示膝关节骨关节炎发展的发生，或有更高的风险发展为骨性关节炎。

41.1 分型

DML关节镜下分型由Dorfmann[8]和Boyer[3]在1983年首次提出（图41.1）。

Ⅰ型：半月板连续性未中断，呈扁平和黄色，其内缘磨损；

Ⅱ型：典型的钙化征（半月板钙质沉积症）；

Ⅲ型：显示存在半月板水平撕裂；

Ⅳ型：Ⅳa放射状裂，Ⅲb瓣状撕裂；

Ⅴ型：不能准确描述的复杂病变。

Crues等的分型为MRI分级提供一个参考标准[5]。

Grade1是半月板内圆形高信号。

Grade2是线性高强度信号，不累计关节面（图41.2a）。

Grade3是高强度信号延伸到半月板的关节面，这表明真正的半月板撕裂（图41.2b）。3级信号强度至少在两个连续MRI图像中看到，应用两层接触的原则[6]增加了半月板撕裂的诊断特异性。

41.2 发病率

退行性半月板损伤是非常常见的疾病，发病率随着年龄的增加而增加，退行性半月板损伤，50～59岁女性发病率为16%，70～90岁的男性发病率超过50%（图41.3）[11,12,22]。

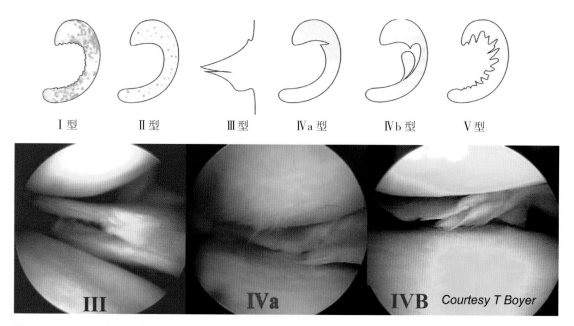

Ⅰ型　　Ⅱ型　　Ⅲ型　　Ⅳa型　　Ⅳb型　　Ⅴ型

Ⅲ　　　Ⅳa　　　ⅣB　　Courtesy T Boyer

图41.1 Dorfmann和Boyer提出的关节镜下退变性半月板撕裂的分型

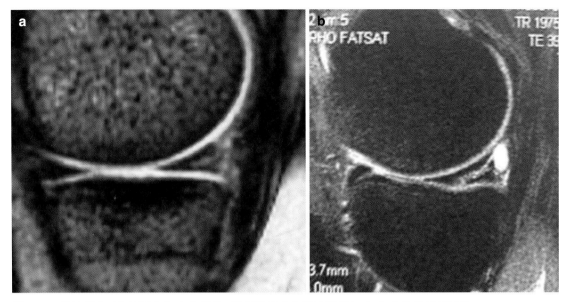

图41.2 半月板内2级高信号（a）和后角3级高信号（内侧半月板）（b）合并半月板囊肿

41.3 DML 的评估

由于DML发病率高，缺乏有利的证据证明退行性半月板损伤是导致退行性膝关节疼痛的原因。医疗保健人员看到膝关节疼痛的患者时需要意识到无症状性半月板退变损伤的存在，他们仅仅在行膝关节MRI和关节镜检查时发现有退行性半月板损伤，并不代表是撕裂的半月板组织造成的急性疼痛，所以手术切除可以解决患者的疼痛，至少为患者带来长期益处[19]。

膝关节造影可用来辅助诊断骨关节炎或检测膝关节罕见疾病。因此，在专业的骨科临床中心，对中老年膝关节疼痛患者行双侧负重半曲位的膝关节造影检查。X线片上骨关节炎的典型特征如骨赘和关节间隙变窄[16,25]支持骨性关节炎的诊断。在内侧间室，部分或次全切除术不会导致关节间隙变窄。在外侧间室，没有证据证明半月

板切除和关节间隙变窄有关。

对于中年或老年患者，膝关节MRI并不是常规检查，除非希望通过关节镜手术（功能治疗失败）达到以下目的：

（1）评估半月板撕裂：撕裂位置，程度，获得脱位或不稳定撕裂依据（图41.4）。

（2）评估膝关节或其他早期骨性关节

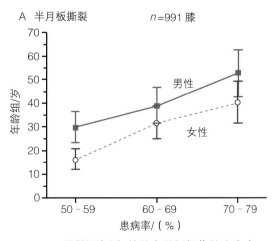

图41.3 不同性别及年龄的半月板损伤的患病率

炎：软骨缺损，软骨下骨的骨髓损伤，半月板外凸，以及对骨坏死或肿瘤等进行鉴别诊断。

41.4 治疗

41.4.1 功能治疗还是关节镜下半月板部分切除术？

对于一个膝关节疼痛同时发现DML患者的首选治疗是非手术治疗，不论是否存在骨关节炎。它包括体重管理（超重或肥胖的患者）和功能治疗。

7个随机对照研究比较了对DML进行功能治疗和关节镜治疗的结果[13-15,17,20,28,32]。

两个研究关注的是中度至重度膝关节骨性关节炎患者[18,20]，5个研究关注的是轻度或无骨性关节炎的患者[13-15,17,28,32]。所有研究均得出结论：功能治疗或APM（关节镜下半月板切除术）治疗对患者膝关节功能均有大幅提高。但Gauffin等研究显示，对于DML患者，不能证明APM治疗优于功能治疗[13]（表41.1）。

无论其他骨性关节炎的严重程度，研究结果都没有什么区别[26]。关节镜下半月板部分切除术的指征不应该依赖于关节软骨的情况。

然而，Yim等[32]和Herrlin等[14]没有报道从功能治疗到手术治疗的转变，但herrlin等[15]在一个较长的后续研究中报道为27%，Katz研究报道为30%[17]，Vermesan报道为17%[31]，Sihvonen报道为7%[28]。Rimington等提出一项前瞻性研究[27]，指出手术或功能治疗标准的4周康复草案，46%的患者拒绝

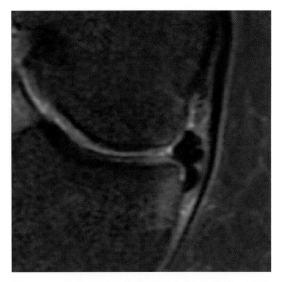

图41.4 移位至胫骨沟的半月板瓣状撕裂，引发膝关节疼痛和弹响。注意胫骨软骨下冲击性骨髓水肿。这是一例典型的伴有疼痛的不稳定半月板，需要进行半月板切除术

手术治疗。Gauffin等的研究[13]显示在3个月和12个月，APM可能会导致更好的临床结果（KOOS /EuroQoL 5D /VAS）。Gauffin的研究基于DMLs：突发的，在过去1个月超过2次的关节交锁。在最近的一项随机对照研究中，Fidelity研究发现在一组特定固定的和偶发交锁患者，关节镜下半月板部分切除术没有任何辅助疗效。

41.4.2 功能治疗：它指的是什么？

功能治疗通常是包括短期的止痛药和NSAIDs以及结构化康复计划。

Stensrud等[30]的运动治疗方案包括12周以上渐进的神经肌肉和力量锻炼，每周最小强度和3次最大强度。神经肌肉练习旨在提高躯干和下肢的位置彼此协调，以及动态和功能加强下肢肌肉运动功能。

表41.1　依据骨关节炎的程度，7项随机对照研究的结果

研究	患者年龄/岁	纳入标准（关节炎）	结论
Moseley等[20]	51 ± 11	$ > 6月 KL ≤ 4	关节清理 = 假手术
Kirkley等[18]	59 ± 10	$ > 3月 KL 2–4	关节清理 = PT
Herrlin等[14,15]	45 ~ 64	$ > 2月 Al ≤ 1 Medial tear MRI	APM = PT
MeTeOR Katz等[17]	45 ~ 64	$ > 2月 Al ≤ 1 内侧撕裂 MRI	APM = PT
Yim等[32]	43 ~ 62	$ > 1月 KL ≤ 1 内侧撕裂 MRI	APM = PT
Sihvonen等[28]	35 ~ 65	$ > 3月 KL < 1 内侧撕裂 MRI	APM = 假手术
Gauffin等[13]	45 ~ 64	$ > 3月 Al < 1 机械症状	APM + PT > PT

KL：Kellgren–Lawrence分型；APM：关节镜下半月板切除术；PT：物理治疗

在Yim[32]的试验研究中，非手术治疗包括镇痛药、非甾体类抗炎药，或肌肉放松，取决于前2周的临床症状。此外，患者接受监督物理训练来提高肌肉力量、耐力和柔韧性，每节60min，每周3次，连续3周。之后会为患者提供一个8周的家庭锻炼计划，这个是不受监督的。

持续时间变化在4 ~ 16周[23]之间（表41.2）。

41.4.3　部分或次全切除术：哪种结果？

哪种类型的半月板切除手术：尽可能少地切除不稳定的半月板部分或扩大切除病理半月板组织（半月板疾病）？没有以证据为基础的答案。

无论哪种类型的半月板切除手术，都期望患者术后功能得以提高。Chatain等[4]曾做了一项由法国关节镜协会进行的大样本多中心研究分析效果差的相关因素。他们的研究表明与软骨退行性病变相关（OR2.8），切除半月板的壁（OR2.2）。年龄大于35岁（OR5.0）。

在半月板囊肿的病例中，通常合并有半月板的水平撕裂，推荐手术治疗，不仅可以处理半月板的病变，还可以将囊肿的内容物引流至关节内。因此往往需要切除足够的半月板组织，至少到达囊肿的水平甚至需要扩大囊肿。开放性切除囊肿，联

合关节镜下半月板切除术，只有在囊肿非常大的情况下才会选择。

APM术后骨关节炎的风险：

手术并发症的发生率很低（1%~2%）。有几项长期结果随访的观察性研究[9,10,24]，相对于随机对照试验，主要结果集中在疼痛，这些研究主要集中在X线片的膝关节骨性关节炎发生率进展的结果。例如，相比于半月板全切除，半月板部分切除术可减少骨性关节炎的发生[9]。相对于外伤性半月板撕裂，DML发展为膝关节骨性关节炎的风险更高（风险比分别为7.0和2.7）[9]。这个数据指出了DML和外伤性半月板损伤的重要区别，同时行半月板切除术，外伤性半月板损伤患者比DML患者有更好的长期预后。此外，DML可提示早期全身性骨关节炎，因为有报道指出DML与骨性关节炎的高发病率有关，甚至是指间关节[7,10]。

41.5 计算方法

保守治疗及关节镜下半月板部分切除术后的预后结果相近。

如果不考虑全身其他关节骨性关节炎的严重程度，结果将没有差异或是无变化。

如果切除半月板功能区组织，关节镜下半月板部分切除术可能与骨关节炎进展风险增加有关。

在非手术治疗或手术失败的病例，APM可以考虑作为一种替代治疗的选择。

根据这些原则联合。该算法被认定为2009法国骨科协会指南[1]（图41.5）。

从最近的观点来看，该流程仍然在全球范围内有很高价值。保守治疗始终是首选（图41.6）。如果保守失败，就可以考虑行关节镜手术。对患者的查体是至关重要的。

在什么时候应该选择手术？这个重要的问题仍然是不确定的，并没有以证据为基础的答案。根据专家意见：

可考虑手术治疗：患者存在严重的机械症状，如在过去2个月每日严重关节交锁或关节交锁超过2周。

持续了3~6个月的疼痛/机械症状：对于DML患者，如果X线片显示正常而MRI异常信号（3级退行性半月板）提示是不稳定的损伤，手术可作为对症治疗。

总结

半月板切除的手术量非常大，是最常见的骨科手术之一。我们不太可能精确地评估保守治疗的比率（因为许多情况下患者不会来找外科医生），所以比较非手术治疗和手术治疗所占比重是一项严峻挑战。但我们可以猜到手术切除率应降低，非手术治疗率增加。

基于精确诊断，治疗原则变得清晰。对于DML患者，在任何可能手术前等待观

表41.2 文献中功能治疗的持续时间

研究	持续时间
Osteras等[23]	12~16周
Stensrud等[30]	12周
Herrlin等[14]	8周
Yim等[32]	8周
Neogi等[21]	12周+家庭练习
Rimington等[27]	4周 AINS ±长期康复

察都不会被认为是一个错误。关节镜下半
月板部分切除可用于治疗无效的患者。

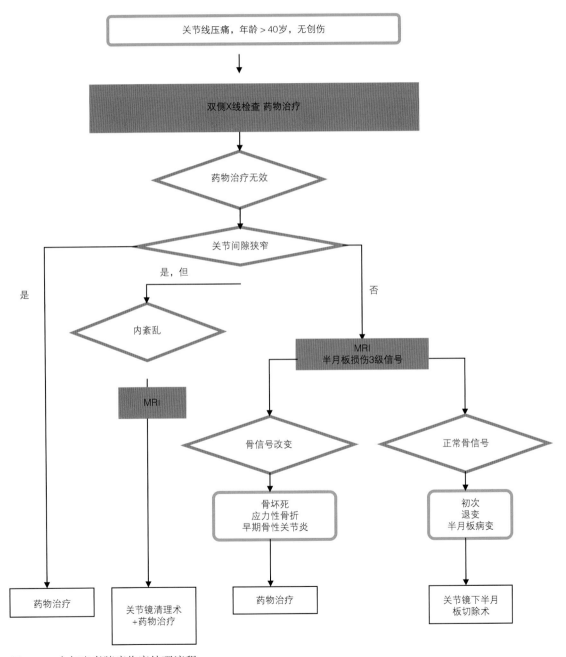

图41.5 中年患者膝痛临床处理流程

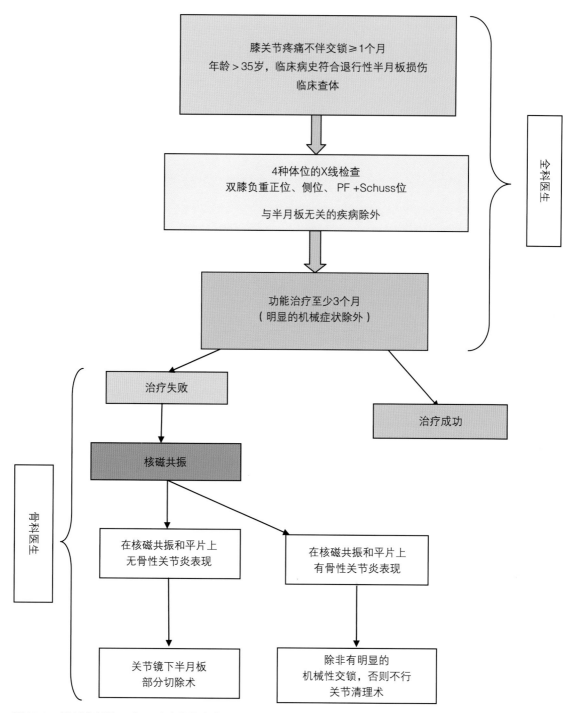

图41.6 最新出版的35岁以下膝关节疼痛患者的诊疗流程

参考文献

[1] Beaufils P, Hulet C, Dhénain M, Nizard R, Nourissat G, Pujol N (2009) Clinical practice guidelines for the management of meniscal lesions and isolated lesions of the anterior cruciate ligament of the knee in adults. Orthop Traumatol Surg Res 95:437–442

[2] Berthiaume MJ, Raynauld JP, Martel-Pelletier J, Labonte F, Beaudoin G, Bloch DA, Choquette D, Haraoui B, Altman RD, Hochberg M, Meyer JM, Cline GA, Pelletier JP (2005) Meniscal tear and extrusion are strongly associated with progression of symptomatic knee osteoarthritis as assessed by quantitative magnetic resonance imaging. Ann Rheum Dis 64(4):556–563

[3] Boyer T, Dorfmann H, Podgorski A (2010) Degenerative lesions-meniscal cyst. In: Beaufils P, Verdonk R (eds) The meniscus. Springer, Berlin/Heidelberg, pp 51–60

[4] Chatain F, Robinson AH, Adeleine P, Chambat P, Neyret P (2001) The natural history of the knee following arthroscopic medial meniscectomy. Knee Surg Sports Traumatol Arthrosc 9:15–18

[5] Crues JV, Mink J, Levy TL, Lotysch M, Stoller DW (1987) Meniscal tears of the knee: accuracy of MR imaging. Radiology 164:445–448

[6] De Smet AA, Tuite MJ (2006) Use of the "two-slice-touch" rule for the MRI diagnosis of meniscal tears. AJR Am J Roentgenol 187(4):911–914

[7] Doherty M, Watt I, Dieppe P (1983) Influence of primary generalised osteoarthritis on development of secondary osteoarthritis. Lancet 2(8340):8–11

[8] Dorfmann H, Juan LH, Bonvarlet JP, Boyer T (1987) Arthroscopy of degenerative lesions of the internal meniscus. Classification and treatment. Rev Rhum Mal osteartic 54:303–310

[9] Englund M, Roos EM, Lohmander LS (2003) Impact of type of meniscal tear on radiographic and symptomatic knee osteoarthritis: a sixteen-year follow up of meniscectomy with matched controls. Arthritis Rheum 48(8):2178–2187

[10] Englund M, Lohmander LS (2004) Risk factors for symptomatic knee osteoarthritis fifteen to twenty-two years after meniscectomy. Arthritis Rheum 50(9):2811–2819

[11] Englund M, Guermazi A, Gale D, Hunter DJ, Aliabadi P, Clancy M, Felson DT (2008) Incidental meniscal findings on knee MRI in middle-aged and elderly persons. N Engl J Med 359(11):1108–1115

[12] Englund M, Felson DT, Guermazi A, Roemer FW, Wang K, Crema MD, Lynch JA, Sharma L, Segal NA, Lewis CE, Nevitt MC (2011) Risk factors for medial meniscal pathology on knee MRI in older US adults: a multicentre prospective cohort study. Ann Rheum Dis 70(10):1733–1739

[13] Gauffin H, Tagesson S, Meunier A, Magnusson H, Kvist J (2014) Knee arthroscopic surgery is beneficial to middle-aged patients with meniscal symptoms: a prospective, randomised, single-blinded study. Osteoarthritis Cartilage 22:1808–1816, pii: S1063-4584(14)01190-X

[14] Herrlin S, Hållander M, Wange P, Weidenhielm L, Werner S (2007) Arthroscopic or conservative treatment of degenerative medial meniscal tears: a prospective randomised trial. Knee Surg Sports Traumatol Arthrosc 15(4):393–401

[15] Herrlin SV, Wange PO, Lapidus G, Hållander M, Werner S, Weidenhielm L (2013) Is arthroscopic surgery beneficial in treating non-traumatic, degenerative medial meniscal tears? A five year follow-up. Knee Surg Sports Traumatol Arthrosc 21(2):358–364

[16] Hunter DJ, Buck R, Vignon E, Eckstein F, Brandt K, Mazzuca SA, Wyman BT, Otterness I, Hellio Le Graverand MP (2009) Relation of regional articular cartilage morphometry and meniscal position by MRI to joint space width in knee radiographs. Osteoarthritis Cartilage 17(9):1170–1176

[17] Katz JN, Brophy RH, Chaisson CE et al (2013) Surgery versus physical therapy for a meniscal tear and osteoarthritis. N Engl J Med 368(18):1675–1684

[18] Kirkley A, Birmingham TB, Litchfield RB, Kirkley A, Birmingham TB, Litchfield RB et al (2008) A randomized trial of arthroscopic surgery for osteoarthritis of the knee. N Engl J Med 359(11):1097–1107

[19] Kornaat PR, Bloem JL, Ceulemans RY, Riyazi N, Rosendaal FR, Nelissen RG, Carter WO, Hellio Le Graverand MP, Kloppenburg M (2006) Osteoarthritis of the knee: association between clinical features and MR imaging findings. Radiology 239(3):811–817

[20] Moseley JB, O'Malley K, Petersen NJ, Menke TJ, Brody BA, Kuykendall DH, Hollingsworth JC, Ashton CM, Wray NP (2002) A controlled trial of arthroscopic surgery for osteoarthritis of the knee. N Engl J Med 347(2):81–88

[21] Neogi DS, Kumar A, Rijal L, Yadav CS, Jaiman A, Nag HL (2013) Role of nonoperative treatment in managing degenerative tears of the medial meniscus posterior root. J Orthop Traumatol Off J Ital Soc Orthop Traumatol 14(3):193

[22] Noble J, Erat K (1980) In defence of the meniscus. A prospective study of 200 meniscectomy patients. J Bone Joint Surg Br 62-B(1):7–11

[23] Osteras H, Osteras B, Torstensen TA (2012) Medical exercise therapy is effective after arthroscopic surgery of degenerative meniscus of the knee: a randomized controlled trial. J Clin Med Res 4(6):378–384

[24] Pearse EO, Craig DM (2003) Partial meniscectomy in the presence of severe osteoarthritis does not hasten the symptomatic progression of osteoarthritis. Arthrosc J Arthrosc Relat Surg 19(9):963–968

[25] Prove S, Charrois O, Dekeuwer P, Fallet L, Beaufils P (2004) Comparison of the medial femorotibial joint space before and immediately after meniscectomy. Rev Chir Orthop Reparatrice Appar Mot 90(7):636–664

[26] Richmond JC (2010) Is there a role for arthroscopy in the treatment of osteoarthritis? Arthroscopy 26(2):143–144

[27] Rimington T, Mallik K, Evans D, Mroczek K, Reider B (2009) A prospective study of the nonoperative treatment of degenerative meniscus tears. Orthopedics 32. doi: 10.3928/01477447-20090624-0

[28] Sihvonen R, Paavola M, Malmivaara A et al (2013) Arthroscopic partial meniscectomy versus sham surgery for a degenerative meniscal tear. N Engl J Med 369(26):2515–2524

[29] Sihvonen R, Englund M, Turkiewicz A, Järvinen T. Mechanical symptoms and arthroscopic partial meniscectomy in patients with degenerative meniscus tear: a secondary analysis of a randomized trial. Ann Intern Med. [Epub ahead of print 9 February 2016] doi:10.7326/M15-0899

[30] Stensrud S, Roos EM, Risberg MA (2012) A 12-week exercise therapy program in middle-aged patients with degenerative meniscus tears: a case series with 1-year follow-up. J Orthop Sports Phys Ther 42(11): 919–931

[31] Vermesan D, Prejbeanu R, Laitin S, Damian G, Deleanu B, Abbinante A, Flace P, Cagiano R (2013) Arthroscopic debridement compared to intra-articular steroids in treating degenerative medial meniscal tears. Eur Rev Med Pharmacol Sci 17(23):3192–3196

[32] Yim J-H, Seon J-K, Song E-K, Choi J-I, Kim M-C, Lee K-B, Seo H-Y (2013) A comparative study of meniscectomy and nonoperative treatment for degenerative horizontal tears of the medial meniscus. Am J Sports Med 41(7):1565–1570

第42章　膝关节骨关节炎的关节镜和相关治疗

42

Amelie Stoehr，Alfred Hochrein, Hermann O. Mayr

目录

A. Stoehr (✉) • A. Hochrein
Knee Surgery and Sports Traumatology ,
OCM-Clinic Munich , Steiner Str. 6 ,
Munich 81369 , Germany
e-mail: ameliestoehr@hotmail.de
H. O. Mayr
Clinic of Orthopedic & Trauma Surgery ,
University Hospital Freiburg , Hugstetter Straße55 ,
Freiburg 79106 , Germany

© ESSKA 2016 119
C. Hulet et al. (eds.), *Surgery of the Meniscus*, DOI 10.1007/978-3-662-49188-1_42

42.1　前言

膝关节骨性关节炎是一种进行性、非炎性、退行性改变导致关节软骨和关节周围结构进一步损伤的疾病。50岁以上的老年患者中有35%伴有半月板撕裂，其中2/3的患者无明显临床症状[14]。一般通过关节镜下的半月板部分切除术治疗半月板损伤[48]。由于骨性关节炎患者经常伴有无症状的半月板损伤，这让外科医师很难鉴别引起膝关节症状的到底是半月板撕裂还是骨性关节炎，或者两者兼有。关节镜治疗骨性关节炎之所以得以普及，得益于其微创的特点。对于骨性关节炎，患者和外科医师总是渴望尝试每一种可能推迟和避免关节置换的疗法。治疗的目的是为了减轻疼痛、改善和保持关节功能、改善预后、消除炎症。保守疗法包括口服药物、关节内注射、饮食管理、减重、物理治疗以及矫形技术。手术治疗包括关节镜手术、矫正力线的截骨矫形术和关节置换[11]。

42.2　关节镜治疗

关节镜技术是一项性价比较高、发症比较少（发生率0.27%～5%）的门诊手术技术[16]。但是当前对于关节镜治疗骨性关节炎仍然存在争议。关节清理术的满意度在0～66%之间变化。Moseley等[36]发表的一项前瞻性随机对照试验表明关节冲洗术疗效和假手术相当。然而，我们需要批判性地看待此研究中研究人群的不均匀，以及无效假设和统计结果适应事实等问题[36]。进一步的研究表明，与加强物理治疗相比关节镜技术在改善功能、疼痛和生活质量方面并没有明显优势[27,42]，即使不去特殊处理有症状的半月板损伤[18]。这些"流星"一般的试验起初是为了评价标准物理治疗和有轻、中度骨性关节炎症状以及有症状的半月板撕裂患者中采用关节镜下半月板部分切除术的疗效[23]。

近年来，在美国采用关节镜治疗骨性关节炎的情况越来越少[39]。美国骨科医师学会（AAOS）在其2013年的共识中不再推荐关节镜治疗有症状的骨性关节炎[23]。但是一项meta分析指出，在美国，实际的临床操作和AAOS的建议存在本质的不同[9]。

其他一些研究表明，关节镜疗法可能对某一特定人群有效[45]。最近一项关于关节镜治疗能否被用于治疗骨性关节炎的研究，调查了欧洲运动创伤与膝关节关节镜学会（ESSKA）委员，他们认为确实存在指证，当然这些委员都是经验丰富的关节外科医师[35]。由于缺乏指南和随机对照研究（RCTs），近10年来，越来越多的欧洲医师采用这一疗法。近5年来，鉴于60%的

患者都能获得很好或较好的疗效，关节清理术治疗骨性关节炎似乎是一个还不错的选择[49]。

在英国，2000－2012年间，60岁以上接受关节清理术的患者数量已经下降，但是接受关节镜下半月板成形术的患者数量却有上升[33]。

42.2.1　关节冲洗术

关节镜治疗骨性关节炎手术方式包括关节冲洗术、清理术、磨损成形术以及钻孔减压术。理论上，关节内引起滑膜炎和疼痛的微观和宏观颗粒以及炎症因子都该被清理出关节腔。2014年Cochrane评价的一项研究指出了大量实验的异质性[8]，仅仅使用关节腔冲洗术治疗骨性关节炎并不能缓解疼痛或改善功能[8,20,41]。关节腔冲洗术仅仅在有限的时间内能够稍微改善症状[1]。因此，不推荐单独使用关节腔冲洗术治疗骨性关节炎。

42.2.2　关节清理术

膝关节骨性关节炎的治疗方法包括滑膜清理术、软组织清除术、撕裂的不稳定半月板成形术、游离体和骨赘清理术、软骨剥脱清理术、髁间窝成形术以及关节清理术。术前计划必须考虑关节镜治疗的预期效果和预期的症状缓解是否值得，要考虑并发症及经济因素等风险。选择合适的患者才是外科医生真正需要面对的挑战。

对于膝关节骨性关节炎伴有机械症状的患者，关节清理术可以改善功能和减轻

疼痛并使患者获得较好的满意度[22]。再有就是从近期和中期疗效来看，对于那些伴有不稳定软骨或半月板损伤的患者，关节镜治疗似乎使其获益最多[15]。2006年发表的一篇证据等级为Ⅱ级的临床研究表明，对骨性关节炎进行术前评估分级能够预测术后结果[1]。按照Kellgren/Lawrence分级，对于进展期的Ⅲ度和Ⅳ度骨性关节炎患者[26]，关节清理术不能改善其疼痛症状。40%的欧洲运动创伤与膝关节关节镜学会（ESSKA）委员认为关节清理术在治疗Ⅲ度和Ⅳ度骨性关节方面没有明确的[35]指征。60岁以上伴有内外翻畸形的骨性关节炎患者，关节清理术的疗效令人相当不满意。对于骨性关节炎的进展，通过关节清理术可以延缓3～5年[29]。另一项研究表明，切除不稳定的撕裂半月板可以有效缓解疼痛（图42.1），在临床上对确定有半月板损伤的患者中疗效最好[10]。75%的欧洲运动创伤与膝关节关节镜学会（ESSKA）委员认为对有

膝关节骨性关节炎的患者行关节镜下半月板部分切除术，其疗效表现优秀，或者至少有一定的效果。另一些随访时间在2～5年的研究结果表明，和物理治疗相比，对非创伤性的内侧半月板撕裂行关节清理术同时进行术后锻炼并没有明显的优势，因此他们建议物理治疗在治疗一开始就应该介入，膝关节镜下半月板部分切除术可以改善患者持续存在的膝关节症状[18]。Katz等发现，术后6个月开始，和单独的物理治疗相比，膝关节镜下的半月板成形术没有优势。但是，在他们的研究中，那些只接受物理治疗的患者有30%在6个月内接受了手术治疗[25]。关节清理术后6个月内症状有所改善[9]。最近一项meta分析结果表明，超重、肥胖、女性和之前就存在膝关节损伤是成人发生症状性膝关节骨性关节炎的主要危险因素[46]。术前MRI（图42.2）上存在骨髓水肿与术后不良预后有明确的相关性[54]。Mayr等还发现，持续欠伸可能与骨

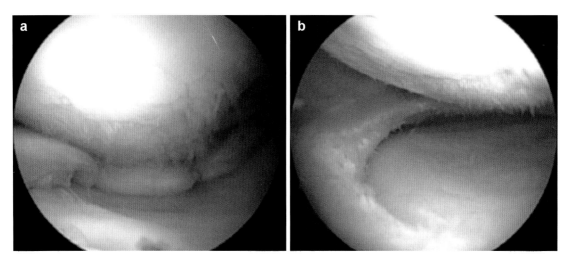

图42.1　内侧股骨髁Ⅱ°。损伤出现不稳定性的内侧半月板桶柄样撕裂（a）；半月板部分切除术和软骨打磨术后的内侧间室（b）

性关节炎发展有关[34]。为了再次伸直膝关节，可以通过软组织松解、骨赘清理及髁间窝成形术来改善预后和膝关节功能[50]。如果术前膝关节欠伸超过10°，预后会比较差。和膝关节机械轴正常的患者相比，伴有膝关节机械轴偏移的患者（图42.3）临床效果明显要差很多[1,17]。大多数人认为骨性关节炎关节表面的磨损是由退变引起的。1986年，Johnson等发现关节清理术不能改善关节磨损[24]。相反，由于骨关节炎患者的自体适应机制的紊乱，疼痛往往会加重。如果有软骨钙化的患者接受关节清理术，可能会引发骨关节炎；同时骨关节炎分级必须考虑到影像学表现[37]。

对于局部有Outerbridge Ⅳ° 软骨损伤的患者，钻孔减压术（图42.4）是一个可行的选择，其5年有效率89%，10年有效率68%，且对于损伤面积小于2cm²的患者效果更佳[3]。

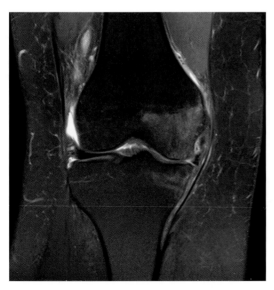

图42.2　冠状位膝关节伸直MRI扫描T2加权像上表现为骨髓水肿的股骨内侧髁和内侧胫骨头

42.3　补充治疗

鉴于非手术治疗膝关节骨关节炎的指征存在差异，患者和医师都简单地想推迟或避免手术，而且在某些情况下，由于患者的术前条件不太好或者其他的因素，医师更不愿意实施手术。即使做了膝关节清理术或者半月板成形术，骨关节炎疼痛症状可能仍然存在。已经确定可行的方法诸如口服非甾体类抗炎药、关节腔内注射皮质醇激素或局部注射局麻药物均已被使用多年。食物补充诸如氨基葡萄糖、软骨素以及关节腔内注射透明质酸（HA）、血小板血浆（PRP）也越来越多地被应用。尽管如此，这些治疗在目前的文献中尚有争议。虽然一些系统评价更倾向于有确定疗效的方法，但仍然缺少高质量长期随访的研究。

42.3.1　注射黏弹性补充剂

关节腔内注射可选择皮质醇激素、局麻药、透明质酸和血细胞衍生物。关节腔感染是一个必须考虑的潜在的严重并发症[44]，必须保证这些操作在无菌条件下完成。

关节腔内注射皮质类固醇激素可短期缓解骨关节炎患者的中重度疼痛症状，其疗效持续4～26周。副作用很少，但是对关节腔内注射皮质醇激素的指征研究也很少[2]。美国风湿病学会骨关节炎学组推荐使用皮质醇激素以减轻疼痛症状[19]，但美国骨科医师学会认为其疗效缺乏证据支持，既不推荐也不反对使用[23]。

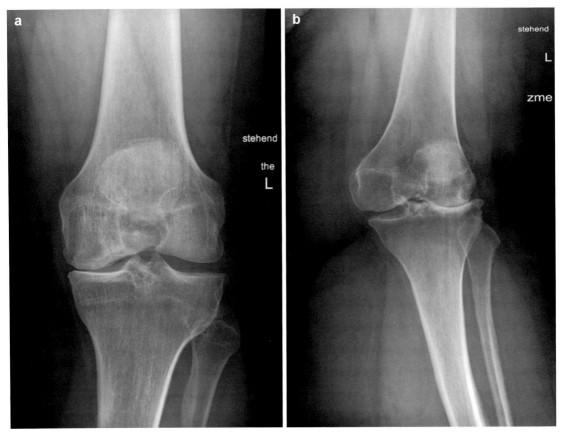

图42.3　使用Rosenberg技术拍摄的左膝关节X线显示：Kellgren/Lawrence Ⅲ° 的内侧间室骨性关节内翻膝（a）；使用Rosenberg技术拍摄的左膝关节X线显示Kellgren/Lawrence Ⅲ ~ Ⅳ° 的内侧间室骨性关节外翻膝（b）

　　和关节腔内注射激素相比，内侧半月板退变性撕裂和骨关节炎发作患者中只有少部分人适合行关节镜清理术[51]。

　　最近讨论过的关节腔内局部注射局麻药通常需要同时联合激素。有几篇文献提到了局部使用局麻药对软骨细胞的毒性作用[7,40]，其毒性与时间、浓度和剂量相关。与健康患者相比，骨关节炎患者的软骨细胞凋亡更快[7]。到目前为止，对于术后仅使用利多卡因造成的毒性并没有一个可靠的测量方法[40]。有研究表明关节腔内注射过量皮质醇激素并未增加对软骨细胞的破坏[2]。

　　目前，对于透明质酸治疗膝关节骨性关节炎没有一个明确的推荐。研究表明高分子量的透明质酸较低分子量透明质酸更有益处。一些研究者认为，由于严重不良事件的风险增加，这种益处是很少的，与临床不相关[43]。2013年美国骨科医师学会发布指南，指出不建议使用黏弹补充剂治疗膝关节骨性关节炎，即使研究小组期待更好的关于膝关节炎治疗的研究[23]。有文献报道了黏弹补充剂的好处，尤其在缓解疼痛方面[38.52]。注射透明质酸后24周内，疼痛有所缓解，但同时也需要考虑其经济因素[2]。Bannuru等就大家普遍关注度较高的膝关节骨性关节炎的治疗做了许多研究。关节腔内注射皮质醇后4周内，其对疼痛的缓解效果要优于关节腔内注射透明质酸，然而4～8周时，效果相差无几，8周以后透明质酸的效果反而要优于皮质醇[4]，但关节内注射皮质醇的效果还是要比口服非甾体类抗炎药好。2014年Bannuru等的一篇meta分析指出，关节腔内注射透明质酸可能具有安慰剂效果[6]。此外，关节腔内注射透明质酸和长期口服非甾体类抗炎药效果相当。此外没有安全方面的顾虑。短期随访研究表明，关节清理术对骨性关节炎有一定的效果（图42.5）[53]。总之，关节腔内注射透明质酸可以替代口服非甾体类抗炎药，尤其是对于患有其他严重系统疾病的老年患者[5]。关节腔内注射血小板血浆（PRP）是治疗膝关节骨性关节炎的另一个选择，目前已有研究证明了其注射后的有效性[31]。同样，美国骨科医师学会对于关节腔内注射血小板血浆没有一个明确的建议或者反对使用[23]。与安慰剂和透明质酸相比，注射血小板血浆似乎对骨性关节炎患者在减轻疼痛和功能恢复方面有一定的积极影响[32]，其中位有效期为9个月。尽管没有证据支持注射血小板血浆对有软骨和半月板退变的实质损伤的患者有效，但是，对有轻度骨性关节炎的患者似乎疗效最好。目前仍然缺乏大量高质量的临床研究支持血小板血浆的使用。黏弹补充剂的操作简单、价格低廉、相对安全等特点使

得越来越医生和患者选择这一疗法[2]。

42.3.2　口服药物

对于早期轻度不伴有严重结构性损伤的骨关节炎患者，应该首先考虑保守药物治疗。口服药物和膳食补充对骨性关节炎患者而言是主要的治疗方法。80%的骨性关节炎患者由于长期疼痛导致他们连日常活动都无法完成，因此减轻疼痛是保守治疗骨性关节炎的基石[28]。对乙酰氨基酚（扑热息痛）是缓解疼痛安全且相对低廉的第一选择[28]。对于有严重肝脏疾病、酗酒以及华法林过敏的骨性关节炎患者，使用对乙酰氨基酚时必须小心谨慎，当对乙酰氨基酚效果不明显时，最常用的药物是非甾体类抗炎药。大多数非甾体类抗炎药是非选择性的环氧化物（COX-1和COX-2）抑制剂，但是也有一部分是选择性的COX-2抑制剂。非选择性的非甾体类抗炎药很容易导致消化道出血。不能为了获得较好的镇痛效果而将不同的非甾体类抗炎药联合使用，这会导致严重的并发症，而非效果加倍。使用COX-2抑制剂一般较少出现消化道出血和形成血栓等不良事件[28]。

对于疼痛较为严重且不能手术的患者，可以给予阿片类药物，其常见的严重并发症有眩晕、呕吐、便秘及有限的患者依存性。

有研究发现，传统的非甾体类抗炎药可能加重患者的骨性关节炎，但是选择性的COX-2抑制剂似乎对膝关节的软骨损伤有一定的效果[12]。

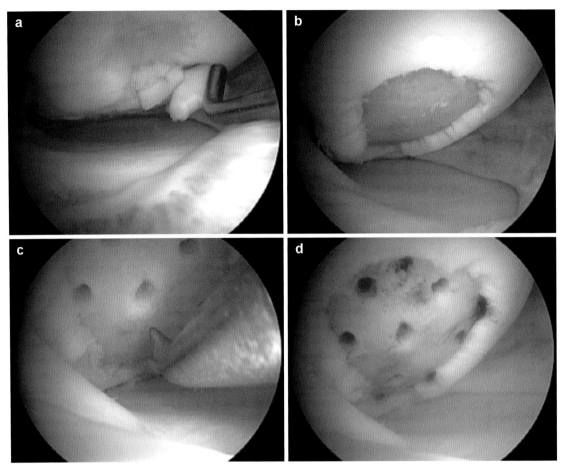

图42.4 股骨内侧髁不稳定性的软骨剥脱（a）；软骨清理术后的膝关节内侧间室（b）；钻孔减压术后的股骨内侧髁（c）；降低水压、控制灌注后的钻孔减压术后股骨内侧髁（d）

非甾体类抗炎药和选择性的COX-2抑制剂会抑制成骨细胞的生长[52]，在骨愈合不良的患者中应谨慎使用。

一般而言，使用这类药物时，在考虑性价比的同时，还必须清楚此类药物的敏感药物、药物的相互作用以及由其导致的其他疾病。在骨性关节炎早期可以使用起效相对缓慢的药物，诸如氨基葡萄糖、硫酸软骨素、双醋瑞因[38]，目的是为了减缓退变、改善关节功能、缓解疼痛，且其很少导致严重的副反应。氨基葡萄糖和硫酸软骨素是软骨细胞外基质的主要组成部分。双醋瑞因是一种白介素-1的抑制剂，对于有症状和结构性病变的软骨损伤，建议使用双醋瑞因，但目前许多欧洲国家并不允许使用双醋瑞因。文献中关于口服药物的有效性仍然存在差异。

国际骨关节炎研究学会发现骨关节炎患者使用氨基葡萄糖和/或硫酸软骨素可以改善症状，但是如果6个月内没有明显的症状改善，就应该停止使用这两种药物[55]。

一项包含有43个随机对照研究的

Cochrane评价发现，和安慰剂或阳性对照相比，软骨素对于有疼痛症状的骨关节炎患者能够轻微地改善症状但没有临床差异性，有两个研究发现关节间隙慢慢有所恢复。需要特别注意的是，被纳入的研究存在样本量太小、随访时间短或受制药基金资助等缺点[47]。同样，另一随访时间较短的研究发现，那些膝关节长期疼痛的患者口服氨基葡萄糖后，并没有出现膝关节结构方面的改善，例如在MRI上表现为软骨形态学的改变[30]。

另一个系统评价分析了不同的口服药物后发现，只使用氨基葡萄糖盐酸盐而不使用硫酸软骨素，对膝关节疼痛症状并没有明显的缓解，双醋瑞因比安慰剂更能有效缓解疼痛[38]。

近来，有研究介绍了芝麻对于改善膝关节骨性关节炎症状的积极作用，表明芝麻可能会是一种有希望治疗骨关节的辅助物质。

有人研究了其他营养补充剂诸如活性腺苷甲硫胺酸（SAMe）、鳄梨大豆提取物、维生素E、青口素、二甲亚砜、二甲基砜，部分营养补充剂被用于治疗中重度膝关节骨性关节炎。目前，由于缺乏足够的临床证据，因此这些营养补充剂并没有被明确推荐[56]。

总结

按照准确的诊断分析，骨性关节炎早期的患者使用关节腔清理术、关节镜下不稳定撕裂半月板成形术、软骨瓣移植、软组织松解、游离体清除及滑膜炎清理术具有明确的手术指征且效果理想（表42.1）。

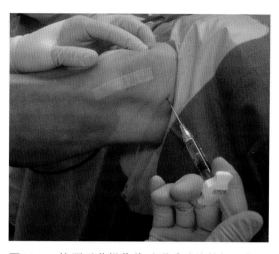

图42.5　按照无菌操作将透明质酸从外侧注射入左膝关节髌上囊

治疗60岁以下、机械轴正常、症状持续少于6个月的患者的效果更加明显。治疗关节纤维化、MRI上表现为骨髓水肿、软骨钙化和机械轴偏移以及骨性关节分级较高者的效果往往不太理想。选择合适的患者是获得满意效果的先决条件。

口服止疼药，尤其是非甾体类抗炎药，可以有效缓解不同症状的膝关节骨性关节引起的疼痛，但其他的口服止疼药最多只能轻微缓解。尽管对于关节腔内注射

表42.1　关节腔清理术治疗膝关节骨性关节炎患者的手术适应证

适应证
Kellgren/Lawrence Ⅰ°～Ⅱ°的骨性关节
软骨/半月板损伤、软组织挛缩导致的机械症状
机械轴接近正常
症状持续时间比较短
膝关节欠伸少于10°伴有髁间窝狭窄
禁忌证
Kellgren/Lawrence Ⅲ～Ⅳ°的骨性关节
机械轴偏移
MRI表现为骨髓水肿

皮质醇、透明质酸、血小板血浆治疗骨性关节炎没有一个大体的建议，但是，现有的文献证实，膝关节骨性关节炎患者注射皮质醇可以获得短期的满意效果，注射透明质酸和血小板血浆可以获得长期的满意效果。鉴于不同的安全性，对于有多重并发症的患者，与手术或口服非甾体类抗炎药相比，关节腔内注射透明质酸或血小板血浆可能是另一个不错的选择。

参考文献

[1] Aaron RK, Skolnick AH, Reinert SE et al (2006) Arthroscopic débridement for osteoarthritis of the knee. J Bone Joint Surg Am 88(5):936–943

[2] Ayhan E, Kesmezacar H, Akgun I (2014) Intraarticular injections (corticosteroid, hyaluronic acid, platelet rich plasma) for the knee osteoarthritis. World J Orthop 5(3):351–361

[3] Bae DK, Song SJ, Yoon KH et al (2013) Survival analysis of microfracture in the osteoarthritic knee-minimum 10-year follow-up. Arthroscopy 29(2):244–250

[4] Bannuru RR, Natov NS, Obadan IE et al (2009) Therapeutic trajectory of hyaluronic acid versus corticosteroids in the treatment of knee osteoarthritis: a systematic review and meta-analysis. Arthritis Rheum 61(12):1704–1711

[5] Bannuru RR, Vaysbrot EE, Sullivan MC et al (2014) Relative efficacy of hyaluronic acid in comparison with NSAIDs for knee osteoarthritis: a systematic review and meta-analysis. Semin Arthritis Rheum 43(5):593–599

[6] Bannuru RR, Schmid CH, Kent DM et al (2015) Comparative effectiveness of pharmacologic interventions for knee osteoarthritis: a systematic review and network meta-analysis. Ann Intern Med 162(1):46–54

[7] Breu A, Rosenmeier K, Kujat R et al (2013) The cytotoxicity of bupivacaine, ropivacaine, and mepivacaine on human chondrocytes and cartilage. Anesth Analg 117(2):514–522

[8] Chaudhry H, Madden K, Bhandari M (2014) Cochrane in CORR ®: joint lavage for osteoarthritis of the knee. Clin Orthop Relat Res 472(1):22–27

[9] Day B (2005) The indications for arthroscopic debridement for osteoarthritis of the knee. Orthop Clin North Am 36(4):413–417

[10] Dervin GF, Stiell IG, Rody K et al (2003) Effect of arthroscopic débridement for osteoarthritis of the knee on health-related quality of life. J Bone Joint Surg Am 85-A(1):10–19

[11] Dhawan A, Mather RC 3rd, Karas V et al (2014) An epidemiologic analysis of clinical practice guidelines for non-arthroplasty treatment of osteoarthritis of the knee. Arthroscopy 30(1):65–71

[12] Ding C, Cicuttini F, Jones G (2009) Do NSAIDs affect longitudinal changes in knee cartilage volume and knee cartilage defects in older adults? Am J Med 122(9):836–842

[13] Eftekhar Sadat B, Khadem Haghighian M, Alipoor B et al (2013) Effects of sesame seed supplementation on clinical signs and symptoms in patients with knee osteoarthritis. Int J Rheum Dis 16(5):578–582

[14] Englund M, Guermazi A, Gale D et al (2008) Incidental meniscal findings on knee MRI in middle-aged and elderly persons. N Engl J Med 359(11):1108–1115

[15] Figueroa D, Calvo R, Villalón IE et al (2013) Clinical outcomes after arthroscopic treatment of knee osteoarthritis. Knee 20(6):591–594

[16] Hagino T, Ochiai S, Watanabe Y et al (2014) Complications after arthroscopic knee surgery. Arch Orthop Trauma Surg 134(11):1561–1564

[17] Harwin SF (1999) Arthroscopic debridement for osteoarthritis of the knee: predictors of patient satisfaction. Arthroscopy 15(2):142–146

[18] Herrlin SV, Wange PO, Lapidus G et al (2013) Is arthroscopic surgery beneficial in treating non-traumatic, degenerative medial meniscal tears? A five year follow-up. Knee Surg Sports Traumatol Arthrosc 21(2):358–364

[19] Hochberg MC, Altman RD, April KT et al (2012) American College of Rheumatology 2012 recommendations for the use of nonpharmacologic and pharmacologic therapies in osteoarthritis of the hand, hip, and knee. Arthritis Care Res (Hoboken) 64(4):465–474

[20] Howell SM (2010) The role of arthroscopy in treating osteoarthritis of the knee in the older patient. Orthopedics 33(9):652

[21] Hunter DJ (2015) Viscosupplementation for osteoarthritis of the knee. N Engl J Med 372(11):1040–1047

[22] Hutt JR, Craik J, Phadnis J et al (2015) Arthroscopy for mechanical symptoms in osteoarthritis: a cost-effective procedure. Knee Surg Sports Traumatol Arthrosc 23:3545–3549, [Epub ahead of print] PubMed PMID: 25106879

[23] Jevsevar DS (2013) Treatment of osteoarthritis of the knee: evidence-based guideline, 2nd edition. J Am Acad Orthop Surg 21(9):571–576

[24] Johnson LL (1986) Arthroscopic abrasion arthroplasty historical and pathologic perspective: present status. Arthroscopy 2(1):54–69

[25] Katz JN, Brophy RH, Chaisson CE et al (2013) Surgery versus physical therapy for a meniscal tear and osteoarthritis. N Engl J Med 368(18):1675–1684

[26] Kellgren JH, Lawrence JS (1957) Radiological assessment of osteoarthrosis. Ann Rheum Dis 16(4):494–502

[27] Kirkley A, Birmingham TB, Litchfield RB et al (2008) A randomized trial of arthroscopic surgery for osteoarthritis of the knee. N Engl J Med 359(11):1097–1107

[28] Kon E, Filardo G, Drobnic M et al (2012) Non-surgical management of early knee osteoarthritis. Knee Surg Sports Traumatol Arthrosc 20(3):436–449

[29] Kuzmanova SI (2003) Treatment of knee osteoarthritis by arthroscopic synovectomy and debridement of

[30] Kwoh CK, Roemer FW, Hannon MJ et al (2014) Effect of oral glucosamine on joint structure in individuals with chronic knee pain: a randomized, placebo-controlled clinical trial. Arthritis Rheumatol 66(4):930–939

[31] Lai LP, Stitik TP, Foye PM et al (2015) Use of platelet rich plasma in intra-articular knee injections for osteoarthritis: a systematic review. PMR 7(6):637–648

[32] Laudy AB, Bakker EW, Rekers M et al (2015) Efficacy of platelet-rich plasma injections in osteoarthritis of the knee: a systematic review and meta-analysis. Br J Sports Med 49(10):657–672

[33] Lazic S, Boughton O, Hing C et al (2014) Arthroscopic washout of the knee: a procedure in decline. Knee 21(2):631–634

[34] Mayr HO, Weig TG, Plitz W (2004) Arthrofibrosis following ACL reconstruction – reasons and outcome. Arch Orthop Trauma Surg 124(8):518–522

[35] Mayr HO, Rueschenschmidt M, Seil R et al (2013) Indications for and results of arthroscopy in the arthritic knee: a European survey. Int Orthop 37(7):1263–1271

[36] Moseley JB, O'Malley K, Petersen NJ et al (2002) A controlled trial of arthroscopic surgery for osteoarthritis of the knee. N Engl J Med 347(2):81–88

[37] Ogilvie-Harris DJ, Fitsialos DP (1991) Arthroscopic management of the degenerative knee. Arthroscopy 7(2):151–157

[38] Percope de Andrade MA, Campos TV, Abreu-E-Silva GM (2015) Supplementary methods in the nonsurgical treatment of osteoarthritis. Arthroscopy 31(4):785–792

[39] Potts A, Harrast JJ, Harner CD et al (2012) Practice patterns for arthroscopy of osteoarthritis of the knee in the United States. Am J Sports Med 40(6):1247–1251

[40] Ravnihar K, Barlič A, Drobnič M (2014) Effect of intra-articular local anesthesia on articular cartilage in the knee. Arthroscopy 30(5):607–612

[41] Reichenbach S, Rutjes AW, Nüesch E et al (2010) Joint lavage for osteoarthritis of the knee. Cochrane Database Syst Rev (5):CD007320. doi:10.1002/14651858.CD007320.pub2. Review

[42] Risberg MA (2009) Arthroscopic surgery provides no additional benefit over physiotherapy and medication for the treatment of knee osteoarthritis. Aust J Physiother 55(2):137

[43] Rutjes AW, Jüni P, da Costa BR et al (2012) Viscosupplementation for osteoarthritis of the knee: a systematic review and meta-analysis. Ann Intern Med 157(3):180–191

[44] Shemesh S, Heller S, Salai M et al (2011) Septic arthritis of the knee following intraarticular injections in elderly patients: report of six patients. Isr Med Assoc J 13(12):757–760

[45] Shin CS, Lee JH (2012) Arthroscopic treatment for osteoarthritic knee. Knee Surg Relat Res 24(4):187–192

[46] Silverwood V, Blagojevic-Bucknall M, Jinks C (2015) Current evidence on risk factors for knee osteoarthritis in older adults: a systematic review and meta-analysis. Osteoarthritis Cartilage 23(4):507–515

[47] Singh JA, Noorbaloochi S, MacDonald R et al (2015) Chondroitin for osteoarthritis. Cochrane Database Syst Rev (1):CD005614. doi:10.1002/14651858.CD005614.pub2

[48] Sowers M, Karvonen-Gutierrez CA, Jacobson JA et al (2011) Associations of anatomical measures from MRI with radiographically defined knee osteoarthritis score, pain, and physical functioning. J Bone Joint Surg Am 93(3):241–251

[49] Spahn G, Hofmann GO, Klinger HM (2013) The effects of arthroscopic joint debridement in the knee osteoarthritis: results of a meta-analysis. Knee Surg Sports Traumatol Arthrosc 21(7):1553–1561

[50] Steadman JR, Ramappa AJ, Maxwell RB et al (2007) An arthroscopic treatment regimen for osteoarthritis of the knee. Arthroscopy 23(9):948–955

[51] Vermesan D, Prejbeanu R, Laitin S et al (2013) Arthroscopic debridement compared to intra-articular steroids in treating degenerative medial meniscal tears. Eur Rev Med Pharmacol Sci 17(23):3192–3196

[52] Vuolteenaho K, Moilanen T, Moilanen E (2008) Non-steroidal anti-inflammatory drugs, cyclooxygenase-2 and the bone healing process. Basic Clin Pharmacol Toxicol 102(1):10–14

[53] Waddell DD, Bert JM (2010) The use of hyaluronan after arthroscopic surgery of the knee. Arthroscopy 26(1):105–111

[54] Xu L, Hayashi D, Roemer FW et al (2012) Magnetic resonance imaging of subchondral bone marrow lesions in association with osteoarthritis. Semin Arthritis Rheum 42(2):105–118

[55] Zhang W, Moskowitz RW, Nuki G et al (2008) OARSI recommendations for the management of hip and knee osteoarthritis, part II: OARSI evidence-based, expert consensus guidelines. Osteoarthritis Cartilage 16(2):137–162

[56] Zhang W, Nuki G, Moskowitz RW et al (2010) OARSI recommendations for the management of hip and knee osteoarthritis: part III: changes in evidence following systematic cumulative update of research published through January 2009. Osteoarthritis Cartilage 18(4):476–499

第43章 半月板手术适应证总结

43

Philippe Beaufi ls, Nicolas Pujol

目录

知识点：

（1）确定症状是由半月板损伤导致的。

（2）尽可能保留半月板。

（3）创伤性半月板损伤。

1）稳定膝关节：垂直纵向撕裂必须修复，特别是外侧。

2）前交叉韧带撕裂需要同时重建。

3）前交叉韧带撕裂：内侧半月板撕裂必须修复；外侧如果稳定可保守。特别要注意半月板后角撕裂；在一定的条件下半月板的修复指征：根部撕裂、放射状撕裂和年轻运动员的横裂；半月板切除术只用于无法保守治疗的情况。

（4）退行性半月板损伤：

1）DML与早期骨性关节炎相关。

2）保守治疗（物理疗法等）始终是第一选择。

3）至少观察6个月后再考虑是否行关节镜半月板切除术，除非内部结构紊乱（撞击、交锁等）。

P. Beaufi ls (✉) • N. Pujol
Orthopaedic Department , Centre Hospitalier
de Versailles , Le Chesnay F 78150 , France
e-mail: pbeaufi ls@ch-versailles.fr;
npujol@ch-versailles.fr

© ESSKA 2016 119
C. Hulet et al. (eds.), *Surgery of the Meniscus*, DOI 10.1007/978-3-662-49188-1_43

在20世纪70年代膝关节镜手术的发展带动半月板外科手术技术的大幅提高。关节镜手术检查和急诊MRI的出现对半月板损伤的分析、损伤的诊断以及管理具有很大的贡献。关节镜下半月板切除术之所以取得巨大的成功，基于三大支柱：关节镜手术程序简单快速、低发病率和良好的短期结果。因为这些原因，关节镜下半月板手术在许多国家已迅速成为最常见的手术。

半月板损伤不是单发而是多发的。

治疗的办法不是单一而是多样化的。

当骨科医生面对一个半月板损伤的患者时，他的膝关节症状正是来源于半月板损伤，他需要回答两个基本问题：

（1）是否有必要对这种损伤进行手术治疗？手术治疗是否必须经过充分考虑？

（2）如果需要手术，是半月板切除术还是半月板修复呢？

不仅如此，治疗同样需要考虑其他因素：

（1）流行病学标准。如患者的年龄、活动水平，外伤或共存损伤的时间，特别是韧带和关节软骨的。

（2）解剖学标准，如内侧或外侧半月板，病变类型，定位和延伸。

解剖、生物力学、动物和临床研究清楚地表明了半月板的重要作用，以及保护的重要性。保留半月板的概念因此而生，是基于3种治疗方案：

（1）半月板修复。

（2）半月板损伤保守治疗（完全地忽视或任其半月板自由发展）。

（3）在没有其他选择时就是半月板切除手术治疗。

在临床实践工作主要有两种情况：外伤性半月板损伤（稳定膝关节或ACL缺陷）和退行性性半月板损伤（有或无明显骨关节炎）。

43.1 外伤性半月板损伤

半月板修复（有或没有ACL撕裂）公认有良好的预后。对于位于血供区的外周垂直纵向撕裂，手术的失败率（4%～28%）是可以接受的。长期的对照研究和meta分析显示：在功能恢复、回归体育锻炼和软骨保护方面，半月板修复手术的效果优于关节镜下半月板切除手术[19,20,24,28]。

在ACL撕裂的情况下，保留半月板（修复或放弃）与ACL重建联合保护软骨。一致的意见是，在重建ACL时不稳定的或有症状的半月板撕裂需要手术修复，而稳定的无症状的撕裂无须处理。然而对于什么才算是损伤不稳定，其确切定义还没有清晰的界定，寻找正确的标准也没有得到解决（如半月板的大小、异常半月板的活动性）。在现实中，考虑到二次半月板切除术的风险，内侧半月板手术修复指征可以扩大（非手术治疗可增加半月板切除风险），对于外侧半月板，非手术治疗是最佳选择（后期半月板切除风险低）[21]。

在过去的几年中发布了半月板修复的最新指征：

年轻运动员的水平撕裂是一种罕见的特定条件下发生的损伤，一般是正常稳定膝关节的超负荷运动损伤。当功能治疗失败时，就可以考虑行半月板修复手术。Pujol和Beaufils斯等提出一个开放式手术方法[22]。半月板修复手术是垂直缝合。在Kurzweil等文献综述（共98次修复）[14]，非手术治疗的整体成功率为77.8%[25]。

Pujol等[23]建议注射PRP提高无血管区的损伤愈合过程。

初步结果令人振奋。

（1）后侧半月板关节囊或是囊内损伤，尤其是内侧，已经被定义为联合前交叉韧带损伤。自然史尚不清楚，但在ACL重建过程中，半月板修复的撕裂程度以及低发病率的风险仍然存在很大争议。手术一般需要后方入路直达撕裂部位，同时采用缝合钩来修复，这个方法最早由Morgan提出[17]，由Ahn发表[1]。

（2）如果后方退行性半月板损伤也被包含在内，那么根部撕裂的发病率就会很高。真正单独创伤根性撕脱伤比较罕见，通常伴有前交叉韧带撕裂。这类半月板撕裂符合半月板全功能性切除术，必须在经胫骨附着重新修复[29]。

对于外伤性撕裂的患者，半月板切除术只能用于不能保守治疗的患者，而且应尽可能少地切除半月板。在临床工作中，半月板修复和半月板切除术是不能相互替代但又互补的技术，只是各自适应证不同。

如果是这样的话，如何解释在我们的日常临床工作中半月板修复率低？与半月板切除术相比，半月板修复在2012年德国为6.5%，2013年法国为5.6%（ATIH数据）。这个数据肯定在朝着正确的方向发展（在法国2008年为2.7%），但仍然很低并大大低于根据病变类型确定的最佳数据15%～25%。相对于半月板修复，半月板切除被过度采用。我们如何解释这一差距？

由于大多数外科手术不仅仅决定于科研文献（循证医学），其他非科学标准同样起着非常重要的作用：

（1）半月板修复的技术要求更高。

（2）半月板修复手术操作需要更多的时间。

（3）半月板修复需要更长的康复，对于专业运动员，这个过程可能引起一些问题。

（4）最后也是最重要的原因是不同国家对半月板修复各种各样的经济约束（昂贵植入物，手术费用相似的但手术过程更困难）影响着半月板修复手术的决定。

我们很容易低估面对的困难，如外科技能教学，患者信息和公共部门合作的重要性。

43.2　退行性半月板损伤

对于针对退行性半月板损伤患者是否行半月板切除治疗仍然存在争议[2]，而且Beaufils等学者[3,6,15,25]一直在争论。现如今退行性半月板损伤以及其与骨关节炎进展的关系已经被定义[7]，老年人无症状的半月板损伤的发病率应该得到重视。应该注意的是，MRI影像上发现的半月板损伤不是这种症状的原因。

那么，本文中半月板切除的重要性在哪呢？争辩是公开的。许多研究文献显示半月板切除后的确使患肢功能得到改善，但也同时增加中远期了骨性关节炎的危险性。6项随机研究提出了在退行性关节炎或孤立半月板撕裂患者关节镜使用的合理性[8-13,18,27]。

2002年，Moseley等[18]首次对膝关节骨性关节炎行半月板切除与假手术的随机对照研究。得到的结果手术组相对于非手术组并没有明显的优势。2008年，KirKley在比较膝关节骨关节炎患者行关节镜手术与理疗疗效后也得到了相同结果[13]。

近年来，KirKley[12]、Herrlin[10,11]和Shivonnen等学者[27]对采用关节镜下半月板切除术治疗退行性半月板损伤甚至是没有明显体征的骨关节炎的疗效提出了质疑。前3项研究比较了半月板部分切除术及理疗，第3项研究将其与假手术组相比较。

然而，这些文章应该非常细心阅读。例如在KirKley的研究[12]，理疗与半月板切除手术之间疗效没有差异。然而，理疗组与关节镜组相比有35%的患者存在交叉。

Shivonnen等[27]研究了存在退行性半月板撕裂分离但没有软骨退变的患者。他们比较了关节镜半月板切除与所谓的假手术组，假手术组患者实际上是关节镜灌洗。结果没有发现任何差异。但这种设计不符合临床工作，仅适用于科学研究。

这个重要和公认的发现提示外科医生应该在进行关节镜检查之前，尽可能多地观察一段时间。我们都明白大多数患者可能只需要保守治疗。考虑到这些事实情况，对于半月板撕裂和轻中度骨性关节炎保守治疗6个月后失败的患者，关节镜的疗效是肯定的。

同时，无论是出于实验研究还是治疗的目的，Gauffin等[8]进行了一项随机研究，对随访1年的患者比较了半月板切除和理疗的疗效。

这个明显的矛盾引出两大问题：

（1）一个精心设计的随机研究不能被认为是绝对的真相。众多因素或偏见可得出相同主题，最终改变结果：病例纳入条件，选择标准的定义（什么是退行性半月板损伤）以及症状发作与研究纳入之间时间的作用（众多有症状的半月板损伤在1个月后变成自发无症状）。同样不能忘了数据的"美化和修饰"可使最终结果积极提高[26]。这些偏移已经反复研究，由在医学文献中有统计学意义的结果组成，使用联合判断标准，通过伪随机双盲对照试验，伪意向治疗方法，亚组不在初始协议并且不支持结论[5,9,26]。总之，在Chess的[4]包括232项骨科手术的随机研究中，作者得出结论，即只有极少数研究符合所有标准。因此，大多数研究在估计的治疗效果时都可能存在偏移。

（2）这些研究，无论结果看起来多么确实，阅读和解释时都应该带有标准科学思想。它们不应该被视为一些事实，而是有助于提高科学辩论，最终提高临床实践工作[16]。

自愿的必要性是必需的[3]，所以研究过程有必要建立在独立和参与的基础上，尽可能对文献提出一个详尽的批判性分析。这样的研究可减少关节镜下半月板切除术的数量，又更倾向于非手术和半月板修复，更好地定义了适合半月板切除的疾病，使治疗更具针对性和实效性。

参考文献

[1] Ahn JH, Yoo JC, Lee SH (2012) Posterior horn tears: all inside suture repair. Clin Sp Med 31:113–134

[2] Beaufils P, Hulet C, Dhenain M et al (2009) Clinical Practice Guidelines for the Management of meniscal lesions and isolated lesions of the anterior cruciate ligament of the knee in adults Orthop Traumatol Surg

Res 95:437–442

[3] Beaufils P, Becker R, Verdonk R, Aagaard H, Karlsson J. (2015) Focusing on results after meniscus surgery. Knee Surg Sports Traumatol Arthrosc 23(1):3–7

[4] Chess L, Gagnier J (2013) Risk of bias of controlled trials published in orthopaedic journals. BMC Med Res Methodol 13:76–85

[5] Clavien PA, Puhan MA (2014) Biased reporting in surgery. Br J Surg 2014;101(6):591–592

[6] El Attrache N, Lattermann C, Hannon M, Cole B (2014) New England Journal of Medicine article evaluating the usefulness of meniscectomy is flawed. Arthroscopy 30(5):542–543

[7] Englund M, Roemer FW, Hayashi D, Crema MD, Guermazi A (2012) Meniscus pathology, osteoarthritis and the treatment controversy. Nat Rev Rheumatol 8(7):412–419

[8] Gauffin H, Tagesson S, Meunier A, Magnusson H, Kvist (2014) Knee arthroscopic surgery is beneficial to middle-aged patients with meniscal symptoms: a prospective, randomised, single-blinded study. Osteoarthritis Cartilage 2014. pii: S1063–4584(14)01190-X. doi:10.1016/j.joca.2014.07.017

[9] Hannink G, Gooszen H, Rovers M (2013) Comparison of registered and published primary outcomes in randomized clinical trials of surgical interventions. Ann Surg 257(5):818–823

[10] Herrlin S, Hållander M, Wange P, Weidenhielm L, Werner S (2007) Arthroscopic or conservative treatment of degenerative medial meniscal tears: a prospective randomised trial. Knee Surg Sports Traumatol Arthrosc 15(4):393–401

[11] Herrlin SV, Wange PO, Lapidus G, Hållander M, Werner S, Weidenhielm L (2013) Is arthroscopic surgery beneficial in treating non-traumatic, degenerative medial meniscal tears? A five year follow-up. Knee Surg Sports Traumatol Arthrosc 21(2):358–364

[12] Katz JN, Brophy RH, Chaisson CE et al (2013) Surgery versus physical therapy for a meniscal tear and osteoarthritis. N Engl J Med 368(18):1675–1684, See comment in PubMed Commons below

[13] Kirkley A, Birmingham TB, Litchfield RB et al (2008) A randomized trial of arthroscopic surgery for osteoarthritis of the knee. N Engl J Med 359(11):1097–1107

[14] Kurzweil PR, Lynch NM, Coleman S, Kearney B (2014) Repair of horizontal meniscus tears: a systematic review. Arthroscopy 30(11):1513–1519

[15] Lubowitz JH, Provencher MT, Rossi MJ (2014) Could the New England Journal of Medicine be biased against arthroscopic knee surgery? Part 2. Arthroscopy 30(6):654–655

[16] Mc Intyre LF, Beach WR, Higgins LD et al (2013) Evidence Based Medicine, appropriate use criteria, and sports medicine: how best to develop meaningful treatment guidelines. Arthroscopy 29(7): 1224–1229

[17] Morgan CD (1991) The "all inside" meniscus repair. Arthroscopy 7:120–125

[18] Moseley JB, O'Malley K, Petersen NJ (2002) A controlled trial of arthroscopic surgery for osteoarthritis of the knee. N Engl J Med 347(2):81–88

[19] Nepple JJ, Dunn WR, Wright RW (2012) Meniscal repair outcomes at greater than five years: a systematic literature review and meta-analysis. J Bone Joint Surg Am 94(24):2222–2227

[20] Paxton ES, Stock MV, Brophy RH (2011) Meniscal repair versus partial meniscectomy: a systematic review comparing reoperation rates and clinical outcomes. Arthroscopy 27:1275–1288

[21] Pujol N, Beaufils P (2009) Healing results of meniscal tears left in situ during anterior cruciate ligament reconstruction: a review of clinical studies. Knee Surg Sports Trauma Arthrosc 17:396–40

[22] Pujol N, Bohu Y, Boisrenoult P, Macdes A, Beaufils P (2013) Clinical outcomes of open meniscal repair of horizontal meniscal tears in young patients. Knee Surg Sports Traumatol Arthrosc 21:1530–1533

[23] Pujol N, Salle de Chou E, Boisrenoult P, Beaufils P (2015) Platelet rich plasma for open meniscal repair in young patients: any benefit? Knee Surg Sports Traumatol Arthrosc 23(1):51–58

[24] Pujol N, Tardy N, Boisrenoult P, Beaufils P (2015) Long-term outcomes of all-inside meniscal repair. Knee Surg Sports Traumat Arthrosc 23(1):219–224

[25] Rossi MJ, D'Agostino RB Jr, Provencher MT, Lubowitz JH (2014) Could the New England Journal of Medicine be biased against arthroscopic knee surgery? Arthroscopy 30(5):536–537

[26] Seror R, Ravaud P (2012) Beautification of data: minimal fraud, incompetence or mixture of both. Press Med 41(9 Pt 1):835–840

[27] Sihvonen R, Paavola M, Malmivaara A et al (2013) Arthroscopic partial meniscectomy versus sham surgery for a degenerative meniscal tear. N Engl J Med 369(26):2515–2524

[28] Stein T, Mehling AP, Welsch F et al (2010) Long-term outcome after arthroscopic meniscal repair versus arthroscopic partial meniscectomy for traumatic meniscal tears. Am J Sports Med 38:1542–1548

[29] Vyas D, Harner CD (2009) Meniscus root repair. Sports Med Arthrosc 20:86–94

第八部分

半月板手术后对膝关节影响

第44章 膝关节术后骨坏死：发病、诊断、治疗和效果

44

Dietrich Pape, Peter Angele, Patrick Djian

目录

D. Pape , MD, PhD (✉)
Department of Orthopaedic and Trauma Surgery ,
Centre Hospitalier Luxembourg, Clinique d'Eich,
Akademisches Lehrkrankenhaus der Universität
des Saarlandes , 78, rue d'Eich. , Luxembourg City
L-1460 , Luxembourg
Department of Orthopaedic Surgery ,
University of Saarland , Saarland , Germany
e-mail: dietrichpape@yahoo.de
P. Angele , MD
Department of Trauma Surgery , University Hospital
Regensburg , Regensburg , Germany
e-mail: peter.angele@ukr.de
P. Djian , MD
Department of Orthopedic Surgery , Cabinet Goethe ,
23 avenue Niel , Paris 75017 , France
e-mail: Patrick.djian@wanadoo.fr

44.1 前言

膝关节骨坏死（ON）包括3种不同的病因。第1种是原发性骨坏死（SPONK），其直接病因是由Ahlback和其同事在1968年首次报道的[2]。有两个已经确定的主要骨坏死病因理论，即动脉血管的损伤和创伤，但是两者至今仍然没有直接的证据。经典的描述是坏死发生在患者的股骨内髁，通常发生在50岁或60岁时，常见于女性，较男性高出3～5倍[1,2,4,25,37]（表44.1）。

第2种是继发性骨坏死，通常伴有相关高危因素和不良的预后。这种继发性骨坏死，多是许多现行医疗方法下长期治疗后出

© ESSKA 2016   119
C. Hulet et al. (eds.), *Surgery of the Meniscus*, DOI 10.1007/978-3-662-49188-1_44

现的结果，例如，类风湿性关节炎、系统性红斑狼疮、肾移植术后、支气管哮喘、皮肤病损等，在继发性骨坏死的患者中，50%的患者是双侧股骨髁受累，而且外侧髁受累者多，占60%。多部位坏死如股骨头、髋关节、外侧肱骨髁、距骨等也有可能发生坏死，但体征通常却要比原发性骨坏死造成的整个股骨髁坏死要小得多。继发性骨坏死往往呈多处分布的特点，例如包括股骨髁和胫骨平台。

第3种膝关节骨坏死可能的病因，由Brahme等[10]1991年提出，他第一次描述了常规膝关节镜下半月板切除术后出现膝关节骨坏死，从那以后，膝关节骨坏死开始被视为膝关节镜下半月板切除术后的并发症之一[14,30]，并被称作"关节镜术后[20]或半月板切除术后[14,22,34]膝关节骨坏死"。

而且在其他关节镜手术如软骨清理术[18]、前交叉韧带重建术[6]术后同样也发现有骨坏死现象存在。所以，这种现象又被精确表述为ONPK：膝关节术后骨坏死（表44.1）。这个诊断的确立可以让我们提前向患者交代病情，避免可能的医疗纠纷[37]。

到目前为止，文献中已经报道49例ONPK[3,10,13,14,20,23,29,30,39,42]，相对于全世界目前大量的膝关节镜手术量，ONPK发病率还是非常低的。而且，一些ONPK致病因素业已提了出来，但确切的机制仍然还是不清楚。相对于典型的自发性膝关节骨坏死（SPONK）患者，ONPK更加倾向于较年轻的患者受累，平均58岁，年龄变化范围为21~82岁，性别分布上基本是相同的，23名女性和24名男性[4,8]。

本章的目的是通过回顾，阐述ONPK的发病率、病理机制和临床表现及影像特征，以及ONPK的诊断存在的误区。关于关节镜下半月板切除术中使用射频刀和/或激光刀等设备的相关应用研究，并没有被纳入到这章回顾中。因为，这种坏死的病因诊断标准是明确的，即发热导致和/或光波影响所致，也不是在关节镜下从事半月板切除术操作中，因使用手术器械如机械刨削刀后造成的[27,28]。与创伤相关的或者其他危险因素所造成的继发性骨坏死的相关研究也没有被纳入进来。

44.2 ONPK发病率和流行病学调查

目前，ONPK的确切发病率还没有被正式评估过，相对于目前大量的关节镜下半月板切除术[20]，发病率似乎非常低。有10篇临床研究报告显示，在膝关节镜下半月板切除术后，总共49例患者发生了ONPK[3,10,13,14,20,23,29,30,39,42]，所有的病例均是半月板切除术后发生了ONPK。49例患者术后MRI均发生了ONPK相关的信号改变（表44.2）。性别分布均等，25名男性，24名女性，平均年龄为58岁（年龄分布范围：21~82岁，表44.2）。

研究发现，ONPK和内侧半月板损伤之间相互关联，49例患者在关节镜手术之前，均确诊为半月板损伤，其中内侧半月板损伤的患者有43人，占78%，而另外7人为外侧半月板损伤，占13%，发现内侧股骨髁是主要受影响的部位，占82%（$n=41$），外侧股骨髁占8.5%（$n=5$），外侧胫骨平台占2.1%（$n=2$），内侧胫骨平台

表44.1　由Soucacos等提出的改进分型系统[44]。根据各种影像学方法的特征，找到其中最适合的诊断依据，所确立的SPONK分型系统（4级）的每一级如下

分级	影像/临床特征	最适宜确立诊断的影像方法	其他影像检查	与首次出现临床症状的时间间隔/月	进一步加重可能性	治疗建议
I	早期	MRI/骨扫描	骨扫描/ MRI	1～2	有可能、有可能逆转	保守
II	变平的髁	MRI	骨扫描/ X线平片	2～4	有可能、有可能逆转	依赖于大小
III	新月征	X线平片	－	3～6	不可逆转	外科治疗
IV	关节软骨和软骨下骨的塌陷	－	－	9～12	不可逆转	外科治疗

占2.1%（$n=1$）。

在所有的研究中，骨坏死区域与之前存在的病理改变区域和手术操作部位均有关系。在内侧半月板损伤切除的病例中，MRI信号的改变通常出现在内侧的股骨髁上，而未行半月板切除的对侧膝关节间室并没有发现有骨坏死存在。在7例有外侧半月板损伤的患者中，发现4例在膝关节股骨外侧髁有骨坏死，另外发现有2人有外侧胫骨平台骨坏死。65%的患者诊断同时伴有不同程度的软骨损伤。膝关节内侧间室受累的33例患者中，发现26例患者有内侧股骨髁的软骨软化现象，另外7例则在内侧胫骨平台出现软骨的改变，见表44.2。就坏死的分布区域而言，ONPK和SPONK没有任何不同。在ONPK和SPONK中，内侧股骨髁和与之邻近的内侧胫骨平台可同时发生骨坏死，而外侧间室很少能见到这种现象[10,44]。然而，在ONPK和SPONK中，单一的损伤也可以发生在内侧股骨髁以外的区域[3,26,27,31,35,38,39,42,43]。

Musculo[30]等报道了5例年龄均超过60岁的患者，术后随访的一系列MRI资料分析，每一个患者都有明确的内侧半月板损伤和明确的SPONK，但没有实施过关节镜手术。而在所有的相关文献中，半月板切除术总是发生在ONPK出现之前。目前还不清楚ONPK和SPONK是否由不同的病因造成。

44.3　病理机制

有关关节镜术后骨坏死的病理机制仍然是建立在推测的基础上；已经确立的主要骨坏死的基础病理理论是动脉血管损伤学说。Prues-Latour等[39]提出持续的软骨损伤导致软骨下骨内血流减少、软骨肿胀，并继发骨坏死。Fukuda等[15]提出半月板切除术后改变了膝关节的负重结构，导致软骨下应力骨折，使骨内液体流动机制发生改变，最终导致骨坏死。

虽然最初应用关节镜是因为有半月板损伤，但正确地使用关节镜技术本身并不会导致退变，不会引起骨坏死[22,39]。而其他的非退变性因素，例如，灌注泵的应

表44.2 常规膝关节镜下半月板切除术后，有关骨坏死的核磁共振研究的回顾性文献流行病学数据统计

作者	ONPK患者数目	研究类型	男/女	平均年龄（年龄范围）/岁	半月板损伤患者数，关节镜定位（内侧/外侧）	关节镜下软骨软化的患者数	关节镜下股骨髁软骨软化的定位	关节镜下胫骨平台软骨软化的定位	治疗软骨区类型	半月板切除术后MRI骨坏死定位
Brahme[10]	7	回顾性病例报告	4/3	60.5(42~72)	7 6内/1外	7	7内/1外	1内/1外	7个软骨移植	6MFC/1LFC 和 LTP
Johnson[20]	7	回顾性病例报告	3/4	60(41~79)	7 4内/3外	6	7内/2外	3内/4外	6个软骨移植	4MFC/1LFC/1MTP/1LTP
Prues-latour[39]	9	回顾性病例报告	4/5	69(58~82)	9 8内/1外	7	4内/2外	3内/1外	1个软骨移植	8MFC/1LFC
Santori[42]	2	回顾性病例报告	1/1	34(21~47)	2 2内/0外	0	0	0	–	2MFC
DeFalco[13]	1	病例报告	1/0	48	10 9内/1外	0	0	0	–	1MFC
Kusayama[23]	2	回顾性病例报告	2/0	52	2 2内/0外	0	0	0	–	2MFC
Al-Kaar[3]	10	回顾性病例报告	5/5	69(55~81)	10 9内/1外	7	4内/1外	0	1个软骨移植	9MFC/1LFC
Faletti[14]	1	回顾性病例报告	1/0	66	1 1内/0外	0	0	0	–	1MFC
Musculo[30]	8	回顾性病例报告	3/5	65(54~75)	8 8内/0外	4	4内/0外	0	–	8MFC
Moynot等[29]	2	回顾性病例报告	1/1	64(57~70)	2 2内/0外	2	2内/0外	0	–	2MFC
Average Total	49		25/24	53	49 43内/6外	33 (67.3%)	28内/6外	7内/5外	15个软骨移植	43MFC(82%) 4LFC(8.5%) 1MTP(2.1%) 1LTP(4.2%)

所有文献都是在经过关节镜手术后确证存在病理性骨坏死。在内侧半月板损伤病例中，往往有局限于内侧股骨髁的MRI信号变化，而在半月板切除区的对侧股骨髁没有发现骨坏死。其中有6例患者存在外侧半月板损伤，4例发现存在股骨外侧股骨髁坏死，另外2例为外侧胫骨平台骨坏死。

缩写：MFC内侧股骨髁，LFC外侧股骨髁，MTP内侧胫骨平台，LTP外侧胫骨平台

至少4周没有负重但口服用过NSAIDS

用，术中止血带的应用，术前关节内局麻药物的应用，也并没有证明与继发性骨坏死有关[14,20,30]。

大量的研究表明，在关节镜手术中，出现的软骨和半月板的退行性改变可能被认为与骨坏死的发生有关[14,20,39,40,43]。半月板损伤本身，在进行外科手术操作之前，就可能已经与骨坏死的发生有关了[7,31]。

半月板切除术后，膝关节的生理机制发生了改变，被认为是导致骨坏死的主要因素之一[45]。在这些病例当中，不断增加的股骨、胫骨关节间压力，被认为最终导致了软骨和软骨下骨不全骨折，使得髓腔内血液循环异常，血流减少，继发了骨坏死[15,21]。

也有其他的学者提出了假说，认为关节镜灌流液增加了病变软骨的通透性，导致软骨下骨水肿，并最终导致骨坏死的发生[29,40]。然而，半月板退变、软骨损伤和关节镜手术是否存在病理上的关联，或是不相关的两个方面，不存在因果关系，目前还不清楚。在那些中老年患者中，半月板退行性变的同时往往会看到伴发骨坏死，这种现象很常见。

一些学者认为，半月板切除术后软骨下骨坏死，实际上表现为软骨下的骨塌陷或应力性的骨折[17]。基于髋关节和膝关节骨坏死患者的回顾性评估，Yamamoto和Bullough[46]也曾提出过这一观点。

44.4 病史、体格检查和鉴别诊断

老年患者往往存在着退变性的半月板损伤，且有较高的发病率[12]。临床上多表现为突发的内侧膝关节疼痛，一些患者会描述伴有卡压和交锁。体格检查中，也可以发现关节间隙内侧有压痛，标准膝关节X线片往往显示存在着关节间隙狭窄，而没有骨坏死的表现[36]。MRI可以显示退变的半月板区域和软骨损伤。有时在胫骨平台侧还可以发现骨髓水肿信号改变。如果传统的关节腔注射，NSAIDs和物理治疗失败，那么关节镜手术往往是下一步治疗首先考虑的方向。在初次手术的关节镜下，股骨髁和胫骨平台的软骨通常是完整的，或者仅有轻微的退行性改变表现，而退变的半月板损伤，通常选择切除。

患者的病症可以逐步缓解，但有一些患者，病症仍在持续，甚至偶尔会有加重[14,20,22,30,42]，在这些患者中，发现都具有相似的临床表现和影像学特征，可以用来预测是否发生骨坏死：

· 关节镜术后检查，存在关节间隙的触痛和肿胀，提示可能存在继发术区半月板的损伤。

· 关节镜术后MRI提示半月板切除区存在骨髓肿胀[10,14,19,20,22,30,34,42]。

然而，ONPK和SPONK、软骨软化可具有相似的半月板体征，和常见的暂时性术后骨髓肿胀（BMO），这些通过临床体征检查是很难彻底区别开的[19,22]。

在膝关节镜术后，症状持续甚至加重的患者中，必须要区分是否漏诊了早期膝关节骨坏死（SPONK）[2]和膝关节术后骨坏死（ONPK）[10,14]。在前两种情况[25]和复发的半月板损伤[30]中，MRI均显示短暂的股骨髓腔水肿。

因为有以下容易导致误诊的因素，所

以很难去建立一个正确的诊断：

（1）膝关节内侧疼痛，可以由退变的半月板撕裂、骨髓水肿或者两者共同造成。

（2）退变的内侧半月板损伤和SPONK的发生，二者似乎有联系[31]。

（3）对于ONPK和SPONK，临床症状、体征、影像学特点和潜在的病变过程[14]都十分相似，当存在未被发现的SPONK时，膝关节镜手术可能会加速关节的损伤[25]。

（4）MRI上看到骨髓水肿（BMO）信号在临床上很常见，但并非特异性，可与缺血性（例如骨坏死、骨髓水肿征、OCD）、机械性的（骨挫伤、微骨折），或者活动性疾病（骨髓炎、术后骨髓水肿BOM）有关[19]。

（5）骨坏死出现早期临床表现和MRI出现特征性信号间并没有明显的时间间隔，而SPONK在MRI影像特征上具有窗口期，这一点可以用来做鉴别诊断[22,28,30]。

术前术后MRI上持续的骨髓水肿（BMO）变化，可以作为诊断之前是否存在SPONK的依据。如果术前MRI上没有骨髓水肿（BMO），则应考虑ONPK，而SPONK也不能由此就一定能完全被排除。如果没有术前的MRI，ONPK和SPONK，暂时性的骨髓损伤，也必须考虑来鉴别诊断，而确定性的诊断，也许只有通过回顾病史才能得出。

44.5　ONPK的诊断和影像特征

诊断是否有骨坏死，必须要做MRI，检查骨髓是否有水肿，因为只有骨髓的改变是早期的表现，平片、CT或者关节镜是不能发现早期这些改变的。骨扫描，通过同位素的积聚，也能发现早期的病变区域血流动力学变化，而且非常明显，但它的空间辨识度低，不能明确区分是否为其他疾病造成的核素吸收量增加[19,25,28,41]：

·术前MRI骨坏死的表现，在临床症状表现出现前4~6周。

·在膝关节镜术后MRI上，关节镜手术和可疑的术后脊髓水肿（BMO）有明确的时间关联。

确立对完全的和/或不可逆的ONPK诊断之前，必须用术前MRI来排除SPONK；而且，下面两个特点中，必须有一个同时出现：

·在平片中出现确定骨坏死的特异性临床影像特征（图44.1），MRI和CT出现例如软骨下骨、关节软骨新月征和塌陷征。

·在修复手术中，发现骨坏死出现在半月板切除区。

44.5.1　术前骨坏死的影像学表现

术前MRI如果是正常的影像表现，则可以用来区分ONPK和SPONK。但在早期的SPONK，MIR表现也可能是正常，因为在出现明显症状和MRI出现信号改变，两者之间，存在一个被称之为"窗口期"的阶段[9,20,32,34,47]。在10项临床研究报道中，术后膝关节骨坏死的病例中，关节镜手术与出现能够确诊ONPK的MRI信号之间，平均间隔时间为18周（变化范围：3~176周）。

Johnson等[20]对于他的膝关节病患者随

机选取6周作为最小时间间隔的随访测试标准进行膝关节症状和MRI检查。而做出这个检查时间间隔的决定，是基于Nakamura等[32]所进行的实验模型；他们通过制作大鼠股骨头骨坏死模型，发现在术后需要4周的时间才可以看到MRI出现病理信号改变。

在一项临床MRI研究中，Lecouvet等[24]提出在首次出现临床症状和有明显的MRI信号改变之间，平均间隔为10周。Musculo等[30]报道了一项由5例患者的资料组成的临床研究，他们存在内侧半月板退行性损伤的症状，但并没有实施关节镜下半月板切除手术，随后的MRI发现他们均发生了骨坏死，早期MRI信号改变和首次出现临床

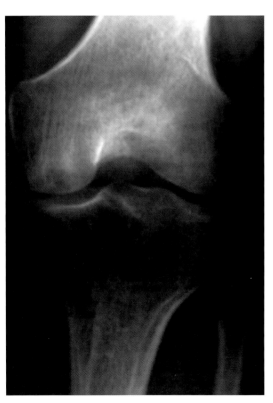

图44.1　患者，女性，67岁，原发性膝关节痛4个月，X线片正位片示存在内侧髁的新月征，按照Soucacos等[44]提出的分型属于Ⅲ型

症状的平均时间间隔为2.2个月。

尽管确切的SPONK核磁诊断窗口期还没有确定，但似乎一系列研究显示，在首次出现临床症状至少6周以前，如果检查MRI，可能仍然会看到正常的信号。因此，根据这一特点，MRI也不能完全用来区分早期的SPONK和ONPK。

44.5.2　核磁信号的适时改变

在10项临床研究中，总共49例患者，进行关节镜下半月板切除术后，都发生了ONPK（表44.3），在所有的研究中，MRI是最主要的确定诊断的影像学方法[3,10,13,14,20,23,29,30,39,42]。

总之，49名ONPK中30名（59.5%）可能之前就存在未经诊断的早期SPONK，可采用MRI诊断窗口期的方法来诊断SPONK。

在绝大多数的研究中，确定诊断ONPK主要是基于关节镜手术后出现MRI信号的改变以及续发的骨坏死(ON)（表44.3）[3,10,13,14,20,23,29,30,39,42]。

在这些相关研究当中，49例（93.6%）患者获得了术前的MRI资料。在9项研究中有5项没有确切表明首次出现临床症状先于术前核磁信号的改变。总之，47例ONPK，其中有28例（59.5%）可能实际上存在着之前并没有被诊断出的早期SPONK（诊断窗口期，表44.3）。另外，在一些疾病中，与骨髓水肿（BMO）的MRI信号相同，没有特殊性[19]。术后BMO往往在关节镜下半月板切除术后出现[22,30,42]，或者韧带重建术后出现[6]。在ONPK中，MRI信号的改变是非特异性的，与SPONK

相似[10,30,39]，或者也有可能是正常的一过性的改变[22,39,42]，或者自发形成的改变[11,18]（表44.4）。Kobayashi等[22]发现，在实施了部分半月板切除术的患者中，术后8个月，34%出现了术后骨髓水肿（BMO）的MRI表现，而在关节镜手术之前并没有发现有信号改变（图44.2）；手术后的MRI信号变化主要集中在半月板切除的缺损区域，并且都发生在同侧的胫骨近端和/或股骨的远端，出现了该区域相对应的骨髓信号改变。而且，骨髓水肿的发生率和发生区域，与年龄、性别和软骨软化的程度并没有相关性。此外，Kobayashi在特别年轻的患者中并没有发现有这种类似的病变过程，而Muscolo等[30]和 Prues-Latour等[39]发现年龄超过50岁的患者，在部分半月板切除术后ONPK的患病概率明显增高。

总之，术后MRI骨髓信号的改变和关节镜手术之间是有因果联系的，可诊断发生ONPK。早期的SPONK必须在关节镜手术之前被排除，另外还要明确，术后核磁上骨髓水肿很常见，并不一定能导致发生ONPK[19,22]。

44.5.3　影像特点和分型

对于ONPK，目前还没有针对它的系统分型。但其临床表现，影像特征和逐步发展直至不可逆的病理特征又和SPONK类似[14,30]，因此，针对当前自发性膝关节骨坏死（SPONK）的分类系统，似乎也可适用于ONPK。Aglietti等[1]提出基于X线片的分型系统，但是只对诊断晚期的完全型SPONK有帮助，因为早期预示骨坏死的骨髓改变在X线片中并不明显（表44.5）。

Soucacos等[43]提出了一个SPONK改良的

表44.3　发现膝关节术后骨坏死（ONPK）与确立诊断影像之间时间关联性调查

作者	ONPK患者数	术前MRI检查人数	平均关节镜术前诊断MRI与首发症状间的时间（变化范围）/周	患者数目：经核磁检查窗（首发症状后4~6周）诊断，或不存在术前MRI	首次关节镜和诊断ONPK的MRI出现之间的平均时间（变化范围）/周
Brahme[10]	7	7	不确定	达到7	32（8~56）
Johnson[20]	7	7	42（6~144）	0	16（12~24）
Prues-Latour[39]	9	9	26（0.4~72）	2	24（5~48）
Santori[42]	2	1	不确定	1	4
DeFalco[13]	1	1	3	1	9
Kusayama[23]	2	2	2.5在一例中	达到2	16
Al-Kaar[3]	10	9	不确定	达到10	27.5（3~176）
Faletti[14]	1	0	不确定	1	16
Musculo[30]	8	8	不确定	4	18（6~36）
Moynot 等[29]	2	2	不确定	4	18（6~36）
平均			18.3	1	12
总计	49	46(93.6%)		28（59.5%）	

表44.4 回顾研究的外科数据

作者	ONPK患者总数	采用刨刀、水刀行关节镜半月板切除的患者数（病例/研究）	采用射频刀、激光刀行关节镜半月板切除的患者数（病例/研究）	采用开放性外科手术的患者数（病例/研究）修补或胫骨高位截骨	因续发症状需关节镜弥补的患者数目	关节镜术后出现MRI信号改变的患者数目	ONPK诊断后采取医疗措施的患者数目
Brahme[10]	7	7	0		5	0	2
Johnson[20]	7	7	0	3/2	-	7人中1人二次手术，存在MRI改变	失随访2
Prues-Latour[39]	9	8	1	3/0	-	0	1
Santori[42]	2	2	0	-	-	2	2未用NSAIDS
DeFalco[13]	1	1	0	-	1	0	0
Kusayama[23]	2	2	0	-	-	0	2
Al-Kaar[3]	10	8	2	3/0	-	0	7
Faletti[14]	1	1	0	安排修复	-	0	1
Musculo[30]	8	8	0	-	-	0	?
Moynot 等[29]	2	2	0	1/1	0	0	0
平均							
总计	49	46(93%)	3	10/3	6	存在MRI改变3人	

分型系统，将诊断标准和治疗原则结合在一起（表44.1）。在其分型系统中，一级和二级，是可以考虑通过保守的方法来治疗的。然而，绝大多数的SPONK患者基本上都是处于严重的不可逆阶段（图44.3），而处于可逆阶段的一级和二级SPONK患者，往往只能通过追溯病史来确定诊断。因为X线片通常是正常或者是不明显的，可能有或没有骨髓水肿（BMO）的MRI信号改变，它的骨坏死诊断，只能依靠之前提到的出现临床症状和MRI上发现信号变化的诊断窗口的方法来确定。而且，存在骨髓水肿（BMO）并不是诊断ONPK的特异性指标的情况，因为在膝关节镜术后，多数情况是正常的一过性信号变化[19,32]。如果骨髓水肿（BMO）发生在膝关节镜术后，而且在MRI/T2加权像出现信号异常，则可以认为是该病进一步发展的表现[9,32]。Lecouvet等[24]提出了似乎可以用来区分一过性的水肿和早期不可逆SPONK的MRI的特征，这些核磁特征表现为：a. 在T2加权像中出现软骨下的低信号密度区；b. 局部的骨骼形态发生改变；c. 受到累及的髁内深部出现低信号线。仅在一篇临床研究报道中出现了MRI信号特征可以进行临床转归判断的肯定性描述[35]，因此仍然需要开展进一步的针对性研究（图44.3）。术后膝关节出现BMO，据报道占膝关节镜术后患者的34%，属于正常的表现，或者是一种正常的一过性改变[22]，这些患者并没有发展为骨坏死；当然，其余66%的患者，在膝关节术后并没有出现骨髓水肿的信号。也就是说，如果膝关节术后出现BMO，可能并不是发生或者即将成为骨坏死的预兆（没

有通过MRI诊断窗口来诊断）[31]。然而，如果已经发现有进展性的骨坏死现象，骨扫描也提示存在三相位的骨信号异常，即使通过影像学的方法没有发现诊断窗口，也可以是诊断进行性的骨坏死。这是一种发现早期变化的可靠方法。病变区域放射性核素的异常吸收，增加到原先的15倍[43]，就可以诊断为软骨下的骨坏死[5,16]。不幸的是，骨扫描并不能提供特异性的明确影像，也不能和其他的诊断相区分。例如，软骨软化、一过性骨髓水肿改变等这些都不能通过骨扫描来排除（图44.4）。

根据Soucacos等[43]的研究，3级或者4级骨坏死通常有软骨下骨和关节软骨不可逆的破坏性改变，此时可以考虑进行外科手术治疗。在3级损伤中，X线片可见呈轮状放射状的信号区域，被称作新月征（Crescent sign），这是关节软骨损坏和关节软骨下骨局部坏死的特异性表现。其他的影像学方法，虽然也可以见到阳性的指征，但是并不能用来准确诊断3级的骨坏死。在4级的损伤中，除了关节软骨和软骨下骨的损伤可以出现在X线片中，甚至可以在整个股骨内髁的周径内出现骨坏死；同理，其他的影像学诊断方法，阳性率并不高，特异性也不高。

44.6　组织学特征

关于ONPK组织学特征的相关报道存在着争议。所有的病例均在膝关节镜手术中取样进行组织学检查。Johnson等[20]发现了明显的骨坏死，Yet Nakamura等[33]报道不存在组织学上的骨坏死时，MRI却可以发现早期的

骨坏死信号表现，这种情况被描述为"骨坏死样区域"。Yamamoto 和Bullough[46]在SPONK患者中发现有类似的表现，并且推论出软骨下塌陷性骨折是最初主要的组织学改变，而相关性的骨坏死改变，则多出现在这种骨折之后。目前还不清楚，ONPK和SPONK之间是否存在着不同的组织学改变。

44.7　血液标志物

不同的骨转归标志物已经被发现，用于帮助诊断骨坏死[8]。但目前还没有发现可靠的血清学标志物。然而可以确定的是，在骨关节炎的病例中发生骨坏死的都明显存在着关节液中六硫基软骨素和c肽（1型

胶原的ICTO代谢产物）升高的现象。

44.8　ONPK自然病程和病情转归预判因素

在49例被确诊为ONPK的患者中，46例患者（93.8%）存在着恒定的MRI损伤信号，或者有不可逆损伤渐进式发展的临床表现。49例患者中的19例（38.7%）需要进行进一步的手术治疗，其中10例进行了膝关节镜手术，3例进行了胫骨截骨术，6例多次进行了关节镜手术（表44.4）。

膝关节镜术后，ONPK病情在膝关节内发展预后转归仍不清楚。到目前为止，Al-Kaar等[3]是唯一一个把MRI信号的改变

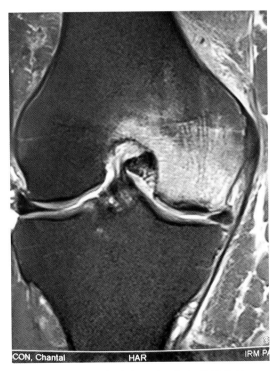

图44.2　MRI骨髓水肿表现（T1加权像低信号，T2加权像或STIR序列为高信号）T2加权像冠状面见软骨下低信号区，内髁有较高的密度信号改变，预示着骨水肿

表44.5　由AGLIETTI提出的SPONK的5级影像学分型

	X线片的影像特征	首发症状后至影像改变时间间隔
1级	正常	几个月
2级	股骨髁负重区变平失去光泽	几个月
3级	出现SPONK最早期改变：不同大小的透光区，深处或由远近端不同程度的骨硬化包绕	达到1年
4级	骨透光区由硬化区包绕，软骨下骨塌陷，可见到钙化平面	达到1年
5级	关节间隙内侧间室的续发持续退化软骨下骨硬化，骨赘形成，并伴有不同程度侵蚀	超过2年

（3～5级在X线片上有明显的病理改变，很容易认出来。然而，早期的SPONK诊断却十分困难；因为X线片可能是正常的或是不明显的改变持续整个病程）

和不同程度的疾病联系在一起的作者，在他的10例患者的研究资料中，发现在疾病刚开始的阶段，非特异性的骨髓水肿区域可以在T1加权像表现为低密度信号影，T2加权像表现为高密度信号影。在术后约3个月，水肿开始被逐步吸收，骨坏死区域的边界开始逐渐清晰，这一区域在T2加权像表现为高信号影，而软骨下区可同时表现为低密度信号影出现在T1或T2加权像上，这可能与撞击区域的局部改变和骨髓的坏死逐步明确有关。随后疾病程度逐步加重，死骨逐渐形成，在T1或T2加权像出现低密度信号，并且完全被周围高密度信号包容；同时也可以发现关节表面的磨损和萎缩。AL-Kaar等[3]认为，软骨下硬化骨的

形成是骨坏死预后的一种预判信号，它与硬化骨形成厚度与骨坏死形成区域的比率成正相关[3]。然而，这些发现主要依赖于核磁分辨率的质量，也就是说，在不同的核磁设备上，存在着变化，而且，前面提到ONPK的MRI特征改变和SPONK的MRI特征改变没有什么明显的差异[10,19,22,24]。

业已证明，SPONK病变区域的大小，可作为预判因素，用来指导治疗[25]。病损区的大小可以通过测量T1加权像的低密度区来获得，通过Kotke的方法：用病变区域占整个股骨内髁周径的百分比来评估[4,9,25]。如果病变区域所占比值超过50%，往往提示预后不良，不能采取保守治疗，需要进行积极的手术干预，来阻止

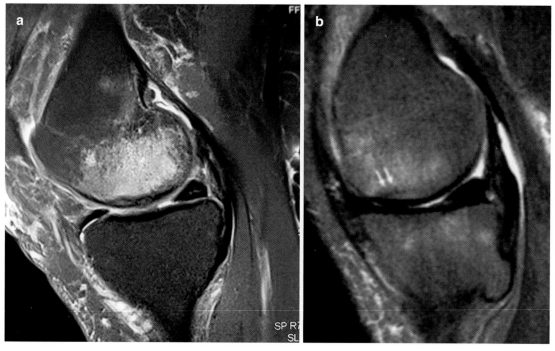

图44.3　在MRI上，膝关节原发性骨坏死（SONK）时可见骨髓水肿，软骨下骨改变。最近，Lecouvet[24]描述了可以用来区分暂时骨骺区和早期不可逆SONK的MRI特征（a、b）。这些早期不可逆SONK的MRI特征包括：T2加权像的软骨下区的低信号改变（a灰色区域），局部的髌板压迫（a白色区域），受影响髁内深部低信号线（b白色区域）

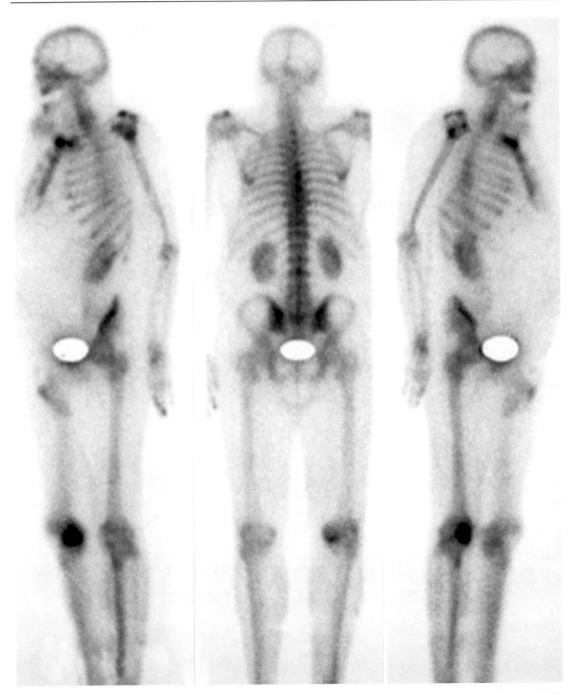

图44.4　三相骨核素扫描图像（⁹⁹Mtc-MDP）：早期的SONK老年患者在出现症状4周后的图像，在注射核素几小时后显示右侧内侧股骨髁可见典型的核素浓集区，并且整个股骨髁代谢活动增加

不断发展的病变[10,25]。

而在ONPK患者中，病变区域的大小很少和预后相关。Johnson等[20]报道了7例ONPK患者，其中有5例患者，病变严重，病程进展很快，需要进行再次手术，平均7.6个月（变化范围：5～9个月）。在所有的5例患者中，术后MRI病变面积占整个股骨内髁横断面积比值均超过了40%。Musculo[30]等也报道5例ONPK患者，病变面积的平均占比为24%（变化范围：12%～30%）。在另外一个治疗退行性半月板损伤的病例研究中，发现存在骨髓水肿区（与关节镜手术没有关系），Musculo描述了在股骨髁几乎同样的骨髓病理改变，（平均21%，变化范围17%～26%）[31]。并且，该作者认为在SPONK和ONPK相对较小的病损范围与该病的发生没有直接关系。

在ONPK中，病变区域的大小，并不具有评估预后的价值，这点与SPONK不同。似乎术后MRI中即使相对很小的骨髓改变，通常会导致诱发骨坏死。用于评估预后的潜在因素依然需要进一步研究。

44.9　治疗方案

首先必须正确判断存在骨坏死，才能选择合适的治疗方案。如果诊断是在早期，刚刚开始有骨坏死现象，并且膝关节功能正常，就可以采取保守治疗措施[34]。在前面提到的49例患者中，术后首张MRI的异常BMO水肿改变是在初次手术后平均18周发现的(变化范围3～176周，表44.3)。这些患者中有3例患者[20,42]，在免负重6周以后，信号完全吸收。

虽然MRI上不同阶段的ONPK已经有描述，但目前还没有针对每一个阶段的确切的治疗方案。一旦诊断确立，非手术治疗是通过免负重6周，进行消炎和镇痛治疗来实现的[14,30,39,42]。再次手术后的MRI可以用来判断渐渐清楚的骨髓水肿情况。47例患者中除了3例外，都可以在主要的观察区域见到持续的或者永久的病变[20,42]（表44.4）。

有各种各样的针对完全的或不可逆转的病损的外科治疗，包括膝关节镜下清理术、截骨术、钻孔或膝关节置换术[3-5,12,14,15,33]。在诊断患有ONPK的49例患者中，19例患者采用了积极手术治疗，占36%；而这19例患者当中，13例实行开放性手术治疗，占64%（10例关节置换，2例高位胫骨截骨术），还有6例患者采用关节镜下修复术，占36%（表44.4）。

总结

对膝关节镜术后骨坏死（ONPK）目前了解还是很少，它的发病率非常低，其最主要的鉴别诊断是之前就可能存在，未经诊断的早期膝关节原发性骨坏死（SPONK）[2,3,6,13,14,23,37]，从病理学的角度上看，外科医生需要知道如何区分SPONK和ONPK以及它们之间存在的诊断误区，并且能充分地理解二者发展为不可逆病变所需的条件。

如果关节镜术后，在半月板切除区、软骨清理区或其他镜下操作区持续疼痛，需要用MRI来评估骨髓水肿的情况，一般要求患者免负重6周，必要时尽快地开始进行外科手术干预，因为这样才能阻止病程逐渐加速造成的关节损伤。

另外，对于有半月板损伤或者软骨损伤的老年患者，应该予以重视；虽然膝关节镜手术以后发生骨坏死的风险很小[30]。

在病情发展阶段，外科医生并不能预测或者阻止病情变化。因为即使已证明关节镜术后骨坏死（ONPK）或在手术前的影像学已经证明存在原发性的骨坏死（SPONK），ONPK仍被认为是不可逆转的并发症。

因此，建议使用"膝关节术后骨坏死"的描述，这一描述要比过去的"关节镜术后骨坏死"更准确。

参考文献

[1] Aglietti P, Insall JN, Buzzi R, Deschamps G (1983) Idiopathic osteonecrosis of the knee. Aetiology, prognosis and treatment. J Bone Joint Surg Br 65:588–597

[2] Ahlback S, Bauer GC, Bohne WH (1968) Spontaneous osteonecrosis of the knee. Arthritis Rheum 11: 705–733

[3] Al Kaar M, Garcia J, Fritschy D, Bonvin JC (1997) Aseptic osteonecrosis of the femoral condyle after meniscectomy by the arthroscopic approach. J Radiol 78:283–288

[4] Al-Rowaih A, Wingstrand H, Lindstrand A, Bjorkengren A, Thorngren KG, Gustafson T (1990) Three-phase scintimetry in osteonecrosis of the knee. Acta Orthop Scand 61:120–127

[5] Al-Rowaih A, Lindstrand A, Bjorkengren A, Wingstrand H, Thorngren KG (1991) Osteonecrosis of the knee. Diagnosis and outcome in 40 patients. Acta Orthop Scand 62:19–23

[6] Athanasian EA, Wickiewicz TL, Warren RF (1995) Osteonecrosis of the femoral condyle after arthroscopic reconstruction of a cruciate ligament. Report of two cases. J Bone Joint Surg Am 77:1418–1422

[7] Bauer H, Persson P, Nilsson OS (1989) Tears of medial meniscus associated with increased radionuclide activity of the proximal tibia. Int Orthop 13:153–155

[8] Berger CE, Kroner A, Kristen KH, Minai-Pour M, Leitha T, Engel A (2005) Spontaneous osteonecrosis of the knee: biochemical markers of bone turnover and pathohistology. Osteoarthritis Cartilage 13(8):716–721

[9] Bjorkengren AG, AlRowaih A, Lindstrand A, Wingstrand H, Thorngren KG, Pettersson H (1990) Spontaneous osteonecrosis of the knee: value of MR imaging in determining prognosis. AJR Am J Roentgenol 154:331–336

[10] Brahme SK, Fox JM, Ferkel RD, Friedman MJ, Flannigan BD, Resnick DL (1991) Osteonecrosis of the knee after arthroscopic surgery: diagnosis with MR imaging. Radiology 178:851–853

[11] Chow JC, Hantes ME, Houle JB, Zalavras CG (2004) Arthroscopic autogenous osteochondral transplantation for treating knee cartilage defects: a 2- to 5-year follow-up study. Arthroscopy 20:681–690

[12] Christoforakis J, Pradhan R, Sanchez-Ballester J, Hunt N, Strachan RK (2005) Is there an association between articular cartilage changes and degenerative meniscus tears? Arthroscopy 21:1366–1369

[13] DeFalco RA, Ricci AR, Balduini FC (2003) Osteonecrosis of the knee after arthroscopic meniscectomy and chondroplasty: a case report and literature review. Am J Sports Med 31:1013–1016

[14] Faletti C, Robba T, de Petro P (2002) Postmeniscectomy osteonecrosis. Arthroscopy 18:91–94

[15] Fukuda Y, Takai S, Yoshino N, Murase K, Tsutsumi S, Ikeuchi K, Hirasawa Y (2000) Impact load transmission of the knee joint-influence of leg alignment and the role of meniscus and articular cartilage. Clin Biomech (Bristol, Avon) 15:516–521

[16] Greyson ND, Lotem MM, Gross AE, Houpt JB (1982) Radionuclide evaluation of spontaneous femoral osteonecrosis. Radiology 142:729–735

[17] Hall FM (2005) Osteonecrosis in the postoperative knee. Radiology 236:370–371

[18] Herber S, Runkel M, Pitton MB, Kalden P, Thelen M, Kreitner KF (2003) Indirect MR-arthrography in the follow up of autologous osteochondral transplantation. Rofo 175:226–233

[19] Hofmann S, Kramer J, Vakil-Adli A, Aigner N, Breitenseher M (2004) Painful bone marrow edema of the knee: differential diagnosis and therapeutic concepts. Orthop Clin North Am 35:321–333, ix

[20] Johnson TC, Evans JA, Gilley JA, DeLee JC (2000) Osteonecrosis of the knee after arthroscopic surgery for meniscal tears and chondral lesions. Arthroscopy 16:254–261

[21] Jones RS, Keene GC, Learmonth DJ, Bickerstaff D, Nawana NS, Costi JJ, Pearcy MJ (1996) Direct measurement of hoop strains in the intact and torn human medial meniscus. Clin Biomech (Bristol, Avon) 11:295–300

[22] Kobayashi Y, Kimura M, Higuchi H, Terauchi M, Shirakura K, Takagishi K (2002) Juxta-articular bone marrow signal changes on magnetic resonance imaging following arthroscopic meniscectomy. Arthroscopy 18:238–245

[23] Kusayama T (2003) Idiopathic osteonecrosis of the femoral condyle after meniscectomy. Tokai J Exp Clin Med 28:145–150

[24] Lecouvet FE, van de Berg BC, Maldague BE, Lebon CJ, Jamart J, Saleh M, Noel H, Malghem J (1998) Early irreversible osteonecrosis versus transient lesions of the femoral condyles: prognostic value of subchondral bone and marrow changes on MR imaging. AJR Am J Roentgenol 170:71–77

[25] Lotke PA, Abend JA, Ecker ML (1982) The treatment of osteonecrosis of the medial femoral condyle. Clin

Orthop 171:109–116

[26] Lotke PA, Nelson CL, Lonner JH (2004) Spontaneous osteonecrosis of the knee: tibial plateaus. Orthop Clin North Am 35:365–370, x

[27] Mainil-Varlet P, Monin D, Weiler C, Grogan S, Schaffner T, Zuger B, Frenz M (2001) Quantification of laser-induced cartilage injury by confocal microscopy in an ex vivo model. J Bone Joint Surg Am 83-A:566–571

[28] Marmor L, Goldberg RT (1992) Failure of magnetic resonance imaging in evaluating osteonecrosis of the knee. Am J Knee Surg 5:195–201

[29] Moynot JC, Huynh-Moynot S, Baynat C, Perchoc A, Schiele P, Gunepin F-X, Buisson P (2013) Postoperative osteonecrosis of the knee secondary to arthroscopic meniscectomy: Update of the literature. Revue de Chirurgie Orthopédique et Traumatologique 99(4 Supplement):S120–S129

[30] Muscolo DL, Costa-Paz M, Makino A, Ayerza MA (1996) Osteonecrosis of the knee following arthroscopic meniscectomy in patients over 50-years old. Arthroscopy 12:273–279

[31] Muscolo DL, Costa-Paz M, Ayerza M, Makino A (2006) Medial meniscal tears and spontaneous osteonecrosis of the knee. Arthroscopy 22:457–460

[32] Nakamura T, Matsumoto T, Nishino M, Tomita K, Kadoya M (1997) Early magnetic resonance imaging and histologic findings in a model of femoral head necrosis. Clin Orthop 334:68–72

[33] Nakamura N, Horibe S, Nakamura S, Mitsuoka T (2002) Subchondral microfracture of the knee without osteonecrosis after arthroscopic medial meniscectomy. Arthroscopy 18:538–541

[34] Patel DV, Breazeale NM, Behr CT, Warren RF, Wickiewicz TL, O'Brien SJ (1998) Osteonecrosis of the knee: current clinical concepts. Knee Surg Sports Traumatol Arthrosc 6:2–11

[35] Pape D, Seil R, Fritsch E, Rupp S, Kohn D (2002) Prevalence of spontaneous osteonecrosis of the medial femoral condyle in elderly patients. Knee Surg Sports Traumatol Arthrosc 10:233–240

[36] Pape D, Seil R, Kohn D, Schneider G (2004) Imaging of early stages of osteonecrosis of the knee. Orthop Clin North Am 35:293–303, viii

[37] Pape D, Seil R, Anagnostakos K, Kohn D (2007) Postarthroscopic osteonecrosis of the knee. Arthroscopy 23:428–438

[38] Polousky JD, Hedman TP, Vangsness CT Jr (2000) Electrosurgical methods for arthroscopic meniscectomy: a review of the literature. Arthroscopy 16:813–821

[39] Prues-Latour V, Bonvin JC, Fritschy D (1998) Nine cases of osteonecrosis in elderly patients following arthroscopic meniscectomy. Knee Surg Sports Traumatol Arthrosc 6:142–147

[40] Rozbruch SR, Wickiewicz TL, DiCarlo EF, Potter HG (1996) Osteonecrosis of the knee following arthroscopic laser meniscectomy. Arthroscopy 12:245–250

[41] Rudberg U, Ahlback SO, Uden R, Rydberg J (1993) Radiocolloid uptake in spontaneous osteonecrosis of the knee. A case report. Clin Orthop. 25–29

[42] Santori N, Condello V, Adriani E, Mariani P (1995) Osteonecrosis after arthroscopic medial meniscectomy. Arthroscopy 11:220–224

[43] Soucacos PN, Xenakis TH, Beris AE, Soucacos PK, Georgoulis A (1997) Idiopathic osteonecrosis of the medial femoral condyle. Classification and treatment. Clin Orthop 1997;(341):82–89

[44] Soucacos PN, Johnson EO, Soultanis K, Vekris MD, Theodorou SJ, Beris AE (2004) Diagnosis and management of the osteonecrotic triad of the knee. Orthop Clin North Am 35:371–381, x

[45] Yao L, Stanczak J, Boutin RD (2004) Presumptive subarticular stress reactions of the knee: MRI detection and association with meniscal tear patterns. Skeletal Radiol 33:260–264

[46] Yamamoto T, Bullough PG (2000) Spontaneous osteonecrosis of the knee: the result of subchondral insufficiency fracture. J Bone Joint Surg Am 82:858–866

[47] Zizic TM (1991) Osteonecrosis. Curr Opin Rheumatol 3:481–489

第45章　半月板切除术后患者疼痛管理

45

Benjamin Bloch, Alan Getgood, Ben Parkinson, Tim Spalding

目录

B. Bloch • T. Spalding , FRCS Orth (✉)
University Hospital Coventry and Warwickshire NHS
Trust , Clifford Bridge Road , Coventry , UK
e-mail: tim@timspalding.com
A. Getgood
Fowler Kennedy Sport Medicine Clinic, University of
Western Ontario , London , ON , Canada
B. Parkinson
Cairns Hospital, The Esplanade ,
Cairns , QLD , Australia

© ESSKA 2016 119
C. Hulet et al. (eds.), *Surgery of the Meniscus*, DOI 10.1007/978-3-662-49188-1_45

45.1　前言

半月板是膝关节内的重要稳定结构，它的主要功能是维护胫股关节的稳定性，同时也是膝关节内主要的负重结构。内侧和外侧半月板分别承担着对应膝关节内侧和外侧间室50%和70%的承重[36]。半月板的其他功能还包括它是膝关节前后稳定的次级稳定结构[21]，可以发挥膝关节本体感受器功能，以及营养关节软骨的功能[26]。

鉴于半月板有如此多的功能，很早人们就意识到了切除半月板可能对膝关节带来很严重的后果。半月板切除减少了原本非直接接触的面积，使接触面积增加到了75%。这使得直接接触压力也增加到了300%[20,25]。并且，膝关节半月板切除术后患关节炎的风险也明显增加了[24]。尤其外侧半月板切除比内侧半月板切除产生的后果更严重[16]，在外侧半月板切除后，经过长时间的随访，只有74%的患者有一个比较好的愈后[27]；另外，半月板切除、半月板根部撕裂、完全的放射状撕裂，同样明显地降低了半月板应有的功能，导致相对的接触压力明显增高。

如果患者存在单侧膝关节间室内半月板缺损区持续性疼痛，但又没有明显的膝关节软骨损伤，这种情况被称为"半月板切除术后综合征"。对于存在半月板切除术后综合征的患者，其治疗方案的选取主要依赖于临床症状和一些相关的因素来统一考虑制定。

45.2 目标

本章的目标是对膝关节切除术后综合征的患者列出相关诊治考虑因素和相关治疗建议，从而为外科医生临床治疗方案的定夺提供依据。

45.3 患者的评估

当对半月板切除术后综合征进行评估时，一些相关因素应该被考虑用来指导治疗方案的制定。有一点必须要明确，即所有的症状表现都是由于半月板缺失后功能丧失和伴随病理变化引起的。除此之外，还要考虑患者自身的个体差异，以及其对所采取治疗措施的预期要求，平时自身的活动与运动水平，是否从事职业运动及其类型。这些都是必须要考虑的主要参考因素。试想，一个坐在办公室的职员和一个球场上专业的足球运动员相比，他们所要求的治疗预期是完全不一样，其所带来的治疗难度也是完全不一样的。

生理年龄、体重指数，同样也要被作为重要的因素考虑在内；需要我们总体来

把握。年龄超过40岁的患者，相对于年轻患者，可能并不愿意手术治疗，而更加倾向于保守治疗来解决问题。超重增加了膝关节的负担，使得膝关节表面压力增加，进而也就增加了膝关节术后并发症的发生率。

一个完整的膝关节评估要通过下肢力线结构、关节稳定性和是否伴有软骨损伤来评定；同时，其他导致膝关节疼痛的因素也应包括在评估范围之内。整个下肢需要做的功能评估包括评估影响骨骼肌调控的神经因素，骨骼肌的肌力和强度，以及是否伴有功能缺损。对于稳定性差的，特别是髋关节外展肌、臀肌萎缩的患者，可以导致膝关节出现外翻并因此而增加了关节的负担。

影像学检查有助于我们确立诊断，结合病理学的改变，可以帮助我们制定出一个更适宜的治疗方案。

下肢全长（站立位平片）包括负重位和屈曲位，都必须要检查。用来评估下肢的立线轴和其他骨与关节的改变。对于术后保留下来的半月板，MRI能够提供非常精确的信息，其中还包括关节软骨和交叉韧带等的情况。如果需要实施ACL翻修手术，CT可用来评估之前韧带重建的骨道情况。最后，尽可能地获得之前所有相关的关节镜手术记录、图片、视频资料等也是非常有帮助的。

45.4 非手术治疗

尽管本章主要立足于通过外科手术途径来解决这一复杂的临床问题，但任何疾

病的治疗措施都必须是全面的，所以必须首先要提到保守治疗。有很多的途径可以帮助患者去治疗疾患，而不用仅仅只采取外科手术。其中的一些方法，也可以用来作为术后的辅助治疗，并协助我们做出诊断和愈后的判断。

理疗、减肥、镇痛、营养支持，都可以用在膝关节半月板切除术后，或者其他的膝关节手术以后，这些方法对于下一步的治疗，可发挥降低复发概率并减少治疗花费的作用。例如，改进患者膝关节间室以减负的针对性训练，既可以被当作治疗，也可以作为诊断性治疗的手段，使膝关节恢复正常的解剖结构，从而使患者获得和手术效果一样的预期疗效。

关节周围及关节腔注射治疗，所采用的局部注射用麻醉药物和激素，或者透明质酸等都可用于试探性治疗，来确定诊断。最后，在日常工作和体育锻炼中，运动方式的改变都可以很好地减少相关临床症状，从而达到一个患者可以接受的康复水平，而不需要进行手术治疗。

45.5 外科手术的模式化管理

我们赞同Arnold等[5]和其他研究者[13]提出的方法，即制定出针对膝关节损伤治愈的分级模式化管理策略；而治愈的标准则是建立在由Scott Dye[9]提出的对关节自身稳定性评估的基础上。它包括：以符合骨生理的方式来纠正下肢力线，恢复膝关节的稳定性，半月板缺失和关节软骨退化修复，从而获得一个适宜的整体的膝关节机能恢复，最终达到最佳的治疗效果。

45.5.1 关节镜

在这些情况下，我们的临床经验是，重复进行关节镜手术并不能起到治疗作用。当然，为进一步制定外科手术方案，所采取的诊断性膝关节镜检查可以例外。关节镜此时并不是我们常规的治疗手段，因为很多患者都已经有过近期关节镜手术史，通过详尽的检查及治疗的病历资料，也可以为我们提供足够所需的信息。

45.5.2 力线结构

如果不首先纠正下肢力线的话，任何采用外科手术来尝试治疗半月板缺损或软骨损伤都将是不适宜的。下肢力线不正确的膝关节，相对于正常膝关节，半月板的切除会更加明显地加速软骨的负重及损伤[4]。而且，内翻膝往往比外翻膝会出现更加严重的后果[8]。最近的一项系统性回顾研究显示，在超过4500名经膝关节软骨手术的患者，采用以胫骨截骨术作为主要治疗方式，可明显取得很好的治疗效果[15]。

与此类似的是，Linke等[22]研究也发现，在那些只采用胫骨高位截骨术（HTO）的患者和胫骨截骨结合胶原半月板移植术（CMI）的患者在愈后方面，短期内并没有发现什么差异。在这项研究中，CMI如果在没有纠正膝内翻的情况下实施，被认为是无效的治疗。如果膝关节伴有明显的下肢力线不良，试图重建膝关节间室也是不正确的。

截骨的目的是减轻损伤，减轻负重的膝关节间室的压力，这是目前公认的改善膝关节病情的最佳方法。在膝内翻的关节中，减轻内侧间室的压力，传统的外科手术主要致力于调正负重力线经过胫骨平台Fujisawa点，即膝关节胫骨平台内侧到外侧距离的62.5%处。具体的机制目前还不清楚，它是基于一项45名膝关节骨关节炎患者的研究得来的[11]。就在最近，Agneskirchner等[1]也认为调整的正确与否，依赖于关节表面所能够承受的力线是否经过由内侧胫骨平台到外侧胫骨平台间离的50%和62.5%的点。其他的研究者认为，股骨和胫骨之间[3]，外翻3°就能够提供最佳的效果[40]。外翻膝在减轻外侧间室压力的同时，应该避免过度的矫正。最终的目的是让负重力线通过平台50%的点。

截骨术是常用的矫正下肢力线的方法，可通过股骨侧或胫骨侧截骨，采用开放式或闭合式楔形截骨术实现。它也可以与韧带重建和半月板重建（人造支架或同种异体移植物）、关节软骨修复等相结合来矫正膝关节。单纯的截骨术在那些韧带结构功能完整的病例中，就可以提供膝关节的稳定性。但通过矫正相对倾斜的胫骨平台，就会相对地增加或减少ACL或PCL的倾斜角度。在膝内翻和膝外翻的矫正上可以用冠状平面的矫正，这样可以同时减少对内侧副韧带和外侧副韧带的磨损，图45.1列出了要考虑半月板重建和截骨时的治疗路线图。

同样，手术治疗方案可以同时联合一期实施，也可分期执行。如果可以的话，作者还是提倡通过一期手术，即将可用的手术方案联合在一起实施，以便为患者缩短康复时间，从而获得最佳的康复。另外，大多数患者可能也不愿意接受分期手术，有时甚至宁愿选择一个治疗效果欠佳的一期手术。

可以认为，截骨结合半月板移植（MAT）相比单纯地进行截骨更能有效地缓解症状。这是通过两篇相关文章得出的。这两篇文章提出，相对于单独的半月板移植（MAT），结合高位胫骨截骨（HTO）能够明显地改善患者的术后症状[35,45]。

45.5.3　稳定性

很容易理解，半月板缺损合并韧带损伤往往导致关节软骨退变加速[37]，这种退变速度要比单纯的半月板切除退变速度快得多[6]。最近的研究证明，前交叉韧带（ACL）重建和半月板修复，比单纯地采取半月板修复，能够有效地延缓关节面的磨损时间，长达6年之久[47]。考虑到关节软骨同样能够影响到关节的稳定性，这一结果并不奇怪。通过前交叉韧带（ACL）重建，也可以使半月板受到保护；值得注意的是，内侧半月板是非常重要的结构，

外科精要 # 1

当内侧进行开放式胫骨截骨术同时联合内侧半月板移植术时，我们常采用的步骤是首先确定胫骨所要截骨的区域和截骨平面的位置，然后再用关节镜治疗半月板。半月板前后脚的骨道制作应尽可能地接近正常的解剖位置。导线可以用一个4.2mm的反钻套管保护起来，避免胫骨平面高位截骨时被意外地割断。

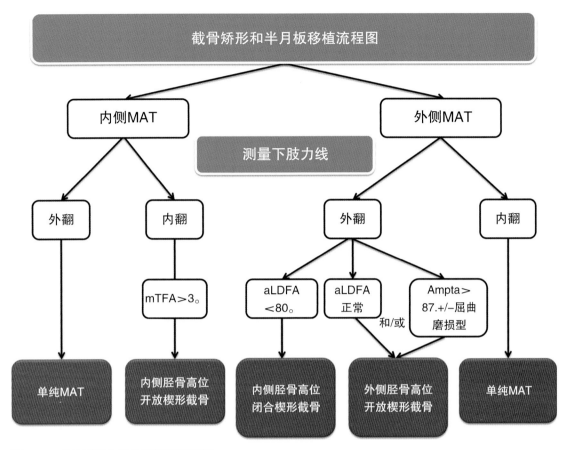

图45.1　截骨矫形和半月板移植流程图

它可以发挥保护前交叉韧带（ACL）的作用。而且这种作用是相互关联的，当患者出现前交叉韧带重建失败后，就能发现伴有内侧半月板损伤[2,31]。

半月板重建只有在稳定的膝关节或者获得稳定的膝关节内实施才能发挥疗效。应防止因膝关节不稳、运动轨迹不良继发的半月板二次损伤。半月板移植（MAT）已经被证明在前交叉韧带缺失的膝关节中有很高的失败率[43]。MAT与ACL重建相结合，可获得良好的效果和长久的预期[12,48]。

当初次ACL重建联合半月板修复或重建时，外科医生不必刻意地去改变他们习惯的移植物选择和骨道定位以及固定方式。相对于单纯的ACL重建，联合手术增加了前面提到的技术风险和难度挑战，需要一个详细计划的分步实施的手术操作步骤[17]。

45.5.4　半月板损伤

当认为存在半月板切除综合征时，MRI可见半月板缺损区的信号改变；然而，依据前面提到的半月板重建的禁忌证，半月板的修复重建是不能在下肢力线异常或不稳定性膝关节内进行的。

当考虑到半月板损伤时，首先要评估一下半月板的活性，从而判定它是否有必要修复。原发性膝关节骨坏死（SONK）被认为与内侧半月板后角的损伤有关[32]，很有可能先前做过半月板切除术的患者存在漏诊此病情况。因此，要尽可能地采取措施来保护半月板，在适宜修复的情况下，应用先进的修复技术，包括全内半月板缝合、由内向外缝合或由外向内缝合，以及最新的根部修复技术，来实现修复[19]。

一旦确诊存在半月板缺损无法通过缝合修复后，一系列活性移植组织的出现，使得我们能够在判定部分或者完全环状纤维缺失后，可以选择是否采取半月板修补移植或者半月板重建移植。

（1）半月板支架。

当存在部分半月板缺失时，可以通过使用半月板移植物弥补缺损区域来保留本身的半月板。目前常用的有两种产品作为半月板修补移植物：CMI（胶原支架半月板移植物）[Ivy Sports Medicine，Grafeling，Germany.]；Actifit（Orteq，london UK），由聚氨酯构成。它们可以通过关节镜技术来放置，通常愈合很慢，需要9～12个月的愈合期。

理想的半月板修补移植是，在一个力线良好，稳定的膝关节内，拥有完整的半月板附着边缘和完整的可用于牢固固定的前后角。体征指数（BMI）应小于 $35kg/m^2$，软骨表面损伤不超过ICRS分级的 $3a$ [30]。

Rodkey等[33]报道了通过术后关节镜检查发现，1年后有类半月板样组织长入胶原支架半月板移植物，并且半月板修补移植的患者术后临床症状都获得良好改善。但作者并没有证明急性半月板缺失的患者经半月板修补移植处理后的效果。由Monllau等[29]在22名采用CMI治疗的患者中发现，

11年内并没有或者很少出现关节间隙的狭窄。进一步利用MRI评估的研究发现，仅有接近20%的患者的移植物（相对很少）有正常表现[29,49]。同时，Actifit报道了短期的研究结果，患者愈后评分比术前评分明显得到改善；随访的核磁扫描可见平滑的ICRS软骨粒形成[46]。

（2）半月板同种异体移植物（MAT）。

当有大块半月板缺损或者完全的缺失时，或者无效的半月板组织出现，例如有半月板周缘呈轮状全层撕脱时，半月板修补移植不再是有效的手段；此时，同种异体移植（MAT）成为重建半月板生理特性的有效方法。在尸体研究中已经发现，同种异体移植（MAT）相对于半月板切除明显地减少了膝关节内的相对压力[3]。

在1984年开展世界上首例异体半月板移植[28]，至今已经有30多年历史。外科技术也从传统发生了全新变革，开放操作转为关节镜下操作。目前，有3种常用的固定移植物技术：开槽骨栓技术，缝线桥技术，带线游离移植穿骨道技术。所有技术的临床效果都类似[38]。最近一项系统性回顾研究显示，同种异体移植物有明显的临床疗效，而且在4.28年的失败率仅为10.6%[38]。

鉴于同种异体移植（MAT）在临床上已经应用较长的时间，大量的研究也显示长时间愈后效果较满意。MAT已经不再是试验性治疗手段。这已成为作者的观点。当然，也要清醒地认识到，对于改善技术来确保移植物的存活，以及患者未来持久的疗效，我们依然有很多要去了解和学习。

45.5.5 关节软骨损伤

在考虑了下肢力线、关节稳定性和半月板缺损后，列在第4位的是关节软骨的重建。已经证明裸露的骨质会明显影响到同种异体移植物（MAT）的存活[18]。同时，要注意的是如果不能首先将前面提到的3个因素很好地解决，关节软骨的修复也是不可能的。

在动物和临床的研究中，MAT具有软骨保护作用[2,39,42]。ICRS表现在3b级或更高级的改变出现时，应该被视为MAT的禁忌证。然而，随着软骨修复技术的进步，MAT和关节软骨联合修复协同治疗，相比单独MAT并没有显著增加术后并发症的风险[14]。

虽然，一些研究者发表了用MAT结合软骨修复治疗完全性退行性病变的可信的结果[41]，但患者依然需要被告知手术失败的风险仍然很高。

已经有多种软骨修复技术被描述：微骨折、自体软骨细胞种植（ACI）、自体或

外科精要 # 4

半月板同种异体移植物，通过采用导引线穿骨道后胫骨皮质固定技术来移植和固定。移植物的外缘固定通常使用的是全内缝合技术，内外缝合线打结固定于关节囊。出现关节软骨损伤时MAT最佳适应证是没有出现对应区骨裸露。当一侧或两侧表面出现ICRS3b级的软骨损伤时，应告知患者移植手术失败的风险极高。

异体软骨移植。而所有的这些技术都可以结合MAT，而且可以获得良好愈后，相关报道包括：ACI+MAT[10]和MAT +骨软骨移植[34]。

45.6 康复

对于患者的康复而言，首先要进行患者的术前评估，使患者的期望值和我们所能达到的治疗目标更加贴近并符合实际。前来就诊的患者常常网上检索过相关信息，但各种各样的信息充斥在网络上，有很多不同甚至冲突的地方。患者应该被清楚地告知选择外科手术来重新恢复膝关节的风险和益处，尽管前述所提及联合一期手术能提供的明显好转的预期功能。但我们也应理解所有的治疗都不可能使膝关节恢复到以前的自然状态；患者理解这一点很重要，这可以使他们对于治疗的目标和期望值更加符合实际。

在实施外科治疗时，除了包括复杂的外科手术，还有花费很长时间的康复训练。因此，有必要确定患者是否能坚持完成整个治疗过程。可能需要几个月来寻找

外科精要 #5

不超过2cm[2]小的软骨损伤可以通过微骨折技术，或者是骨软骨自体移植术来修复，大的缺损，可以自体软骨细胞移植修复（Chondro Celect, SOBI, 瑞典），或者通过应用不同市售生物产品的扩大微骨折技术修复。

合适来源及适宜大小的半月板移植物，此时，康复训练的信息正好传达给患者知晓。并将这种沟通贯穿到整个诊疗过程，从而确保患者努力配合完成。患者也应当理解，外科手术对其治疗来说，并不是必需的，也不是最终的办法，并需要知晓发生并发症和再次手术风险率仍高达30%[30]。

在术后的康复训练过程中，通过理疗纠正下肢的生物力学特性是非常重要的，这些特性包括步态、活动度和本体感受3个方面。个体化、专业的训练计划应由患者、训练教导员、理疗专家、外科医生共同制定，以期获得良好的康复效果。

很多的患者希望能够恢复他们以前的运动水平。虽然在同种异体移植（MAT）的早期，要禁止患者术后马上开始锻炼；但是随着外科手术技术越来越普及，使得患者恢复以前运动水平的可能性越来越大。通过我们的实践经验，患者最好不要在术后一年之内从事任何对抗性的运动。

文献中关于能否完全恢复之前运动水平的确切程度是不确定的。在高水平的运动员中，77%在MAT术后恢复了所希望的运动水平[7]。在专业的足球运动员中，手术以后92%的人能够再次返回赛场，但是其中只有75%能够从事专业运动，其余的只能从事半专业水平的运动[23]。

45.7 做出决定：把它们综合起来

综合考虑以上所有的因素，我们治疗膝关节半月板缺损的方案应该是围绕患者，以患者的病史、活动水平、期望值来开展的。

我们认为应该将所有可能出现的问题都罗列出来，然后探讨治疗方法，制定手术计划。我们的手术首要关注的是下肢力线矫正，然后是考虑膝关节的稳定性，最后才是关注半月板自身；在最终做出决定之前，还要看看是否伴有任何半月板附着关节区软骨的缺损（图45.2）。

进一步的决定，应该关注是否将治疗分期执行还是一期完成。关于是否分期治疗是有争议的，甚至有反对观点。分期手术治疗的优势在于使手术过程简单化，当然逐步分期实施手术也存在有可能使患者症状获得改善后放弃继续之前计划的所有手术的可能性。然而，缺点是延长了整个治疗的时间，需要多次进行康复训练，患者有可能会因为多次手术带来的不便，放

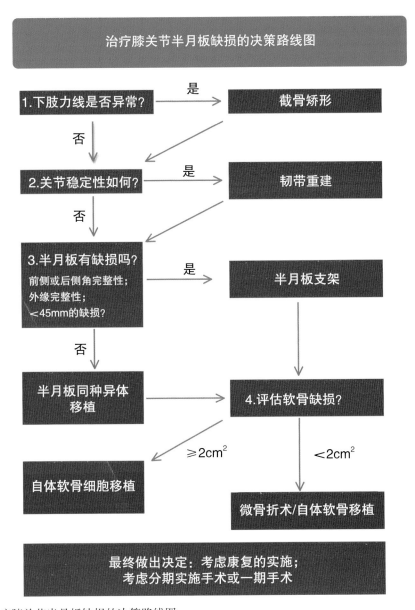

图45.2　治疗膝关节半月板缺损的决策路线图

弃继续治疗。如果是这样的话，患者不可能达到一个预期的术后效果；只有在完成了整个分期治疗过程后，才有可能实现预期的结果。

最后，是否实施分期治疗的决定除了依赖于患者的期望，还依赖于外科医生，特别是他们的技术和能力是否能将所有要考虑的因素一期解决。所有医护人员还有理疗师都必须配合外科医生使一期手术操作尽可能简单化，并确保一个成功的康复效果。

45.8　总结

随着膝关节半月板缺损自然病程的发展，其直接的后果是出现早期退行性改变。如果膝关节半月板切除术后疼痛的保守治疗失败的话，我们的治疗意见是选择外科手术治疗，可以按照之前提出的模式化管理中所提出的先后顺序，即下肢力线、膝关节稳定性、半月板功能、关节软骨的顺序来实施。手术和康复过程应该个体化，而且要绝对地确保患者始终坚持参与整个治疗过程。

外科治疗可以分期执行或者一期实施，依赖于外科医生的信心和能力。我们较为赞成的方式是尽量结合起来一期手术，进而能够缩短康复时间，争取早日恢复日常的工作和运动。

通过半月板切除术后综合征患者的综合治疗方案，其良好的长期愈后，存活率、恢复运动的能力在本章节里已经予以描述。

参考文献

[1] Agneskirchner JD, Hurschler C, Stukenborg-Colsman C et al (2004) Effect of high tibial flexion osteotomy on cartilage pressure and joint kinematics: a biomechanical study in human cadaveric knees. Winner of the AGA-DonJoy Award 2004. Arch Orthop Trauma Surg 124(9):575–584

[2] Alford W, Cole BJ (2005) Failed ACL reconstruction and meniscus deficiency: background, indications, and techniques for revision ACL reconstruction with allograft meniscus transplantation. Sports Med Arthrosc Rev 13(2):93–102

[3] Alhalki MM, Hull ML, Howell SM (2000) Contact mechanics of the medial tibial plateau after implantation of a medial meniscal allograft. A human cadaveric study. Am J Sports Med 28(3):370–376

[4] Allen PR, Denham RA, Swan AV (1984) Late degenerative changes after meniscectomy. Factors affecting the knee after operation. J Bone Joint Surg Br 66(5):666–671

[5] Arnold MP, Hirschmann MT, Verdonk PCM (2012) See the whole picture: knee preserving therapy needs more than surface repair. Knee Surg Sports Traumatol Arthrosc 20:195–196

[6] Burks RT, Metcalf MH, Metcalf RW (1997) Fifteen year follow-up of arthroscopic partial meniscectomy. Arthroscopy 13(6):673–679

[7] Chalmers PN, Karas V, Sherman SL, Cole BJ (2013) Return to high-level sport after meniscal allograft transplantation. Arthroscopy 29(3):539–544

[8] Covall DJ, Wasilewski SA (1992) Roentgenographic changes after arthroscopic meniscectomy: five-year follow-up in patients more than 45 years old. Arthroscopy 8(2):242–246

[9] Dye SF (1996) The knee as a biologic transmission with an envelope of function: a theory. Clin Orthop Relat Res 325:10–18

[10] Farr J, Rawal A, Marberry KM (2007) Concomitant meniscal allograft transplantation and autologous chondrocyte implantation: minimum 2-year follow-up. Am J Sports Med 35(9):1459–1466

[11] Fujisawa Y, Masuhara K, Shiomi S (1979) The effect of high tibial osteotomy on osteoarthritis of the knee. An arthroscopic study of 54 knee joints. Orthop Clin North Am 10(3):585–608

[12] Graf KW Jr, Sekiya JK, Wojtys EM (2004) Long-term results after combined medial meniscal allograft transplantation and anterior cruciate ligament reconstruction: minimum 8.5-year follow-up study. Arthroscopy 20(2):129–140

[13] Gomoll AH, Filardo G, Almqvist FK et al (2012) Surgical treatment for early osteoarthritis. Part II: allografts and concurrent procedures. Knee Surg Sports Traumatol Arthrosc 20(3):468–486

[14] Harris JD, Cavo M, Brophy R et al (2011) Biological knee reconstruction: a systematic review of combined meniscal allograft transplantation and cartilage repair or restoration. Arthroscopy 27(3):409–418

[15] Harris JD, McNeilan R, Siston RA, Flanigan DC (2013) Survival and clinical outcome of isolated high

tibial osteotomy and combined biological knee reconstruction. Knee 20(3):154–161

[16] Jørgensen U, Sonne-Holm S, Lauridsen F, Rosenklint A (1987) Long-term follow-up of meniscectomy in athletes. A prospective longitudinal study. J Bone Joint Surg Br 69(1):80–83

[17] Kamath GV, Redfern JC, Greis PE, Burks RT (2011) Revision anterior cruciate ligament reconstruction. Am J Sports Med 39(1):199–217

[18] Kempshall PJ, Parkinson B, Thomas M et al (2015) Outcome of meniscal allograft transplantation related to articular cartilage status: advanced chondral damage should not be a contraindication. Knee Surg Sports Traumatol Arthrosc 23(1):280–289

[19] Kotsovolos ES, Hantes ME, Mastrokalos DS et al (2006) Results of all-inside meniscal repair with the FasT-Fix meniscal repair system. Arthroscopy 22(1):3–9

[20] Lee SJ, Aadalen KJ, Malaviya P et al (2006) Tibiofemoral contact mechanics after serial medial meniscectomies in the human cadaveric knee. Am J Sports Med 34(8):1334–1344

[21] Levy IM, Torzilli PA, Warren RF (1982) The effect of medial meniscectomy on anterior-posterior motion of the knee. J Bone Joint Surg Am 64(6):883–888

[22] Linke RD, Ulmer M, Imhoff AB (2006) Replacement of the meniscus with a collagen implant (CMI). Oper Orthop Traumatol 18(5–6):453–462

[23] Marcacci M, Marcheggiani Muccioli GM, Grassi A et al (2014) Arthroscopic meniscus allograft transplantation in male professional soccer players: a 36-month follow-up study. Am J Sports Med 42(2):382–388

[24] McDermott ID, Amis AA (2006) The consequences of meniscectomy. J Bone Joint Surg Br 88-B:1549–1556

[25] McDermott ID, Lie DT, Edwards A et al (2008) The effects of lateral meniscal allograft transplantation techniques on tibio-femoral contact pressures. Knee Surg Sports Traumatol Arthrosc 16(6):553–560

[26] McDermott I (2011) Meniscal tears, repairs and replacement: their relevance to osteoarthritis of the knee. Br J Sports Med 45(4):292–297

[27] McNicholas MJ, Rowley DI, McGurty D et al (2000) Total meniscectomy in adolescence. A thirty-year follow-up. J Bone Joint Surg Br 82(2):217–221

[28] Milachowski KA, Weismeier K, Wirth CJ (1989) Homologous meniscal transplantation: experimental and clinical results. Int Orthop 13:1–11

[29] Monllau JC, Gelber PE, Abat F et al (2011) Outcome after partial medial meniscus substitution with the collagen meniscal implant at a minimum of 10 years' follow-up. Arthroscopy 27(7):933–943

[30] Moran CJ, Withers DP, Kurzweil PR, Verdonk PC (2015) Clinical application of scaffolds for partial meniscus replacement. Sports Med Arthrosc 23(3):156–161

[31] Robb C, Kempshall P, Getgood A et al (2014) Meniscal integrity predicts laxity of anterior cruciate ligament reconstruction. Knee Surg Sports Traumatol Arthrosc [Epub ahead of print]

[32] Robertson DD, Armfield DR, Towers JD et al (2009) Meniscal root injury and spontaneous osteonecrosis

of the knee. J Bone Joint Surg Br 91-B:190–195

[33] Rodkey WG, DeHaven KE, Montgomery WH 3rd et al (2008) Comparison of the collagen meniscus implant with partial meniscectomy. A prospective randomized trial. J Bone Joint Surg Am 90(7):1413–1426

[34] Rue JP, Yanke AB, Busam ML et al (2008) Prospective evaluation of concurrent meniscus transplantation and articular cartilage repair: minimum 2-year follow-up. Am J Sports Med 36(9):1770–1778

[35] Saltzman BM, Bajaj S, Salata M et al (2012) Prospective long-term evaluation of meniscal allograft transplantation procedure: a minimum of 7-year follow-up. J Knee Surg 25(2):165–175

[36] Seedhom BB, Dowson D, Wright V (1974) Functions of the menisci: a preliminary study. J Bone Joint Surg Br 56-B:381–382

[37] Sherman MF, Warren RF, Marshall JL, Savatsky GJ (1988) A clinical and radiographical analysis of 127 anterior cruciate insufficient knees. Clin Orthop Relat Res 227:229–237

[38] Smith NA, MacKay N, Costa M, Spalding T (2015) Meniscal allograft transplantation in a symptomatic meniscal deficient knee: a systematic review. Knee Surg Sports Traumatol Arthrosc 23(1):270–279

[39] Smith NA, Parkinson B, Hutchinson CE et al (2015) Is meniscal allograft transplantation chondroprotective? A systematic review of radiological outcomes. Knee Surg Sports Traumatol Arthrosc [Epub ahead of print]

[40] Spahn G, Klinger HM, Harth P, Hofmann GO (2012) Cartilage regeneration after high tibial osteotomy. Results of an arthroscopic study. Z Orthop Unfall 150(3):272–279

[41] Stone KR, Walgenbach AW, Turek TJ (2006) Meniscus allograft survival in patients with moderate to severe unicompartmental arthritis: a 2- to 7-year follow-up. Arthroscopy 22(5):469–478

[42] Szomor ZL, Martin TE, Bonar F, Murrell GA (2000) The protective effects of meniscal transplantation on cartilage. An experimental study in sheep. J Bone Joint Surg Am 82(1):80–88

[43] van Arkel ER, de Boer HH (1995) Human meniscal transplantation. Preliminary results at 2 to 5-year follow-up. J Bone Joint Surg Br 77(4):589–595

[44] Verdonk PC, Demurie A, Almqvist KF et al (2005) Transplantation of viable meniscal allograft. Survivorship analysis and clinical outcome of one hundred cases. J Bone Joint Surg Am 87(4):715–724

[45] Verdonk PC, Verstraete KL, Almqvist KF et al (2006) Meniscal allograft transplantation: long-term clinical results with radiological and magnetic resonance imaging correlations. Knee Surg Sports Traumatol Arthrosc 14(8):694–706

[46] Verdonk R, Verdonk P, Huysse W et al (2011) Tissue ingrowth after implantation of a novel, biodegradable polyurethane scaffold for treatment of partial meniscal lesions. Am J Sports Med 39(4):774–782

[47] Westermann RW, Wright RW, Spindler KP et al

(2014) Meniscal repair with concurrent anterior cruciate ligament reconstruction: operative success and patient outcomes at 6-year follow-up. Am J Sports Med 42(9):2184–2192

[48] Wirth CJ, Peters G, Milachowski KA et al (2002) Long-term results of meniscal allograft transplantation. Am J Sports Med 30(2):174–181

[49] Zaffagnini S, Marcheggiani Muccioli GM, Lopomo N et al (2011) Prospective long-term outcomes of the medial collagen meniscus implant versus partial medial meniscectomy: a minimum 10-year follow-up study. Am J Sports Med 39(5):977–985

第九部分

半月板异体移植

第46章 半月板基础知识

46

Peter Verdonk, Henning Madry, Ewoud van Arkel

目录

P. Verdonk , MD, PhD
Knee Surgery & Sports Traumatology,
Department of Orthopaedic Surgery
and Traumatology , Ghent University Hospital ,
De Pintelaan 185 , Ghent B 9000 , Belgium
e-mail: pverdonk@ugent.be ;
http://www.OrthoFysioUZ.be
H. Madry , MD
Center of Experimental Orthopaedics,
Saarland University , Homburg/Saar , Germany
Department of Orthopaedic Surgery , Saarland
University Medical Center , Homburg/Saar , Germany
e-mail: henning.madry@uks.eu
E. van Arkel , MD, PhD (✉)
Department of Orthopedic Surgery and
Traumatology , Medisch Centrum Haaglanden ,
Lijnbaan 32 , Den Haag , VA 2512 , Netherlands
e-mail: e.van.arkel@mchaaglanden.nl ;
http://www.mchaaglanden.nl/orthopedie;
http://www.meniscustransplantatie.nl/

46.1 胚胎学

正常滑膜关节的形成包括两个阶段。首先，生长中的间充质胚基分化成未来长骨的软骨雏形。相邻的骨骼被薄层间充质细胞所分离称为区间带。尽管中间带的生物学功能很少有人知晓，但还是认为这些结构会分化成为三层：两个外层软骨层覆盖在软骨原基上，中间层有助于形成关节内，如韧带、半月板和滑膜结构。继中间带形成后是关节腔的形成，相邻软骨成分在这个过程分成两个明确的关节面（图46.1）。

© ESSKA 2016 119
C. Hulet et al. (eds.), *Surgery of the Meniscus*, DOI 10.1007/978-3-662-49188-1_46

只有这两个发展过程进程不受干扰，才能观察到关节滑膜的形成[28]。胚胎形成期间，机械刺激对半月板的存在至关重要。当缺乏功能性肌肉收缩时，半月板初期就会出现缩合，随后就会退化和消失[39]。

在小鼠半月板基质基因表达的发育过程中，半月板形态发生4个不同阶段已经被确认：第一阶段，间充质细胞在股骨和胫骨关节表面间发生聚集；第二阶段，半月板纤维软骨细胞在初始半月板中进行分化；第三阶段，半月板基质合成和沉积；第四阶段，半月板基质的成熟[44]。在第一阶段，不连续的半月板缩合的外观与表达BMP-4和GDF5的间充质细胞相关，这种间充质细胞聚集形成了半月板雏形[44]。一旦细胞聚集形成，间充质细胞将分化成纤维软骨细胞。通过半月板细胞获取软骨样细胞型，这一过程与BMP-4和GDF-5表达缺失同时发生（阶段2）[44]。半月板细胞开始合成基质时，产生Ⅰ型、Ⅲ型胶原蛋白以及蛋白多糖细胞外基质（阶段3）[44]。半月板表达Ⅱ型胶原蛋白迟于半月板形态发生变化（阶段4）[44]。这些结果表明，半月板是一个独特的结缔组织，有着截然不同的发展过程。

46.2　正常半月板的化学成分和组成

人类正常的半月板蛋白聚糖含有约40%的6-硫酸软骨素、10%～20%的4-硫酸软骨素、20%～30%的硫酸皮肤素和15%硫

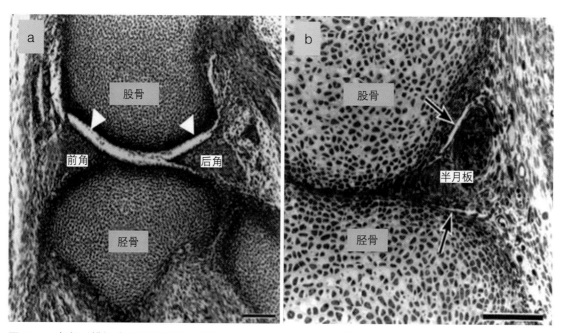

图46.1　大鼠石蜡切片的空泡化进程是E17±5。空泡化先发生于股-半月板关节（箭头），并且开始于该矢状切面的胫骨和外侧半月板后角（PM）之间。在胫骨和半月板前角（AM）之间没有看到空泡化（Azan染色，100μm Bar）（a）；冠状环氧切片首次出现空泡化E18±5（b）。空泡化(箭头)开始于部分过渡带的外围，都位于股骨和半月板（M）和之间以及胫骨和半月板(M)之间，甲苯胺蓝染色法。100μm Bar（图片来自于Ito和Kida[28]）

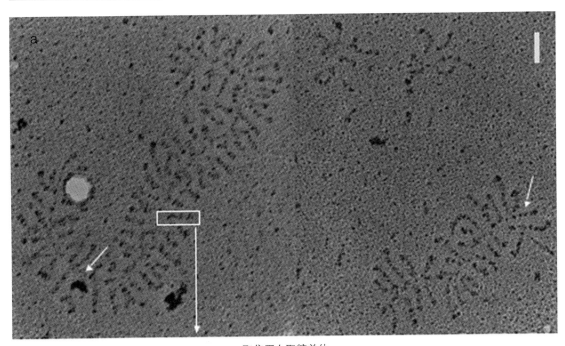

聚集蛋白聚糖单体

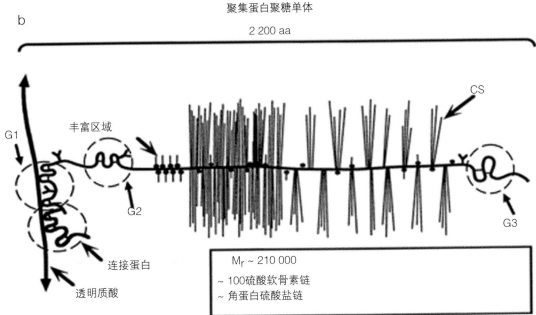

图46.2 蛋白聚糖聚合体的结构。蛋白聚糖单体（方形）连接在一个透明质酸（箭头所指）上，形成不同大小的聚合物（a）；在蛋白聚糖单体中，3个球状域（G1、G2和G3）被两个含有氨基葡聚糖硫酸软骨素和硫酸角质素的扩展片段所拆分，蛋白质将连接蛋白的结构稳定在和蛋白聚糖单体之间分子量达到200蛋白聚糖单体可以绑定一个透明质酸（b）

酸角质素，在相应的黏多糖产物组织培养条件下，这些组分得以维持[26,56]。干重情况下，半月板体部的内1/3含有8%的黏多糖，其外周1/3仅仅含有2%的黏多糖。人们发现，蛋白聚糖作为一种重要的蛋白多糖存在于成年牛和狗的半月板中。

胎儿发育时期，在半月板组织和嵌入其中的韧带之中，已经有蛋白聚糖的合成和累积[37]。在培养条件下来自于内侧区和中区的半月板外植体，主要产生蛋白聚糖样的蛋白多糖，以及更小的蛋白多糖。来自于外周区的外植体，通常产生的蛋白多糖较少，体积也更小[11]。狗的半月板外周区不产生软骨聚集蛋白聚糖[55]。通常情况下，半月板产生的蛋白聚糖平均有1/10～1/8的集中在关节软骨区[27]。在猪半月板的内侧区和中间区发现有大量的二聚糖和纤调蛋白聚，而外侧区未发现。另一方面，核心蛋白聚糖在外周区分布得更广泛[50]。蛋白聚糖的显著区域分布明显反映了组织对于局部负荷的适应性，甚至在组织培养条件下也能得以保持。特定的蛋白多糖（软骨聚集蛋白聚糖、二聚糖、纤调蛋白聚糖）似乎是在半月板的内部受压区域进行累积。

46.3 半月板组织的细胞组成

半月板被认为是纤维软骨，因为在光学显微镜下，大多数的细胞呈圆形或椭圆形，并且细胞外基质有部分纤维性的外观[16]。根据形状以及基质存在与否，Ghadially等将半月板细胞分为软骨细胞、成纤维细胞或中间态细胞[16]。Eyre和Muir

在20世纪70年代提出的I型胶原蛋白是半月板中主要的纤维胶原，与之相比，关节软骨主要成分是纤维Ⅱ型胶原蛋白[14]。这种表达差异能够作为区分以下物质的分子标准：纤维软骨（Ⅰ型胶原蛋白）、透明软骨（Ⅱ型胶原蛋白）、半月板细胞和软骨细胞。然而，半月板中Ⅱ型胶原量很少，鉴于半月板中大部分的胶原蛋白是Ⅰ型胶原蛋白，且报道的Ⅱ型胶原蛋白含量很小，很明显，有着圆形/椭圆形，软骨细胞样形态的半月板细胞不是真正的透明软骨细胞。McDevitt等首先将这些椭圆形细胞称为纤维软骨细胞[38]。看起来似乎是半月板中3个甚至4个不同的细胞亚群：①纤维软骨细胞主要位于受压缩力集中的半月板内侧；②成纤维样细胞占据了半月板的外部，半月板的纤维越多，就会影响拉力；③表面区域的细胞位于与滑液接触的半月板的表面区域（图46.3）。介于纤维软骨细胞和成纤维细胞的中间态细胞位于半月板的外侧部分。

46.3.1 纤维软骨细胞

纤维软骨细胞是一种能够合成Ⅰ型胶原蛋白并将其作为细胞主要纤维胶原蛋白的圆形或椭圆形细胞，并且有局域性的细胞外基质。在透射电子显微镜下，细胞外基质表现为细丝状物质，这种细丝状物质有着独特的转换成局部纤维性基质的形式。

纤维软骨细胞合成的区间基质包含了相关的少量Ⅱ型胶原蛋白和Ⅲ型胶原蛋白。Ⅵ型胶原蛋白是纤维软骨细胞外基质的特殊成分，正如它在关节软骨细胞中一样。在半月板内侧和中部主要是纤维软骨细胞。纤维软骨细胞的位置、形态和比例与主要与受压部分半月板的细胞功能是相符的。

46.3.2　成纤维细胞样细胞

这些细胞缺乏细胞外基质，并且位于半月板的外侧部。用抗波性蛋白抗体染色显示细胞有着长而细的胞质状突起，能够从细胞主体向外延伸来与其他细胞（通过缝隙连接，连接43染色）及不同区域基质进行接触[22]。此外，这些细胞含有两个中心体，其中一个与初级纤毛相关，这种纤毛的结构表明这是一种感觉功能而不是运动功能。这些位于半月板外侧部，有着延伸性突起的细胞，使作者得出这样的结论：这些细胞结构能对不同类型的机械负荷（圆周或受压部位）产生应答[22]。这些细胞有着能与其他的细胞相接触的长突起，通过感知临近环境或者远隔环境，能使这些细胞保持内部稳态。

46.3.3　表面区域的细胞

这些细胞有着特征性的梭状外形，没有胞质状的突起，驻留在组织表面下方的表浅区域[16,22]。长期以来，这些细胞被认为与组织内部主体细胞形状不同。在一个创伤愈合的活犬模型体内，Kambic等提到，浅表区域的细胞表达αSMA，并且看来细胞能迁移到伤处。SMA阳性细胞也集中在伤口的接触面和半月板的邻近处[31]。存在这样一种有趣的可能性：浅表区域含有专属细胞，也许是祖细胞，启动了伤口愈合的过程。

位于αSMA染色阳性的损伤位点外

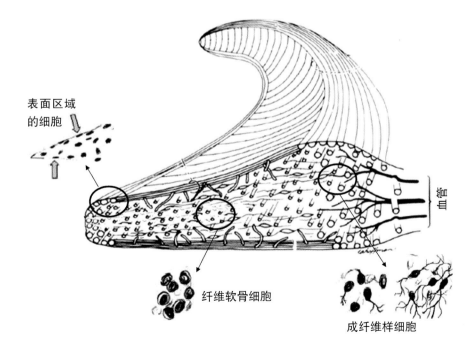

图46.3　人半月板示意图显示了不同类型细胞的数量以及地区分布。纤维软骨细胞是没有细胞突起的圆形细胞，位于半月板的无血管区，而类成纤维细胞位于血管区并显示有薄的胞质突起。表浅区的细胞是梭状的

表面区域的细胞

纤维软骨细胞

成纤维样细胞

血管

的细胞，其重要性尚不清楚。Ahluwalia等指出，全膝关节置换术老年（平均年龄66岁）患者的半月板中大约25%的无血管细胞表达αSMA，表明可能是组织中的部分重塑反应[1]。Hu等从一份关于兔子半月板表面（即浅表区）的电子显微镜扫描研究报告中得出结论：浅表区域细胞形态变得更扁平。这种变化过程的论点与起源于滑膜并迁移到组织表面区域的观点是相一致的[27]。

46.4　损伤半月板的治疗反应

半月板愈合的能力在3个半月板损伤模型中得到证明。

（1）前交叉韧带的横切面。

（2）去活化栓模型。

（3）半月板撕裂。

46.4.1　模型Ⅰ：前交叉韧带的撕断

前交叉韧带的断裂被认为是在半月板上牵引递增的机械压力导致，特别是内侧半月板。

这种损伤模式已用于多个动物模型，来从组织学和功能上评价活体状态下半月板细胞的应答[7,8,21,23,24,60]。通常，组织学观察显示，在遭受ACL横断后，半月板和关节软骨发生渐进性破坏[23,24]。也有半月板细胞在ACL横断后发生聚合的证据。

免疫组织化学显示，与对照组的病理标本相比，Ⅰ型和Ⅲ型，特别是Ⅱ型胶原蛋白染色增加[23]。特定蛋白染色显示这些分子在损伤半月板中表达增加[23]。功能分析表明，与对照组相比，如MMP-1、

MMP-3特别是MMP-13 mRNA的分解酶，在损伤半月板中表达水平更高（表46.1）[60]。

在半月板中部，Ⅰ型、Ⅱ型和Ⅵ胶原蛋白的mRNA水平显著增加、TIMP-1、蛋白聚糖、二聚糖和诱生性一氧化氮合成酶在与对照组相比的病理标本被标示出。Ⅵ型胶原蛋白是一种在不同结缔组织损伤修复和重塑中表达增加的蛋白，所以，col6a3 mRNA水平增加大概可以作为损伤修复的积极尝试[60]。总的来说，半月板通过基质蛋白和酶的基因表达增加对损伤产生应答。

46.4.2　模型Ⅱ：半月板部分切除模型

有这样一个有趣的犬模型，从半月板的非血管区切除部分半月板，然后重复冷冻—解冻循环使其呈现为无细胞状态，然后植入缺损区域[31]。这个模型被用来观察细胞迁向受伤区域。1年后，缺口以多种形态被重新注入。来自损伤区域的细胞在修复应答过程中发挥了至关重要的作用。它们表达SMA，并且迁移到伤处。

46.4.3　模型Ⅲ：撕裂型

对于在半月板外周1/3血管化区撕裂愈合简单[4,20,33]。最初撕裂间隙内的血肿和蛋白凝块的形式可以作为血管从毛细血管丛向内生长的支架。血管向内生长伴随着间叶细胞的迁移和增殖，间叶细胞可能起源于滑膜。最终，病变处充满了大量的细胞性纤维瘢痕组织。瘢痕组织最终到瘢痕有了类似于半月板的外形以及生物力学属性，塑形需要几个月时间[6,41]。这种撕裂类

型的临床预后通常是很好的。外周纵向撕裂的修复概率很高，功能结果也很好[12,13,52]。从这看来，半月板撕裂经治疗后仍然像最初完整的半月板一样稳定[52,53]。

相反，如果半月板撕裂位于血管区域，而往往发生该部位撕裂愈合不良[25,33]。由于半月板修复具有的明显优势，人们做了很多努力来提高这些区域半月板撕裂的治疗效果。半月板无血管区的纵形切口的愈合是这样的：通过血管专用通道将受损区与外周血管相连。与之前描述的血管区半月板撕裂相比，这种愈合过程比较简单[4,61]。

应当避免这个过程中半月板外周1/3纵向撕裂产生通道以使环形胶原支架的损伤达到最小化，这对于半月板保持功能正常是一个先决条件。另一种提高无血管区半月板撕裂愈合的方法是使用游离滑膜或者滑膜瓣，直接或者通过隧道缝合到受损区域[17,30,35,51,58]。不管是单独使用纤维蛋白凝块，还是联合内皮细胞生长因子或自体培养干细胞，甚至是植入多孔聚合物，确能提高由实验室复制的半月板无血管区撕裂半月板愈合反应[5,19,34,46,54]。使用纤维蛋白凝块和干细胞后测量瘢痕组织的生长能力，移植4个月后，仅有40%的达到正

表46.1　基质金属蛋白酶概述（MMPs）

MMP	其他名称	基板
MMP-1	胶原酶（Ⅰ型，间质）	胶原（Ⅰ、Ⅱ、Ⅲ、Ⅶ、Ⅷ和X）；明胶；蛋白多糖；L-选择素；IL-1β；蛋白多糖；巢蛋白；ovostatin；MMP-2; MMO-9
MMP-3	基质金属蛋白酶-1，蛋白多糖酶	胶原（Ⅲ、Ⅳ、Ⅴ和Ⅸ）；明胶；蛋白多糖；串珠，核心蛋白聚糖；层粘连蛋白；弹性蛋白caesin；骨粘连蛋白；ovostatin；巢蛋白；纤溶酶原；MBP IL-1ß；MMP-2/TIMP-2；MMP-7，MMP-8；MMP-9；MMP-13
MMP-8	中性粒细胞胶原酶	胶原（Ⅰ、Ⅱ、Ⅲ、Ⅴ、Ⅶ、Ⅷ和X）；明胶；蛋白多糖；纤维连接蛋白
MMP-10	基质溶素-2	胶原（Ⅲ~Ⅴ）；明胶；酪蛋白；蛋白多糖；弹性蛋白；MMP-1；MMP-8
MMP-12	巨噬细胞弹性蛋白酶	胶原Ⅳ；明胶；弹性蛋白；酪蛋白；纤维连接蛋白；玻连蛋白；层粘连蛋白；巢蛋白；髓鞘碱性蛋白；纤维蛋白原；纤维蛋白原
MMP-13	胶原酶-3	胶原（Ⅰ、Ⅱ、Ⅲ、Ⅳ、Ⅸ、X和XⅣ）；明胶；纤溶酶原；蛋白多糖；串珠素；纤维连接蛋白；骨粘连蛋白；基质金属蛋白酶-9
MMP-18	非洲爪蟾胶原酶-4	Ⅰ型胶原
MMP-19	RASI	Ⅰ型胶原
MMP-20	Enamelysin	Amelogenin；蛋白聚糖和软骨寡聚基质蛋白（COMP）
MMP-22	鸡MMP（C-MMP）	未知
MMP-27		未知
MMP-28	Epilysin	未知

常[46]。因此，毫无疑问，无血管区半月板撕裂的损伤病变可以以各种方式愈合，尽管这种损伤类型通常的修复愈合率比半月板外围撕裂愈合率低[25]。然而，同样值得怀疑的是，这些撕裂损伤的修复是否能重建正常半月板的功能。因此，目前没有证据表明，无血管区半月板撕裂的修复会好于部分半月板切除术。

46.5 半月板置换的理由

已经有大量研究来替代全部或部分半月板切除术后功能，以防止或延缓软骨退化，改善生物力学功能和减轻疼痛。保护半月板关节软骨的重要性，突出表现为这样一个特点：在胫骨平台（半月板覆盖）外围的关节软骨要比胫骨平台中部的关节软骨薄好几倍[62,63]。可能的手术方法包括：使用自体或同种异体的组织：如肌腱、带蒂的Hoffa脂肪垫、骨膜组织、软骨膜组织、小肠黏膜下层、同种异体半月板、

建立在原聚合物（胶原蛋白和透明质酸）基础上的半月板支架或诸如聚乳酸、聚葡萄糖醛酸、聚尿烷等纯合成支架[9,10,15,36,40,42,45,49,57,59]。除了同种异体半月板和基于Ⅰ型胶原蛋白类的半月板支架（CMI®，Regen Biologics，Franklin Lakes，NJ，美国），再没有材料能率先应用于临床。这些手术方法是基于这样的概念：及时植入非细胞性的支架，或起源于滑膜和关节囊宿主细胞的同种异体组织（图46.4）[3,29,48]。

这些宿主起源的支架移植细胞，其表型最终决定了这些植入支架或组织的生化成分和生物力学行为。

这种方法的另一个关键因素是支架或组织移植所需的时间：因为这些支架或组织是能生物降解的，宿主细胞的植入治疗应该快于宿主细胞退化过程，半月板替换疗法的细胞再生和治疗才能成功（图46.5）。

前期的动物研究已经证实了宿主细胞能在移植后1个月内快速进入新鲜的同种异

图46.4 无细胞的半月板移植物或者支架（*）被来源于滑膜和关节囊的宿主细胞移植活化（**）

横断面

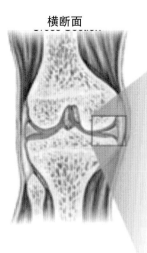
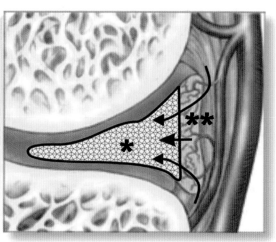

体半月板中[3,29]。然而，在人类模型中，只有有限的数据是可用的。我们做了一项前瞻性研究，其证据表明，人体模型的这一植入过程是相当慢的：在移植后进行人的异体半月板活检要36个月。人类DNA指纹分析表明，在许多病例中，这些异体半月板包含了源于捐赠者的细胞。

这些数据证实了发表在别处的观察：移植人类冷冻同种异体半月板和胶原蛋白支架。这些标本的组织学切片表明移植后细胞会减少，这说明了移植数或支架数量不足（图46.6）[29,47]。

因此，缺陷部位最初细胞数量的增加以及对移植需求时间的削减会伴随①移植体外培养的"可行的"异体半月板或②用一种已经得到证实的自体细胞，在移植之前修复具有可生物降解的支架。

46.6 半月板移植的免疫学方面

移植手术中，因为移植后免疫排斥反应而引起特别关注。半月板移植后的免疫反应是鲜为人知的。

半月板移植的组织学分析表明移植中虽然数量不够，但是细胞还是增生了[29]。可能，这会引发免疫反应。

Ochi等探究了小鼠细胞以及肱骨的免疫反应。他们的研究结果表明，在小鼠新鲜半月板并没有充足的免疫原性来诱导系统性反应[43]。

Khou等率先展示了在新鲜内皮细胞和滑膜细胞以及人冷冻半月板组织中发现的1类和2类人白细胞抗原（HLA）的普遍表达式[32]。鉴于这个HLA抗原普遍表达，同种异体半月板是否能够使宿主变得敏感，以及是否能引起免疫反应，这是令人感兴趣的。

VanArkel等对采自接受半月板移植者们的血液样本进行比较，来确定HLA抗原和针对抗原相对应的抗体。针对1类和2类抗原，对血清学HLA是由进行分标准微细胞毒性试验型的。对照组是由没有进行输血和接受输血的健康男性志愿者组成的。

排除标准之前有输血或接受输血以及

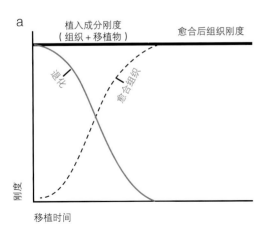
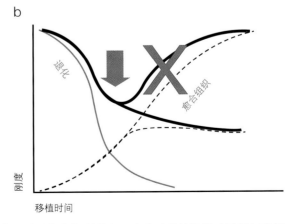

图46.5 理想的降解可吸收支架（灰线）与组织愈合相关（灰色间断线），这些过程的结果（黑线）确保了结构的刚度（a）；人体模型，组织愈合要比许多移植物和支架的再吸收慢得多，导致刚性（箭头）降低和结构的破坏（b）

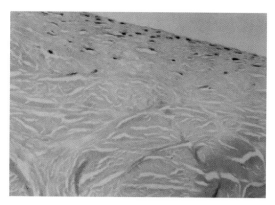

图46.6 人的同种异体半月板移植6个月后的组织冰冻切片，表明只有表面的细胞增殖了。移植中央核心区仍然是非细胞性的（图片来自于Rodeo等[48]）

以前怀孕的。结论是，半月板低温贮藏移植的接受者变得敏感[2]。这些结果得到了Rodeo等的认可。他们得出结论：在移植时半月板表面HLA的存在，即使冻结后，对移植仍有潜在的免疫反应[48]。

据我们所知，Hamlet等报道了唯一的一例半月板移植排斥案例[18]。

由于缺乏直接的免疫反应，半月板成了器官移植中的免疫豁免组织。精细的免疫反应可能影响着移植的康复、合并和血管再生。

总结

半月板是只有外周1/3有血管的纤维软骨。已经发现了3种类型细胞：纤维软骨细胞，类成纤维细胞，表浅区细胞。这些细胞负责形成一些蛋白，诸如像Ⅰ型胶原（半月板里主要的纤维胶原蛋白）。关于半月板置换，最近的研究都集中在支架上，这是一种起源于滑膜和关节囊的宿主细胞能够在其上繁殖的支架。然而，通常使用新鲜的异体半月板移植，因为半月板移植排斥很少被报道。

参考文献

[1] Ahluwalia S, Fehm M, Murray MM, Martin SD, Spector M (2001) Distribution of smooth muscle actin-containing cells in the human meniscus. J Orthop Res 19:659–664

[2] van Arkel ERA, van der Berg-Loonen PM, van Wersch JWJ, de Boer HH (1997) Human leukocyte antigen sensitization after cryopreserved human meniscal transplantation. Transplantation 64:531–533

[3] Arnoczky SP, DiCarlo EF, O'Brien SJ, Warren RF (1992) Cellular repopulation of deep-frozen meniscal autografts: an experimental study in the dog. Arthroscopy 8:428–436

[4] Arnoczky SP, Warren RF (1983) The microvasculature of the meniscus and its response to injury; an experimental study in the dog. Am J Sports Med 11:131–140

[5] Arnoczky SP, Warren RF, Spivak JM (1988) Meniscal repair using an exogenous fibrin clot. J Bone Joint Surg 70B:1209–1217

[6] Baratz ME, Fu FH, Mengato R (1986) Meniscal tears: the effect of meniscectomy and of repair on intraarticular contact areas in the human knee. A preliminary report. Am J Sports Med 14:270–275

[7] Bluteau G, Conrozier T, Mathieu P, Vignon E, Herbage D, Mallein-Gerin F (2001) Matrix metalloproteinase-1, -3, -13 and aggrecanase-1 and -2 are differentially expressed in experimental osteoarthritis. Biochim Biophys Acta 1526:147–158

[8] Bluteau G, Gouttenoire J, Conrozier T, Mathieu P, Vignon E, Richard M, Herbage D, Mallein-Gerin F (2002) Differential gene expression analysis in a rabbit model of osteoarthritis induced by anterior cruciate ligament (ACL) section. Biorheology 39:247–258

[9] Bruns J, Kahrs J, Kampen J, Behrens P, Plitz W (1998) Autologous perichondral tissue for meniscal replacement. J Bone Joint Surg Br 80:918–923

[10] Buma P, Ramrattan NN, van Tienen TG, Veth RP (2004) Tissue engineering of the meniscus. Biomaterials 25:1523–1532

[11] Collier S, Ghosh P (1995) Effect of transforming growth factor beta on proteoglycan synthesis by cell and explant cultures derived from the knee joint meniscus. Osteoarthritis Cartilage 3:127–138

[12] DeHaven KE, Arnoczky SP (1994) Meniscal repair: part I: basic science, indications for repair, and open repair. J Bone Joint Surg 76A:140–152

[13] DeHaven KE, Black KP, Griffiths HJ (1989) Open meniscus repair. Technique and two to nine years results. Am J Sports Med 17:788–795

[14] Eyre DR, Muir H (1975) The distribution of different molecular species of collagen in fibrous, elastic and hyaline cartilages of the pig. Biochem J 151:595–602

[15] Gastel JA, Muirhead WR, Lifrak JT, Fadale PD, Hulstyn MJ, Labrador DP (2001) Meniscal tissue regeneration using a collagenous biomaterial derived from porcine small intestine submucosa. Arthroscopy 17:151–159

[16] Ghadially FN, Lalonde JM, Wedge JH (1983) Ultrastructure of normal and torn menisci of the human knee joint. J Anat 136:773–791

[17] Ghadially FN, Wedge JH, Lalonde J-MA (1986) Experimental methods of repairing injured menisci. J Bone Joint Surg 68B:106–110

[18] Hamlet W, Liu SH, Yang R (1997) Destruction of a cryopreserved meniscal allograft; a case for acute rejection. J Arthroscopy 13:517–521

[19] Hashimoto J, Kurosaka M, Yoshiya S, Hirohata K (1992) Meniscal repair using fibrin sealant and endothelial cell growth factor. An experimental study in dogs. Am J Sports Med 20:537–541

[20] Heatley FW (1980) The meniscus–can it be repaired? An experimental investigation in rabbits. J Bone Joint Surg 62B:397–402

[21] Hellio Le Graverand MP, Eggerer J, Sciore P, Reno C, Vignon E, Otterness I, Hart DA (2000) Matrix metalloproteinase-13 expression in rabbit knee joint connective tissues: influence of maturation and response to injury. Matrix Biol 19:431–441

[22] Hellio Le Graverand MP, Ou Y, Schield-Yee T, Barclay L, Hart D, Natsume T, Rattner JB (2001) The cells of the rabbit meniscus: their arrangement, interrelationship, morphological variations and cytoarchitecture. J Anat 198:525–535

[23] Hellio Le Graverand MP, Vignon E, Otterness IG, Hart DA (2001) Early changes in lapine menisci during osteoarthritis development: part I: cellular and matrix alterations. Osteoarthritis Cartilage 9:56–64

[24] Hellio Le Graverand MP, Vignon E, Otterness IG, Hart DA (2001) Early changes in lapine menisci during osteoarthritis development: part II: molecular alterations. Osteoarthritis Cartilage 9:65–72

[25] Henning CE, Lynch MA, Yearout KM, Vequist SW, Stallbaumer RJ, Decker KA (1990) Arthroscopic meniscal repair using an exogenous fibrin clot. Clin Orthop Relat Res 252:64–72

[26] Herwig J, Egner E, Buddecke E (1984) Chemical changes of human knee joint menisci in various stages of degeneration. Ann Rheum Dis 43:635–640

[27] Hu SY, Wang S, Zuo RT (2001) Meniscus and synovial membrane: an electron microscopic study on rabbits. Can J Appl Physiol 26:254–260

[28] Ito MM, Kida MY (2000) Morphological and biochemical re-evaluation of the process of cavitation in the rat knee joint: cellular and cell strata alterations in the interzone. J Anat 197:659–679

[29] Jackson DW, Whelan J, Simon TM (1993) Cell survival after transplantation of fresh meniscal allografts. DNA probe analysis in a goat model. Am J Sports Med 21:540–550

[30] Jitsuiki J, Ochi M, Ikuta Y (1994) Meniscal repair enhanced by an interpositional free synovial autograft: an experimental study in rabbits. Arthroscopy 10:659–666

[31] Kambic HE, Futani H, McDevitt CA (2000) Cell, matrix changes and alpha-smooth muscle actin expression in repair of the canine meniscus. Wound Repair Regen 8:554–561

[32] Khoury MA, Goldberg VM, Stevenson S (1994) Demonstration of HLA and ABH antigens in fresh and frozen human menisci by immunohistochemistry. J Orthop Res 12:751–757

[33] King D (1936) The healing of semilunar cartilage. J Bone Joint Surg 18:333–342

[34] Klompmaker J, Jansen HWB, Veth RPH, de Groot JH, Nijenhuis AJ, Pennings AJ (1991) Porous polymer implant for repair of meniscal lesions: a preliminary study in dogs. Biomaterials 12:810–816

[35] Kobuna Y, Shirakura K, Niijima M (1995) Meniscal repair using a flap of synovium. An experimental study in the dog. Am J Knee Surg 8:52–55

[36] Kohn D, Wirth CJ, Reiss G, Plitz W, Maschek H, Erhardt W, Wulker N (1992) Medial meniscus replacement by a tendon autograft. Experiments in sheep. J Bone Joint Surg Br 74:910–917

[37] Koob TJ, Hernandez DJ, Gordy JT, Sandy JD (1995) Aggrecan metabolism in bovine meniscus: role of aggrecanase in normal development. Transac Orthop Res Soc 20:3

[38] McDevitt C, Webber RJ (1990) The ultrastructure and biochemistry of meniscal cartilage. Clin Orthop Relat Res 252:8–18

[39] Mikic B, Johnson TL, Chhabra AB, Schalet BJ, Wong M, Hunziker EB (2000) Differential effects of embryonic immobilization on the development of fibrocartilaginous skeletal elements. J Rehabil Res Dev 37:127–133

[40] Milachowski KA, Kohn D, Wirth CJ (1990) Meniscus replacement using Hoffa's infrapatellar fat bodies – initial clinical results. Unfallchirurgie 16:190–195

[41] Newman AP, Anderson DR, Daniels AU, Dales MC (1989) Mechanics of the healed meniscus in a canine model. Am J Sports Med 17:164–175

[42] Noyes FR, Barber-Westin SD (2005) Meniscus transplantation: indications, techniques, clinical outcomes. Instr Course Lect 54:341–353

[43] Ochi M, Ishida O, Daisaku H, Ikuta Y, Akiyama M (1995) Immune response to fresh meniscal allografts in mice. J Surg Res 58:478–484

[44] Pavlova A, Gamer L, Cox K, Celeste A, Rosen V (2001) Developmental expression of BMPs and matrix proteins during meniscal morphogenesis. Transactions 26, San Francisco

[45] Peters G, Wirth CJ (2003) The current state of meniscal allograft transplantation and replacement. Knee 10:19–31

[46] Port J, Jackson DW, Lee TQ, Simon TM (1996) Meniscal repair supplemented with exogenous fibrin clot and autogenous cultured marrow cells in the goat model. Am J Sports Med 24:547–555

[47] Reguzzoni M, Manelli A, Ronga M, Raspanti M, Grassi FA (2005) Histology and ultrastructure of a tissue-engineered collagen meniscus before and after implantation. J Biomed Mater Res B Appl Biomater

74:808–816

[48] Rodeo SA, Seneviratne A, Suzuki K, Felker K, Wickiewicz TL, Warren RF (2000) Histological analysis of human meniscal allografts. A preliminary report. J Bone Joint Surg Am 82:1071–1082

[49] Rodkey WG, Steadman JR, Li ST (1999) A clinical study of collagen meniscus implants to restore the injured meniscus. Clin Orthop 367S:S281–S292

[50] Scott PG, Nakano T, Dodd CM (1997) Isolation and characterization of small proteoglycans from different zones of the porcine knee meniscus. Biochim Biophys Acta 1336:254–262

[51] Shirakura K, Niijima M, Kobuna Y, Kizuki S (1997) Free synovium promotes meniscal healing: synovium, muscle and synthetic mesh compared in dogs. Acta Orthop Scand 68:51–54

[52] Sommerlath K, Hamberg P (1989) Healed meniscal tears in unstable knees: a long-term followup of seven years. Am J Sports Med 17:161–163

[53] Steenbrugge F, Verstraete K, Verdonk R (2004) Magnetic resonance imaging of the surgically repaired meniscus: a 13-year follow-up study of 13 knees. Acta Orthop Scand 75:323–327

[54] Tienen TG, Heijkants RG, de Groot JH, Pennings AJ, Schouten AJ, Veth RP, Buma P (2006) Replacement of the knee meniscus by a porous polymer implant: a study in dogs. Am J Sports Med 34:64–71

[55] Valiyaveettil M, Mort JS, McDevitt CA (2005) The concentration, gene expression, and spatial distribution of aggrecan in canine articular cartilage, meniscus, and anterior and posterior cruciate ligaments: a new molecular distinction between hyaline cartilage and fibrocartilage in the knee joint. Connect Tissue Res 46:83–91

[56] Verbruggen G, Verdonk R, Veys EM, Van Daele P, De Smet P, Van den Abbeele K et al (1996) Human meniscal proteoglycans metabolism in long-term tissue cul-

ture. Knee Surg Sports Traumatol Arthrosc 4:57–63

[57] Verdonk PC, Demurie A, Almqvist KF, Veys EM, Verbruggen G, Verdonk R (2005) Transplantation of viable meniscal allograft. Survivorship analysis and clinical outcome of one hundred cases. J Bone Joint Surg Am 87:715–724

[58] Veth RPH, den Heeten GJ, Jansen HWB, Nielsen HKL (1983) An experimental study of reconstructive procedures in lesions of the meniscus: use of synovial flaps and carbon fiber implants for artificially made lesions in the meniscus of the rabbit. Clin Orthop Relat Res 181:250–254

[59] Walsh CJ, Goodman D, Caplan AI, Goldberg VM (1999) Meniscus regeneration in a rabbit partial meniscectomy model. Tissue Eng 5:327–337

[60] Wildey GM, Billetz AC, Matyas JR, Adams ME, McDevitt CA (2001) Absolute concentrations of mRNA for type I and type VI collagen in the canine meniscus in normal and ACL-deficient knee joints obtained by RNase protection assay. J Orthop Res 19:650–658

[61] Zhang Z, Arnold J, Williams T, McCann B (1995) Repairs by trephination and suturing of longitudinal injuries in the avascular area of the meniscus. Am J Sports Med 23:35–41

[62] Ziegler R, Goebel L, Cucchiarini M, Pape D, Madry H (2014) Effect of open wedge high tibial osteotomy on the lateral tibiofemoral compartment in sheep. Part II: standard and overcorrection do not cause articular cartilage degeneration. Knee Surg Sports Traumatol Arthrosc 22(7):1666–1677, Epub 2013 Jan 23. PubMed

[63] Ziegler R, Goebel L, Seidel R, Cucchiarini M, Pape D, Madry H (2015) Effect of open wedge high tibial osteotomy on the lateral tibiofemoral compartment in sheep. Part III: analysis of the microstructure of the subchondral bone and correlations with the articular cartilage and meniscus. Knee Surg Sports Traumatol Arthrosc 23:2704–2714 [Epub ahead of print]

第47章 组织机构：移植物类型、保存、监管

47

Pablo Eduardo Gelber, Henrik Aagaard

目录

P. E. Gelber , MD, PhD (✉)
Department of Orthopaedic Surgery , Hospital de Sant
Pau, Universitat Autònoma de Barcelona ,
C/Sant Quintí 89 , Barcelona 08041 , Spain
e-mail: personal@drgelber.com
H. Aagaard, MD, PhD, MPA
Department of Orthopaedic Surgery , Amager-Hvidovre Hospital, University of Copenhagen ,
Hvidovre 2650 , Denmark
e-mail: h.aagaard@dadlnet.dk

© ESSKA 2016　119
C. Hulet et al. (eds.), *Surgery of the Meniscus*, DOI 10.1007/978-3-662-49188-1_47

由于半月板异体移植适应证的放宽，半月板异体移植的需求最近大幅增加。但是，半月板移植材料的保存仍然是一个争论性的问题，如何采用更适当的技术来保存异体半月板直到手术移植时可用就成为关键。当寻找用于移植的半月板时，人们必须要了解和掌握保存后的半月板具备什么样的功能，在植入患者体内又如何发挥其生理功能。是不是应具备分化能力和具有新陈代谢的细胞？是不是必须适当保持其几何结构和功能？半月板大部分是无血管结构的，它中间部位组织的营养主要是依靠来自于外周组织，通过纤维间隙进行液体弥散。对于异常的半月板，纤维间隙异常致密，关节液在半月板内的弥散肯定会减少[27]。因此，在临床上寻找一种对半月板胶原蛋白结构无影响或者影响小的保存技术是非常关键的一环。

本章主要介绍各种保存技术的优缺点。

47.1　组织库和控制

组织库机构由小到大不断发展，其中一些开始时是医院一个科室或者大学医院内的一个部门管理。由于组织库程序复杂，如采购、收集、处理、存储、捐赠者筛选、测试以及组织分配迫使其规模由小变大。同样，组织库内调配和权威性也促使组织库向区域性方向发展[38]。

欧盟组织库上级主管部门为欧盟人体组织管理委员会，委员会主要制定人体组织从捐赠、获取、测试、建立、处理、保护、存储到调配等快速和安全的质量标准[11]。来自欧盟的标准给我们提供了近10年从一般的标准到更加精准质量标准的发展历程。

2004年标准的发布堪称第一次大的运动，在这场运动里，欧洲议会和理事会率先在欧洲调整了肌肉骨骼移植和组织库管理条例[14]。条例规定成员国应当确保组织和细胞采集本身要实行非营利，在接下来的两个条例中，通过对捐赠、采购、测试、编码、处理、保存、存储和人组织细胞分配设定更加具体的要求，委员会制定了销售方面的技术管理[15]，增加了组织植入后的随访和不良反应事件的通报制度[16]。

组织库协会包括了欧盟组织库协会(EATB)在内的组织库参与制定了完善半月板移植术标准和指南，而美国组织库协会（AATB）和亚太外科手术组织库协会(APASTB)是相类似的协会，这两个组织库之间存在很多合作，它们通过世界组织细胞库协会联合会（WUTBA）开展全球性活动。

即使很多国家都制定了器官移植条例，如同欧盟委员会制定很多的监督条例，这些条例比商业条令更加有效。允许组织机构开展组织、管理、文档识别和授权指令及登记质量控制等工作。

2010年，欧盟委员会采取的进一步管控指令，在这里成员国的卫生部门职责是规定好的[17]，成员国必须强有力地贯彻和执行这些指令。所有涉及组织移植部门必须得到权威机构的授权、指定或者认证。结合指令，委员会发表了权威部门使用的监管操作手册。这本手册的目的在于支持成员国执行一系列关于组织细胞采购和组织建立的监管任务。

2012年，委员会发表了对技术需求的法令，成员国必须确保拥有适当培训和有经验的人从事组织细胞的采购和测试，还要确保他们处于权威机构管理和监督下。欧盟委员会继续将重点放在对组织移植和细胞移植。2015年，委员会出台了更加精细的调控指令，确保半月板移植领域向着精细化方向发展。

47.2　捐献者和接受者保护

在考虑接受器官移植者安全时，必须严格参照医学报告、微生物检测和血清学检查来遴选捐赠者。在进行半月板移植时，感染疾病的风险相对很低，甚至低于经过处理冷冻或冷藏的半月板。根据欧盟协会、欧盟肌肉骨骼移植协会（EAMST）或欧盟组织库协会(EATB)提供的官方标准和指南来决定符合要求的捐赠者。美国组织库协会（AATB）也能提供指南，这些指南对捐赠、采购、测试、编码、处理、保存、存储和半月板移植调配等产生一定影响[2,3,28]。

半月板异体移植是从年轻的成人器官捐赠者身上取得的。根据国家法律和欧盟准则,获取组织必须得到同意。在比利时,获取组织要在捐赠者同意的基础上进行。只有当潜在捐赠者未在国家注册处登记时,才允许获取组织。然而,知情同意将永久保留在近亲手里[11]。

捐赠者和接受者之间保持匿名状态是器官移植中的一项基本原则,通过编码数字追踪移植物对了解不良反应十分必要。至于一般健康和健康状况,移植之后对组织器官的随访是一项重要工作[16,40]。

通过器官组织的市场调控保护捐赠者。半月板移植后的效果不佳促使外科医生选择半月板移植手术时十分谨慎,要选择那些迫切需要置换的患者以及根据现有的条件无法治疗的患者。正如WHO所说的,这需要对结果进行系统收集后评估移植后效果[45]。

47.3 采集获取

在手术室无菌条件下获取捐赠者的半月板,操作时应该由一组训练有素的人员在摘取有心跳或无心跳捐赠者其他器官之后进行,捐赠者年龄最好45岁以下。然而,在日常的实践中,年龄并不是至关重要的关键因素。实际上,年轻的患者可能早已存在半月板创伤或者退行性变,反之,有时我们也能够在年龄大于45岁的捐赠者中找到合适的半月板。有时可能存在

肉眼可见的撕裂或者退行性变,要认真对移植用半月板进行检测。获取理想的半月板应该包括一段1~2cm连接胫骨平面的骨块(图47.1a)。不幸的是,一些组织库提供的半月板并没有这样的骨块(图47.1b),这就影响了半月板移植时骨组织修复技术,获取半月板后应放置于无菌生理盐水中转移到组织库。

47.4 风险和建议

通过组织传播病毒性疾病的风险很低,严格遵循捐赠者的筛选原则,通过采集病史和血液检测来筛选捐赠者。估计传播的理论风险是HIV 1/100万,HCV 1/20万[7]。

在骨或者软组织移植前不要求行ABO血型鉴定。另一方面,如果接受移植者是一位可能怀孕的女性,必须要进行Rhesus因子测定。在Rhesus因子阴性患者,0.5mL的骨髓有能力诱导猕猴免疫力。像半月板这样的软组织不具有风险。这样的话,仅仅固定软组织的技术不具有这样的风险。

47.5 法规

在欧洲,对捐赠、采购、测试、编码、处理、保存、存储和调配人组织细胞建立了大量的质量安全标准,欧盟(EU)建立了半月板异体移植的法律规定[14-16]。要求欧盟的会员国要将欧盟条例转化为国家的法律或者是指令。欧盟的条例和指南主要对组织库和移植的方方面面产生影响。特别是欧盟指令应在国家法体系内运转,

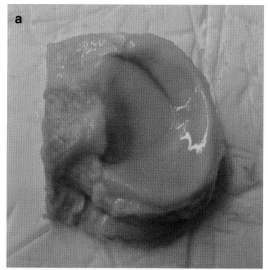

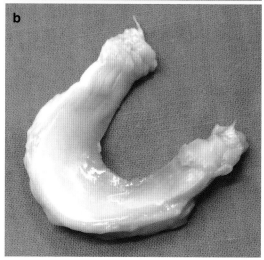

图47.1 半月板切取。取材理想的半月板应该带有它所相对应的1~2cm厚的胫骨平台骨块（a）。有些组织库更多提供一些不带骨组织的半月板（b）

并确保地方组织库开展工作[29]。

每一个欧盟的成员国指定了各自的法律法规。按照这种方式，这会对移植物的采购、捐赠者和接受者的保护产生专门的义务和责任。此外，国家规则应在欧盟和世界范围内协调一致，以减少供受双方进行半月板移植时的不安全性[32,40]。移植常常包括器官、组织和细胞的移植交换。在国际范围内进行组织移植交换并协调质量和安全法规。

针对移植制定的条例和指令，是从诸如匿名、透明、减少疾病传播风险、不良反应登记等伦理和健康等方面，用于确保移植采购的安全以及保护捐赠者和接受者。

组织库提供半月板用以移植，监测和控制组织库是每个成员国主管部门的任务。相同的国家主管部门对当地的组织库进行了许可和授权。在欧盟内部，国家控制机构的组织各不相同。

世界卫生组织（WHO）已经提供了大量针对细胞、组织和器官移植的指导原则[45]。同样，大量的国家性和国际性机构组织库，按照专业性的指南和伦理准则，引导科学的、非法律性的监管。这些组织机构通过教育、课程和会议促进了研究进展和丰富相关知识。

47.5.1 发展

在过去的50年中，移植医学有了快速的发展，因此对其进行监测的需求与日俱增。如今，移植应用在了近乎所有的外科学科中，包括整形外科、神经外科、妇产科、心外科、烧伤和其他诸多学科。在整形外科领域，骨和软组织移植获得很大成功。整形科的移植手术量快速增加的重要因素是医生使用移植组织技术得到巨大成功，并得到患者的认可。

半月板移植的发展始于18世纪并发展至今。在欧洲，一项关于半月板移植的调查表明在1997—2007年处于发展阶段[1]。

16个欧洲国家，来自于51家医院和临床机构的67例外科手术涉及的移植活动，都处于该阶段，要求每两年报告半月板移植后的效果。

尽管不全面也不详尽，但是调查还是反映了欧洲在此10年间半月板移植的发展状况（图47.2、图47.3）。

47.5.2 伦理

器官和组织移植引起的一些伦理问题。是谁拥有获取半月板移植的法律权限？是负责采集的医院？组织库？还是捐赠者？国家或者地方卫生部门？接受者该由谁以怎样的方式来选择？是遭受病痛的患者还是支付医疗费用的机构来决定手术？捐赠者和接受者该如何得到保护？此外，人体组织器官的黑市可能会对半月板移植决策的制定产生影响。或许所有人很可能同意这样一个事实：把组织器官直接售卖给潜在的捐赠对象。然而，这其中涉及伦理难题很不容易解决，只能依赖于组织器官移植管理机构。

世界卫生组织明确提出了11项伦理指南标准，指导半月板移植登记和移植过程[45]。从WHO指南准则里摘录出的内容是这样说的：器官、细胞和组织移植应当受到临床标准和伦理规范的引导，而不是受到财产状况或者其他考虑的影响。同意后，捐赠移植物不应附加任何补偿或者其他形式的报酬。捐赠和移植的长期效果应当用于评估捐赠者和接受者，证明移植后效果及不良反应。捐赠和移植活动的组织和执行，连同他们的临床结果，应当公开透

明，同时，保护捐赠者和接受者的匿名权和隐私权。确定潜在捐赠供体的医师不应参与移植物移除或随后的移植过程。涉及移植的卫生专业人员应严禁接受超过所提供服务的任何费用和款项。

世界卫生组织规范职业指导方针和国家规则的伦理指导原则。来自欧盟委员会的指令也适用于那些准则，例如，欧盟指令重申自愿无偿捐赠，供受者的匿名性原则。

47.6 移植物的类型

47.6.1 冻干法

冻干法或者冷冻法，是在真空和冷冻条件下干燥组织。如果使用细胞保护液，冷冻是保存细胞活性的最合适方法之一。没有细胞保护的冻干法只会让组织干燥，细胞将无法存活，移植前需将移植物融解并再水化。尽管这种方法不受储存限制，但还是对移植物的生物化学成分和几何形状产生一定影响，可能导致在移植过程中出现移植物尺寸大小不合适的问题[46]。冻干法只是一种保存措施，并不能将其看成是一种灭菌方法。冻干法可能是最便利的储存方法，因为干燥后的组织可以放置在室温环境，但是同时，它是保存技术中最普通的方法。冻干组织的灭菌比较复杂；因此，通常要联合使用25kGy（2.5Mrad）辐照。根据临床报道一些数据，可以对冻干组织进行辐照以达到灭菌。冻干与辐照相结合的过程，似乎对组织有部分损害，会导致深层细胞外基层支架结构改变[10]。

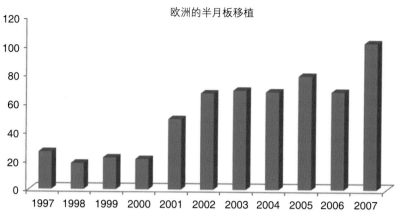

图47.2 欧洲1997—2007年的半月板移植发展，一份基于问卷的调查[1]（N/年）

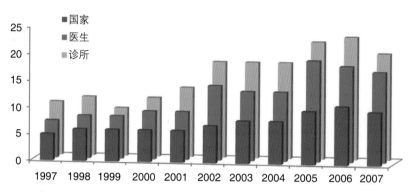

图47.3 1997—2007年间行半月板移植的国家、诊所和医生[1]（N/年）

尽管冻干法有许多理论上的优势，由于存在一些严重的问题，包括组织拉伸力的减弱，非常繁杂的再水化，移植物使用寿命的缩减以及半月板尺寸缩减等风险，这种方法现在很少应用。

47.6.2 冷冻法

冷冻包括深度冷冻或者新鲜冷冻，是整形外科最常用的组织保存方法。这种方法技术上简单，而且最低限度降低了组织的免疫原性。在无菌条件下将获取的半月板放入抗菌剂（通常是利福平）的生理盐水中，在深度冷冻的状态下储存。

深度冷冻的移植物易于储存，但在冷冻的过程中，捐赠者的细胞会被破坏，这会导致组织相容性抗原变性，反过来减弱了免疫原性[6]。用无菌塑料包裹好后放入-80℃冷冻箱内。在操作间，深度冷冻的半月板再一次浸透在抗生素溶液（通常是万古霉素）中，这些抗生素会在手术后至少3个月内从移植物中逐渐释放出来[34]。

尽管技术上已经非常成熟，但是很多研究中关于移植物保存方式的效果不尽相同。其中一些研究将深度冷冻过程描述成温度骤降，利用液氮，在1min之内将温度降到-80℃[4]或-196℃[44]。另外一种简单冷冻方法是不处理样本，直接将其冷冻到-70℃[24]或-80℃[13,35,42]。

冷冻法曾被视为一种简单和可靠的保存组织的方式，这些组织必须保持结构和某些生化成分。动物模型证明了这种技术能够保存胶原蛋白网内部的超微结构。有一项研究比较了低温保存和-80℃温度下直接冰冻之间的影响，光学显微镜和偏振光显微镜或TEM下对半月板移植进行分析[31]。作者认为，尽管在冷冻进行过程中，深度冷冻完全毁坏了细胞成分，但胶原蛋白网保存完整。其他一些研究者获得了相同的结果[10]。关于上述提及的胶原蛋白超微结构过程的研究并不多见。一项最新研究中观察到超微结构的结果与上述结果相反，观测到冰冻过程导致了严重的超微结构混乱。

此外，单次冷冻—解冻半月板比多次冰冻—解冻半月板有更高的Young系数[37]，多次冷冻—解冻会降低半月板组织抗压能力。根据Arnoczky等的观察[4]，半月板经过多次冷冻后其结构破坏，植入后容易发生损伤。

总之，虽然半月板新鲜冰冻保存技术是一种简单而低成本的方法，但不应该作为常规存储方式。

47.6.3 冷冻保存

冷冻保存是另一种广泛使用的半月板移植物保护技术。这项技术是将获取的移植物浸入含有低温贮存剂、培养基和防腐剂的溶液中。完全浸透后，移植物以1℃/

min的速度在液氮中被缓慢冷却以最大限度地减少冰冻过程中细胞破裂的发生。储存在-196℃下的移植物，理论上由于使用了像甘油或二甲基亚砜这样的能够避免细胞内冰晶形成的低温保存剂，使得低温贮存能保护供体细胞。然而，即使低温保存的移植物仍然能在解冻后保持细胞活性，但是这些细胞长期生存和实际代谢生存能力之间存在争议[13,42]。通常，人们一致认为冷冻和冻干不会破坏细胞，在细胞培养或者分离时采用该技术[36]。植入组织的确比细胞悬浊液更加复杂，大量证据表明，低温贮存半月板遭受了多种组织和代谢变化，同时丢失了细胞的一些结构成分[28,43]。根据最新数据，在进行低温贮存后，细胞存活4%～50%[20,22]。此外，由于移植后的一段时间，同种异体移植物几乎只有宿主DNA，因此，细胞保存技术的优势似乎是次要的问题。

从生物化学的角度来看，这项技术看起来并没有改变半月板的胶原超微结构[20]。尽管考虑到低温贮存比新鲜冰冻技术能更为长效地储存移植物，但是它的要求更高，难度更大，使用了更多的技术。此外，在理论上可能增加感染性疾病的传播风险[13]。总之，在确保胶原蛋白网结构完整性方面，低温贮存可能有优于冰冻技术之处。

47.6.4 新鲜移植物

新鲜半月板常用于活体半月板移植，其理论依据是新鲜半月板含有活细胞，新鲜组织包含大量的能够影响细胞外基层成分的细胞[26]。因此，新鲜移植的优势可能在于它不仅没有损伤细胞，还能通过产生的蛋白多糖和胶原纤维结构来保持细胞活性。这就是与低温贮存技术相区别的关键所在。实际上，从移植的那一刻起，人们期待出现一个正常的或近乎正常的细胞结构[5,8,42]。为了尽可能保持新鲜半月板移植的成分，必须要遵循一些条件。为了保持半月板最大限度的活性和代谢活性，采集时尽量要快，不要超过死后12h[41]。

捐赠的程序应该包括：无菌条件下获取，存放在4℃无菌生理盐水溶液中；下一步将移植物置入4℃的含有20%受者血清中，并存放在37℃持续可控环境条件下。至多将移植物安全保存15天，这样不会出现明显细胞活性丧失[42]。

已有研究表明，即便移植手术时异体半月板内没有活性细胞，移植后半月板移植物内也会发生细胞再生[5,30,33,47]。在活体半月板移植中，供者DNA在移植时需要长达64个月的检测。然而，在移植时，供者细胞一直存活[39]。因此，宿主细胞的替换过程可能在人类比较慢，组织保存技术的优势能够确保细胞的活性。关于细胞能否存活，还存在争议，有些作者[9]证明了移植后的某段时间，移植半月板几乎仅有宿主DNA。这表明保留半月板细胞活性不如保留胶原蛋白网状结构重要。

已经被证明，在添加了20%自体血清的DMEM培养基中培养2周后仍能存活[41,42]。根据前期研究，从获取移植物到植入体内最好的时间窗口是2周[41,42]，但是由于时间和相关事项限制，大部分手术不可能在这个最佳时间窗口手术。而半月板新鲜组织库的建立又非常困难，移植半月板移植的安全窗口只有2周，这项技术要求宿主血清及时到达半月板的中部，确保半月板细胞存活。此外，为了取得血清，要提前确定供者。最近的研究表明，如果使用胰岛素硒取代供者，来保存半月板组织，在获取半月板之后，这一阶段将延长到4周[21]。增加了两周时间可能使得活性半月板移植在理论上更容易操作。最后，值得注意的是使用新鲜组织作为移植常常与疾病传播的高风险相关联。

总结

这项技术涉及的半月板保存和灭菌方法各自都有其优缺点（表47.1）。深度冰冻和低温贮存是最常用的半月板移植保存法，新鲜半月板移植的数量近期持续增多。至今还没有任何大家公认的最好的组织保存技术。在欧洲，欧盟委员会通过一系列有关捐赠、获取、测试、处理、保护、存储和调配的质量安全标准，用来协

表47.1　半月板不同保存技术的特点

移植类型	制备和流通	疾病传播	胶原网质量	费用	使用率
冻干	++	+	−	++	−
新鲜冷冻	+	+	+	+	+++
冷冻保存	++	++	++	++	++
新鲜移植	+++	++	+++	+++	+

调、设计欧洲内部的组织移植法律。欧盟内成员国管理各自国家的组织移植和组织库，而且各自国家所颁布的国家准则和法律必须与欧盟指南和条例基本一致。

参考文献

[1] Aagaard H, Christiansen SE, Krogsgaard M, Albrecht-Olsen P (2006) Meniscal replacement in Europe – a questionnaire based survey. ESSKA Congress, Innsbruck 2006 Abstracts P-252

[2] American Association of Tissue Banks (1984) Standards for tissue banking, 1st edn. American Association of Tissue Banks, Arlington

[3] American Association of Tissue Banks (2008) Standards for tissue banking, 13th edn. American Association of Tissue Banks, McLean

[4] Arnoczky SP, Dicarlo EF, O'Brien SJ, Warren RF (1992) Cellular repopulation of deep-frozen meniscal autografts: an experimental study in the dog. Arthroscopy 8:428–436

[5] Arnoczky SP, Milachowski KA (1990) Meniscal allografts: where do we stand? In: Ewing JW (ed) Articular cartilage and knee joint function: basic science and arthroscopy. Raven, New York, pp 129–136

[6] Binnet MS, Akan B, Kaya A (2012) Lyophilized medial meniscus transplantations in ACL-deficient knees: a 19-year follow-up. Knee Surg Sports Traumatol Arthrosc 20:109–113

[7] Challine D, Pellegrin B, Bouvier-Alias M, Rigot P, Laperche L, Pawlotsky JM (2004) HIV and hepatitis C virus RNA in seronegative organ and tissue donors. Lancet 364:1611–1612

[8] Chen J, Iosifidis M, Zhu J, Tatarinsev I, Wang J (2006) Vanadate ingestion enhances the organization and collagen fibril diameters of rat healing medical collateral ligaments. Knee Surg Sports Traumatol Arthrosc 14:750–755

[9] DeBeer P, Decorte R, Delvaux S, Bellemans J (2000) DNA analysis of a transplanted cryopreserved meniscal allograft. Arthroscopy 16:71–75

[10] Delloye C, Naets B, Cnockaert N et al (2004) Harvest, storage and microbiological safety of bone allografts. In: Delloye C, Bannister G (eds) Impaction bone grafting in revision arthroplasty. Marcel Dekker, New-York

[11] Delloye C, Schubert T, Cornu O (2013) Organisation: type of grafts, conservation, regulation. In: Verdonk R, Mendes JE, Monllau JC (eds) Meniscal transplantation 2013. 10.1007/978-3-642-38106-5_3 © ISAKOS

[12] Dziedzic-Goclawska A, Kaminski A, Uhrynowska-Tyszkiewicz I, Stachowicz W (2005) Irradiation as a safety procedure in tissue banking. Cell Tissue Bank 6:201–219

[13] Fabbriciani C, Lucania L, Milano G, Schiavone Panni A, Evangelisti M (1997) Meniscal allografts: cryopreservation versus deep-frozen technique. An experimental study in goats. Knee Surg Sports Traumatol Arthrosc 5:124–134

[14] European Parliament (2004) Directive 2004/23/EC of the European Parliament and of the council of 31 March 2004 on setting standards of quality and safety for the donation, procurement, testing, processing, preservation, storage and distribution of human tissues and cells. Off J Eur Union L102 7.4.2004:48–58

[15] European Commission (2006) Commission directive 2006/17/EC of 8 February 2006 as regards certain technical requirements for the donation, procurement and testing of human tissues and cells. Off J Eur Union L38 9.2.2006:40–52

[16] European Commission (2006) Commission directive 2006/86/EC of 24 October 2006 as regards traceability requirements, notification of serious adverse reactions and events and certain technical requirements for the coding, processing, preservation, storage and distribution of human tissues and cells. Off J Eur Union L294 25.10.2006:32–50

[17] European Commission (2010) Commission decision 2010/453/EU of 3 August 2010 establishing guidelines concerning the conditions of inspections and control measures, and on the training and qualification of officials, in the field of human tissues and cells provided for in Directive 2004/23/EC of the European Parliament and of the Council. Off J Eur Union L213 13.8.2012:48–50

[18] European Commission (2012) Commission directive 2012/39/EU of 26 November 2012 amending Directive 2006/17/EC as regards certain technical requirements for the testing of human tissues and cells. Off J Eur Union L327 27.11.2012:24–25

[19] Gelber PE, Gonzalez G, Lloreta JL, Reina F, Caceres E, Monllau JC (2008) Freezing causes changes in the meniscus collagen net: a new ultrastructural meniscus disarray scale. Knee Surg Sports Traumatol Arthrosc 16:353–359

[20] Gelber PE, González G, Torres R, García-Giralt N, Caceres E, Monllau JC (2009) Cryopreservation does not alter the ultra- structure of the meniscus. Knee Surg Sports Traumatol Arthrosc 17:639–644

[21] Gelber PE, Torres R, Garcia-Giralt N, Erquicia J, Abat F, Monllau JC (2012) Host serum is not indispensable in collagen performance in diable meniscal transplantation at 4-week incubation. Knee Surg Sports Traumatol Arthrosc 20:1681–1688

[22] Jackson DW, Simon T (1992) Biology of meniscal allograft. In: Mow VC, Arnoczky SP, Jackson DW (eds) Knee meniscus: basic and clinical foundations. Raven, New York, pp 141–152

[23] Jenses TT (1987) Rhesus immunization after bone allografting. A case report. Acta Orthop Scand 58:584

[24] Khoury MA, Goldberg VM, Stevenson S (1994) Demonstration of HLA and ABH antigens in fresh and frozen human menisci by immunohistochemistry. J Orthop Res 12:751–757

[25] Lubowitz JH, Verdonk PCM, Reid JB III, Verdonk R (2007) Meniscus allograft transplantation: a current concepts review. Knee Surg Sports Traumatol Arthrosc 15(5):476–492

[26] Milton J, Flandry F, Terry G (1990) Transplantation of

viable, cryopreserved menisci. Trans Orthop Res Soc 15:220

[27] Ochi M, Kanda T, Sumen Y, Ikuta Y (1997) Changes in the permeability and histologic findings of rabbit menisci after immobilization. Clin Orthop Relat Res 334:305–315

[28] Pegg DE (2006) The preservation of tissues for transplantation. Cell Tissue Bank 7:349–358

[29] Pruß A, von Versen R (2007) Influence of European regulations on quality, safety and availability of cell and tissue allografts in Germany. Handchir Mikrochir Plast Chir 39(2):81–87

[30] Raht E, Richmond JC, Yassir W, Albright JD, Gundogan F (2001) Meniscal allograft transplantation. Two-to eight-year results. Am J Sports Med 29:410–414

[31] Salai M, Givon U, Messer Y, von Versen R (1997) Electron microscopic study on the effects of different preservation methods for meniscal cartilage. Ann Transplant 2:52–54

[32] Sanzenbacher R, Dwenger A, Schuessler-Lenz M, Cichutek K, Flory E (2007) European regulation tackles tissue engineering. Nat Biotechnol 10(25):1089–1091

[33] Shibuya S (1999) Meniscus transplantation using a cryopreserved allograft. Histological and ultrastructural study of the trans- planted meniscus. J Orthop Sci 4:135–141

[34] Schubert T, Cornu O, Delloye C (2010) Organization: type of grafts, conservation, regulation. In: Beaufils P, Verdonk R (eds) The meniscus. Springer, Berlin, pp 315–320. doi:10.1007/978-3-642-02450-4

[35] Sekiya JK, Ellingson CI (2006) Meniscal allograft transplantation. J Am Acad Orthop Surg 14:164–174

[36] Sumida S (2006) Transfusion and transplantation of cryopreserved cells and tissues. Cell Tissue Bank 7:265–305

[37] van Arkel ER, de Boer HH (2002) Survival analysis of human meniscal transplantations. J Bone Joint Surg Br 84:227–231

[38] Vangsness CT, Garcia IA, Mills CR, Kainer MA, Roberts MR, Moore TM (2003) Allograft transplantation in the knee: tissue regulation, procurement, processing, and sterilization. Am J Sports Med 31(3):474–481

[39] Verdonk P, Almqvist KF, Lootens T, Van Hoofstat D, Van Den Eeckhout E, Verbruggen G, Verdonk R (2002) DNA fingerprinting of fresh viable meniscal allografts transplanted in the human knee. Osteoarthr Cartil 10(Suppl A):S43–S44

[40] Verdonk R, Almqvist KF, Verdonk P (2008) Logistik und europäische Gesetze für allogene Gewebetransplantate. Orthopade 37:779–782

[41] Verdonk P, Demurie A, Almpvist KF, Veys EM, Verbruggen G, Verdonk R (2005) Transplantation of viable meniscal allograft. Survivorship analysis and clinical outcome of one hundred cases. J Bone Joint Surg Am 87:715–724

[42] Verdonk R, Kohn D (1999) Harvest and conservation of meniscal allografts. Scand J Med Sci Sports 9:158–159

[43] Villalba R, Pena J, Navarro P, Luque E, Jimena I, Romero A, Gomez Villagran JL (2012) Cryopreservation increases apoptosis in human menisci. Knee Surg Sports Traumatol Arthrosc 20:298–303

[44] Wada Y, Amiel M, Harwood F, Moriya H, Amiel D (1998) Architectural remodeling in deep frozen meniscal allografts after total meniscectomy. Arthroscopy 14:250–257

[45] WHO (2010) Guiding Principles on human cell, tissue and organ transplantation. 63rd World Health Assembly 2010, in Resolution WHA63.22. WHO

[46] Wirth CJ, Peters G, Milachowski KA, Weismeier KG, Kohn K (2002) Long-term result of meniscal allograft transplantation. Am J Sports Med 30:174–181

[47] Yamasaki T, Deie M, Shinomiya R, Yasunaga Y, Yanada S, Ochi M (2008) Transplantation of meniscus regenerated by tissue engineering with a scaffold derived from a rat meniscus and mesenchymal stromal cells derived from rat bone marrow. Artif Organs 32:519–524

第48章　半月板移植：欧洲和美国的组织机构及法规

48

A. Navarro Martinez–Cantullera, Sven U. Scheffler,
Joan C. Monllau

目录

A.N. Martinez-Cantullera , MD, PhD
Tissue Bank, Banc de Sang i Teixits ,
Passeig Vall Hebron 119-129 ,
Barcelona 08035 , Spain
e-mail: anavarro@bstcat.net
S. U. Scheffl er , MD, PhD (✉)
Orthopedic Department , Sporthopaedicum Berlin ,
Bismarckstrasse 45-47 , Berlin 10627 , Germany
e-mail: scheffl er@sporthopaedicum.de
J. C. Monllau , MD, PhD
Hospital del Mar, Hospital Universitari
Dexeus (ICATME) , Universitat Autònoma
de Barcelona (UAB) , Passeig Marítim 25-29 ,
Barcelona 08003 , Spain

© ESSKA 2016 119
C. Hulet et al. (eds.), *Surgery of the Meniscus*, DOI 10.1007/978-3-662-49188-1_48

48.1　欧洲的组织机构

在欧洲，同种异体半月板移植物有两种选择。一种是通过组织供应商获得半月板移植物，像组织库或者非营利机构，这些机构都经过认证能够分配移植器官。如果没有这样的供应商，个别医生可能会获取到移植物，并进行半月板移植。然而，所有的组织安全性以及遵守欧洲标准的责任都将由这个机构来承担。因此，在考虑施行这种行为前，必须要有必要和全面的法规知识。

欧洲议会制定了针对每个欧盟国家均具有约束力的政策指南，来处理和分配同种异体移植物。这些标准在2008年9月1日被纳入了国家法律，同时被2004/23/EC、2006/17/EC和2006/86/EC指南所收纳。所有关于移植物捐赠、分配、获取、监测、加工、保存和存储细节的概要都被描述得非常清楚。本指南可以在http://eur–lex europa.eu/homepage.html下载。此外，每一个欧洲国家为了监管人体组织和细胞的使用，均将这些指南纳入国家法律，并由国家政府执行。所有欧洲国家的机构名称和联系信息都可以登入网址http://www.eurocet.org，点击链接"主管部门"找到。这些机构确保所有组织库建立时的授权和认证，这些组织库承担应用于人体组织细胞的检测、加工、保存、贮存或者分配的活动。在采集、处理、分配期间，应当在本国范围内对捐赠的组织进行追踪。对于准备进行半月板移植的外科医生来讲，熟悉本国认证机构制定的要求是至关重要的，因为纳入国家法律的指南在欧洲有很大变化，除了欧盟指南，一些国家还有额外的法规。比如，未经灭菌的半月板移植物不能在一些欧洲国家采集和使用，而在其他国家，却又是被允许的。

下文会简短地介绍欧盟总结概括的移植物使用要求；医生在考虑进行收集和移植半月板时一定要满足这些标准。

2004/23/EC指南第一次总结概括了用于人体移植的组织细胞捐赠、收集、检测、加工、保存、存储、分配过程的基本要求。该指南也对从第三世界国家引进移植物进行调控。这特别重要，因为像未灭菌的半月板等特殊类型的移植物，可能不能在一些欧洲国家使用，必须从国外进口。

这就要求必须由相关机构执行进口程序，这些组织管理机构的建立需要以移植为目的进行认证、指定、授权或注册。在大多数的欧洲国家，这样的机构是当地的组织库和药房。在使用移植物之前，医生必须了解当地机构是什么样的，以及他们是否满足欧盟制定的标准。成员国和组织库接受来自于第三世界国家进口的移植物时，要确保这些移植物满足相当于欧洲指南规定的质量和安全标准。当地的组织库必须经过认证并记录下所有的移植活动，包括组织和/或细胞采购、测试、保存、加工、存储和分布，或其他成分的类型和质量，还有用于人体移植的组织细胞的起源和目的。任何严重的不良事件和反应均应被记录。

组织捐赠必须通过欧洲成员国的非营利机构进行，这就能保证组织细胞的捐赠实现自愿化和无偿化。捐赠者可能会得到一些补偿，但这是由于组织捐赠所造成的不便和相应的补偿，需要受到严格限制。

为了确保移植组织细胞的质量安全，必须建立质量管理系统。对标准操作程序、指南、培训和参考手册、报告形式、捐赠者记录和组织细胞最终用途，均应该有据可查。受过培训的人员，必须具备相关文凭、证书或其他医学或生物科学领域的正式资格认证。医学或生物科学领域的认证要求完成大学研究课程或者经成员国认可的同等课程教育，在相关领域有至少2年的实践经验。

尽管2004/23/EC指南已经呼吁制定关于组织细胞检测、组织存储条件以及配送的法规措施，但是2006/17/EC文件还是制定了更多具体的要求，必须达到移植物组织细胞捐赠、采集和检测的相关要求。

组织的采集由成功完成培训课程的专业医疗团队实施，移植物采集过程或经认证的组织库采集组织器官时要接受培训。采集必须有合适的设备，遵照组织细胞采集时细菌或其他污染最小化的步骤要求。

采集过程中一定要注意保护那些最终应用于临床的组织细胞成分，同时，特别是在组织细胞不能达到无菌要求时，要将微生物的污染降到最低。必须要有合适的设备能够将无菌的组织采集并转入到后续处理、储存、分配组织的设备中。捐赠者死后到取出组织间的时间不能超过24h。

欧洲2006/86/EC指南提供实验室要求的详细资料，特别是同种异体组织消毒无法进行时（附件1，D）。这些需求必须符合当前欧洲的药品生产质量管理规范（GMP）。GMP根据当下疾病预防领域的医学知识不断升级。因此，如果他们想要用同种异体组织的话就要求国家权力机构确保当地的设施或者机构达到这些标准。GMP指南可以在http://www.ema.europa.eu找到。

鉴于当今的医学标准，需要高度发达的实验室基础设施和设备，以安全地在没有疾病传播的风险下对组织进行处理。在欧洲，此类要求限制了移植半月板的使用，因为只有很少的机构能够有条件开展这项工作。同时，必须进行几项实验室测试以预防病原体通过移植物从供体传播给受体，并尽量使这种机会最小化。所有捐赠血浆或血清必须经过人类免疫缺陷病毒（HIV）Ⅰ/Ⅱ、B和C型肝炎和梅毒筛查（附件2，2006/17/EC）。在已故供体中，血液样本必须在死后24h内采集。依据不同国家的规定，还要进行进一步检测。

指南2006/17/EC和2006/86/EC推荐所有外源性组织细胞需要灭菌。然而，对某些组织的灭菌，如半月板，一定会影响组织的功能和完整性，因此灭菌并不是必需

的。国家权威部门有权决定是否要强制灭菌。在欧洲，相关法规有很大不同。例如，在德国半月板移植物必须经过高剂量辐照或过氧乙酸乙醇的消毒灭菌，然而在西班牙是没有这个灭菌过程的。因此，在进行外科移植手术前联系国家权威部门，针对半月板组织处理要求，获取其细节信息是十分重要的。因为当前灭菌程序对半月板移植物的生物力学和生物性质会造成不良影响[1]，使用新鲜冰冻的未灭菌移植物被认为是半月板移植的金标准。因此，在一些欧洲国家（如西班牙、比利时、瑞士），是可以使用未灭菌半月板移植物的，然而在其他国家则是行不通的，因为这些国家要求半月板移植物必须要经过灭菌处理。

从认证机构获取半月板移植物非常重要，这涉及移植组织安全性的相关法律责任。

在欧盟的成员国，使用非灭菌的半月板移植物是不可能的，但可以从国外进口半月板移植物。例如，在德国，当存在这种特定患者时，没有其他可替代的治疗措施时，是允许进口非灭菌半月板移植物的。基于当前的医学知识，缺乏替代治疗必须一开始就注明。只有这些特殊的案例能使用来自国外进口的非灭菌半月板。然而，在进口半月板时，必须联系官方的医疗设备和药物认证机构。这些机构在法律上被要求确保在获取、采集、处理、储存、分配进口半月板时遵从欧盟委员会（欧洲药品管理局，EMA）制定的准则。由于美国组织库协会（AATB）制定的准则与上述的准则相符，因此，目前在欧洲可以进口来自于美国的已经得到AATB认证的

新鲜冰冻组织。当地的移植进口机构对任何涉及组织安全的问题负有法律责任。

对大多数不能使用非灭菌半月板移植物的欧洲国家来说另一个选择是施行移植前和移植时是同一个人。采集、处理和储存的过程必须是在同一个医生的指导下完成。所有涉及外科手术安全议题都由该人负责。因此，这个选择很难执行，并且不可能用于常规半月板移植。

总之，目前对于半月板移植的实施在欧洲国家之间显著不同。在欧洲如果外科医生计划实施半月板移植，那么经过EMA认证的国家机构在处理半月板移植物时首先要经过鉴定和咨询。其次，是否达到无菌化要求要得到认可。最后，国家机构必须通过EMA的标准来认证鉴定，以提供半月板移植物，这样进行半月板移植的才可能合法化。如果国内提供的半月板移植物不能达到合法化，像从国外进口半月板这样的情况，那么必须对认证机构进行监管。

48.2　美国的组织机构

世界上大部分的肌肉骨骼(MSK)移植和半月板移植都是由美国实施的。全国性的大型网络和小型组织库机构，以非营利组织的形式组建，按照需求向骨科供应半月板移植物。在美国，所有的组织供应者为了认证和注册也要做同样的事情。与欧洲相比，美国的可操作性更胜一筹，使得半月板移植在美国变成了标准的手术术式。

州法律和联邦法律授权组织处理进行移植所需的认证要求，例如组织库。用于另一名接受者的组织和细胞，像半月板，被划分为细胞、组织和基于细胞和组织的产品（HCT/Ps）。2004年，联邦法律规定FDA生物制品评价和研究中心（CBER）负责监管HCT/Ps（http://www.fda.gov/cber/tiss.htm）。CBER监管HCT/Ps遵照联邦法规21章1270节的规范准则[2]。在这些规范准则中，设定了强制性的程序，这些机构能够处理移植物，比如半月板、捐赠资格（筛选和测试捐赠者以及移植组织）、当前好的组织移植活动（包括对于人员、设施、文件的要求以及为采购和加工、标注、存储、追踪无菌组织的程序的要求）和组织库的监管，目的在于使疾病传播的风险降到最小。

组织库的一个重要认证机构是联合委员会（JC），这是独立于FDA的非营利组织。它已经在美国认证了超过20 000个卫生监护组织和项目。它定期发布组织储存并颁发标准（www.jointcommission.org）。认证需要严格通过评审的医院、移动式手术室以及门诊中心，在组织回收和储存期间，坚持最大限度地减少疾病传播的风险，确保保存记录并进行追踪，并报告随访到的不良感染事件。这些书面程序和指南应该保证医院和手术中心能够双向追踪移植物并报告任何移植物传播疾病可能性，以及对供体造成的任何不良反应。多数的州政府同意将联合委员会的认证作为许可条件，以及州和私人保险公司的报销收据。因此，在进行手术前应该提前告知手术医生半月板移植物供应者的认证情况。

目前，组织供应者及人员最重要的认

证组织是AATB[13]。AATB是一个非营利组织，旨在提高自主安全标准和促进安全以及避免人体组织移植感染。它定期出版其组织库标准，最近一次在2012年[3]，它采用当前的医学知识对所有的安全标准进行更新。它严格要求其认证机构和人员坚持更新标准，如在检测可能的传染病原体时新的试验方法，包括纳入和排除对供体组织或其他任何关于预防疾病传播问题，以及移植物安全使用的标准。目前有100多个AATB认证的组织库，在美国这些组织库能提供超过90%的MSK组织。美国整形外科医生协会官方推荐整形外科医生与AATB-认证的组织库进行合作[4]，因为监管指南标准不断更新，以确保移植分配最佳质量和组织安全性。

如果外科医生打算从美国的机构获得半月板移植物，应确保其获得AATB认证。这样的机构可以在http：// www.aatb.org/ Acredited-Bank-Search找到。所有认证的组织库必须保证组织无菌化。然而，实现组织无菌性采用的技术在组织库之间存在着显著变化。大多数组织库使用专有消毒程序以消除病原体，通常结合低剂量照射程序[5]。正如显示的那样，即使低剂量照射也可以对半月板移植物的愈合造成不利影响[1]，关于灭菌的方法，外科医生必须询问分配的组织库。通常，美国人隐瞒他们清洁/灭菌程序的具体情况。所以，建议询问他们在半月板组织的机械和生物逻辑性质上应用的技术效果。目前，未灭菌、深度冰冻、冷藏或新鲜冷冻的半月板移植物被认为是半月板移植的黄金标准[1]。组织供应者应该接受询问，看他们是否提供这些

类型的半月板移植物。

总之，在美国，成立基于州和联邦法律法规的全国标准，会被广泛接受认证的组织不断升级，如AATB和JC，已经允许大型网络组织机构开发，从捐赠到采集、处理、存储和分配，参与处理移植组织的各个方面。这反过来导致了按需向骨科稳定供应半月板移植物和疾病传播的风险最小。

在欧洲，当地国家部门制定的欧洲移植指南的不同导致了非消毒半月板移植物的可用性不同的情况。因此，需要进一步努力去统一规范改进半月板移植物可用性或发展无菌化处理流程但不影响半月板的功能和生物学。

48.3 组织采集的概况

每年数百万接受者移植了来自世界各地获得的组织，这使他们恢复了生活质量。在其他类型的组织中，半月板移植物为受者带来了巨大的益处，并且尽管有其他类型的组织可以用自体组织（例如，自体肌腱可以替代自体损伤的韧带），一些半月板缺损可以从最近去世的捐赠人身上取健康半月板进行成功治疗。

足够组织获得的困难是众所周知的，但比起其他组织，半月板的可用性甚至更有限，因为一些重要的因素是这种组织固有的。在这些因素中，年龄上限、家人的同意和尺寸兼容性是最常被注意到的。

一些组织标准和组织库标准根据组织恢复的特性设定了捐赠者年龄范围为17～45岁[6]。这是从组织供体获得半月板

的最重要的限制之一。例如，在加泰罗尼亚（人口700万），2014年器官捐赠者捐赠了218个有效器官，去世的捐赠者的平均年龄是57.7岁，超过年龄限制10岁以上（图48.1）。组织捐赠也必须面对亲属知情同意的问题。虽然器官捐赠在问到的大多数家庭成员中是尽人皆知的，很少有家庭意识到对组织的需要。事实上，在大多数社区，在要求组织捐赠时家庭拒绝捐赠的比例要高于请求器官捐赠[7]。

由于恢复过程中的困难，半月板移植恢复是一个需要训练有素的人员专业操作的过程。比其他组织类型，更多问题发生在半月板恢复期间，并需要更长的学习曲线获得性。

最后，在捐赠者和接受者之间的组织的尺寸兼容性对于半月板移植取得良好结果是至关重要的[8]。半月板移植接受者和组织库里中组织的匹配需求往往是一个十字路口，因为在恢复之前是不可能知道供体的大小是否满足患者的要求。

考虑到所有因素，很容易理解患者对半月板移植的需要是复杂的，需要大量的组织供体及大量不同尺寸的半月板。

考虑一般半月板移植的特点，按照地方和国际科学组织提供的法规、标准和指导、捐赠和移植这些活动也有所不同。

在本章中，将对半月板组织从条例、死亡、捐赠、家属同意、处理方面的差异和相似以及欧美模型分配方面进行描述。描述差异，即使所有参与监管和指导的文件的组成的本质是相似的：寻找伦理的及专业的组织捐赠和移植，保护捐赠者和接受者，开展透明和安全的移植工作。

48.4 法规、标准和其他举措的比较

过去20年来，当局一直在努力创建一个针对组织库工作的监管框架，从捐赠到移植，确保用于治疗目的的组织和细胞的质量和安全。在制定这些规定之前，对于组织和细胞的捐赠和移植没有明确的管辖权。同样，科学界和专业人士已经在努力制定标准和指南在国际层面来协调质量和安全。在欧盟层面，资助项目和欧盟科学社会已经制定了一些倡议，使专业人士聚集在一起，有助于当局对组织库工作，检查和生物警觉项目制定最佳做法。第一部分专注探索欧洲和美国的组织细胞调节标准及美国和欧洲的不同现况和项目的概况。

48.4.1 欧洲

在20世纪90年代，在欧盟成员国之间存在着各种组织有关的现实法规。在欧洲，有可能是1995年在欧洲水平上开始调节，欧盟的权限扩展到器官、组织、血液和血液成分的标准以及质量和安全。在2004年，欧盟发布了所谓的初版组织和细胞指南：欧盟议会2004/23/ EC指南[9]。发表关于组织和细胞移植活动的欧洲指南（立法法案）的主要目标是为了在实施组织细胞工作的所有阶段时设定最低标准以保证质量安全，是在建立授权组织机构的标准，有全面注册表的官方授权组织库，创建一个能够编码，追踪和反映不良事件的共同系统，最终在欧盟国家和非欧盟国家之间协调进出口规则。

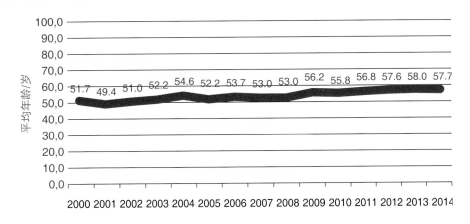

图48.1　2000—2014年加泰罗尼亚死亡捐献者的平均年龄（14岁以上）的变化

　　为了实施初版指南，2006年欧盟发表了两个关于某些技术要求的技术指南：指南2006/17 / EC和指南2006/86 / EC[10,11]。

　　成员国已经将指南纳入国家法律并实施措施。

　　关于欧洲标准和良好病例的发表，代表47个成员国和8亿欧洲人的欧洲委员会，一直积极推动发布应用于人的组织细胞质量安全的指南。成立的这个国际组织，向欧洲分享并传播基本价值观。器官、组织细胞移植的工作始于1984年，2013年发表了第一版的组织细胞安全指南。指南成功汇集了欧洲质量医药管理局、欧盟项目、专业团体和世界卫生组织的工作成果以建立现有的用于人类的组织细胞领域全面共识性文件。这是对欧洲组织细胞的第一份定义明确的道德和技术指导，阐述了欧盟指南的一般要求。

　　最后，通过征求建议资助的一些欧盟项目，也对一些组织库方面的新技术进行指导。欧洲组织库项目质量体系（EQSTB）分析了欧洲组织的立法，显示在2007年100%的参与国遵照欧洲组织库协会（EATB）标准，只有83%的法律符合欧盟指南，只有43%当局授权的组织库有定期检查[12]。

　　其他项目必须对检查和认证协调标准和检查方法（EUSITITE），在组织库中发展详细的欧洲GTP（EuroGTP），并就这一领域中严重的不良反应和事件报告，评估调查形成共识（人类原产地物质监测）。

48.4.2　美国

　　美国的组织条款是基于联邦政府法规和标准，这表现在不同的组织机构。美国食品和药物管理局（FDA）是美国卫生部的一个人力服务部机构，致力于推动有关组织重获得、处理、分配的监管活动，并于20世纪90年代发布了第一份监管条例："人类组织用于移植的–21 CFR Part1270"临时最终规则。1997年，它出版了一项最终规则指导文件。这个规定的目的，是创建统一的制作人类细胞、组织以及基于细胞和组织产品（HCT／Ps）的机构的注册列表系统，并建立捐助者资格，当前良好组织实践等程序，防止HCT／Ps引起疾病的介入、传播和感染。 FDA的规则是强制性的，由法律保障执行，并涵盖组织恢复及供体筛选和测试、加工、存储和分配。此外，FDA与其他政府机构如疾病控制中心（CDC）或健康资源和服务管理局（HRSA）都有接触，这些机构监督所有器官、组织和血细胞的捐赠。

美国食品和药品管理局（FDA）颁布了HCT/Ps监管指南。本指南旨在帮助小型制作HCT/Ps的实体机构以更好地理解和遵守全面的监管框架。

在美国，专业协会已经对当前组织库的安全性做出深入贡献。

（1）联合委员会（TJC）对他们在医院里认证的用于组织储存、跟踪和不良反应调查设立了标准。

（2）AATB和美国眼库协会（EBAA）发布自愿标准，并有积极的认证计划。自2005年以来，AATB在不同技术层面发布了多个指导性文件：组织捐助者的体格评价，恢复期防止感染和交叉感染，当前良好的组织活动，预灭菌/预消毒培养，身体冷却的评价，组织供体家族的引导[12]。

48.4.3 概述

国际规则制定了组织捐赠、恢复、加工、包装、标记和测试的组织库工作准则，但它们也涵盖了组织和管理组织库的准则。重要的是要强调当从另一个国家寻求组织时，我们必须考虑到进口和出口组织同样有规则。有了组织法规，才有可能分析进口组织潜在的质量和安全性。组织机构有履行法律的义务，遵守修订条款和标准，并有更强的协议自主权。

对于移植半月板移植的替代方案及基于细胞治疗的产品最近几年已经出现。确保患者安全，具体的规范和质量要求应用于基于细胞的药物产品（CBMP）开发项目，根据FDA和EMA的立法框架，这必须符合现行的良好（实验室/组织/制造/临床/分销）实践标准[14]。

48.5　活性

来自单个供体的组织可以用于治疗多达100名患者，或更多。在一些国家，组织主要来自器官捐助者，但其他国家已经发展形成了从个体组织捐赠者身上收集组织的参考系统。

在欧洲，数据由EC收集，EC接收来自每个欧盟国家的信息。在美国，数据由FDA收集（表48.1）。

即使欧洲收集完整准确数据同美国一样可用性不够，但两者的差异表明美国每百万人口的MSK移植高于欧洲，这是显而易见的。进一步地研究和分析一下，在某些领域是否应该更好地使用MSK组织，因为它有更多数量的专业组织规定，更好的健康保险覆盖，或者因为组织的可用性更好。

48.6　同意/授权

全世界器官和组织捐赠率变化非常大

（图48.2）。在本章，我们也分析了如何随访家庭是器官和组织捐赠的关键步骤之一。提供和接收不好的消息，请求并授权器官和组织捐赠对于已故亲人和专业人员都是非常有压力的处境。由于这个原因，器官需求和组织捐赠的动态过程需要一个训练有素的团队。专业人员必须接受训练，并需要以合适的方式处理捐赠者亲人的情绪反应。

在欧洲，关于捐赠的知情同意有不同的规定，但这些国家主要采用假设同意或退出办法，这种情况下当他们死亡时，个人自动被认定为潜在的器官捐赠者，除非他们明确（书面形式）表示退出成为器官捐赠者。欧洲国家在其法律中保持假设同

表48.1　在欧洲和美国的组织

2014年数据	欧盟	美国
国家	28个国家	50个州
人口	506 000 000	321 000 000
TE（包括ART）	2 336	2 208
MSK TE	464[b]	781/75[c]
MSK捐赠数量	90%活体捐献者 3 200名死者捐赠	仅2%活体捐赠 30 000名死者捐赠
异体移植[a]	在28个欧盟国家中16个国家的76 300例可用数据	1 000 000

注：TE，组织机构；ART，辅助生殖技术；MSK，肌肉骨骼的

a：共781个骨组织机构执行至少一个活动。75个MSK组织机构进行处理

b：Eurocet数据

c：欧洲MSK组织机构的数据来自欧洲组织机构监管下执行任何种类活动的组织机构

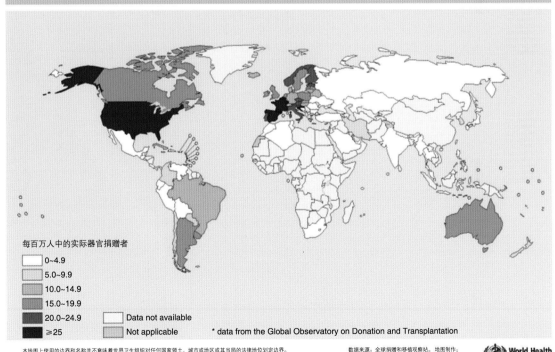

实际的来自死者的捐献者*

每百万人中的实际器官捐赠者
0~4.9
5.0~9.9
10.0~14.9
15.0~19.9
20.0~24.9
≥25
Data not available
Not applicable
* data from the Global Observatory on Donation and Transplantation

本地图上使用的边界和名称并不意味着世界卫生组织对任何国家领土、城市或地区或其当局的法律地位划定边界。地图上的虚线表示可能尚未完全统一的大致边界线。

数据来源：全球捐赠和移植观察站。地图制作：卫生统计和信息系统（HSI），世界卫生组织。

World Health Organization

图48.2　2012年实际死亡器官捐献者（来自全球捐赠和移植观察站的数据）

意是不依赖实际恢复器官，在恢复之前也不依赖于请求家属同意，正如2012年做的调查显示的那样[15]。实际上，在2014年，欧洲国家之间实行假定同意的捐赠率有很大的差异，从最高的西班牙35.5/百万到最低的希腊5.6/百万。因此，在研究欧洲国家间的捐赠数据时，假定同意与明确捐赠的比值在数据上是不恒定的。

美国采用的是选择性成为器官捐赠者，即一个人在他死之前提供成为器官捐赠者的同意书，这样的话，器官捐赠就能在他们死后执行。器官采集组织（OPOs）及组织库可能促成家属来讨论捐赠并咨询捐赠认证情况。在美国，25.8pmp的捐赠率与那些实行假定同意的欧洲国家是相似的（图48.3），努力提高捐赠率是一个有争议的话题。

最终，拒绝捐赠组织的家庭高于拒绝器官捐赠的家庭，因为社会，甚至是健康专家，通常知道对那些在列表清单上等待器官移植的患者比等待组织移植的患者需求更紧迫。另一个影响家庭拒绝捐赠的因素是捐赠者的年龄[16]。

总之，家庭同意捐赠组织，特别是半月板，是实行捐赠过程最为重要的一个部分。从这个意义上来说，对于经历过半月板短缺的组织移植外科医生，要意识到等待组织移植患者对供体的需求[17]。

48.7 质量

为了供体和受体，组织法规、标准、组织机构和专业人员为优质和安全移植物服务。在这一章节，已经解释了差异存在

于组织捐赠和库室监管及移植标准。组织捐助者的类型，康复团队的类型，甚至组织库组织机构有不同的模式，并根据国籍的不同以不同的方式组织。然而，他们都制定了规则，以确保安全移植和参与这一领域的所有专业人员的目标是帮助组织接受者避免任何种类的伤害。

通过大量的工作，欧盟已经核实，遵守2004/23/EC指南第16条，其中规定，所有的必要措施都是为了确保每个处于合适位置的组织库和升级优良品质的系统都是基于欧洲优良实践的原则。在84个参与的组织库中，29个经过了彻底检查，26个有授权要求，12个有外部审计，17个有内部审计。因此，即使组织库使用不同的系统，他们也要遵守有关质量管理的规章。欧盟还验证了组织库如何符合2004/23/EC指南第17条，关于负责检查，授权要求，定期评价人员，必修课程的组织库内部设计。

在美国，质量管理符合FDA对医疗器械制造商的质量体系规定，以及21 CFR第820部分现行的良好制造实践要求，其中包括内部审计、试剂/用品、管理责任、供应商、采购控制、员工培训、过程控制、调查和过程验证研究，这些造成了质量管理的下降。AATB的"组织库标准"反映了组织库专业人士的专业知识和认真努力，为组织库活动的指导提供全面的基础。AATB修订标准委员定期审查和修订的标准体现了科学和技术的进步。第K部分确立了质量保证、质量控制程序、调查、投诉、内部审计等电子系统控制的关键要素。对于MSK组织，美国有115家AATB认证的组织库。

组织移植物的整体质量，例如半月

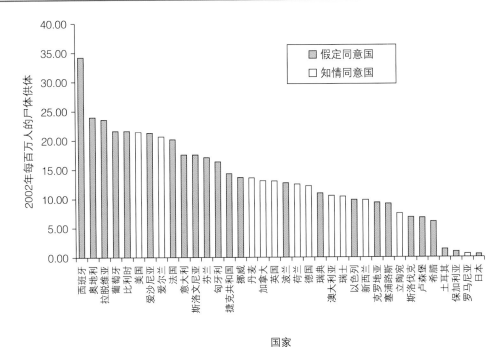

图48.3 假定同意和知情同意的国家

板移植，是基于安全性和临床使用的形态和功能特性。多年来，关于组织安全移植的复杂性已有报道，还有一些数据可以帮助我们了解感染传播或恶性肿瘤的风险，以及具有免疫反应或移植后其他问题的风险。尸体供体组织移植的细菌污染一直是受体发病率和死亡率的重要病因[18]。表48.2显示MSK移植引起的不良事件概况。

如表48.2所示，MSK移植（包括半月板）主要与感染有关。因此，可以直接影响传染病传播包括以下几方面：供体筛查，包括死亡原因、获取部位、获取技术、血清学检测和无菌组织样本、清洁室

加工设备、灭菌类型、组织处理和最终包装等类型。这些因素分析比较了欧洲和美国标准。所有因素都可能影响疾病传播，但也有一些影响半月板移植质量，例如供体年龄限制、可以对组织造成损害的恢复技术和可能损伤半月板基质结构的处理类型。

48.7.1　捐赠者的适宜性

捐赠者的适宜性分析包括知识和回顾相关医疗记录，记录包括录入之前和录入时的死亡原因、身体评估、感染性疾病筛查。

表48.2 肌肉骨骼移植导致的不良事件

对受体的损害	感染	恶性肿瘤	免疫反应	其他
肌肉骨骼	39	1	2	9
半月板移植物	2	0	0	0

注：数据来自于www.notifylibrary.org网站

医疗记录和死亡原因

组织捐赠的主要临床禁忌证在欧洲和美国是同样的，包括系统性自身免疫性疾病、神经障碍、遗传疾病、慢性持续性感染和毒性物质中毒，这可能通过组织移植传播。

更细致地查看MSK和半月板移植，如果有某些特异性的与代谢性骨疾病或有毒物、组织辐射或创伤引起的组织改变组织禁忌，这两个标准都建议反对使用捐赠物。

死亡原因与目前已知的捐赠有关，至少对于其原因的鉴别诊断不会给组织移植带来任何风险。

恶性肿瘤

欧盟成员国，按照组织和细胞的指南，评估捐赠者时必须考虑到恶性肿瘤。由组织库的负责人记录的风险评估，除非有正当理由，否则只有原发性基底细胞癌、原位宫颈癌和一些中枢神经系统原发性肿瘤的患者可以被接受成为细胞或组织供体。现在，欧洲法规成了一个争论性问题，可以从以下几方面讨论：

（1）一些组织处理方式减少了许多有活性的细胞和恶性肿瘤传播的风险。这些处理的类型包括冷冻干燥骨照射。

（2）目前，对恶性肿瘤类型有更好地了解和患者无病的时间也比几年前多。因此，转移的风险和"无病"的概念得以更好理解。也能知道，过去特定的恶性肿瘤是否已经通过器官或组织移植传播。

（3）通过组织移植传播恶性肿瘤的少数案例有了国际性通识。

作为每一个AATB组织标准库，捐助者现有或既往有恶性肿瘤诊断的，由医学主管或执业医生指定人对符合组织库标准操作的程序（SOP）手册的捐赠者适宜性进行评估。评价包括恶性肿瘤的类型、临床过程和接受供体前的治疗。采纳的评估及原因记录在捐赠者的记录中。据报道在2006—2010年AATB举办的组织捐助适合性研讨会调查结果表明涉及评估供体恶性肿瘤病史的6个组织库之间的差异性非常小。FDA对人类细胞、组织和基于细胞和组织产品制定的法规不考虑恶性肿瘤相关传染病。

最后，依照法律，移植供体半月板时一定要考虑恶性肿瘤史（大多数组织库禁忌任何类型的恶性肿瘤），并且组织库的医务主任要求对其进行评估。但是，在美国，后者的风险评估仅适用于AATB认证的组织库[13]。在评估每个捐赠者的历史时，优先进行细致的风险分析，有这样一个共识，应该考虑分析相关的特异性组织细胞应用风险。

年龄标准

在美国的标准中，开放的规则规定医疗主任应对骨和软组织供体确定年龄限制。欧洲组织指南理事会[6]不推荐对松质骨供体设年龄上限，15~55岁年龄范围的长骨、骨关节移植物、软骨和半月板和肌腱供体以65岁为年龄上限。如以上指南没有认证过程，很难知道组织库是否遵循这些建议。

身体评估

身体评估是捐助者适宜性的关键步

骤，并应在全球建立。必须确定疾病传播高风险的证据。体检结果是5%的已故捐赠者被拒绝，因此，这表明其在预防疾病传播中的重要性[19]。如果有任何疾病传播风险的迹象，捐赠将被拒绝。

捐助者筛选：需要进行传染病测试

作为最低要求，必须根据AATB标准和指南针对每个检测试剂盒制造商的说明对供体的血清或血浆进行以下生物测试，以确定在欧洲和美国人类应用的组织和细胞的质量和安全（表48.3）。

近年来，捐赠筛选取得了长足进步，由于有核酸测试，这缩短了窗口周期，增加了检测的灵敏度和特异性，减少了潜在疾病传播。

采购现场和恢复时间限制

组织恢复期间，获取必须确保安全，必须在有合适设施的地方进行，按照技术程序，使采集组织和细胞受细菌污染达到最低程度。MSK组织恢复需要无菌化的恢复方法，使用经过检验的无菌仪器和一次性无菌材料。总之，建议采购时使用一次性仪器，只要条件适宜。组织获取时必须通过SOP控制污染和交叉污染。

MSK切除的最大时间窗是（从供体的心搏停止到恢复）：

（1）心脏停止后身体还未冷却：美国是死亡15h内，欧洲是12h没有冷冻并累积持续15h。

（2）心跳停止后身体冷却：美国是24h内开始，欧洲是48h。

恢复后包裹肌肉骨骼组织必须以无菌方式进行，并尽快运到组织库。一般来说，在美国，处理或冷冻组织的时间限制是恢复后72h。

时间限制可以成为组织适宜性的线索。已经研究并得出结论：组织供体中梭形菌污染的可能性是存在的，特别是在死亡者和切除的组织之间随着时间不断增加[20]。为了正确识别病原体的存在，避免进一步的污染，尽快在死后回收组织，建议暴露于含有抗生素或消毒剂的溶液之前，充分培养组织。

检测组织

（1）污染的考虑：在组织获取、处理和包装期间测试组织，是所有组织库通用和必需的要求，但必须考虑这些困难：检测高毒性的病原菌困难，无菌试验可能发生假阴性，移植物如留在组织上的抗生素或其他化学品结果不可靠。需要控制微生物污染，并且，只要有可能，要一直保持组织移植物的灭菌化。

（2）生物力学考虑：在理解和控制组织材料的效能过程中，验证协议的过程很重要。使用化学品、照射以及其他处理步骤处理组织，必须经过审查以了解他们对组织移植物生物力学行为的影响。

组织处理

处理方法旨在清除血液、脂质和外来组织，使得组织适合移植。MSK的处理通常包括物理清创、机械搅拌、超声波、酒精溶液、冲洗液、抗生素净化，在一些情况下，进行最后的灭菌程序。

半月板移植必须符合移植技术规范；

表48.3 血清学最低要求

	美国AATB标准	欧洲指导人体应用的组织和细胞的质量和安全性
人类免疫缺陷病毒Ⅰ型和Ⅱ型（HIV-1，HIV-2）	阴性	阴性
NAT HIV	阴性	建议做进一步检验
乙肝表面抗原	阴性	阴性
总核心抗体	阴性	如果抗HBc（IgG和IgM）是阳性（重复反应性）且HBsAg是阴性的，则需要进一步测试以确定肝炎。通常涉及抗HBs、抗HBc IgM（仅）和/或HBV的NAT，必须进行风险评估
丙肝抗体	阴性	阴性
丙肝NAT	阴性	建议做进一步检验
HTLV 1型和2型抗体	阴性	对于生活在或源自高流行率的捐赠者，必须进行HTLV-I抗体的测试
梅毒	阴性	阴性 当进行非特异性测试时，如果一个梅毒螺旋体特异性试验是阴性的，反应结果不会呈现阴性。捐赠者的标本在螺旋体特异性测试中是阳性的，需要由负责人在他们捐赠组织被临床使用之前进行彻底的风险评估，以确定捐赠者的资质

注：NAT，核酸检测；HIV，人类免疫缺陷病毒；AATB，美国软组织库协会；HBsAg，乙肝表面抗原；anti-HBc，乙肝核心抗体；HBV，乙肝病毒；HCV，丙肝病毒；HTLV，人类T淋巴细胞病毒

即尺寸、质量和完整性，并根据符合法规的组织库标准程序对其进行处理。处理时，应当避免评估组织特性造成的与半月板形态和功能特性有关的并发症。然而，对生产更安全的组织的需求不断增加。至于半月板移植，所有行动都针对避免组织损伤、保存组织加工和冷冻后的特性[21]。处理前后的组织尺寸必须保持一致，因为在捐赠者和收受者之间的组织匹配是强制性的。

在美国和欧洲，多年来，组织库一直致力于组织无菌化且已经得到发展，并在某些情况下提出来不同类型的骨加工方式。可用的方法包括γ辐射、超临界二氧化碳等。无论使用何种技术，最终的目标是去除所有可能传染的微生物，应用于临床时保持结构和生物活性必需的性质。

总结

移植物的可用性，特别是在半月板移植，不能总是满足患者的需要。在欧洲和

美国已经建立了从捐赠到移植建立良好的组织实践的设备，所涉及的专业人员承诺在安全和质量要求下工作。综上所述，如果所有的专业人员和组织都遵循规章、标准和指导，就有可能对组织的同种异体移植安全性具有高度的信心。但是，预测最终半月板移植的结果更复杂，因为预后包括患者的移植预后、退行性病变的严重程度、肢体稳定性、移植型号和处理方法、移植放置和移植固定[22]。在此，组织机构必须与骨科移植外科医生合作，一起验证和研究组织的功能和移植后的安全性。

参考文献

[1] Mickiewicz P, Binkowski M, Bursig H, Wróbel Z (2014) Preservation and sterilization methods of the meniscal allografts: literature review. Cell Tissue Bank 15:307–317. doi:10.1007/s10561-013-9396-7

[2] CFR – Code of Federal Regulations Title 21 (2015) Part 1270 and 1271

[3] AATB (2012) Standards for tissue banking, 13th edn. American Association of Tissue Banks. McLean, VA, USA

[4] American Academy of Orthopedic Surgeons American Academy of Orthopedic Surgeons advisory statement #1011: use of musculoskeletal tissue allografts

[5] Vangsness CT Jr, Dellamaggiora RD (2009) Current safety sterilization and tissue banking issues for soft tissue allografts. Clin Sports Med 28:183–189. doi:10.1016/j.csm.2008.10.008

[6] European Directorate for the Quality of Medicines & HealthCare (2014) Guide to the safety and quality assurance for the transplantation of organs, tissues and cells, 2nd edn

[7] Quintana S, Navarro A, Navas E, Genís X, Ferrer R (2013) Consent to donate some but not all organs or tissues. Organs Tissues Cells 16:37–39

[8] Lee BS, Chung JW, Kim JM, Kim KA, Bin SI (2012) Width is a more important predictor in graft extrusion than length using plain radiographic sizing in lateral meniscal transplantation. Knee Surg Sports Traumatol Arthrosc 20(1):179–186

[9] Directive 2004/23/EC of the European Parliament and of the council of 31 March 2004 on setting standards for quality and safety in the donation, procurement, processing, preservation, storage and distribution of human tissues and cells. Off J Eur Union. L 102/48 07/04/2004. http://eur-lex.europa.eu/LexUriServ/LexUriServ.do?uri=OJ:L:2004:102:0048:0058:en:PDF

[10] Commission Directive 2006/17/EC of 8 February 2006 implementing Directive 2004/23/EC of the European Parliament and of the Council as regards certain technical requirements for the donation, procurement and testing of human tissues and cells. Off J Eur Union. L 38/40 09/02/2006. http://eur-lex.europa.eu/LexUriServ/LexUriServ.do?uri=OJ:L:2006:038:0040:0052:EN:PDF

[11] Commission directive 2006/86/EC of 24 October 2006 implementing Directive 2004/23/EC of the European Parliament and of the Council as regards traceability requirements, notification of serious adverse reactions and events, and certain technical requirements for the coding, processing, preservation, storage and distribution of human tissues and cells. Off J Eur Union. L 294/32 25/10/2006. http://eur-lex.europa.eu/legal-content/EN/TXT/?uri=CELEX:32006L0086

[12] http://ec.europa.eu/health/ph_projects/2003/action2/docs/2003_2_06_frep.pdf

[13] http://www.aatb.org/Guidance-Documents

[14] Vives J, Oliver-Vila I, Pla A (2015) Quality compliance in the shift from cell transplantation to cell therapy in non-pharma environments. Cytotherapy 17:1009–1014

[15] Boyarsky BJ, Hall EC, Deshpande NA, Ros RL, Montgomery RA, Steinwachs DM, Segev DL (2012) Potential limitations of presumed consent legislation. Transplantation 93(2):136–140

[16] http://www.ont.es/publicaciones/Documents/DOPKI%20NEWSLETTER%2009.pdf

[17] http://donatelifecalifornia.org/education/faqs/presumed-consent/

[18] Eastlund T (2006) Bacterial infection transmitted by human tissue allograft transplantation. Cell Tissue Bank 7(3):147–166

[19] Geyt VC, Wijk VM, Bokhorst A, Beele H (2010) Physical examination of potential tissue donors:results of a risk management procedure to identify the critical elements of the physical examination. Clin Transplant 24:259–264

[20] Malinin TI, Buck BE, Temple HT, Martinez OV, Fox WP (2003) Incidence of clostridial contamination in donors' musculoskeletal tissue. J Bone Joint Surg Br 85-B:1051–1054

[21] Records #173 and #174. http://www.notifilybrary.org

[22] Sekiya JK, Ellingson CI (2006) Meniscal allograft transplantation. J Am Acad Orthop Surg 14:164–174

第49章 同种异体半月板移植的开放性手术技术

49

Olaf Lorbach, Romain Seil, Dieter Kohn

目录

49.1 适应证

对于同种异体半月板移植的最佳适应证是症状性膝外侧综合征患者，在稳定膝关节外侧半月板不全或完全损伤后，下肢力线只有轻微到中度的内侧间室的胫股关节软骨退行性病变。

内侧半月板移植的适应证较少。胫骨高位截骨对尤其是在内侧间室软骨严重损伤中度内翻的患者可能是个更好的选择。

半月板移植可能需要结合其他的手术，如ACL重建或软骨细胞移植（ACI）。用于单纯同种异体半月板移植的禁忌证是关节力线严重不良、不稳定和严重退行性疾病所涉及的间室变化、股骨和胫骨的全层软骨缺损以及与对侧膝关节相比超过5°的伸直或者小于125°的膝关节屈曲。一个年龄大于等于50岁患者体重指数超过35被视为相对禁忌证[1,2]。

O. Lorbach , MD PhD (✉) • D. Kohn
Department of Orthopaedic Surgery ,
Saarland University , Kirrberger Str., Geb. 37/38 ,
Homburg (Saar) D-66421 , Germany
e-mail: olaf.lorbach@gmx.de
R. Seil
Department of Orthopaedic Surgery ,
Centre Hospitalier de Luxembourg , 78, rue d'Eich ,
Luxembourg L-1460 , Luxembourg
Sports Medicine Research Laboratory, Luxembourg
Institute of Health , Centre Médical Norbert Metz ,
78, rue d'Eich , Luxembourg L-1460 , Luxembourg

© ESSKA 2016 119
C. Hulet et al. (eds.), *Surgery of the Meniscus*, DOI 10.1007/978-3-662-49188-1_49

49.2   临床检查和术前管理

为了获得令人满意的临床效果，必须仔细选择患者。需要临床X线和MRI检查。患者必须能够完全伸直膝关节，可以达到具有最小130°屈曲。

在手术之前须排除脱位和韧带功能不全，或者这些问题在手术期间必须得到解决，因为半月板移植不适合ACL功能缺陷的膝关节。此外，重要的是分析患者的现有疼痛。外侧半月板损伤后的典型的术后疼痛局限在外侧胫股间隙中，特别是在负重期间。

半月板切除术后疼痛应与髌股疼痛或其他与切除半月板无关的症状有所区别。可通过矢状位X线检查和MRI获得额外的重要信息；下肢全长负重X线需要评估力线轴的冠状位平面并排除是否需要矫正截骨，而不是半月板移植的情况。MRI主要用于评估关节软骨。同种异体半月板移植物的大小通过性别和身高与个体患者相匹配，但也与标准前后位和具有校准标记物的侧位X线检查匹配（图49.1）。该信息被发送到组织库以获得几乎完美的与半月板匹配的尺寸，这已经被证实为良好的临床效果和生物力学结果的重要因素[3,4]。

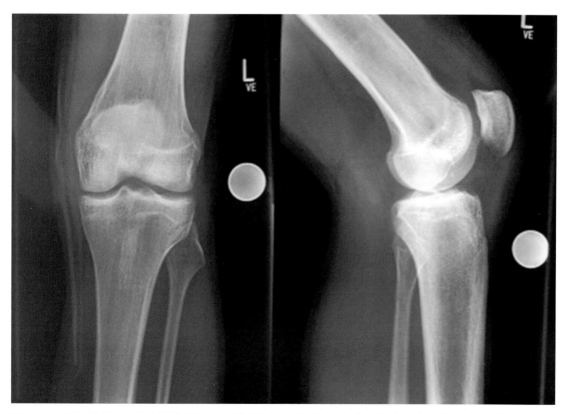

图49.1　术前X线片（正位和侧位）与25mm校准标记，发送到组织库以获取适宜尺寸的同种异体半月板移植物

49.3 手术技术（外侧同种异体半月板移植）

在麻醉师将患者诱导睡眠之前，我们建议将同种异体半月板移植物打开包装并进行仔细检查，以评估其是否适合于计划的半月板移植手术。

通常，从组织库接收包括胫骨平台的一半，包括骨、透明软骨和半月板。应检查以下标准：正确的一侧，适合于受者;完整的上下半月板表面；完整的韧带根部。同种异体半月板移植物可能在获取期间被锯片损坏（图49.2）。如果截骨在胫骨交叉韧带止点部的区域中横向操作太远，则可能损伤半月板胫骨韧带。在这种情况下，有必要评估是否仍有足够的韧带组织可用于软组织固定。或者，通过骨块固定可以替代软组织固定。如果这些替代方案都不可能，则可以考虑推迟手术[5]。

手术可以在患者仰卧位全麻或腰麻、硬膜外麻醉下进行。患者的腿绑止血带后放置在关节镜腿架上。如果进行单纯开放同种异体半月板移植，患者仰卧，在手术床的末端放置沙袋，以在膝关节屈曲期间支撑脚。大腿位于大型膝枕上，膝盖弯曲50°～70°。然而，可以自由活动腿的体位是非常重要的，因为在手术期间需要膝关节处在不同的位置以充分地暴露前部和后部半月板附件。

如果移植物适合于计划进行的手术，这里必须要非常仔细地分离半月板和骨，特别注意不要损伤半月板胫骨韧带。使用改良的梅森—艾伦方法中的缝线（即，Fiberwire，No.2，Arthrex，Naples，美

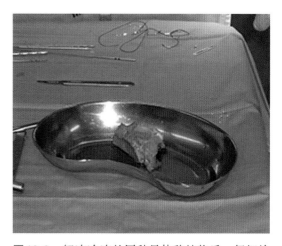

图49.2 解冻冷冻的同种异体移植物后，仔细检查半月板，以了解同种异体移植物是否适用于移植

国），或根据韧带根部的解剖结构用改良的Krackow法缝合。

由于同种异体移植物需用缝合线经过胫骨固定，因此必须可靠固定半月板。

根据患者的血压将止血带充气至250～300mmHg（1mmHg=133.322Pa）。在髂胫束可触及的背侧边缘上，从髌骨上缘近端的约3个横指向远端延伸到位于前外侧1个横指的点，做约10cm的弧形侧方切口（图49.3）。在皮下组织分裂后，从筋膜解剖背侧皮瓣。识别髂胫束的后缘，并且在膝关节屈曲50°的情况下，从股骨外上髁开始纵向分离筋膜。在牵开髂胫束后，确定股骨髁的外侧副韧带的止点、弓状韧带、外侧副韧带、腓肠肌腱外侧头。

操作应局限在股二头肌腱和腓骨头前方，以免损伤腓总神经。标记股骨外髁前后缘、外侧副韧带、外上髁处的腘肌腱复合体并用15mm Lambotte骨刀截骨。股骨远端下方的韧带处需要特殊保护，这是直接关系到骨软骨边界的股骨外侧髁。因此，

下缘应使用小骨凿操作，以防止软骨的意外损伤[5,6]。

附着有外侧副韧带—复合体的骨片大小应当约为15mm×15mm和8～10mm厚，以在操作结束时做到可靠固定（图49.4）。

Hohmann牵开器插入胫骨平台的后面牵开外侧股骨上髁。Langenbeck牵开器位于前外侧髁，以便在轻微弯曲和外翻应力下实现对关节间室的清晰视野。将半月板残端切除至外侧间室的后部，以实现同种异体移植物的可靠固定以及在连接部位具有足够血液供应的良好愈合区域。

如果保留了半月板根部韧带的附件，则可以容易地识别半月板角附着区域。另外，有必要预先了解置入区域的解剖知识，以便识别半月板的前后角。或者，该步骤可以在荧光镜监视下进行[7-9]。

ACL胫骨钻导向器将导丝放置在半月板前后角的解剖足印处。用小刮匙固定钻尖，并用4.5mm空心钻头穿过导向器扩孔。缝合套索通过空心钻插入骨隧道中。在同种异体移植物的前角和后角附件的缝线通过具有缝合线套环的胫骨骨隧道穿过（图49.5）。用2根或3根不可吸收的缝线将移植物垂直褥式缝合在后角，特别注意避免将半月板固定到腘肌腱。

随即，不可吸收缝合线位于半月板-囊膜接合处周围，以实现将半月板牢固固定到关节腔内。

经胫骨缝合线利用夹钳暂时固定在期望的张力下，并且膝关节从完全伸展到130°屈曲以检查同种异体半月板移植物的位置和移动性。如果确定了正确的张力，则将缝合线绑扎在骨桥或纽扣钢板上（Arthrex，Naples，美国）。

最后，使用具有垫圈的6.5mm松质骨螺钉将外上髁在透视监视下重新固定到正确股骨髁上的解剖位置。螺钉应朝向前方和髁间窝方向约15°，以避免意外穿透髁间窝（图49.6）。在止血带放松后，仔细止血并在关节内置入引流管，关节切口用可吸收的缝线闭合，闭合髂胫束部的皮下以及皮肤切口。

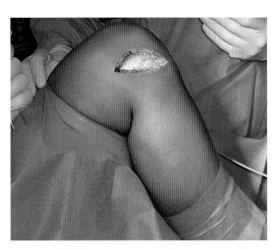

图49.3　外侧切口长约10cm，位于髂胫束边缘，自髌骨上极约3个横指向远端延伸到位于腓骨头前方和远端的1个横指处

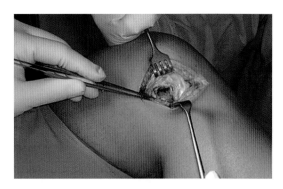

图49.4　在截骨术后用15mm Lambotte骨凿自股骨外上髁附着处剥离LCL-腘肌腱复合体

49.4 术后管理

膝关节伸直位用支具固定。建议6周内部分负重20kg，被动屈曲90°。外翻应力6周内也必须避免。

根据膝关节的肌肉恢复情况，可以在2～4周的时间内逐步过渡到满负荷行走。可以主动增加屈曲，但应避免在3个月内用力被动屈曲＞90°。可从术后第7周开始增加蹬自行车训练，术后第12周轻度跑步和非接触运动。接触运动应至少在术后1年内避免。

可以计划术后3个月早期拆除支具固定（图49.7）。

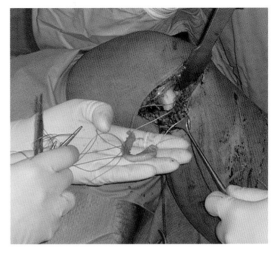

图49.5 在前、后半月板经胫骨道穿行缝合。此外，用2根或3根不可吸收缝线在半月板后角做垂直缝合，以确保牢固固定移植物

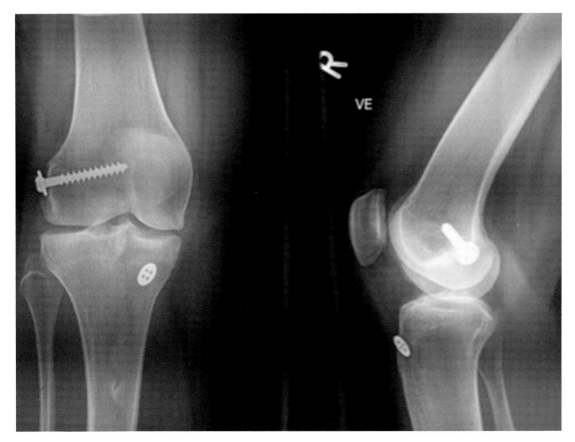

图49.6 外侧同种半月板异体移植后的术后X线片，以验证纽扣钢板和6.5 mm螺钉的准确位置

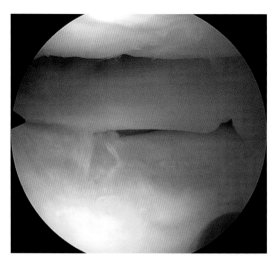

图49.7   关节镜下探查，半月板移植1年后外侧半月板移植物情况

参考文献

[1] Brophy RH, Matava MJ (2012) Surgical options for meniscal replacement. J Am Acad Orthop Surg 20(5):265–272

[2] Mosser P, Kohn D, Lorbach O (2015) Surgical treatment of meniscus injuries. Dtsch Z Sportmed 66:98–113

[3] Goble EM, Verdonk R, Kohn D (1999) Arthroscopic and open surgical techniques for meniscus replacement--meniscal allograft transplantation and tendon autograft transplantation. Scand J Med Sci Sports 9(3):168–176

[4] Goble EM, Kohn D, Verdonk R, Kane SM (1999) Meniscal substitutes – human experience. Scand J Med Sci Sports 9(3):146–157

[5] Dienst M, Kohn D (2006) Allogenic meniscus transplantation. Oper Orthop Traumatol 18(5–6):463–480

[6] Lorbach O, Anagnostakos K, Kohn D (2013) Osteotomy for approaches to the knee joint. Tibial tubercle, lateral epicondyle of the femur and head of the fibula. Orthopade 42(5):332–340

[7] Wilmes P, Lorbach O, Weth C, Kohn D, Seil R (2011) Radiographic guided drilling of bony tibial tunnels for fixation of meniscus transplants using percentage references. Knee Surg Sports Traumatol Arthrosc 19(2):168–173

[8] Wilmes P, Anagnostakos K, Weth C, Kohn D, Seil R (2008) The reproducibility of radiographic measurement of medial meniscus horn position. Arthroscopy 24(6):660–668

[9] Wilmes P, Pape D, Kohn D, Seil R (2007) The reproducibility of radiographic measurement of lateral meniscus horn position. Arthroscopy 23(10):1079–1086

第50章　同种异体半月板移植与骨固定

50

Chad J. Griffith, Jay V. Kalawadia, Christopher D. Harner

目录

C. J. Griffith, MD • J. V. Kalawadia, MD
Department of Orthopaedic Surgery, University of
Pittsburgh Medical Center, Pittsburgh, PA, USA
C. D. Harner, MD (✉)
Department of Orthopaedic Surgery, University of
Pittsburgh Medical Center, Pittsburgh, PA, USA
UPMC Center for Sports Medicine,
3200 S. Water Street, Pittsburgh, PA 15203, USA
e-mail: harnercd@upmc.edu

© ESSKA 2016　119
C. Hulet et al. (eds.), *Surgery of the Meniscus*, DOI 10.1007/978-3-662-49188-1_50

50.1　前言

内侧和外侧半月板具有不同的形态特征。内侧半月板为新月形，并覆盖胫骨平台的大约1/3（图50.1）。内侧半月前、后角附着部比外侧半月板的更靠前和后，后角止点邻近后交叉韧带（PCL）胫骨止点（图50.2）。内侧半月板也具有与深部内侧副韧带（MCL）的黏附。相比之下，外侧半月板的形状是半圆形，并覆盖大于50%的外侧胫骨平台[3]（图50.1）。前外侧半月板根附着处与前交叉韧带（ACL）紧密相关[11,19]（图50.2）。外侧半月板的附件包括Wrisberg和Humphrey韧带、腘肌腱和冠状韧带[9,17]。半月板韧带对横向半月板稳定性有显著贡献，因为它们的横截面积平均为PCL的横截面积的7%～35%[8]。尽管有这些附件，外侧半月板依然比内侧半月板活动性更大[3]。外侧半月板半圆形的形状与根附件彼此紧密贴近，不同于内侧半月板的新月形；这个特征是移植技术得以完成的基础。在本章的操作部分，将讨论用于外侧半月板移植的骨桥技术。然而，骨桥技术对于内侧半月板移植相对困难，因为胫骨根附接位点相距很远。此外，用于内侧半月板移植的骨块技术需要移除内侧胫骨髁间嵴和内侧胫骨平台的一小部分关节软骨。

对于一个良好的膝关节功能，内侧和外侧半月板发挥着减震[13,14]、负荷分布[1,6,28]、关节润滑[22]、本体感觉[2]、增加关节匹配性[9]和关节稳定性[9,10,25]作用。内侧半月板是胫骨向前平移的重要次要稳定结构。外侧半月板改善了横向间室的匹配性，由于它由两个凸形表面组成，其具有先天的骨性不稳定性。半月板股骨韧带可能在通过将半月板向前拴系来改善外侧间室的匹配性方面起重要作用[7]。此外，大约70%的外侧间室负荷通过外侧半月板传输，而只有50%的内侧间室负荷通过内侧半月板传输[1,28]。完全外侧半月板切除术使胫股接触面积减少40%～50%，并将接触应力增

加200%～300%[5,6,10]。虽然完全内侧半月板切除与外侧半月板切除一样不改变负荷，但它仍然将胫股接触面积减少50%～70%，并且使接触应力增加100%[5,6,10]。这些增加的接触应力可导致早发性骨关节炎[6]。了解半月板的解剖、置入位点和机械性能的细节是成功移植同种异体半月板的关键。

50.2　临床评估

详细的病史、体格检查和放射学检查对于计划同种异体半月板移植的患者的评估和管理是必要的。如果可能的话，获得以前的重要手术记录和关节镜图片副本对判断疾病程度非常有帮助。根据先前手术，关节镜图片可以提供关于关节软骨状态的重要信息。此外，如果需要额外的操作如韧带修复手术，先前的手术报告可以帮助确定是否可能需要分次手术。就病史来说，患者症状的关键包括不稳定性、疼

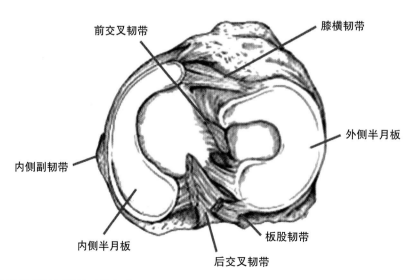

图50.1　图中半月板解剖学显示外侧半月板呈半圆形，内侧半月板呈新月形

痛的位置、肿胀和机械症状。关于疼痛的位置，应该特异性地定位到半月板缺损的关节间隙。

　　进行膝关节的详细体检时应特别注意力线、关节渗出、韧带稳定性、运动范围（ROM）和关节间隙压痛。应在站立位置和步态过程中评估力线。这给医生一个大致的思路，但不能替代下肢全长负重对齐X线片。仔细和细致的韧带检查是必不可少的。根据我们的经验，大约66%的半月板移植需要初次或再次翻修或交叉韧带重建手术。在体检期间，医生应考虑半月板缺如和继发于半月板缺失的可能性[15,16]。最终，在半月板移植时未能解决韧带松弛将导致早期移植失败。

　　在同种异体半月板移植中，多种成像模式的评估是必不可少的，包括详细的放射检测评估关节间隙变窄（负重）和力线（长片盒）、磁共振成像（MRI）和偶尔三维骨扫描的详细放射照片。负重前后（AP）X线检查对于评估半月板移植的稳定性至关重要。使用的标准膝关节体位是双侧后-前（PA）30°屈曲负重位视图和非负重侧位片。X线片还应用于评估先前放置的内固定和隧道（位置和膨胀性），以确定潜在的手术技术挑战。最后，良好的侧位X线片对于适当地确定潜在同种异体半月板移植物的大小是必要的。

　　需要全长的双侧直立X线片来评估负重轴线。基于测量结果，高年资医师做出是否需要截骨术的决定。如果在外侧或内侧同种异体半月板移植物上长期施加大于2°的外翻或内翻额外负荷，将导致移植物早期失败。在这种情况下，建议在半月

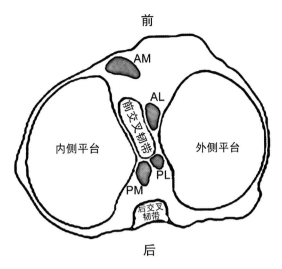

图50.2　图中显示外侧和内侧半月板的附着处

板移植前纠正近端胫骨或远端股骨力线不良。截骨的适应证应该在力线不良中设置较低。如果必须行截骨术，我们建议首先矫正力线，并至少在半月板移植前12周做截骨术。如果存在伴随交叉韧带不稳定，则应该考虑双平面截骨。对于后交叉韧带（PCL）缺陷与内翻，我们推荐内侧开放楔形截骨术，增加胫骨斜率。对于伴有内翻的慢性ACL缺陷，优选侧向闭合楔形截骨术，其减小胫骨斜度。最近的MRI扫描可以帮助评估关节软骨损伤、软骨下骨水肿、半月板体积和韧带完整性。避免使用过去很长时间的MRI扫描。虽然MRI扫描仪已使用高磁体强度设备和专门设计用于可视化关节软骨的处理算程序[21]。然而，即使有这些改进，MRI扫描不能代替麻醉和关节镜下的检查。充分掌握这些信息，外科医生可以对恢复关节功能做出确切判断。

50.3　手术适应证

同种异体半月板移植的理想患者是年轻、无肥胖、无吸烟的患者，具有先前半月板切除术历史，具有良好力线和无软骨损伤，膝关节韧带稳定。然而，具有所有上述标准的患者并不常见。韧带不稳定将导致同种异体移植物的早期退变，并且还是禁忌证，除非在手术时也同时被解决。由于胫骨隧道的位置，并行ACL重建难以使用用于外侧半月板移植的骨桥来完成。

同种异体半月板移植的传统禁忌证包括力线改变和Ⅲ和Ⅳ级骨赘改变。然而，在某些情况下，局灶性软骨缺损已有半月板同时和骨软骨移植的报道。在文献中几乎没有高水平的证据来指导这些伴发病变的治疗。病灶的大小、深度和位置以及周围软骨的质量在决定同种异体半月板移植的适应性时具有一定影响。当术前情况（病史、体格检查和放射学图像）有怀疑时，可能需要初步诊断性关节镜检查以获得手术前的最终信息。例如，如果Ⅳ级局灶性病变位于半月板负重区，则可以进行同种异体半月板移植。然而，如果在非半月板负重区的Ⅲ/Ⅳ级病变周围的软骨发生广泛变薄，同种异体半月板移植将作为禁忌。

半月板移植通常在小于50岁的"年轻"患者中进行。然而，当符合适当的适应证时，有时也对50岁以上的患者进行半月板移植。肥胖仍然是相对禁忌证。同种异体半月板移植的其他潜在禁忌证包括开放性伤口、先前的感染和炎症性关节病。

50.4　操作程序

本章的重点是使用骨性固定的同种异体半月板移植。作者更喜欢用于内侧半月板移植的经骨固定，而不是如图50.3所示的骨栓或骨桥。因为前和后外侧半月板根附近的紧密接近，推荐用于外侧半月板移植的骨桥技术。本章的重点将是使用骨桥技术的外侧同种异体半月板移植（图50.4）。

全身麻醉后患者仰卧在标准手术台上，不使用止血带，充气腿架有助于肢体定位，但是也可以使用以多角度放在床上的沙袋（图50.5）。所有计划切口都做标记。如果患者有多个以前的切口，仔细斟酌选择正确的手术切口。目的是在相邻皮肤切口之间具有最小6cm的皮桥。有时，需要使用不理想的先前切口并创建皮肤。有时，这需要使用不太理想的现有切口并且设计皮瓣以获得进入膝关节内的适当位置。该过程从诊断性关节镜检查以评估软骨表面开始，根据上述适应证重新确认患者是否适合行同种异体半月板移植（图50.6）。诊断性关节镜检查还应包括胫骨平台前后的测量，以确保同种异体半月板移植物与患者尺寸大致相同（图50.7）。如果满足所有上述标准，则可以解冻同种异体移植物并且继续。

将6.4mm的弧形骨刀穿过前外侧入口在半月板前后根附着点之间做出1cm宽的槽，这个槽将通过外侧胫骨嵴（图50.8a）。槽的最深点处的深度约为12mm。使用关节镜锉刀使槽的角落平整（图50.8b）。然后，残余半月板被修剪回到其外周1/3边缘。在胫骨结节和后内侧胫骨中间做3cm中间切

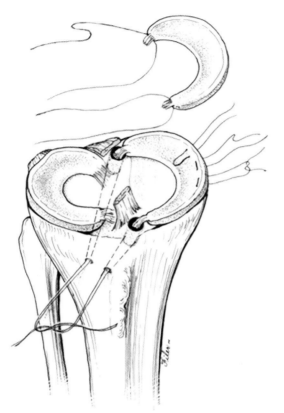

图50.3   经骨技术行内侧半月板移植

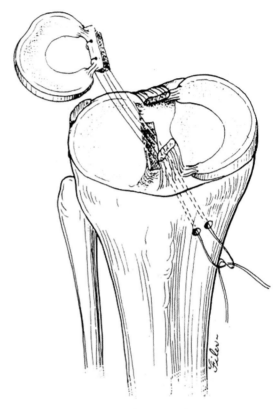

图50.4   骨桥技术行外侧半月板移植

口，位于中间关节线远端约2cm处。使用ACL尖端引导器，将0.62mm克氏针钻到对应于外侧半月板的前根后缘的位置。第二根0.62 mm克氏针放置在外侧半月板后根的前边缘（图50.9）。

注意移植物制备。测量同种异体半月板移植物以确保其匹配胫骨平台的测量（图50.10）。使用摆锯将胫骨骨块切割至1cm的宽度，同时保留半月板根部（图50.11a）。切割深度为12mm以匹配胫骨槽（图50.11b）。A＃5编织不可吸收缝线在胫骨嵴中钻孔出以垂直褥式穿过两者在前根和后根之间的中间部分。同种异体移植物在移植物的上部标记为"上"，使得在

关节镜下识别正确的方向。将＃2不可吸收的编织缝线以垂直褥式方式放置在体部和后角的接合处（图50.11c）。

沿髌腱外侧缘做关节前方切开。将4个＃0不可吸收的编织缝线放置在残余半月板的前角中。于关节线上方和腓骨头近端的侧副韧带（LCL）后面做一个5cm后外侧关节切口。利用股二头肌和髂胫带之间的间隔，且腓肠肌的外侧头部被抬离关节囊，使得Henning牵开器可以容易地放入。

将先前放置的克氏针换成缝线穿线器。将移植物拿到到台上。穿过半月板移植物的＃2缝合线穿过后关节囊。先前通过骨块放置的＃5缝合线通过具有Hewson缝线

穿引器的胫骨中的隧道，但不固定。当缝合线拉紧时，骨块和半月板缩小到适当位置。在关节镜下确认减小半月板后，于膝关节屈曲90°时系住骨桥缝合线。

先前放置在前半月板植入物中的4个缝合线通过同种异体半月板移植物以垂直褥式方式放置。接下来，当腿处于"4"字位置时，通过后外侧切口放置Henning牵开器。通过前内侧入口使用特殊导管，使用垂直和水平褥式组合，用2-0不可吸收编织缝合线以从内向外方式缝合6针（图50.12）。重要的是确保半月板是平衡的。在膝关节呈45°屈曲状态下将缝合线绑在后关节囊上。通过从0～90°屈膝，以确保

同种异体半月板移植物很好地与股骨髁匹配。充分地灌注伤口，并且外侧支持带用#0编织可吸收缝合线闭合。

50.5　术后病程和康复

术后，患者进行抗凝治疗2周，以预防深静脉血栓形成。膝关节用铰链式支具固定在伸直位。术后前6周的睡眠和步行期间保持支具在锁定状态。只有足跟从0～90°的滑动活动膝关节时解开支具锁定状态。术后8周取掉支具保护。允许患者术后第一个8周在两个拐杖帮助下负重。术后3个月后开始允许不开放铰链的腘绳肌锻炼，终

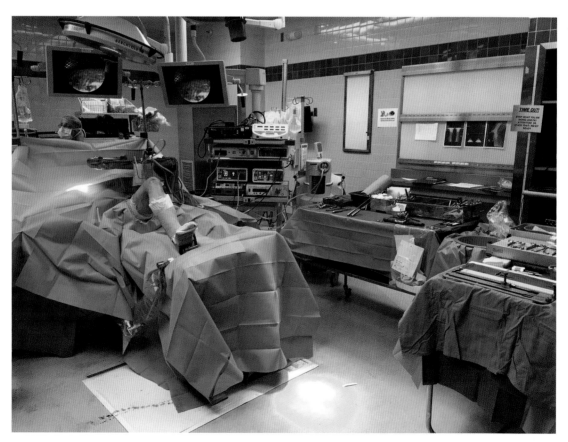

图50.5　外侧半月板移植中使用充气腿架

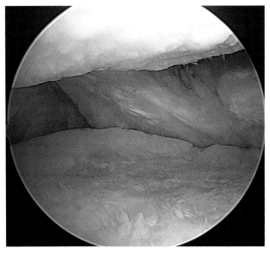

图50.6 诊断性关节镜检查的图像，显示半月板缺失。软骨缺陷似乎位于半月板负重区域

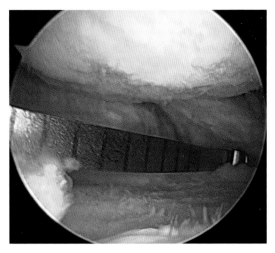

图50.7 关节镜下测量胫骨平台

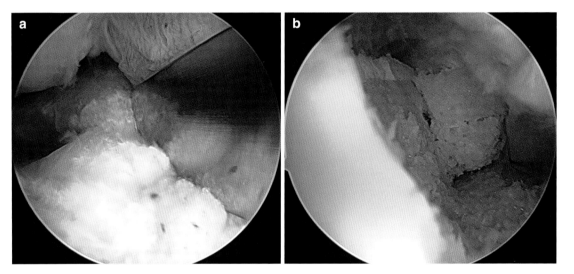

图50.8 镜下显示，在胫骨外侧平台上制备骨槽的步骤：骨凿预成形以限定槽的边界（a）；完成槽准备，取出最后的骨块（b）

末膝伸展练习或膝关节屈曲超过90°。

50.6 并发症

除了手术的普遍风险外，外侧同种异体半月板移植的最相关的并发症包括骨关节炎的进展，同种异体移植物的撕裂、感染和腓总神经损伤。恢复高强度切割和扭转运动或摔跤的患者，同种异体移植物撕裂的风险最高。与运动医学中的许多手术后不同，同种异体半月板移植应被视为补救手术，应鼓励患者改变其活动习惯。有时，延迟同种异体半月板移植可能需要三思而后行，直到患者完成他/她的比赛事

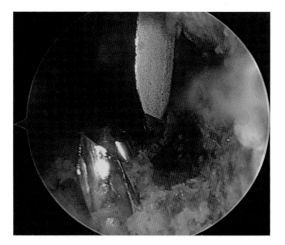

图50.9　镜下显示导针进入胫骨骨槽中以减少位于半月板后根附着处的褥式缝合

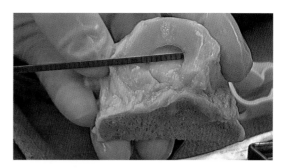

图50.10　测量外侧半月板移植物

业。如果不能改变以前的运动状态，告知患者有可能会将自己的膝关节置于软骨磨损增加的境地中。

50.7　总结

研究同种异体半月板移植的结果仍然困难，因为目前，在文献中没有随机对照试验。此外，只有很少的研究与长期随

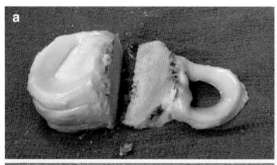

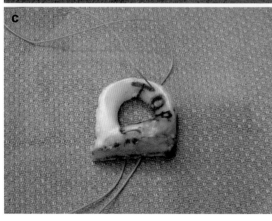

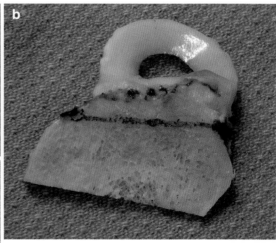

图50.11　外侧同种异体半月板移植物制备步骤：将移植物切成1cm宽并保留半月板根部（a）；将移植物骨桥切割至12mm的匹配高度（b）；在半月板根部附着点及体部和后角的接合处使用不可吸收的编织线行水平褥式缝合（c）。移植物的股骨侧被标记为"TOP"以利于关节镜下放置

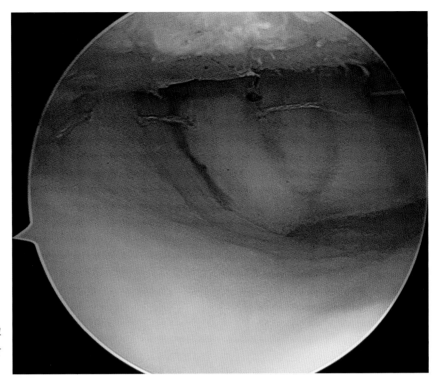

图50.12　关节镜图像显示由内向外修复缝合固定

访，中期结果研究表明，同种异体半月板移植可有效减轻疼痛和改善膝关节功能[4,12,18,20,23,24]。然而，长期结果研究表明并发症和残疾增多[27]。总体而言，10年时累积移植存活率约为70%[26]。早期失败的危险因素包括肢体力线不良、ACL缺陷和IV级关节软骨缺损[26]。今后需要进一步的高质量研究以更好地预测哪些患者将从同种异体半月板移植中获益最多。

参考文献

[1] Ahmed AM, Burke DL (1983) In-vitro measurement of static pressure distribution in synovial joints – part I: tibial surface of the knee. J Biomech Eng 105(3):216–225

[2] Assimakopoulos AP, Katonis PG, Agapitos MV, Exarchou EI (1992) The innervation of the human meniscus. Clin Orthop Relat Res 275:232–236

[3] Clark CR, Ogden JA (1983) Development of the menisci of the human knee joint. Morphological changes and their potential role in childhood meniscal injury. J Bone Joint Surg Am 65(4):538–547

[4] Cole BJ, Dennis MG, Lee SJ, Nho SJ, Kalsi RS, Hayden JK, Verma NN (2006) Prospective evaluation of allograft meniscus transplantation: a minimum 2-year follow-up. Am J Sports Med 34(6):919–927. doi:10.1177/0363546505284235

[5] Englund M, Roos EM, Lohmander LS (2003) Impact of type of meniscal tear on radiographic and symptomatic knee osteoarthritis: a sixteen-year followup of meniscectomy with matched controls. Arthritis Rheum 48(8):2178–2187. doi:10.1002/art.11088

[6] Fairbank TJ (1948) Knee joint changes after meniscectomy. J Bone Joint Surg 30B(4):664–670

[7] Fox AJ, Bedi A, Rodeo SA (2012) The basic science of human knee menisci: structure, composition, and function. Sports Health 4(4):340–351. doi:10.1177/1941738111429419

[8] Harner CD, Livesay GA, Kashiwaguchi S, Fujie H, Choi NY, Woo SL (1995) Comparative study of the size and shape of human anterior and posterior cruciate ligaments. J Orthop Res 13(3):429–434. doi:10.1002/jor.1100130317

[9] Heller L, Langman J (1964) The menisco-femoral ligaments of the human knee. J Bone Joint Surg 46:307–313

[10] Hoser C, Fink C, Brown C, Reichkendler M, Hackl W, Bartlett J (2001) Long-term results of arthroscopic partial lateral meniscectomy in knees without associated damage. J Bone Joint Surg 83(4):513–516

[11] Johnson DL, Swenson TM, Livesay GA, Aizawa H,

Fu FH, Harner CD (1995) Insertion-site anatomy of the human menisci: gross, arthroscopic, and topographical anatomy as a basis for meniscal transplantation. Arthroscopy 11(4):386–394

[12] Kang RW, Lattermann C, Cole BJ (2006) Allograft meniscus transplantation: background, indications, techniques, and outcomes. J Knee Surg 19(3): 220–230

[13] Krause WR, Pope MH, Johnson RJ, Wilder DG (1976) Mechanical changes in the knee after meniscectomy. J Bone Joint Surg Am 58(5):599–604

[14] Kurosawa H, Fukubayashi T, Nakajima H (1980) Load-bearing mode of the knee joint: physical behavior of the knee joint with or without menisci. Clin Orthop Relat Res 149:283–290

[15] Laprade RF, Bernhardson AS, Griffith CJ, Macalena JA, Wijdicks CA (2010) Correlation of valgus stress radiographs with medial knee ligament injuries: an in vitro biomechanical study. Am J Sports Med 38(2):330–338. doi:10.1177/0363546509349347

[16] LaPrade RF, Heikes C, Bakker AJ, Jakobsen RB (2008) The reproducibility and repeatability of varus stress radiographs in the assessment of isolated fibular collateral ligament and grade-III posterolateral knee injuries. An in vitro biomechanical study. J Bone Joint Surg Am 90(10):2069–2076. doi:10.2106/JBJS.G.00979

[17] LaPrade RF, Ly TV, Wentorf FA, Engebretsen L (2003) The posterolateral attachments of the knee: a qualitative and quantitative morphologic analysis of the fibular collateral ligament, popliteus tendon, popliteofibular ligament, and lateral gastrocnemius tendon. Am J Sports Med 31(6):854–860

[18] LaPrade RF, Wills NJ, Spiridonov SI, Perkinson S (2010) A prospective outcomes study of meniscal allograft transplantation. Am J Sports Med 38(9):1804–1812. doi:10.1177/0363546510368133

[19] Nikolic DK (1998) Lateral meniscal tears and their evolution in acute injuries of the anterior cruciate ligament of the knee. Arthroscopic analysis. Knee Surg Sports Traumatol Arthrosc 6(1):26–30

[20] Noyes FR, Barber-Westin SD, Rankin M (2004) Meniscal transplantation in symptomatic patients less than fifty years old. J Bone Joint Surg Am 86-A(7): 1392–1404

[21] Pepin SR, Griffith CJ, Wijdicks CA, Goerke U, McNulty MA, Parker JB, Carlson CS, Ellermann J, LaPrade RF (2009) A comparative analysis of 7.0-Tesla magnetic resonance imaging and histology measurements of knee articular cartilage in a canine posterolateral knee injury model: a preliminary analysis. Am J Sports Med 37(Suppl 1):119S–124S. doi:10.1177/0363546509350439

[22] Renstrom P, Johnson RJ (1990) Anatomy and biomechanics of the menisci. Clin Sports Med 9(3):523–538

[23] Sekiya JK, Giffin JR, Irrgang JJ, Fu FH, Harner CD (2003) Clinical outcomes after combined meniscal allograft transplantation and anterior cruciate ligament reconstruction. Am J Sports Med 31(6):896–906

[24] Sekiya JK, West RV, Groff YJ, Irrgang JJ, Fu FH, Harner CD (2006) Clinical outcomes following isolated lateral meniscal allograft transplantation. Arthroscopy 22(7):771–780. doi:10.1016/j.arthro.2006.02.007

[25] Sullivan D, Levy IM, Sheskier S, Torzilli PA, Warren RF (1984) Medical restraints to anterior-posterior motion of the knee. J Bone Joint Surg Am 66(6):930–936

[26] Verdonk PC, Demurie A, Almqvist KF, Veys EM, Verbruggen G, Verdonk R (2005) Transplantation of viable meniscal allograft. Survivorship analysis and clinical outcome of one hundred cases. J Bone Joint Surg Am 87(4):715–724. doi:10.2106/JBJS.C.01344

[27] Verdonk PC, Verstraete KL, Almqvist KF, De Cuyper K, Veys EM, Verbruggen G, Verdonk R (2006) Meniscal allograft transplantation: long-term clinical results with radiological and magnetic resonance imaging correlations. Knee Surg Sports Traumatol Arthrosc 14(8):694–706. doi:10.1007/s00167-005-0033-2

[28] Walker PS, Erkman MJ (1975) The role of the menisci in force transmission across the knee. Clin Orthop Relat Res 109:184–192

第51章 关节镜下经骨道软组织固定的半月板移植术

51

Tim Spalding, Ben Parkinson, Nicolas Pujol,
Peter Verdonk

目录

T. Spalding , FRCS Orth (✉)
Department of Orthopedic Surgery ,
University Hospital Coventry and Warwickshire
NHS Trust , Clifford Bridge Road , Coventry , UK
e-mail: tim@timspalding.com
B. Parkinson
Department of Orthopedic Surgery ,
Cairns Hospital, The Esplanade , Cairns , Australia
N. Pujol
Department of Orthopedic Surgery ,
Versailles Hospital, University of West
Paris-St Quentin , Paris , France
P. Verdonk
Department of Orthopedic Surgery ,
Antwerp Orthopedic Center, Monica Hospitals ,
Antwerp , Belgium

51.1　前言

本章详细描述了关节镜下半月板同种异体移植与软组织无骨栓固定技术。这种技术不如骨栓方法复杂，它具有创伤小且仍能提供稳定、安全的移植物固定的特点。

首先，准备好半月板床，将同种异体移植物置入膝关节时，一般通过硅胶套管将半月板的角通过骨隧道用缝线固定。然后用全内侧和由内向外缝合的组合方式固定半月板的体部。这种技术可靠，重复性强，并且具有与骨栓固定技术相同的临床效果。

51.2　软组织固定与骨栓固定技术

与骨栓固定相比，我们更喜欢使用软组织固定半月板根部，最近的生物力学研究发现骨栓固定法无任何优势[5,7]。通过软组织固定的移植半月板与骨栓固定的移植物相比仅显示出组织学优势。只有在由软组织固定法固定的移植物活检中发现具有显著的

© ESSKA 2016　119
C. Hulet et al. (eds.), *Surgery of the Meniscus*, DOI 10.1007/978-3-662-49188-1_51

细胞活力和胶原组织[10]。这可能与骨栓引起的更强免疫宿主反应有关。如果它们的位置不正，骨栓的制作和过隧道具有一定的难度，并且增加关节软骨损伤的风险[6]。

半月板角和周缘的生物愈合通过稳定和可靠的固定实现[2]。这得到了meta分析和多个临床研究的证实，这些研究显示两种不同固定技术之间的移植物存活率和结局相似[1,3,4,8,9,11–18]。

51.3　外科操作技术

51.3.1　原则

该技术包括从供体胫骨平台切下半月板，用不可吸收的缝线制备每个末端。然后将缝合线小心穿过准备好的半月板角入口处的骨隧道。移植物通过工作通道进入膝关节腔，利用全内和由内向外的结合方法将缝线环固定在关节囊适当位置。前角和后角的缝线在胫骨近端的骨桥上打结固定（图51.1）。

51.3.2　关键步骤

（1）患者体位。
（2）移植物的准备。
（3）膝关节镜下评估。
（4）受植床的准备。
（5）后角及前角入口的准备。
（6）后角及前角骨道的建立。
（7）体部牵引缝合位置。
（8）供体的置入。
（9）供体的固定。

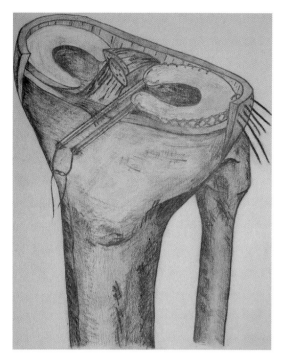

图51.1　外侧半月板移植的图示

（10）最终缝合固定。
（11）关闭切口。
（12）术后康复。

51.3.3　技术的选择

需要做出将供体置入膝关节和缝合通道准备两个相关的方面的决定。

问题1. 同侧或对侧间室置入供体？

比较受欢迎的技术是从对侧通道插入移植物同时保持关节镜在手术侧的间室。而利用以前的疤痕或个人偏好可以从同一侧插入。

问题2. 前角缝合通道的准备应该在供体置入之前还是之后？

对于良好尺寸的移植物，较好的技术是在置入之前制备后角和前角缝合隧道。然而，如果对于移植物尺寸无把握，一旦

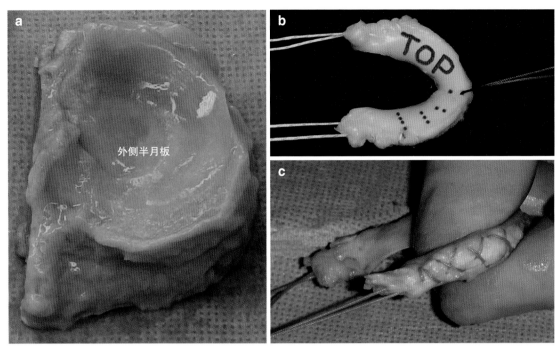

图51.2 由组织库提供的同种异体半月板移植物（a）；制备同种异体半月板移植物，将牵引线穿过半月板根部及中间部分（b）；半月板根部足印处的锁边缝合（c）

选择好了适合移植物的最合适的位置，则可以稍后成形前角通道。

第一步：患者体位

手术在全麻或区域阻滞时用适量的预防性抗生素。患者大腿近端绑止血带，患者仰卧手术台上，单侧支撑托和脚踏维持膝关节至90°。对于外侧半月板移植患者，膝关节放置在"4"字位。对于内侧半月板移植，腿绑到并且靠在手术外科医生的髋外侧。

第二步：移植准备工作

半月板移植物通常是如图51.2a所示的用一个带有内侧或外侧半平台的半月板所提供。在麻醉前确认正确的移植物和手术肢体，并根据组织库指定方法（通常在温水中约15min或在室温下1h）解冻至室温。在手术开始前准备或由助手在关节镜检查开始期间准备，有助于缩短止血带时间。

半月板的周边需要修整到半月板的真实边缘，并用锋利的刀片或针头清理以促进愈合。标记半月板上表面以帮助定向。在做外侧半月板时，腘肌腱裂孔的最前边缘也要标记，并且以间断垂直褥式法置入2号不可吸收缝线。对于内侧半月板，类似的垂直褥式缝线从后向前插入40%的周缘。这些缝合线作为中间牵引缝合线（图51.2b）。

将半月板从平台上锐性切下，并且将多余的软组织从半月板根部修剪去除。用改良的锁边缝合法将2号Ultrabraid（Smith

& Nephew，Massachusetts，美国）缝线置于后根和前根中，沿着半月板将缝线穿过至少3次，然后再次返回以确保获得良好的把持（图51.2c）。重要的是确保缝合线出现在半月板根部的足迹的下方。然后将制备好的移植物（图51.2b）包裹在万古霉素浸泡的纱布内（500mg，在100mL生理盐水中），以降低细菌感染的风险，并且在植入前安全地放置在操作台上。

第三步：膝关节镜下的评估

止血带在做切口之前充气，以使止血带的使用时间最小化。紧邻髌韧带做前内侧和前外侧关节镜通道，以方便后期的延长。处理病变间室中的软骨损伤，移植的最佳适应证是软骨表面显示ICRS分级3a或更小的改变。小面积的裸露骨（ICRS等级3b或c）可以通过微骨折方法治疗。较大软骨缺损的治疗方法选择取决于外科医生的偏好。

第四步：移植床的准备

通过使用关节镜穿孔器和剃刀配合评估和制备受体半月板，切除剩余的半月板组织，保留自体半月板组织的1~2mm外周血管边缘，以帮助半月板移植。使用带金刚石尖的磨锉对受体床和滑膜进行磨锉和钻孔，并用微骨折锥进行开窗，以帮助移植物的愈合和血管化（图51.3a~d）。

第五步：前后角的插入位置准备

半月板附着点的隧道位置如图51.4所示，在膝关节中识别并且使用刨刀和穿孔器。闭合刮匙用于大于直径5~6mm区域软

骨下骨的暴露。

对于内侧半月板，后角插入正好在内侧胫骨髁间嵴后面一个小窝中，前角插入点在ACL在胫骨平台附着处表面的前内侧。

对于外侧半月板，后角止点正好在ACL后面，在胫骨髁间棘之间。

前角止点在胫骨髁间嵴前方外侧，并在ACL的侧面。一些ACL附着处纤维束可覆盖半月板止点，并且这些止点可以被抬起以显示。

第六步：后角及前角的通道

为植入移植半月板，在半月板移植侧对侧的近端胫骨上做2cm水平皮肤切口。这是骨隧道的起点。在内侧，正好在胫骨的裸露区域上的腘绳肌腱止点的上方；外侧正好在胫骨的前外侧。暴露骨面1cm，分离软组织和骨膜，然后将前、后角缝线的结绑在骨桥上，并将结紧贴骨埋置以避免皮下刺激。

我们更喜欢在手术间室的对侧创建一个工作通道，并从手术侧的对侧观察，例如，在外侧半月板移植时内侧工作通道和外侧关节镜通道。通过将关节镜通道纵向延伸至2cm，然后插入硅插管（在较瘦患者中用10mm×20mm的插管，在较胖患者中用10mm×30mm插管）（图51.5d）以形成工作入口。

半月板移植电钻瞄准导向器通过工作入口插入并且定位在后角插入点中（图51.6）。然后将钻头导向套筒插入手柄中并通过准备好的切口定位在胫骨上。后角缝合隧道钻用2.4mm直径的克氏针钻好，看到克氏针尖端通过骨即可。导丝用插管

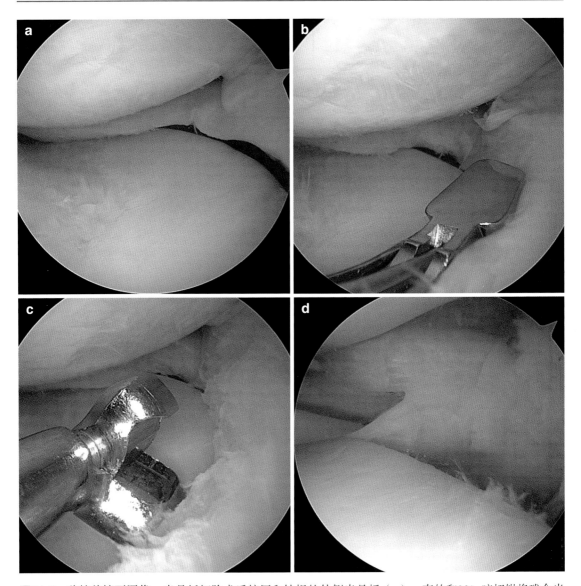

图51.3　移植前镜下图像。半月板切除术后挤压和缺损的外侧半月板（a）；直的和90°咬切钳将残余半月板组织修正至血管边缘（b、c）；软骨锥用于穿刺半月板边缘，以刺激出血和血管长入（d）

的纽扣钢板4.5mm钻（Smith&Nephew）过孔，仔细地使尖端定位于胫骨平台表面。闭口刮匙可以用于帮助保护对关节表面的无意损伤，并帮助回拉半月板组织，有助于操作的可视化。移去导丝，保留纽扣钢板钻头在原位。以2/0 Prolene线的环通过在缝线穿引器上的纽扣钢板 4.5mm钻头通

过，并使用过线器通过工作入口回拉（图51.5a）。移除4.5mm钻头，将缝线留在原位。然后将该导线的游离端穿过环并夹紧，使其悬挂不受支撑。

通过工作通道重新引入半月板移植钻导向器，并且以相同的步骤顺序在附着足印的中心钻出用于固定前角的隧道（图

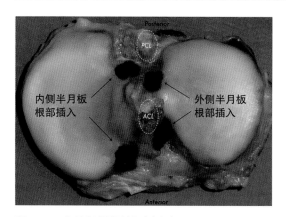

图51.4　半月板根部的解剖止点

51.5b）。缝线端通过工作通道引出，夹住并悬挂到膝的对侧（图51.5c、d）。如果工作通道没有建立的话，为了保证不扭曲和无意中产生软组织桥，缝合器要随着缝线工作。

另一种前角通道制备技术，如果移植物的尺寸可能较小，则可以在置入半月板之后钻出前方隧道，以允许前角固定在最佳位置，避免过度张紧和边缘早期撕裂的发生。半月板的后2/3保持在适当位置，并且前角被拉向解剖止点。然后钻出最佳前隧道位置，前角缝线穿过骨道并且与后角缝合线在胫骨骨桥上系在一起。

相反，如果移植物比理想的要大，则前隧道可以被过度钻到6mm，前角在半月板周边固定后轻微拉向隧道内。

第七步：中部牵拉缝合

下一步是插入用于中部牵引和固定的两个环。18号针用来定位正确的插入点（图51.7）。对于外侧半月板，这个点位于腘肌腱前方；对内侧半月板，它在半月板周缘起于后角止点40%部位。然后用

预装有No1 PDS线环的ACCU-PASS缝合器（Smith & Nephew），自外向内直接在半月板床的上方和下方定位两个缝合环。每个环然后通过工作通道收集并一起夹在一侧，再次检查是否与其他缝线环缠绕。分别仔细确认下方和上方的缝线环，例如用小夹子夹紧下层和用大夹子夹紧上层缝线来区别。

第八步：移植通道

现在所有通过的缝线就位，移植物可以通过工作入口置入膝关节内。助手按正确方向将移植物放置在工作通道附近（图51.8）。从后角的缝线开始，然后逐渐向前，以预先设置的穿梭缝线环将所有半月板缝合线拉到位。通过拉动后部和中部的牵引缝合线，将移植物通过工作入口置入膝关节中。有时，有必要使用关节镜钝性闭塞器帮助将半月板置于股骨髁下的位置。牵引前角缝合线，拉动半月板到位，并且将前、后角缝合线使用单结和夹子暂时固定在骨桥上。关节镜检查移植物以评估移植物尺寸和位置，确保其紧贴半月板。

第九步：移植物的固定

移植物由全内、由内向外和由外向内的混合缝合技术固定。关节镜开始时在工作入口中，使用开槽套管通过同侧间室入口引入第一个Fast-fix360半月板修复装置（Smith&Nephew）。使用Fast-Fix 360系统将中间保持张力的缝合线固定到准备好的半月板边缘，用垂直褥式法将缝线插入半月板的上表面和下表面。可以切换通道以

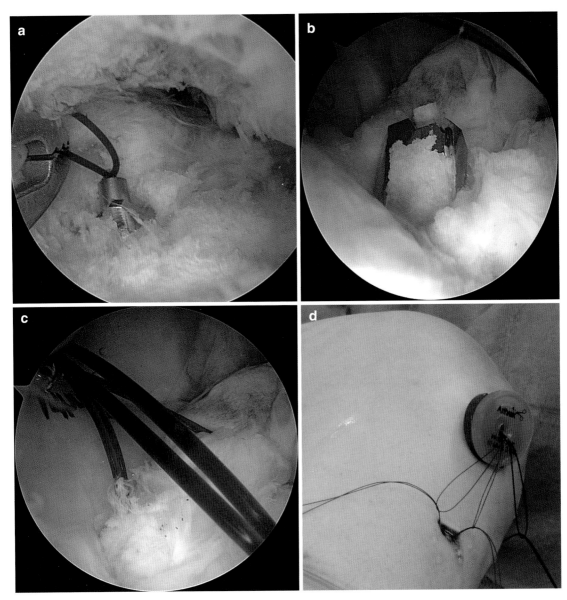

图51.5　外侧半月板后根进入部位。将缝线穿过4.5mm空心钻头并通过工作入口取出（a）；4.5mm空心钻位于外侧半月板的前根进入部位（b）；关节镜下导线穿过工作通道图像（c）；牵引线经内侧工作通道，引导外侧半月板移植物（d）

确保实现足够的固定角度。推荐至少使用4个缝合器，并且使用带针的操纵杆，移植物才可以最佳地放置在边缘上。

半月板移植物的中间和前1/3使用2/0 Ultrabraid（Smith & Nephew）由内向外缝合技术固定。缝合线从工作入口以堆叠的

垂直褥式插入。使用弯曲的内向外插管系统，最好在体部和前角做6~8个环，均匀地分布在半月板的上表面和下表面上。必须非常小心，不要最终打结时颠倒或翻转半月板（图51.9a、b）。如果在前方缝合线把持不足1~2cm，则需要使用由外向内

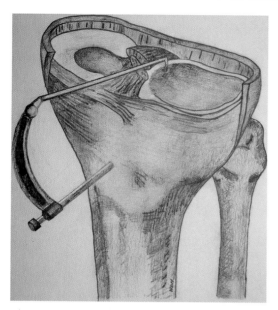

图51.6 图示说明导向器在外侧半月板后角止点部位

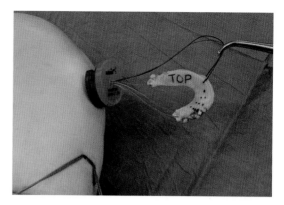

图51.8 置入膝关节的外侧同种异体半月板移植物

避免损伤缝合线。使用Langebeck式牵开器抬高皮肤和皮下组织，可以使用关节镜探钩查看缝合线（图51.10）。

第十步：最终缝线固定

当绑扎缝合线时，重要的是评估半月板在膝关节中的位置。为使半月板贴合关节囊，缝合线应该系紧。通常，前根和后根缝合线紧紧系在骨桥之前先系紧关节囊缝合线。可以将半月板和关节囊置入正确位置，有助于半月板的位移和挤出最小化。图51.11a、b为半月板移植前后关节镜下图像，显示了移植物提供的胫骨平台。

第十一步：切口闭合

置入移植物的扩张通道的关节囊，用1号可吸收缝合线缝合，皮肤用皮下缝线或皮钉缝合。局部麻醉浸润根据个人喜好进行。

第十二步：早期术后康复

术后膝关节放置在一定活动范围的活动式支具上固定，6周内重量负荷限于接触

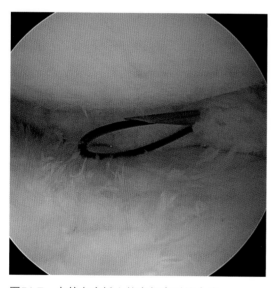

图51.7 自外向内插入的中部牵引缝合线

缝合技术［例如半月板缝合系统（Smith & Nephew）］进行缝合处理。

由内向外的缝合最初直接通过皮肤。一旦固定完成，在缝合线之间做2～3cm的纵向皮肤切口，并使用解剖剪将全厚皮片向外侧或内侧副韧带内提升至IT带，从而

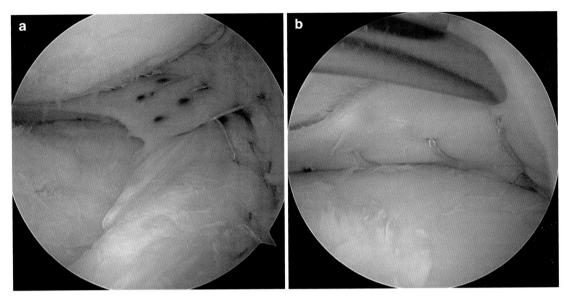

图5.9 位于半月板移植的上下表面的垂直褥式缝合（a、b）

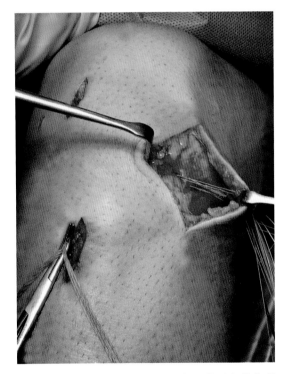

图51.10 由内向外的缝合线被牵出并系在关节囊上。做了大于正常的切口以说明该步骤

负重，以最小化移植物上的环向应力。在这个初始阶段，行走时支具应该锁定在伸直状态。当无负重时，应鼓励主动和被动屈曲至90°。从6周开始，去除支具保护，允许完全屈曲。负重从6周开始逐渐增加，直到满负荷，在8周时开始正常步态行走。至少3个月内避免深蹲和过载。应在术后立即开始股四头肌等长收缩，腘绳肌和直腿抬高练习，8周时开始闭链练习。

康复是基于目标导向的计划，患者一旦达到某些关键功能水平的康复，就会逐步进展。一般来说，患者在9个月时恢复到正常活动。如患者期望重返运动，行关节镜复查或MRI检查移植物，帮助决定是否可以参与运动。告知患者参与竞技运动和过度负重运动对半月板移植物的风险。

总结

这种微创关节镜半月板移植技术已经在过去10年提供安全和稳定的固定，同时

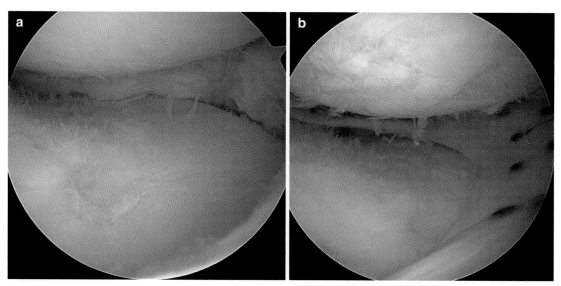

图51.11 半月板移植前后的关节镜下图像，显示由移植物覆盖的胫骨平台（a、b）

避免了以骨栓方式置入和固定移植物的复杂准备。该技术提供了一个适应性强、可重复的，以适应不同个体移植物的大小而不会影响固定的方法。

参考文献

[1] Alentorn-Geli E et al (2011) Arthroscopic meniscal allograft transplantation without bone plugs. Knee Surg Sports Traumatol Arthrosc 19(2):174–182

[2] De Coninck T et al (2013) Open versus arthroscopic meniscus allograft transplantation: magnetic resonance imaging study of meniscal radial displacement. Arthroscopy 29(3):514–521

[3] Elattar M et al (2011) Twenty-six years of meniscal allograft transplantation: is it still experimental? A meta-analysis of 44 trials. Knee Surg Sports Traumatol Arthrosc 19(2):147–157

[4] Hommen JP, Applegate GR, Del Pizzo W (2007) Meniscus allograft transplantation: ten-year results of cryopreserved allografts. Arthroscopy 23(4):388–393

[5] Hunt SS et al (2008) Bone plug versus suture fixation of the posterior horn in medial meniscal allograft transplantation: a biomechanical study. Bull NYU Hosp Jt Dis 66(1):22–26

[6] von Lewinski G et al (2008) The influence of nonanatomical insertion and incongruence of meniscal transplants on the articular cartilage in an ovine model. Am J Sports Med 36(5):841–850

[7] McDermott ID et al (2008) The effects of lateral meniscal allograft transplantation techniques on tibiofemoral contact pressures. Knee Surg Sports Traumatol Arthrosc 16(6):553–560

[8] Noyes FR, Barber-Westin SD, Rankin M (2004) Meniscal transplantation in symptomatic patients less than fifty years old. J Bone Joint Surg 86-A(7):1392–1404

[9] Rath E et al (2001) Meniscal allograft transplantation. Two- to eight-year results. Am J Sports Med 29(4):410–414

[10] Rodeo SA et al (2000) Histological analysis of human meniscal allografts. A preliminary report. J Bone Joint Surg 82-A(8):1071–1082

[11] Ryu RKN, Dunbar VWH, Morse GG (2002) Meniscal allograft replacement: a 1-year to 6-year experience. Arthroscopy 18(9):989–994

[12] Sekiya JK et al (2006) Clinical outcomes following isolated lateral meniscal allograft transplantation. Arthroscopy 22(7):771–780

[13] Stollsteimer GT et al (2000) Meniscal allograft transplantation: a 1- to 5-year follow-up of 22 patients. Arthroscopy 16(4):343–347

[14] van Arkel ERA, De Boer HH (2002) Survival analysis of human meniscal transplantations. J Bone Joint Surg Br 84(2):227–231

[15] Verdonk PCM et al (2006) Meniscal allograft transplantation: long-term clinical results with radiological and magnetic resonance imaging correlations. Knee Surg Sports Traumatol Arthrosc 14(8):694–706

[16] Verdonk PCM et al (2005) Transplantation of viable meniscal allograft. Survivorship analysis and clinical outcome of one hundred cases. J Bone Joint Surg 87(4):715–724

[17] Wirth CJ et al (2002) Long-term results of meniscal allograft transplantation. Am J Sports Med 30(2):174–181

[18] Yoldas EA et al (2003) Arthroscopically assisted meniscal allograft transplantation with and without combined anterior cruciate ligament reconstruction. Knee Surg Sports Traumatol Arthrosc 11(3):173–182

第52章 单骨栓的关节镜下半月板移植术——如何完成

52

E. R. A. van Arkel

目录

E. R. A. van Arkel , MD, PhD
Department of Orthopaedic Surgery and
Traumatology , Medisch Centrum Haaglanden ,
Lijnbaan 32 , The Hague 2512 VA , The Netherlands
e-mail: e.van.arkel@mchaaglanden.nl ; http://www.
meniscustransplantatie.nl; http://www.mchaaglanden.
nl/orthopedie

© ESSKA 2016 119
C. Hulet et al. (eds.), *Surgery of the Meniscus*, DOI 10.1007/978-3-662-49188-1_52

52.1 前提条件

在计划做半月板移植之前有一些前提条件：

A. 捐赠者符合美国组织库协会（组织库标准http://www.aatb.org/AATBStandards-for-Tissue-Banking）的标准。欧洲的最低标准在委员会指导条例中定义2006/17 / EC：人体组织和细胞的捐赠，获取和测试的技术要求。2006年2月8日"人体组织和细胞质量及安全指南"欧洲医疗健康质量理事会（EDQM）2013年第一版的申请（https://www.edqm.eu / en / organ-tissues-cells-transplantationguides-1607.html）。最后一条指南涉及捐赠者筛选、获取、储存、包装和分发。

B. 预测大小合适的半月板做同种异体移植是基于站立位X线检查和MRI（图52.1），同时结合受体的身高、体重和性别[6]。

C. 依据站立位下肢全长X线片以测量机械轴。考虑半月板移植时，建议做膝关节冠

Website: www.mchaaglanden.nl/orthopedie
E-mail: orthopedie@mchaaglanden.nl
Telefoon:
Telefax:

患者资料贴士

Uw referentie:
Onze referentie:
Datum:
Centrum voor
Beweging

尊敬的先生 女士

对于上述患者，我想订购一个外侧/内侧半月板移植于左/右膝关节内

Orthopedie
Traumatologie

Referentiecentrum
Traumatologie
Knie & Schouder

dr. E.R.A. van Arkel
R.E. van der Flier
P.H.C. den Hollander
S.B. Keizer
J.W.A. Swen
dr. P. van der Zwaal

必要的信息包括：

性别：
身高：
体重：

MRI上的测量：

宽度：

内侧宽度：

外侧宽度：

内侧前后径：

外侧前后径：

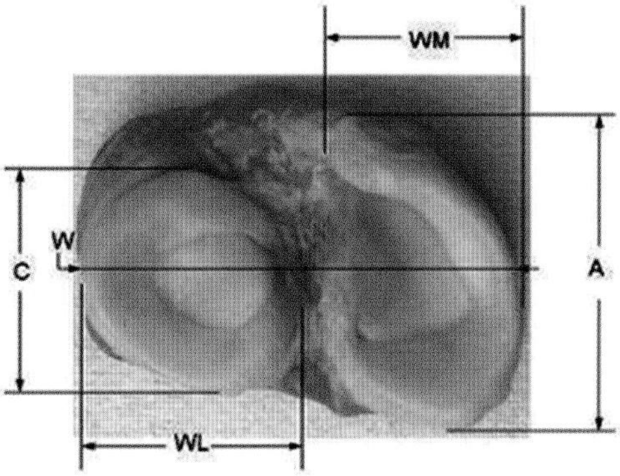

Menisci Left w/ Tibial Plateau

Postadres:
Postbus 432
2501 CK Den Haag
tel. 070 330 20 98
fax. 070 330 28 39

Bezoekadres:
MCH Westeinde
Lijnbaan 32
Den Haag

MCH Antoniushove
Burg. Banninglaan 1
Leidschendam

D.C. Haaglanden
tel. 070 330 12 00
D.C. Voorschoten
tel. 071 560 55 20

附上一张刻录有X线平片和MRI的DVD光盘

敬上

Dr. E.R.A. van Arkel, orthopedisch chirurg

dr. E.R.A. van Arkel　Aandachtsgebied: Knie- en schouderchirurgie / artroscopische chirurgie / traumachirurgie　　S.B. Keizer　Aandachtsgebied: Heupchirurgie / voet- en enkelpathologie / infecties

R.E. van der Flier　Prothesiologie / algemene orthopedie / voet- en enkelpathologie　　J.W.A. Swen　Knie- en schouderchirurgie / artroscopische chirurgie / traumachirurgie

P.H.C. den Hollander　Knieschirurgie / artroscopische chirurgie / infecties　　dr. P. van der Zwaal　Bovenste extremiteit / specifieke traumatologie / orthopedische onc/tumor chirurgie

图52.1　半月板捐献者问卷表

状面的正常力学轴。当存在内翻或外翻畸形时，异常负荷传递分别发生在内侧或外侧胫骨平台上。当在具有异常力学轴的膝关节中进行半月板移植时，假设在半月板同种异体移植物上引起异常应力，导致血管重建受损，这可能导致同种异体移植物与关节囊愈合受损、退变，并且发生移植物最终松动。因此，需要行胫骨高位截骨术以校正由冠状面中的异常力线轴引起的在膝关节上的任何异常应力[5,7]。

D. 众所周知，在具有ACL缺失的膝关节中，半月板具有继发性损伤的风险，半月板撕裂的概率自ACL损伤以后随时间显著增加[1,3]。所有半月板修复术在稳定膝关节的临床成功率70%～95%属于正常。然而，在不稳定的膝关节中，半月板修复的成功率为30%～70%，明显降低。当半月板修复与ACL重建结合进行时，半月板修复成功率增加，高达90%[4]。

由于半月板是次级稳定结构，在不稳定膝关节上移植是有风险的。同样在半月板移植中也显示：生存分析显示ACL的撕裂和成功的半月板移植之间具有显著的负相关性[2,8]。因此，半月板同种异体移植物应移植到稳定的关节中或与ACL的重建联合手术[8]。

E. 半月板移植应在与关节置换时相同的严格操作条件下进行。

52.2　术前检查

获得详细的病史并进行细致的体格检查。接下来，进行下肢全长X线透视评价力学轴和用于半月板同种异体移植物的大小和用于评估韧带和软骨状态的MRI。根据国际软骨修复学会（ICRS）软骨评价程序对最后一次关节镜检查的视频进行评估以评价关节软骨。如果此视频信息不可用，或6个月以上，可以考虑诊断性关节镜检查。

52.3　供体的植入

同种异体半月板承载于供体胫骨平台上。在侧台上，无菌条件下将同种异体移植物在0.9%生理盐水溶液中解冻。接下来，将异体半月板移植物从胫骨平台解剖，保留前方和后方半月板韧带完整留在供体半月板。因为包括一个小的骨性附着点而使后角制备不同于前角制备。制备包括起自胫骨平台的后方半月板韧带的半月板后角时，使用小骨凿自供体胫骨平台分离韧带，留下韧带上小的骨性附着。这样，后角连接部位包括后角和后方半月韧带附着的小骨条。接下来，将FiberWire缝合线2.0（Arthrex，Naples，FL）置入半月板中。第一针缝合线穿过包括小骨附着的后半月板韧带（图52.2a），第二针缝合线穿过前半月板韧带，并且接下来的两针缝合线置于从后到前的每1/3处（图52.2b）。

进行常规麻醉，并且依照医院关节置换的方案预防性使用抗生素。然后，使用关节镜开始诊断检查。接下来，使用小的锉刀和小的剃刀刀片磨挫半月板边缘并去除胫骨平台的任何小的骨赘来制备即将植入供体半月板的受体间室。然后在受者间室后方做另外的通道，保持外周缘完整，随后做前外侧或前内侧关节切开。

测量后角附件（包括小骨附件的韧带）的直径，并且使用具有相同直径的FlipCutter（Arthrex，Naples，FL）在胫骨平台中做出由内向外的锚座，隧道的深度等于包括骨性附件的韧带长度。缝合线通过钻孔隧道进入关节内并通过后方从关节中取出。将第二针通过缝合线在关节外附接到第一针缝合线，在通过后方出口的缝合线末端，拉动两线通过前关节切口，留下一个经过的缝合线穿过胫骨隧道，并且第二针缝合线穿过后方。将供体半月板的两个后部缝合固定到两个通过的缝线上，并且通过将后部韧带拉入锚座中而将移植物逐渐拉入关节中的解剖位置。然后将后角缝合线固定在胫骨皮质前面的按钮上。通过拉动缝线穿过后方通隧道并且在后部供体半月板中使用2个或3个全内半月板缝合器（FAST-FIX，Smith & Nephew，Memphis，TN）来进一步拉紧供体半月板。供体半月板的中部固定用2个或3个由内向外半月板缝合针固定（Arthrex，

Naples，FL）。因此，后方隧道的切口被拉长大约2cm，并且由内向外缝合线的针通过该隧道穿出体外，其中结被打在关节囊上。当打由内向外缝合线的结时，通过拉动前角保持半月板处于有张力状态。最后，使用自弹性SwiveLock锚钉（Arthrex，Naples，FL）将前角缝合线在张力下固定到胫骨平台上。在对供体半月板进行最终膝关节关节镜检查之后，闭合所有切口（图52.3）。

52.4　术后康复

目前尚无科学证实的术后康复方案。以下是我们医院使用的综合方案。有关康复计划的更详细描述，参见www.meniscusrtansplantatio.nl/nabehandeling。

52.4.1　0~3周

运动范围：0°~60°。负重：25%。锻

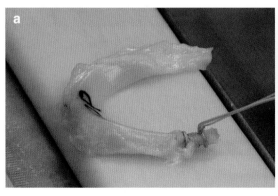
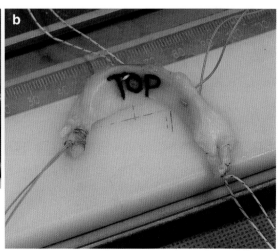

图52.2　第一针缝线穿过包括小骨块的后方半月板韧带（a）；第二针缝线穿过前方半月板韧带放置，并且接下来的两个缝线放置在从后到前的每1/3处（b）

炼：等长四边形练习，髌骨运动，足跟滑动0°~60°，四头肌组0°~60°，拉伸跟腱。

52.4.2 4~6周

运动范围：0°~90°。负重：50%。锻炼：等长四边形练习，髌骨运动，足跟滑动0°~90°，四头肌组0°~90°，拉伸跟腱。

52.4.3 7~9周

运动范围：0°~120°。负重：100%。锻炼：见4~6周家中训练和闭链练习（腿部按摩，划船）。跃进和深蹲0°~90°，本体感觉训练和等长四边形练习。

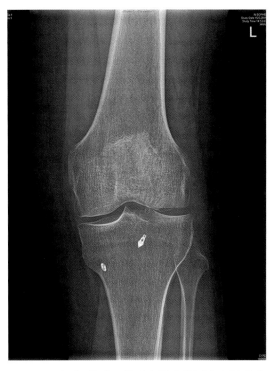

图52.3 术后X线片。将后角缝合线固定在胫骨皮质前面的纽扣钢板上；使用带线锚钉将前角缝合线在张力下固定到胫骨平台上

52.4.4 10~12周

运动范围：自由。负重：100%。锻炼：见4~6周家庭训练和闭链练习（腿部按摩，划船）。跃进和深蹲0°~90°，本体感觉训练、等长四边形练习和交叉训练。

52.4.5 13~18周

运动范围：自由。负重：100%。锻炼：见4~6周家庭训练和闭链练习（腿部按摩，划船）。跃进和深蹲0°~120°，本体感觉训练、等长四边形练习、交叉训练和开链练习。

52.4.6 19~24周

参照13~18周方法，强度逐渐加大。

52.5 随访

所有患者在术前就诊时使用IKDC评分系统，KOOS和WOMET评分以及Tegner活动量表。术后评估在6周和3、6、9、12个月进行。在6周的随访中，重复上述调查问卷，然后每年或当有不适主诉时随访患者。Tegner活动量表仅用于年度评价。12个月后，计划每年随访直到术后5年。

总结

最常见半月板根部固定的类型是软组织固定或骨性固定，各有利弊。然而，成功的关键实际上是通过术前适当的放射学检查进行良好的术前体格检查。

参考文献

[1] Allen CR, Wong EK, Livesay GA, Sakane M, Fu FH, Woo SL (2000) Importance of the medial meniscus in the anterior cruciate ligament-deficient knee. J Orthop Res 18(1):109–115

[2] Graf KJ, Sekiya J, Wojtys E (2004) Long-term results after combined medial meniscal allograft transplantation and anterior cruciate ligament reconstruction: minimum 8.5-year follow-up study. Arthroscopy 20:129–140, Comment in: Arthroscopy. 2004;2020 (2007):2782–2003; author reply 2784–2005

[3] Keene GC, Bickerstaff D, Rae PJ, Paterson RS (1993) The natural history of meniscal tears in anterior cruciate ligament insufficiency. Am J Sports Med 21(5): 672–679

[4] Lozano J, Ma B, Dilworth CW (2006) All-inside meniscus repair; a systematic review. Clin Orthop Relat Res 455:134–141

[5] Matava MJ (2007) Meniscal allograft transplantation: a systematic review. Clin Orthop Relat Res 455: 142–157

[6] Stone KR, Freyer A, Turek T, Walgenbach AW, Wadhwa S, Crues J (2007) Meniscal sizing based on gender, height, and weight. Arthroscopy 23(5):503–508

[7] van Arkel E, de Boer H (1995) Human meniscal transplantation. Preliminary results at 2 to 5 years follow-up. J Bone Joint Surg Br 77:589–595

[8] van Arkel E, de Boer H (2002) Survival analysis of human meniscal transplantations. J Bone Joint Surg Br 84-B:227–231

第53章 半月板异体移植的结果和适应证

Nick Smith, Peter Verdonk, Joan Carles Monllau, Tim Spalding

目录

N. Smith • T. Spalding , FRCS Orth (✉)
Orthopedic Department , University Hospital
Coventry and Warwickshire NHS Trust , Clifford
Bridge Road , Coventry , UK
e-mail: tim@timspalding.com
P. Verdonk
Orthopedic Department , Antwerp Orthopedic Center,
Monica Hospitals , Antwerp , Belgium
J. C. Monllau
Orthopedic Department , Hospital del Mar ,
Barcelona , Spain

© ESSKA 2016 119
C. Hulet et al. (eds.), *Surgery of the Meniscus*, DOI 10.1007/978-3-662-49188-1_53

53.1 前言

目前认识到，半月板是膝关节中的重要结构。它们的主要作用是负重载荷的分布，这是通过增加胫骨–股骨关节的匹配性而达到的[6,12,29]。负重时的膝关节外侧和内侧半月板分别承担各自间室内的70%和50%的载荷[28]。半月板也被证实为膝关节提供了次要的限制力[15,16,18]。

半月板撕裂是常见损伤。一项近日英国的膝关节手术回顾性研究发现年半月板相关手术的发病率为35/100 000[10]。20世纪以来，半月板损伤的治疗方式从完全性切除变化到尽可能保留半月板的手术[2,8]。即便是这样，也有很高的撕裂修复的失败率[22]。半月板切除术的结果目前显而易见。生物力学研究显示，半月板切除术后减少了胫骨与股骨接触面积的50%～70%而增加了界面应力200%～300%[3,20,40]。临床研究表明半月板切除后具有较高的骨关节炎风险，一项meta分析显示在半月板切除术后5～30年膝关节

OA的发生率为53.3%（16%～92.9%）[24]。

半月板的同种异体移植首次在1970年为一例胫骨平台骨折后的创伤性骨性关节患者作为骨软骨重建关节面修复手术的一部分而实施的[17,41]。单独的半月板同种异体移植手术在1984年实施，并因此主张对半月板切除术后有膝关节症状的患者进行手术[21]。从那时起，它经历了大量的改进，并且近年来出现了大量的研究。本章首先介绍半月板移植的适应证，其次，公布关于软骨保护的临床结果和数据，以支持经斟酌后的适应证。

53.2　适应证

半月板异体置换的首要适应证就是针对有半月板切除手术史及相应间室内有症状的膝关节病患者。症状可以是活动性疼痛到静息痛，肿胀或有僵硬。年龄为50～55岁，但偶尔也在老年人中发生[32]。软骨损伤或骨性关节炎的程度是有争议的，大多数医生的报告认为中重度的退行性变应作为排除标准[32]。然而，这不是普遍的，并且一些研究已经报道在这些患者中的合理的结果。Stone等报道了49例中重度关节软骨损伤患者的失败率为22.4%，平均随访时间为8.6年[35]。Kempshal等发现在移植时与有保留的关节软骨相比，有骨裸露的患者的失败率更高，尽管病例报告结果中的未失败患者在两组中相似[11]。

53.3　病例报告结果

实际上，文献中报道的所有评估半月板同种异体移植的病例在最近的随访中显示出病例报告测量结果的改进[32,39]。Lyshol评分[36]是最常用的PROM评估半月板同种异体移植后的结果[39]。2015年，一项系统评价显示，25项研究[32]的汇总基线评分为55.7分，最新随访评分为81.3分（100分）。系统评价中的平均随访时间为5.1年。同一个系统综述还发现，在基线和最终随访时，加权平均IKDC主观膝关节评分[9]分别为47.8分和70分（12项研究），且Tegner评分[36]3.1分和4.7分（通过10项研究）。虽然取决于论文的研究问题[26,39]不同，一些不同的研究被纳入，类似的分数已在其他最近的系统评价中发现。大多数研究报告了短期至中期随访的PROMs。一项具有最长随访期（平均13.8年）的研究显示基线Lysholm评分为36分（5～86分），最新随访为61分（21～91分）[37]。一项系统评价通过随访时间长度对PROM进行了排序，显示PROM评分随时间增加而降低的趋势，但仍高于基线评分[7]。

53.4　重返运动

不是普遍都认为患者应该在半月板同种异体移植术后回到完全的体育活动。由于考虑到移植物的压力和潜在的失败风险，一些外科医生建议终身限制引起旋转/剪切应力的运动。然而，在已发表的研究中，外科医生更普遍在6～12个月内允许恢复到全面的体育活动[32]。一项研究特别分析了回到体育活动是否导致并发症或失败的增加，但发现没有相关性[34]。一项有限数量的病例系列报道了社会精英和专业运动员恢复运动，发现大多数人能够恢复到术前运动水平[27]。

53.5 放射学结果

已有相对较少的研究报告半月板同种异体移植后的放射学结果。最常报道的结果是关节间隙宽度的变化。尽管样本量通常较小[25,30]，最近的一项系统综述发现16项研究（428膝）报道了平均4.5年的关节间隙宽度变化[33]。他们发现在整个随访期间平均收缩0.03mm。使用对侧膝进行比较的其他研究没有发现显著差异。

有限数量的研究已经看到了OA进展的其他放射学工具，包括Kellgren和Lawrence分类，IKDC放射学评分和Fairbank分类，显示了从局限性到广泛OA进展的可变结果[33]。一些研究报道了在半月板同种异体移植后MRI扫描中关节软骨的变化[33]。Verdonk等报道了平均随访12.1年的患者的变化，分别在47%和41%的患者中未发现股骨髁和胫骨平台上的关节软骨退化的进一步进展，包括35%无双侧的关节进展的患者[38]。

虽然在时间、测量方法和测量本身方面有广泛的差异，移植物挤出在半月板同种异体移植后已经广泛报道。最近一项关于半月板移植物挤出的系统综述发现23项研究（814例移植物）报告移植物挤出，但由于这些研究中报告的差异，没有得出结论[23]。另一项系统综述报告说，在单纯挤出的研究中，平均挤出在1.7～5.8mm之间[33]。研究相对挤出百分比显示在19.4%～56.7%之间。

许多研究在寻找临床得分和挤出量之间的相关性，但大多数研究发现没有相关性[33]。其他研究报道了移植物挤出和其他措施之间的相关性：Lee等发现更早期的同种异体移植位置与挤压程度所相关[14]；Abat等发现仅用缝合技术相比骨栓有更高的挤出率[1]；Choi等发现半月板挤出与外侧骨桥增加有关[5]。然而，这些临床发现的相关性是未知的。

53.6 并发症及失败

在报道的病例中并发症多种多样。半月板同种异体移植后，平均并发症发生率为11%～14%，但这可能低估了真实的并发症发生率[26,32]。最近一项172例半月板同种异体移植的大型病例系列报道了32%的再手术率，可能反映出更准确的并发症发生率[19]。最常见的并发症是同种异体移植物的再破裂；其他并发症包括滑膜炎或渗出和表面感染。失败率，定义为改行关节成形术或在撕裂和整合失败后取出同种异体移植物，也有很大差异，4.8年的病例回访平均失败率为10.9%[32]。最近的大型病例系列报道平均5年的95%生存率[19]。具有较长病例系列随访显示令人不满意的结果，在许多研究中报道了33%～36%的中期失败率[13]。这也得到Verdonk等的支持。发现在10年时70%的生存率得到目前的证据[39]的支持。很难知道过去10年的存活率，特别是因为移植物类型，手术技术和康复的变化使得来自历史性研究难题的推论成为可能。其中一项随访时间最长的研究报道，63例开放性移植后平均13.8年的失败率为29%[37]。

53.7　讨论

在过去几十年中许多出版物中一直表示在半月板切除术后出现症状性OA的高风险。半月板同种异体移植已被证明至少部分恢复膝关节的正常接触，表明它可能恢复膝关节生物力学[20]。病例系列研究始终显示，在所有随访时间点，尽管在文献中缺乏对照研究，患者都具有PROM的改善。这些患者组相比保守治疗组的结果在治疗方案非常有限的群体中是令人鼓舞的。再撕裂和失败率不低，但必须把症状的严重程度和缺乏有效的替代治疗方案考虑进去。

半月板同种异体移植是软骨保护性的，但是目前的直接证据是有限的[31]。在许多研究中报告的关节空间宽度的可忽略性损失是令人鼓舞的。虽然不能与原来的膝关节进行直接比较，但在3年内关节间隙狭窄小于0.7 mm的患者中OA的相对风险显示为低[4]。然而，不知道同种异体移植物本身对关节间隙有什么影响。动物模型研究已经显示半月板同种异体移植是软骨保护性的，但是这些研究迄今为止尚未在人类中复制。这些数据看似可以证明半月板同种异体移植的适应证，年轻患者膝关节的半月板缺陷间室中的疼痛和相关症状。这个适应证似乎很普遍。被普遍接受的是，关节的力线和稳定性应在手术时是正常的或需要同时矫正。从证据看，不清楚患者是否在中度或严重的关节软骨损伤时应该接受半月板同种异体移植。成功率虽然可能较低，但是在缺乏替代治疗的情况下，半月板同种异体移植可能是这些患者合理的治疗选择。

总结

半月板同种异体移植是有症状的半月板缺损膝关节患者的有效治疗方法。目前，没有足够的证据来确定它是否是软骨保护性的手术，尽管一些研究支持这种假设。组织工程等替代方法可能在将来取代半月板同种异体移植，它目前为谨慎过的患者提供了功能改善的最佳机会。

> #### 小结
>
> 单纯半月板移植至今已开展了30余年。
>
> 基于目前的文献证据，半月板异体移植是一种并发症发生率可接受的安全的操作。
>
> 目前的证据清楚地量化了半月板移植后观察到的临床获益，但是软骨保护效应的证据仍然是间接的。
>
> 有证据支持同种异体半月板移植作为症状性半月板切除术后保守治疗无效的一种治疗选择。

参考文献

[1] Abat F, Gelber PE, Erquicia JI, Pelfort X, Gonzalez-Lucena G, Monllau JC (2012) Suture-only fixation technique leads to a higher degree of extrusion than bony fixation in meniscal allograft transplantation. Am J Sports Med 40(7):1591–1596, doi:http://dx.doi.org/10.1177/0363546512446674

[2] Annandale T (1889) Excision of the internal semi-lunar cartilage, resulting in perfect restoration of the joint-movements. Br Med J 1(1467):291–292

[3] Baratz M, Fu F, Mengato R (1986) Meniscal tears: the effect of meniscectomy and of repair on intraarticular contact areas and stress in the human knee. Am J Sports Med 14:270–274

[4] Bruyere O, Richy F, Reginster JY (2005) Three year joint space narrowing predicts long term incidence of knee surgery in patients with osteoarthritis: an eight year prospective follow up study. Ann Rheum Dis 64(12):1727–1730. doi:10.1136/ard.2005.037309

[5] Choi NH, Yoo SY, Victoroff BN (2011) Position of the bony bridge of lateral meniscal transplants can affect meniscal extrusion. Am J Sports Med 39(9):1955–1959

[6] Donahue TL, Hull ML, Rashid MM, Jacobs CR (2002) A finite element model of the human knee joint for the study of tibio-femoral contact. J Biomech Eng 124(3):273–280

[7] Elattar M, Dhollander A, Verdonk R, Almqvist K, Verdonk P (2011) Twenty-six years of meniscal allograft transplantation: is it still experimental? A meta-analysis of 44 trials. Knee Surg Traumatol Arthrosc 19(2):147–157

[8] Englund M, Roemer FW, Hayashi D, Crema MD, Guermazi A (2012) Meniscus pathology, osteoarthritis and the treatment controversy. Nat Rev Rheumatol 8(7):412–419. doi:10.1038/nrrheum.2012.69

[9] Higgins L, Taylor M, Park D, Ghodadra N, Marchant M, Pietrobon R, Cook C (2007) Reliability and validity of the International Knee Documentation Committee (IKDC) Subjective Knee Form. Joint Bone Spine 74(6):594–599

[10] Jameson SS, Dowen D, James P, Serrano-Pedraza I, Reed MR, Deehan DJ (2011) The burden of arthroscopy of the knee: a contemporary analysis of data from the English NHS. J Bone Joint Surg Br 93(10):1327–1333. doi:10.1302/0301-620X.93B10.27078

[11] Kempshall PJ, Parkinson B, Thomas M, Robb C, Standell H, Getgood A, Spalding T (2015) Outcome of meniscal allograft transplantation related to articular cartilage status: advanced chondral damage should not be a contraindication. Knee Surg Sports Traumatol Arthrosc 23(1):280–289. doi:10.1007/s00167-014-3431-5

[12] Krause WR, Pope MH, Johnson RJ, Wilder DG (1976) Mechanical changes in the knee after meniscectomy. J Bone Joint Surg Am 58(5):599–604

[13] Lee BS, Kim JM, Sohn DW, Bin SI (2013) Review of meniscal allograft transplantation focusing on long-term results and evaluation methods. Knee Surg Relat Res 25(1):1–6. doi:10.5792/ksrr.2013.25.1.1

[14] Lee DH, Kim JM, Jeon JH, Cha EJ, Bin SI (2015) Effect of sagittal allograft position on coronal extrusion in lateral meniscus allograft transplantation. Arthroscopy 31(2):266–274. doi:10.1016/j.arthro.2014.08.021

[15] Levy IM, Torzilli PA, Gould JD, Warren RF (1989) The effect of lateral meniscectomy on motion of the knee. J Bone Joint Surg Am 71(3):401–406

[16] Levy IM, Torzilli PA, Warren RF (1982) The effect of medial meniscectomy on anterior-posterior motion of the knee. J Bone Joint Surg Am 64(6):883–888

[17] Locht RC, Gross AE, Langer F (1984) Late osteochondral allograft resurfacing for tibial plateau fractures. J Bone Joint Surg Am 66(3):328–335

[18] Markolf KL, Mensch JS, Amstutz HC (1976) Stiffness and laxity of the knee – the contributions of the supporting structures. A quantitative in vitro study. J Bone Joint Surg Am 58(5):583–594

[19] McCormick F, Harris JD, Abrams GD, Hussey KE, Wilson H, Frank R, Gupta AK, Bach BR Jr, Cole BJ (2014) Survival and reoperation rates after meniscal allograft transplantation: analysis of failures for 172 consecutive transplants at a minimum 2-year follow-up. Am J Sports Med 42(4):892–897. doi:10.1177/0363546513520115

[20] McDermott I, Lie D, Edwards A, Bull A, Amis A (2008) The effects of lateral meniscal allograft transplantation techniques on tibio-femoral contact pressures. Knee Surg Sports Traumatol Arthrosc 16(6):553–560

[21] Milachowski KA, Weismeier K, Wirth CJ (1989) Homologous meniscus transplantation. Experimental and clinical results. Int Orthop 13(1):1–11

[22] Nepple JJ, Dunn WR, Wright RW (2012) Meniscal repair outcomes at greater than five years: a systematic literature review and meta-analysis. J Bone Joint Surg Am 94(24):2222–2227. doi:10.2106/JBJS.K.01584

[23] Noyes FR, Barber-Westin SD (2015) A systematic review of the incidence and clinical significance of postoperative meniscus transplant extrusion. Knee Surg Sports Traumatol Arthrosc 23(1):290–302. doi:10.1007/s00167-014-3329-2

[24] Papalia R, Del Buono A, Osti L, Denaro V, Maffulli N (2011) Meniscectomy as a risk factor for knee osteoarthritis: a systematic review. Br Med Bull 99:89–106. doi:10.1093/bmb/ldq043

[25] Rath E, Richmond JC, Yassir W, Albright JD, Gundogan F (2001) Meniscal allograft transplantation. Two- to eight-year results. Am J Sports Med 29(4):410–414

[26] Rosso F, Bisicchia S, Bonasia DE, Amendola A (2014) Meniscal allograft transplantation: a systematic review. Am J Sports Med. doi:10.1177/0363546514536021

[27] Samitier G, Alentorn-Geli E, Taylor DC, Rill B, Lock T, Moutzouros V, Kolowich P (2015) Meniscal allograft transplantation. Part 2: systematic review of transplant timing, outcomes, return to competition, associated procedures, and prevention of osteoarthritis. Knee Surg Sports Traumatol Arthrosc 23(1):323–333. doi:10.1007/s00167-014-3344-3

[28] Seedholm B, Dowson D, Wright V (1974) Functions of the menisci: a preliminary study. J Bone Joint Surg Br 56(B):381–382

[29] Seedhom BB, Dowson D, Wright V (1974) Proceedings: functions of the menisci. A preliminary study. Ann Rheum Dis 33(1):111

[30] Sekiya JK, Giffin JR, Irrgang JJ, Fu FH, Harner CD (2003) Clinical outcomes after combined meniscal allograft transplantation and anterior cruciate ligament reconstruction. Am J Sports Med 31(6):896–906

[31] Smith NA, Costa ML, Spalding T (2015) Meniscal allograft transplantation: rationale for treatment. Bone Joint J 97-B(5):590–594. doi:10.1302/0301-620X.97B5.35152

[32] Smith NA, MacKay N, Costa M, Spalding T (2015)

Meniscal allograft transplantation in a symptomatic meniscal deficient knee: a systematic review. Knee Surg Sports Traumatol Arthrosc 23(1):270–279. doi:10.1007/s00167-014-3310-0

[33] Smith NA, Parkinson B, Hutchinson CE, Costa ML, Spalding T (2015) Is meniscal allograft transplantation chondroprotective? A systematic review of radiological outcomes. Knee Surg Sports Traumatol Arthrosc. doi:10.1007/s00167-015-3573-0

[34] Stone KR, Pelsis J, Surrette S, Stavely A, Walgenbach AW (2013) Meniscus allograft transplantation allows return to sporting activities. Arthroscopy(Toronto) 10(Suppl 1):e52–e53

[35] Stone KR, Pelsis JR, Surrette ST, Walgenbach AW, Turek TJ (2015) Meniscus transplantation in an active population with moderate to severe cartilage damage. Knee Surg Sports Traumatol Arthrosc 23(1):251–257. doi:10.1007/s00167-014-3246-4

[36] Tegner Y, Lysholm J (1985) Rating systems in the evaluation of knee ligament injuries. Clin Orthop Relat Res 198:43–49

[37] van der Wal RJP, Thomassen BJW, van Arkel ERA (2009) Long-term clinical outcome of open meniscal allograft transplantation. Am J Sports Med 37(11):2134–2139, doi:http://dx.doi.org/10.1177/0363546509336725

[38] Verdonk PCM, Verstraete KL, Almqvist KF, De Cuyper K, Veys EM, Verbruggen G, Verdonk R (2006) Meniscal allograft transplantation: long-term clinical results with radiological and magnetic resonance imaging correlations. Knee Surg Sports Traumatol Arthrosc 14(8):694–706

[39] Verdonk R, Volpi P, Verdonk P, Van der Bracht H, Van Laer M, Almqvist KF, Vander Eecken S, Prospero E, Quaglia A (2013) Indications and limits of meniscal allografts. Injury 44(Suppl 1):S21–S27. doi:10.1016/S0020-1383(13)70006-8

[40] Verma NN, Kolb E, Cole BJ, Berkson MB, Garretson R, Farr J, Fregly B (2008) The effects of medial meniscal transplantation techniques on intra-articular contact pressures. J Knee Surg 21(1):20–26

[41] Zukor D, Brooks P, Gross A, Cameron J (1988) Meniscal allograft experimental and clinical study. Orthop Rev 17:522–550

第54章　总结

R. Verdonk

目录

54.1　前言

基于目前对人类半月板的生物学和生物力学的认识，可以肯定的两个研究热门方向和新理论是：半月板自身以及它自身在骨的附着。截至目前，临床医生在是否需要使用一个有活性的、冷冻的还是冷藏保存的移植物以及固定方法是否需要骨栓或只需要软组织修复会带来更好的临床和生物学效果之间无法达成一致意见。

这表明，缺乏支持其中一种观点的科学依据。尽管这是我们目前知识领域中的黑洞，但更好地理解半月板的生物学及其对膝关节的整体体内平衡的影响对于进一步发展上述替代选择之一是极为重要的。

我们从使用自体半月板替代中学到了什么？根据广泛的文献表示，半月板同种异体移植物目前被接受为已经完成了半月板部分切除术仍残留疼痛超过6个月的年轻患者的金标准。

Carl Wirth 和Gabriela von Lewinski对半月板移植的基础科学研究进行了调查。德国医生对半月板移植的兴趣来自临床需求的推动。

半月板在膝关节中作为一种稳定装置的概念已经不算新闻，但在膝关节韧带损伤和修复后，半月板首次被认为是最主要的稳定结构。简单地切除半月板已经被证明对韧带修复后的长期结果不利。

R. Verdonk
Gent State University , Gent , Belgium
e-mail: rene.verdonk@ugent.be

© ESSKA 2016 119
C. Hulet et al. (eds.), *Surgery of the Meniscus*, DOI 10.1007/978-3-662-49188-1_54

动物实验中，作者可以展示半月板异体移植物植入后的愈合情况。

同样在人体的临床研究中，在半月板滑膜结合区有着令人满意的愈合，但是对半月板根部来说是否是这种情况仍然是一个有争议的问题。半月板根部固定被认为是达到环行压力保护所必要的环节。

如今，关于半月板同种异体移植物骨性固定是否是正常体内动态平衡的必需性没有达到明确的共识。在大多数情况下，半月板同种异体移植物位于供体膝关节的原始半月板"箍"内，从而具备了原始的角部固定的可能性。

同时选择半月板同种异体移植作为替代组织，虽然获取是有限的，但是一种合理的选择。

54.2　半月板移植物的获得和保存

可以选择不同方法用以保存新鲜异体移植物。

深低温保存可以获得不同的结果。短期储存似乎不影响半月板的形态外观或生化特性。

然而，生物合成活性比正常对照组减少了至少50%，以及仅有10%的半月板细胞存在代谢活性。

用γ射线灭菌的冻干半月板同种异体移植物也可获得半月板体部的良好固定。但是半月板的精细结构完全被破坏，组织失去了活性。

虽然干燥化处理的半月板显示出相当正常的胶原纤维束结构，但也不能成活。

由于Zukor等在移植新鲜同种异体移植物中所取得的成功，我们选择了可行的半月板替代物，即半月板的培养。

供体半月板在手术室严格无菌的条件下被切除，与其他主要器官获取同时进行［心跳（多器官捐献者）或心脏停搏供体］。冷缺血时间必须小于12h，这段时间内半月板的活性是几乎不受损失的。取出肉眼宏观上完整的标本用于临床使用。

操作时以滑膜缘为界切除每侧膝关节中的两个半月板。半月板本身应在严格无创伤下操作。

将取得的半月板立即置入半月板培养基中。培养基是Dulbecco's改性Eagle's培养基（DMEM），含有0.002mL谷氨酰胺、1/1000抗生素–抗真菌悬浮液（链霉素10mg/mL，青霉素10U / mL，两性霉素 0.025mg / mL）和20%受体的血清。

将半月板储存在塑料容器（DANCON，Teknunc–4000 Roskilde，Denmark）中；加入70mL培养基。将容器置于37℃的恒温和空气不间断（95%空气和5%CO_2）的模块孵育室（层流实验室–Del Mar，CA，美国）中。

通过在孵育室中放置装有无菌水的开口容器来控制湿度。 每3天更换一次培养基。

通常14天后可以进行手术，因为通过组织库研究已经排除了传染性疾病。

如今，深度冷冻似乎是最受欢迎的保存方法，因为获得流程标准已经得到了很好的确立。

组织库和存储也因此便于外科手术计划和组织。

当在无菌条件下获取半月板后，组织的消毒需要适当注意和管理。避免半月板受到辐射是防止对半月板结构有害和拥有良好的术后功能所必要的。

然而，国家法律和法规可能以早期侵权和暴露的理由而限制临床实践。

在目前和未来，应该遵循为器官移植设立的条例，并将它实践在组织移植工作中。欧洲国家器官储运组织在欧洲是一个运作非常良好的组织，根据严格的时间表和最佳的结果，跟踪有活性的器官（捐赠者）和接受者以达到相应地匹配。这个程序应该是为了在欧洲的基础上增加组织的临床应用，从而减少受体的等待时间和提高供体的利用率。

54.3　外科技术

半月板移植手术，从20世纪90年代开始，需要开放的手术方法，因为在那个时代关节镜下半月板固定工具的局限性，并不是真正适合的。此外，在早期开始阶段，半月板移植通常与其他修复手术（大部分是韧带修复）同时进行。

这只是因为半月板手术和修复适应证的经验已增加，关节镜下移植已经开始启动。

没有骨栓的固定，该技术变成关节镜下的软组织手术，改良的固定和稳定装置，作为常规应用于半月板修复手术中。

随着外科专业知识的增加以及半月板前角和半月板后角的解剖定位的更好的可视化，骨栓固定在技术上变得没有挑战性。

早期的文献不能说明一种或另一种技术在结果方面是否更优越。

关于半月板挤出的研究存在内侧和外侧半月板间的差异。

健康人的正常半月板不在仰卧位时MRI前后位像上出现挤出。当提示存在早期变性的迹象时，内侧半月板的平移比在外侧间室中更少。当腘肌腱裂孔破裂时外侧半月板显示完全被挤出。因此，通常，当移植内侧半月板时，经常在受者的现有前角和后角内，半月板以骨隧道固定的方式是合理的。这种方法不容易发生定位错误，从而因此丧失移植的功能。

研究显示，骨隧道固定与骨栓固定方式相比具有更少的挤出。总体上外侧半月板同种异体移植更多在腘肌腱裂孔变成弱点，并且当其破裂时，等于半月板完全切除的状态。

总结

当遇到半月板全切或次全切慢性疼痛（＞6个月）时，半月板同种异体移植是一个很好的选择。并且更适合于外侧间室。在内侧间室中，可采取其他可行的备选方案，例如改善力线以获取良好的临床结果。在日常操作中，原则是无菌条件下在供体上获取同种异体移植物，以深度冷冻技术保存于储藏库内，低温冷藏技术也可，但比较复杂且昂贵。

在非无菌条件下取得的移植物是需要辐照的，但会对半月板的机械结构带来很大损害并影响临床结果。这些保护膝关节承重软骨并产生长期良好结果的技术只有在具有正确的力线（或得到矫正的）、具有几乎完整（＜gr 3）软骨的稳定膝关节时才能实现。

第十部分

半月板重建：替代品

第55章 胶原半月板移植物：基础知识，技术，结果

55

Pedro Hinarejos, Cristoph Erggelet, Joan Carles Monllau

目录

P. Hinarejos, MD, PhD (✉) • J. C. Monllau, MD, PhD
Department of Orthopaedic Surgery and
Traumatology , Hospital del Mar, Universitat
Autònoma de Barcelona (UAB) ,
Passeig Marítim 25-29 , Barcelona 08003 , Spain
e-mail: Phinarejos@parcdesalutmar.cat;
Jmonllau@parcdesalutmar.cat
C. Erggelet , MD, PhD
Department of Orthopaedic Surgery and
Traumatology , University Medical Center,
University of Freiburg , Fahnenbergplatz , Germany
e-mail: christoph.erggelet@uniklinik-freiburg.de

© ESSKA 2016 119
C. Hulet et al. (eds.), *Surgery of the Meniscus*, DOI 10.1007/978-3-662-49188-1_55

55.1 前言

半月板是位于膝关节股骨和胫骨之间的纤维软骨结构。它由胶原蛋白纤维组成，大多是Ⅰ型胶原蛋白，形成结合放射状纤维和环形纤维的三维网状结构，并且在该网状结构内有一些细胞。它具有合成细胞外基质的能力。半月板具有多种功能。它能为关节内结构提供营养和润滑作用，在本体感觉中具有一定作用，维持关节稳定，并且对于负重期间的减震和力传递非常重要[16]。环形纤维抵抗环向应力，而放射状纤维控制剪切应力[17]。所有这些重要的功能说明了半月板在保护关节软骨中的重要性。

西方国家每年由于老龄化和运动人群的增加，半月板相关手术的数量逐年上升[39]。半月板手术的总数估计在美国每年约为100万，在欧洲为40万[38]。大多数半月板损伤发生于白–白区，这类损伤不适合半月板缝合治疗。白–白区域的损伤必须通过半月板部分或次全切除术治疗。

虽然大多数半月板损伤的患者经历过半月板切除术的治疗以缓解疼痛和改善功能，但胫骨平台上的接触应力增加[26]，这与去除半月板组织的量成正比[1,19,37]。自20世纪以来，半月板切除术后关节退变的放射学征象（关节线变窄和股骨髁变平）及其长期不良反应已得到广泛共识[5]。在半月板切除术后，一些患者抱怨在受影响的关节线上会感到疼痛。Hede等[13]发现14%的半月切除患者在术后7~8年Lysholm评分较差。因此，外科医生应该尽可能地尝试半月板修复，而对不可修复的半月板撕裂应尽可能少地切除半月板组织[2]。在过去10年中，半月板替换的概念，无论是同种异体半月板移植还是半月板植入物都得到了发展。这是在有症状的半月板切除术后膝关节中保留半月板功能的进一步尝试。本章的目的是回顾最早发明和使用的半月板植入物即胶原半月板植入物（CMI），以及当前的认识和结果。

55.2 基础知识

55.2.1 胶原半月板移植物（CMI）的发展

虽然用于半月板替代的同种异体移植物显示出良好的早期结果[17]，但是关于这种手术的长期效果，特别是其对软骨的保护作用仍不明确[7,32]。同种异体半月板移植的手术指征是半月板完全缺失。因此，半月板部分缺损不是这类手术的合适指征。此外，同种异体半月板移植物的获取受限和潜在传染病传播的概率促使一些研究者

探索支架引导半月板组织再生的可能性。

CMI（常春藤运动医学，Gräfelfing，德国）由ReGen Biologics（哈肯萨克市，新泽西州，美国）开发，它是由小牛跟腱中纯化而来的Ⅰ型胶原纤维所组成的一种高度多孔支架（不是假体设备）。将切碎肌腱组织使用多种化学处理的方法来去除其中的非胶原蛋白和脂质从而得到纯化的胶原蛋白。接下来，将纯化的胶原蛋白置于透明质酸和硫酸软骨素中孵育后匀质化。膨胀的胶原纤维加上黏多糖通过加入氢氧化铵一起沉淀。将沉淀的纤维脱水，在模具中手动定向，冻干并化学交联。最后，用γ射线进行最终灭菌[35]。

支架长7.5cm，宽1cm，非常接近人类半月板的解剖形状和大小，密度为0.20g/cm³。术中CMI被设计修整成适应缺损半月板的大小和形态的植入物。基于以前的实验研究，其孔隙设计以利于宿主细胞填充[18]。CMI没有细胞毒性、致热原性或致癌性。此外，该产品具有生物可吸收性，并且已经证明大多数支架可在12~18个月的时间内被吸收[26]（图55.1、图55.2）。

自21世纪初，内侧CMI已在欧洲得以使用。但是，继2008年12月的短期批准后，于2010年10月撤销[16]，美国食品药物管理局再次未批准其在美国使用。2006年，外侧CMI获得了CE标志。

55.2.2 CMI动物研究

CMI首次尝试在幼猪和成年的狗中替换由半月板切除术造成的缺陷。结果表

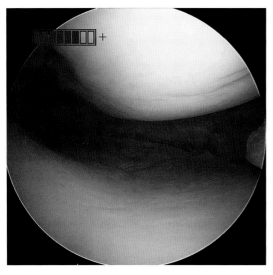

图55.1　关节镜下右膝内侧间室。可以看到半月板缺损延伸至红-红区，边缘被修整为方形

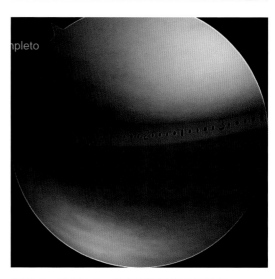

图55.2　使用Teflon刻度棒测量半月板缺损

明，基于胶原蛋白的支架与半月形纤维软骨细胞相容，其能够在体外和体内生长，促进幼猪的半月板再生。在成年的狗模型中，它还可诱导缺损大于60%的半月板组织的再生[35]。在后来的犬模型中得到了相似的结果，在大多数情况下出现胶原支架整合和血管生成活跃[10]。与其他实验性聚合植入物不同，CMI不会在动物实验中引起关节软骨损伤[9]。

一些动物研究表明胶原支架可以接种细胞[15,25]。在对美利奴羊进行的研究中发现，接种有纤维细胞的支架防止了炎症和复原细胞对支架的侵染，这使半月板更大和更好的血管化从而具有更好的生物力学特性[21]。此外，甚至在半月板的白-白区产生的实验性损伤中其接种的胶原支架也可促进半月板组织的再生[27]。最近，出现了用人骨髓干细胞接种于胶原支架的技术[28]。

55.3　CMI手术技术

CMI的适应证是不可修复的半月板撕裂，导致半月板组织缺损大于25%，具有完整的半月板前角和后角附件点，以及在所涉及的半月板的整个圆周上具有完整的半月板边缘。使用CMI的禁忌证见表55.1。

55.3.1　内侧CMI技术

患者仰卧在手术台上，患肢屈膝90°且大腿高于桌面。这个体位可以到达膝后内侧角便于之后的缝合。术者使用的侧柱放置在髌骨近侧5～10cm处，并施加外翻负荷以打开内侧间室。虽然使用由内向外缝合技术时，推荐使用止血带，但止血带可据情况选择是否使用[24]。

建立标准的膝关节镜前外侧和前内侧入路以便于实施彻底的关节腔探查。可

表55.1　CMI禁忌证

对胶原过敏
对牛来源的产品过敏
炎性关节炎
X线示退行性变化超过Ahlback Ⅰ级
软骨全层病变（Outerbridge Ⅳ级）
膝关节骨坏死
肥胖
后交叉韧带损伤
患者年龄 > 55岁
急性半月板病变适合半月板缝合
半月板轻度损伤致半月板组织损失 < 25%
下肢负重轴力线不良（除非它随截骨术矫正）
前交叉韧带损伤（除非植入CMI时进行修复）
全身或局部感染
怀孕

以建立辅助入口以便于缝合。对于急性病例，应尽可能进行半月板缝合修复。如果是无法缝合和/或慢性病例，应去除损伤的半月板部分直到正常部分。为此，要用到直的和成角度的蓝钳以及4.0mm的电动刨刀。为达到压力合适的半月板植入，应将半月板前角和后角变平，以调整CMI至最佳状态。

当内侧间室太紧时，可部分松解内侧副韧带以获得更好的视野及便于进入内侧间室的最后部。这可以在施加外翻应力的同时利用经皮针穿刺来松解内侧副韧带轻松完成（馅饼皮技术）。

准备的部位应延伸到半月板的血管区，以保证充足的血液供应。如果所制备的半月板外边界在红-白区域，这可以通过从内侧用细锥或从关节外部用18号腰椎穿刺针头在半月板边缘穿孔来实现。然而，由于这种技术可能损害残余半月板中的胶

原纤维网，可以用射频刀替代。射频刀使用射频造成植入物邻近区域的滑膜坏死（约30μ），而后被支架周围新形成且含更多血管的滑膜层迅速替代[24]。

在前角、后角和边缘制备完成之后，使用特殊的特氟隆尺仔细测量半月板缺损的长度。使用垂直切口将前内侧入口放大至2cm，以便于植入物的植入。

修剪CMI到适当的大小，超过正常大小的10%，以实现在和半月板缺陷区的完美压配。在先前的一些研究中，所需植入物的平均长度范围为36 ~ 48mm[4,23,43]。虽然以前提议过在水化后使用特定的输送套管植入，但是可以将定制好的植入物简单地安放在弯血管钳上，并在停止水流入后直接植入关节内以避免CMI进入 关节后翻转（干植入）（图55.3）。

CMI放置合适后，用2.0不可吸收缝线采用由内向外缝合技术或全内缝合技术将其缝合到宿主的残余半月板上。如果选择由内向外缝合技术，缝线通过平行于内侧副韧带后缘的4cm长的后内侧入路折回。将勺形牵开器尽可能深地放置在后关节囊和内侧腓肠肌之间以收回针。为此，使用装备有区域特殊插管的由内向外缝合修复系统（如SharpShooter®组织修复系统（ReGen Biologics，545 Penobscot Drive，Redwood City，CA）来操作是很方便的。

用2.0涤纶编织线垂直褥式缝合技术将CMI缝合到残余半月板边缘，缝合线间隔约5mm。植入物的前端和后端用水平褥式缝合固定到半月板角。所有缝合线尾部穿出关节外在关节囊上打结。或者，也可以使用全内缝合技术，如Fast-Fix®缝合系统

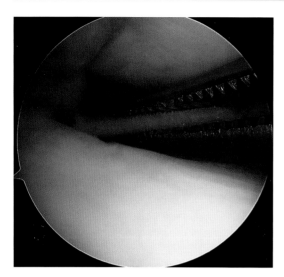

图55.3 使用血管钳干性植入内侧CMI®

（Smith&Nephew，Inc.，Andover，MA）。使用它们缝合得更快并且不需要额外入路折回缝线。不管缝合技术如何，垂直褥式缝合是优选的，可使植入物损伤的风险最小化。然而，植入物前点和后点的固定应选择水平褥式缝合。当使用全内缝合技术时，缝合线之间的距离应在10mm，才足以将CMI固定好[22]（图55.4～图55.6）。

在手术后，不应在膝关节内放置引流，特别是进行了单纯的半月板手术，因为术后关节积血可以为CMI的愈合创造一个更合适的生物环境[24]。

55.3.2 外侧CMI技术

修复外侧CMI的基本步骤与内侧类似。如果在腘肌裂孔处半月板边缘完全中断，则应慎重考虑是否适合行该手术。当半月板边缘不存在时，新生成的半月板将会在负重条件下被挤出。此外，在行半月板替代时不推荐在腘肌腱上缝合，因为腘

肌腱的生理微动可能损伤CMI支架。虽然Zaffagnini等[42]没有将腘肌裂孔处缺损作为使用外侧CMI的绝对禁忌证，但如果手术医生决定在这种特殊情况下使用CMI，那么最谨慎的做法应该是植入物偏大且不要固定在裂孔处。

患者仰卧于手术台上，患肢屈曲90°自由悬空，对侧下肢完全伸展在手术台上。这样可以让患肢以"4"字位屈曲在对侧下肢上。在这种体位下对膝关节施加内翻力，可以打开外侧间室，并更容易到达后外侧角。

建立标准前外侧和前内侧入口，进行膝关节的彻底修复。在内侧间室中，如果半月板无法缝合，则清除损伤的半月板。外侧半月板的"O"形特点可能更难对其做出方形切口，特别是在半月板前角。半月板床和钻孔准备完成后，应扩大前外侧入口以适应术者的食指[24]。这个简单的操作技巧将有助于外侧CMI的植入。可以使用探针引导

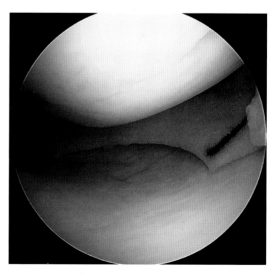

图55.4 CMI®就位准备固定。注意两端达到的良好的压力

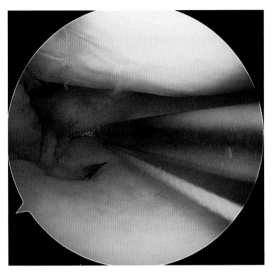

图55.5   使用水平缝合将植入物缝合到残留半月板后角上

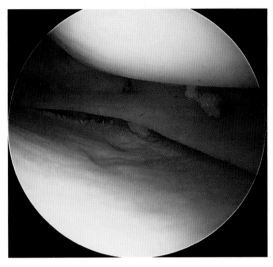

图55.6   使用沿着植入物大约10mm的垂直褥式缝合和在角部处的水平缝合的组合完成固定

植入物到其恰当的位置。

通过在外侧副韧带之后4cm纵向切口，虽然由内向外缝合技术在外侧间室中也是可行的，但由于腓神经和腘动脉很接近，使用全内缝合技术是优选的。有时使用由内向外缝合甚至或由外向内外缝用于固定半月板前角也可能是很有用的[24]。

55.3.3   联合手术

对于前交叉韧带（ACL）损伤的膝关节，行内侧半月板切除术可能导致松弛度明显增加，因此特别推荐这两个结构的联合重建，因为这样可能会为半月板愈合创造更有利的环境。

基于现有文献，两个手术程序的联合非常常见（文献[30]中达27%、文献[23]中达52%和文献[14]中高达67%）。

当联合这两个手术程序时，应注意一些特殊的技巧。当对ACL损伤的膝关节施加外翻负荷以打开内侧间室时，胫骨平台向前滑动可能会对暴露内侧间室增加一定困难。因此，ACL-CMI联合重建的推荐顺序如下：首先准备半月板床，然后钻取ACL的股骨和胫骨隧道；接下来，ACL移植物植入并将股骨端固定，此时，CMI植入并缝合；最后，膝关节屈曲20°固定ACL移植物的胫骨端[22]。

如果术前患肢全长负重X线片显示膝关节的任何角度形变>5°（或相对于对侧肢体>3°），应在CMI植入之前矫正，或最好在CMI植入的同时进行矫正。根据一般指南，内翻畸形应通过高位胫骨截骨术（HTO）进行矫正。Linke等[20]报道了30例CMI和HTO联合手术，开放和闭合楔形HTO均可使用。但当使用开放楔形HTO时，应特别注意不要增大胫骨后倾角度。另一方面，需要对内侧副韧带适当松解，以便内侧CMI不会超负荷。除非畸形涉及胫骨，通常，外翻畸形通过股骨侧矫正以避免关节线倾斜。无论使用什么技术，建议术者在截骨之前先进行关节镜检查和植入CMI。

55.3.4 康复

术后用膝关节支具将膝关节固定在完全伸直位，且佩戴支具时间为6周。患者每天移除支具进行3~4次自助式被动膝关节活动度锻炼。6周后，膝关节支具才能解锁并舒适固定[30]。第5周和第6周的范围为0°~90°。6周后鼓励不限制膝关节活动范围，进行膝关节主动和被动活动锻炼。患者前2周不允许负重。第3~6周允许部分负重，6周后允许完全负重，8周后脱拐活动。固定自行车锻炼和水中运动治疗可以在3~4个月后进行[12]。在CMI植入后前6个月不建议恢复对膝关节有影响的运动。如果CMI植入与ACL重建或矫正力线截骨术同时进行，那么CMI特定的康复锻炼计划应该优先实施[22]。

55.4 CMI结果

55.4.1 内侧CMI临床结果

1997年报道了人体中首次使用CMI的一系列结果; 这项研究显示无临床副作用，并显示了术后3年有新组织形成和临床评分得到改善[36]。随后，8名患者的Ⅱ期可行性研究再次显示膝关节疼痛和主观评分的改善，以及活检显示有纤维软骨基质形成[31]。几年后，这8位患者通过临床和关节镜复查进行再评估。随访者发现患者的Lysholm和Tegner活动评分及VAS疼痛评分有显著改善，而且关节镜复查显示半月板缺陷处已有69%的填充[34]。

Zaffagnini等[40]对一组8例患者内侧CMI植入后6~8年做随访进行前瞻性评估。该随访中，所有患者术后3个月都能够恢复日常生活活动。除1例外，Cincinnati膝关节评分量表和客观IKDC评分均有所改善（图55.7）。

Bulgheroni等[4]报告了一组高达5年随访的34例行内侧CMI的临床结果。同样，清楚地证实了Lysholm和Tegner活动评分相对于术前得到改善。Zaffagnini等[43]在一项非随机研究中发现，与行部分半月板切除术治疗的做匹配对照，行内侧CMI治疗的患者组具有较好的结果评分（IKDC，Tegner指数和SF-36）和较低的疼痛视觉类比量表评分（VAS）。报道了22例患者随访至少10年的临床功能量表（Lysholm评分）和VAS疼痛评分得到显著改善。临床评分的改善在1年时非常显著，并且在手术后10年的最后随访期间几乎保持稳定，没有出现与CMI装置相关的并发症，并且发现失败率为8%（25例中有2例失败）。在一项包括311例患者的大型随机的多中心前瞻性临床试验中，将内侧行CMI患者与行部分半月板切除术患者进行比较[30]。当植入物用于急性患者（无半月板手术史）时，研究者未能证明患者膝关节在手术后5年有显著的临床效果。然而，他们发现当植入物用于慢性患者（最多3次半月板手术史）时，Tegner指数得到改善，这意味着这些患者能恢复更多的活动。此外，在手术后5年的再手术风险在部分半月板切除术治疗组中比在植入CMI的患者组中高2.7倍。在最近的一项联合ACL重建和半月板手术的对照研究中，长期随访发现，行CMI的患者与慢性半月板切除患者相比具有更低的VAS疼痛评分（平均随访时间为9.6年）。此外，与内侧半月板切除术相比，在使用KT-2000关节测力计测量时，CMI植入联合ACL重建导致较小程度的位移。这个最终结果突出了重建后的半月板在膝关节稳定性中的作用[3]。在最近一篇对于之前CMI文献的系统评价中，报道术前63.3分的Lysholm评分在手术后6个月改善至平均90.5分，并且这种改善在术后10年几乎保持稳定。术前VAS疼痛评分平均为39.4分，在6个月时改善至18.3分，并且在术后10年后仍保持稳定[8]。然而，Tegner评分从术前到术后1年得到改善，但从术后2~10年趋向于缓慢变差[8]。行内侧CMI植入后最常见的并发症是肿胀（50%）和间室疼痛仍旧存在（15.2%）。也有报道，其他一些发生率小于10%的并发症为神经损伤、感染、深静脉血栓形成和植入失败。然而，许多报道的并发症可能是由附加手术的高发生率引起的，主要是ACL重建和胫骨截骨术[8]。

55.4.2 外侧CMI临床结果

由于外侧CMI设计较新、累积的经验较少，所以关于外侧CMI进展的知识少于内侧（所报道的系统评价中仅有9.8%的病例[8]）。Hirschmann等[14]报道了一组12例行外侧CMI的患者在VAS疼痛和Tegner、Lysholm和IKDC评分上得到显著改善，类似

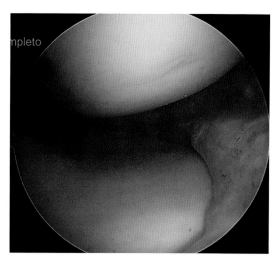

图55.7 随访8年的二期关节镜检查。大多数植入物似乎被吸收，在后部区域仅留下小的半月板边缘。注意透明软骨表面的好的部分，表明植入物起到一定的保护功能

于一篇关于55例行内侧CMI的患者的报道。Zaffagnini等[42]报道了一组24例行外侧CMI的患者随访2年的结果，在Lysholm评分、VAS疼痛评分、Tegner评分和客观IKDC评分均有显著改善。96%的患者膝关节功能得到改善，87%的Lysholm评分优秀或良好。

最近，Zaffagnini等[41,44]临床评估一个多中心样本，纳入43例患者，平均年龄为30.1 ± 12.0，外侧CMI植入后2年。所有临床评分从术前到最终评估均显著改善。最后随访时，58%的患者报告活动度与其损伤前相似，而95%的患者报告说对手术满意。较高的体重指数、伴随手术的存在和慢性损伤似乎会对最终结果产生不良影响。6%的患者发生与支架有关的已知或未知严重不良事件，例如疼痛、肿胀和支架吸收，导致CMI取出，并进行清创或滑膜切除术。因此，尽管外侧CMI的经验缺乏，

但临床结果与内侧植入的临床结果相似，在术后6个月随访时有显著的临床改善，并在术后2年内维持[8]。

55.4.3 影像学结果

第二阶段可行性研究中，Steadman和Rodkey[34]发现关节线高度测量或机械轴从术前到术后5～6年没有显著的影像学变化。Bulgheroni等[4]发现，CMI术后5年，53%的患者膝关节没有退化性改变，35%的患者为Kellgren–Lawrence 1级，26%为2～3级，3%为4级。然而，因为所有患者术前放射片无法得到，所以术前放射学情况没有报告。Zaffagnini等[43]发现用CMI治疗的患者中，与部分半月板切除术治疗的患者相比，关节间隙狭窄较少。Monllau等[23]报告，随访至少10年的22例患者，除了1例外，很少或没有关节线的狭窄。遗憾的是，在最大样本量的CMI研究中没有进行放射学的分析，因为它是一个多中心研究，在所研究位点中使用的放射学方法和技术具有很大的变异性[30]。

55.4.4 MRI 结果

几项研究评估了CMI手术后的MRI信号。Genovese等[6]提出了基于MRI的评分以分析植入后CMI的大小和信号强度（表55.2）。几项研究发现，在随访期间，与原始的原生半月板相比，常见植入物的尺寸会逐渐减小[4,6,23,33]。在对CMI MRI评估的系统评价中报道，在手术后6个月，87.5%的病例植入物大小是3级（类似于正常半月板

大小），而在12个月时下降到仅36.4%。

随访到10年时，这个比例逐渐减少为只有8.3%的病例被认为是3级和75%的病例为2级。另一方面，16.7%的病例被认为植入物被完全吸收[41]。而外侧CMI的MRI结果似乎更差。甚至植入多年后，植入物的信号强度也经常发生改变[23]。根据Genovese量表，术后2～5年植入物的信号强度似乎在逐渐成熟（33%为等信号，56%为轻微高信号，11%为显著高信号）。在5年以后，信号强度在一些情况下可能恶化，就如正常的半月板会发生的变化那样（Zaffagnini等，2014）。在一项前瞻性研究中，经过10年的随访，在1/3的植入性CMI中发现了黏液样变性的信号出现[43]。MRI下滑膜反应的现象在第1年很少见（在Genovese研究中的6个月时有5%患者MRI中出现滑膜反应的现象）。因此，1年后使用静脉造影材料用于MRI研究并没有潜在的效益[6]。Hirschmann等[14]在手术后1年分析MRI图像时发现，72%的半月板（包括CMI）显示被挤出超过3mm。这种挤压可导致分担负载效应降低。

使用Yulish评分对胫骨和股骨软骨的MRI资料进行研究，表现似乎是稳定的，并且在内侧或外侧CMI没有表现出软骨损伤的进展[42]。总体而言，在Yulish评分方面，超过60%的患者在2年和5年随访中具有正常的软骨信号。

55.4.5 组织学结果

Rodkey等[30]对术后1年行二次关节镜检查获得的141个CMI活检标本进行了研究

538 半月板手术学

（因为它是多中心随机试验的一部分）。他们报告了在CMI支架上产生的半月板样组织和宿主半月板边缘之间的宏观整合。没有发现在界面处无愈合或无组织生长，CMI中也无撕裂。此外，没有观察到由CMI引起的软骨损伤。然而，他们发现在许多病例中植入物的部分吸收，导致部分缺损填充。半月板切除术后，急性损伤组的半月板残留组织平均为51%，在慢性组中为37%，并且在CMI植入后1年均增加至73%。在用14或15号活检针获得术后1年的组织学结果证明，宿主细胞（可能源自邻近滑膜）迁移到胶原半月板支架中，分化成成纤维细胞样细胞并合成适当的细胞外基质，提供半月板状纤维软骨组织。植入后1年，原CMI只有10%～25%存在，植入物的大部分被新的宿主组织替代[30]。在不到5%的病例中，活检标本中存在滑膜炎，但在关节镜检查中没有滑膜炎的临床发现[11]。预期大部分的支架在12～18个月内被重吸收[4,33]。在植入后5年的组织学研究报道了原始支架的完全吸收。用扫描电子显微镜和透射电子显微镜对植入后6个月的CMI的超微结构进行研究[29]。CMI局部由10～30μm平行连接薄层构成，之间通过5～10μm小束连接。这种连接网络形成直径在40～60μm之间的空隙。空隙间填充结缔组织，包含新形成的血管和成纤维细胞样细胞，呈现大量粗面内质网和一些线粒体。植入后6个月仍然可看出CMI的原始结构，且在植入物内没有检测到炎症细胞。它表明CMI提供了一个三维支架，适合由前体细胞和血管定居及功能组织的形成。

55.5　总结

CMI是一种Ⅰ型胶原支架，用于设计开发组织工程半月板，由此开发了内侧CMI和外侧CMI。关节镜下将该装置放置在去除损伤半月板产生的部分缺陷处，并且锚定到周围组织。选择合适的手术对象是实现成功结果的关键因素之一。膝关节必须稳定和力线良好（或ACL损伤和力线不良应该同时处理）。技术上，安全的关节内附着可能是实现植入物稳定性的最关键因素，因此术者应当纯熟掌握半月板修复和重建技术。植入后，可以看到支架被细胞侵袭并经历重塑过程。CMI已经在临床应用于部分半月板替换，并且已经报道了一些随访10年的临床评分和VAS疼痛评分相比术前改善的研究。随后，在超过2/3的病例中观察到新半月板状组织的形成，但是其尺寸通常小于原半月板。

虽然CMI对于膝关节来说是安全的，但是其似乎主要对半月板切除后有症状的患者具有临床疗效。然而，预期保护软骨以降低半月板切除术后膝关节退化的作用仍有待证明。

表55.2　CMI植入后MRI大小和信号强度的Genovese评分

类型	形态和大小	信号强度
1型	CMI吸收	明显的高信号
2型	CMI变小形态规则或不规则	轻微的高信号
3型	形状和尺寸与正常半月板相同	与正常半月板相同信号强度

参考文献

[1] Baratz ME, Fu FH, Mengato R (1986) Meniscal tears: the effect of meniscectomy and of repair on intraarticular contact areas and stress in the human knee. A preliminary report. Am J Sports Med 14(4):270–275

[2] Brophy RH, Matava MJ (2012) Surgical options for meniscal replacement. J Am Acad Orthop Surg 20(5):265–272

[3] Bulgheroni E, Grassi A, Bulgheroni P, Marcheggiani Muccioli GM, Zaffagnini S, Marcacci M (2015) Long-term outcomes of medial CMI implant versus partial medial meniscectomy in patients with concomitant ACL reconstruction. Knee Surg Sports Traumatol Arthrosc 23(11):3221–3227

[4] Bulgheroni P, Murena L, Ratti C, Bulgheroni E, Ronga M, Cherubino P (2010) Follow-up of collagen meniscus implant patients: clinical, radiological, and magnetic resonance imaging results at 5 years. Knee 17(3):224–229

[5] Fairbank TJ (1948) Knee joint changes after meniscectomy. J Bone Joint Surg Br 30B(4):664–670

[6] Genovese E, Angeretti MG, Ronga M, Leonardi A, Novario R, Callegari L, Fugazzola C (2007) Follow-up of collagen meniscus implants by MRI. Radiol Med 112(7):1036–1048

[7] Goble EM, Kohn D, Verdonk R, Kane SM (1999) Meniscal substitutes – human experience. Scand J Med Sci Sports 146–57

[8] Grassi A, Zaffagnini S, Marcheggiani Muccioli GM, Benzi A, Marcacci M (2014) Clinical outcomes and complications of a collagen meniscus implant: a systematic review. Int Orthop 38(9):1945–1953

[9] Hannink G, van Tienen TG, Schouten AJ, Buma P (2011) Changes in articular cartilage after meniscectomy and meniscus replacement using a biodegradable porous polymer implant. Knee Surg Sports Traumatol Arthrosc 19(3):441–451

[10] Hansen R, Bryk E, Vigorita V (2013) Collagen scaffold meniscus implant integration in a canine model: a histological analysis. J Orthop Res 31(12):1914–1919

[11] Hansen R, Choi G, Bryk E, Vigorita V (2011) The human knee meniscus: a review with special focus on the collagen meniscal implant. J Long Term Eff Med Implants 21(4):321–337

[12] Harston A, Nyland J, Brand E, McGinnis M, Caborn DN (2012) Collagen meniscus implantation: a systematic review including rehabilitation and return to sports activity. Knee Surg Sports Traumatol Arthrosc 20(1):135–146

[13] Hede A, Larsen E, Sandberg H (1992) The long term outcome of open total and partial meniscectomy related to the quantity and site of the meniscus removed. Int Orthop 16(2):122–125

[14] Hirschmann MT, Keller L, Hirschmann A, Schenk L, Berbig R, Lüthi U, Amsler F, Friederich NF, Arnold MP (2013) One-year clinical and MR imaging outcome after partial meniscal replacement in stabilized knees using a collagen meniscus implant. Knee Surg Sports Traumatol Arthrosc 21(3):740–747

[15] Hoben GM, Athanasiou KA (2006) Meniscal repair with fibrocartilage engineering. Sports Med Arthrosc 14(3):129–137

[16] Hutchinson ID, Moran CJ, Potter HG, Warren RF, Rodeo SA (2014) Restoration of the meniscus: form and function. Am J Sports Med 42(4):987–998

[17] Jarit GJ, Bosco JA 3rd (2010) Meniscal repair and reconstruction. Bull NYU Hosp Jt Dis 68(2):84–90

[18] Klompmaker J, Jansen HW, Veth RP, Nielsen HK, de Groot JH, Pennings AJ (1993) Porous implants for knee joint meniscus reconstruction: a preliminary study on the role of pore sizes in ingrowth and differentiation of fibrocartilage. Clin Mater 14(1):1–11

[19] Lee SJ, Aadalen KJ, Malaviya P, Lorenz EP, Hayden JK, Farr J, Kang RW, Cole BJ (2006) Tibiofemoral contact mechanics after serial medial meniscectomies in the human cadaveric knee. Am J Sports Med 34(8):1334–1344

[20] Linke RD, Ulmer M, Imhoff AB (2006) Replacement of the meniscus with a collagen implant (CMI). Oper Orthop Traumatol 18(5-6):453–462

[21] Martinek V, Ueblacker P, Bräun K, Nitschke S, Mannhardt R, Specht K, Gansbacher B, Imhoff AB (2006) Second generation of meniscus transplantation: in-vivo study with tissue engineered meniscus replacement. Arch Orthop Trauma Surg 126(4): 228–234

[22] Monllau JC (2013) Collagen meniscal implant (CMI). In: Verdonk R, Espregueira-Mendes J, Monllau JC (eds) Meniscal transplantation. Springer, Isakos, p 75. ISBN 978-3-642-38105-8

[23] Monllau JC, Gelber PE, Abat F, Pelfort X, Abad R, Hinarejos P, Tey M (2011) Outcome after partial medial meniscus substitution with the collagen meniscal implant at a minimum of 10 years' follow-up. Arthroscopy 27(7):933–943

[24] Monllau JC, Pelfort X, Tey M (2010) Chapter 11.2: Collagen meniscus implant: technique and results. In: Beufils P, Verdonk R (eds) The meniscus. Springer, Berlin/Heidelberg, pp 373–382

[25] Mueller SM, Shortkroff S, Schneider TO, Breinan HA, Yannas IV, Spector M (1999) Meniscus cells seeded in type I and type II collagen-GAG matrices in vitro. Biomaterials 20(8):701–709

[26] Myers KR, Sgaglione NA, Goodwillie AD (2014) Meniscal scaffolds. J Knee Surg 27(6):435–442

[27] Pabbruwe MB, Kafienah W, Tarlton JF, Mistry S, Fox DJ, Hollander AP (2010) Repair of meniscal cartilage white zone tears using a stem cell/collagen-scaffold implant. Biomaterials 31(9):2583–2591

[28] Petri M, Ufer K, Toma I, Becher C, Liodakis E, Brand S, Haas P, Liu C, Richter B, Haasper C, von Lewinski G, Jagodzinski M (2012) Effects of perfusion and cyclic compression on in vitro tissue engineered meniscus implants. Knee Surg Sports Traumatol Arthrosc 20(2):223–231

[29] Reguzzoni M, Manelli A, Ronga M, Raspanti M, Grassi FA (2005) Histology and ultrastructure of a tissue-engineered collagen meniscus before and after implantation. J Biomed Mater Res B Appl Biomater 74(2):808–816

[30] Rodkey WG, DeHaven KE, Montgomery WH 3rd, Baker CL Jr, Beck CL Jr, Hormel SE, Steadman JR, Cole BJ, Briggs KK (2008) Comparison of the collagen meniscus implant with partial meniscectomy. A prospective randomized trial. J Bone Joint Surg Am 90(7):1413–1426

[31] Rodkey WG, Steadman JR, Li ST (1999) A clinical study of collagen meniscus implants to restore the injured meniscus. Clin Orthop Relat Res 367 (Suppl):S281–S292

[32] Smith NA, Costa ML, Spalding T (2015) Meniscal allograft transplantation: rationale for treatment. Bone Joint J 97-B(5):590–594

[33] Spencer SJ, Saithna A, Carmont MR, Dhillon MS, Thompson P, Spalding T (2012) Meniscal scaffolds: early experience and review of the literature. Knee 19(6):760–765

[34] Steadman JR, Rodkey WG (2005) Tissue-engineered collagen meniscus implants: 5- to 6-year feasibility study results. Arthroscopy 21(5):515–525

[35] Stone KR, Rodkey WG, Webber R, McKinney L, Steadman JR (1992) Meniscal regeneration with copolymeric collagen scaffolds. In vitro and in vivo studies evaluated clinically, histologically, and biochemically. Am J Sports Med 20(2):104–111

[36] Stone KR, Steadman JR, Rodkey WG, Li ST (1997) Regeneration of meniscal cartilage with use of a collagen scaffold. Analysis of preliminary data. J Bone Joint Surg Am 79(12):1770–1777

[37] van Tienen TG, Hannink G, Buma P (2009) Meniscus replacement using synthetic materials. Clin Sports Med 28(1):143–156

[38] Verdonk R, Verdonk P, Huysse W, Forsyth R, Heinrichs EL (2011) Tissue ingrowth after implantation of a novel, biodegradable polyurethane scaffold for treatment of partial meniscal lesions. Am J Sports Med 39(4):774–782

[39] Vrancken AC, Buma P, van Tienen TG (2013) Synthetic meniscus replacement: a review. Int Orthop 37(2):291–299

[40] Zaffagnini S, Giordano G, Vascellari A, Bruni D, Neri MP, Iacono F, Kon E, Presti ML, Marcacci M (2007) Arthroscopic collagen meniscus implant results at 6 to 8 years follow up. Knee Surg Sports Traumatol Arthrosc 15(2):175–183

[41] Zaffagnini S, Grassi A, Marcheggiani Muccioli GM, Bonanzinga T, Nitri M, Raggi F, Ravazzolo G, Marcacci M (2015) MRI evaluation of a collagen meniscus implant: a systematic review. Knee Surg Sports Traumatol Arthrosc 23(11):3228–3237

[42] Zaffagnini S, Marcheggiani Muccioli GM, Bulgheroni P, Bulgheroni E, Grassi A, Bonanzinga T, Kon E, Filardo G, Busacca M, Marcacci M (2012) Arthroscopic collagen meniscus implantation for partial lateral meniscal defects: a 2-year minimum follow-up study. Am J Sports Med 40(10):2281–2288

[43] Zaffagnini S, Marcheggiani Muccioli GM, Lopomo N, Bruni D, Giordano G, Ravazzolo G, Molinari M, Marcacci M (2011) Prospective long-term outcomes of the medial collagen meniscus implant versus partial medial meniscectomy: a minimum 10-year follow-up study. Am J Sports Med 39(5):977–985

[44] Zaffagnini S, Grassi A, Marcheggiani Muccioli GM, Holsten D, Bulgheroni P, Monllau JC, Berbig R, Lagae K, Crespo R, Marcacci M (2015) Two-year clinical results of lateral collagen meniscus implant: a multicenter study. Arthroscopy 31(7):1269–1278

第56章 聚氨酯半月板支架：基础知识，技术，结果

56

Nicolas Pujol, Peter verdonk

目录

N. Pujol (✉)
Department of Orthopaedic Surgery , Centre
Hospitalier de Versailles, Versailles-Saint
Quentin University , 177, rue de Versailles ,
Le Chesnay 78157 , France
e-mail: npujol@ch-versailles.fr
P. Verdonk
Antwerp Orthopedic Center , Monica Hospitals ,
Harmoniestraat 68 , Antwerp 2018 , Belgium
e-mail: pverdonk@yahoo.com

© ESSKA 2016 119
C. Hulet et al. (eds.), *Surgery of the Meniscus*, DOI 10.1007/978-3-662-49188-1_56

56.1 前言

半月板损伤或半月板组织的缺损可以引起软骨退化、疼痛和骨关节炎。通常限于半月板的外2/3处的含血管化区域才可愈合。因此，多种技术的应用可促进半月板的愈合，例如纤维凝块[11,12]、血管通路[18]或富血小板血浆的介入。在半月板切除术后遭受疼痛的年轻患者中，半月板被广泛破坏和损失的情况下，可以考虑半月板替换。此外，同种异体移植物和半月板支架是当前治疗年轻患者不可修复的半月板撕裂后遗症的两种选择。本章将讨论聚氨酯半月板支架的基础知识、适应证、手术技术和治疗这些具有挑战性的病例的结果。

56.2 基础科学

半月板支架在理论上应该提供最佳的机械强度、生物相容性、孔隙率、安全降解和在外科实践中的易用性。Acti fit®植入

物（英国伦敦Orteq 生物工程）是一种基于脂肪族聚氨酯的支架，专门用于半月板手术[10]，它由两部分组成：聚酯（软链段）和聚氨酯（硬段）。软段（聚合物的80%）是可生物降解的聚合物，其提供柔性并决定降解速率。半可降解的半结晶聚氨酯硬链段（聚合物的20%）具有均匀的尺寸并为植入物提供机械强度。

支架的生物相容性已在动物和人中得到证实[19,22,23]。此外，没有观察到与该支架相关的安全问题，包括软骨损伤或支架及其降解产物的炎症反应。事实上，据报道它可降解成无毒的分解产物[15,19]，并支持细胞的迁移和新组织在体外和体内的向内生长[14,22]。同样，几项研究已证实，在植入聚氨酯支架后，软骨得到保护[21]。此外，在绵羊术后6～12个月显示，多孔聚氨酯支架的摩擦性能已经接近天然半月板的摩擦性能[7]。因此，外侧和内侧间室可以设计使用聚氨酯支架（图56.1）。

56.3 适应证/要求

支架的主要适应证是治疗年轻患者的广泛的，虽然不是次全切半月板术后的疼痛后遗症。膝关节应对线良好（有利轴线小于5°），稳定或修复后稳定（ACL无损伤或ACL已重建），ICRS分类应小于3级，体重指数＜35kg/m^2，无全身性疾病或感染后遗症。此外，使用的局部标准包括完整的半月板边缘和在前角和后角足够的组织，以允许支架固定到剩余的半月板组织。因此，半月板根部损伤不是植入支架的适应证。

术前影像资料包括：在这些情况下需要对比双侧负重X线片，包括前后位、侧位、Schuss位或Rosenberg位以及在30°屈膝俯视图，以评估软骨情况和膝关节退行性变化。当关节间隙3mm时，Schuss位视图具有良好的再现性。MRI上软骨间狭窄2mm或更大与3级或4级软骨退化严重相关[3]。因此，如果在标准射线照片上存在关节间隙变窄，则不适合用支架进行半月板替换。

膝关节MRI——必要地评估半月板残留组织、软骨、骨髓水肿和半月板挤压的状况（图56.2、图56.3）。

关节CT扫描，可以帮助和补充MRI扫

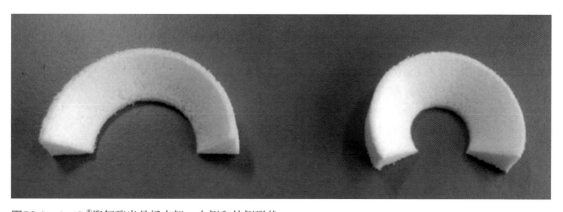

图56.1 Actifit®聚氨酯半月板支架，内侧和外侧形状

描以评估半月板容积和软骨损伤。

诊断性关节镜检查，有时诊断性关节镜检查可用于确定半月板同种异体移植物和支架之间的最佳适应证。此外，重要的是，这两种技术是互补的，而不是同时发生的。在诊断性关节镜检查后，可以确定适当的材料和手术计划。

56.4 手术技术和术后康复

56.4.1 手术技术

该过程在关节镜下进行，通常用腰麻或全身麻醉。实际上，使用标准前内侧和前外侧入口。

在探查所有间室和软骨状态验证之后，进行清创和准备：去除半月板边缘周围的损伤部分和纤维组织，并剪切到具有良好血液供应的区域。此外，半月板壁的磨蚀是重要的一步，以促进愈合和新生组织向内生长（图56.4）。内侧间室紧密的情况下，建议使用馅饼皮技术进行后内侧囊和内侧副韧带松解[1]。

然后使用柔性关节内标尺沿其内边缘的曲率测量半月板缺损尺寸（图56.5）。再在手术台的无菌区域内将支架切割成适当的尺寸，通常比正常尺寸大10%，以弥补由缝合引起的短缩。前角切成120°角与剩余半月板相适应，即使Acti fit®材料易于操作且坚而柔软，也应小心处理。事实上，

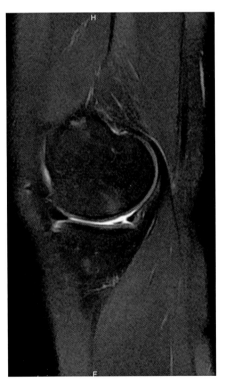

图56.2 内侧部分半月板切除术后，患者仍残留疼痛，术前MRI（矢状位）：无软骨损伤，半月板边缘和根仍存在

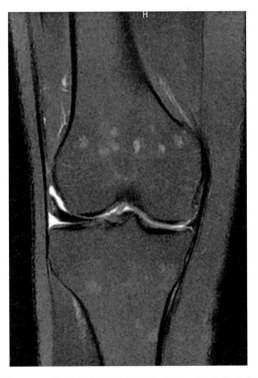

图56.3 内侧部分半月板切除术后，患者仍残留疼痛，术前MRI（冠状位）：无软骨损伤，半月板边缘和根仍存在

支架表面标记头端和尾端有助于避免定位出错的问题。然后通过同侧入口用弯钳将植入物输送引入关节内。在这一步，重要的是使用探针或滑梯轻轻地将种植体植入半月板缺损（图56.6）。用一针或两针水平全内缝合使其与后根衔接（图56.7）。

由外向内半月板修复技术用于固定前部，全内技术用于将支架固定到原半月板体部（建议水平缝合，图56.8）。使用探针并且0°～90°范围屈伸膝关节来测试固定的稳定性。

联合手术的情况下，需在植入支架之前制备ACL重建的胫骨和股骨隧道。然后支架植入后再植入并固定ACL移植物。

56.4.2　术后康复

早期开始即刻被动活动度锻炼，虽然术后4～6周应限制在90°范围内。在第1个月中不允许承重，8周后负重逐渐增加到100%负重。同样，伸展支具建议使用1个

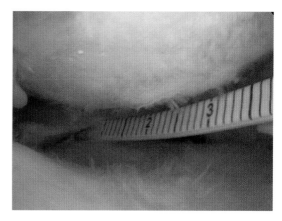

图56.5　测量缺损的尺寸

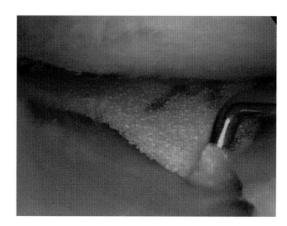

图56.6　支架的植入和放置

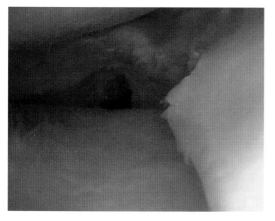

图56.4　打磨半月板边缘后，显露半月板缺损部分

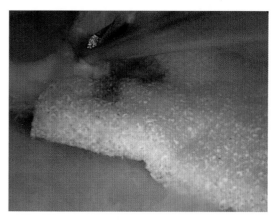

图56.7　将支架与半月板边缘和根部固定（全内和由外向内技术）

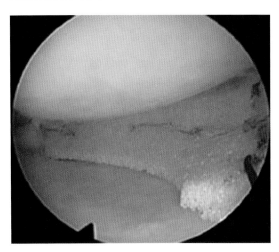

图56.8　最终视图

月。8周后开始自行车、游泳和主动活动度锻炼，通常限制在6~8个月内开始其他运动的逐渐恢复锻炼。

56.5　结果

56.5.1　临床结果

研究人员使用PubMed对Acti fit®聚氨酯半月板支架进行了系统文献综述。从数据库中提取临床结果，从2012年1月至2015年3月期间获取仅8个Ⅳ期临床研究组：总共180例。因此，排除了CMI®与Acti fit®对比的文献。结果见表56.1。

短期临床结果良好，所有主观结局指标（例如，KOOS的项每个参数）有显著改善。然而，24个月后，患者组的结果远离正常的与正常未损伤膝关节组相差甚远，这是一个重要情况，应该在手术前给患者解释清楚。它是一种补救程序，以治疗年轻患者严重的半月板切除后疼痛综合征，但无早期骨关节炎的情况。在这种特殊情况下，可以在短期内实现膝关节功能的改善[22]。

这些已发表的研究的主要局限是研究设计的证据水平低、随访短（所有病例均约24个月）以及大量的联合手术掩盖了半月板支架对临床结局改善的特定贡献。因此，仍然需要进一步的研究证实这些支架的真正有用性，以便更好地理解最佳适应证，并确定是否可以防止膝关节退化。虽然未矫正的力线不良是半月板支架植入的禁忌证[9]，部分替换聚氨酯支架并不会改善开放楔形高位胫骨截骨术后的结果[8]。

56.5.2　MRI结果

Verdonk等[20]报道了52例患者的多中心队列研究的MRI结果。81.4%的患者3个月的动态增强MRI显示组织向内生长。Efe等[6]报道了10例患者的术后MRI，6个月时支架存在且出现一些组织整合表现，12个月时出现骨溶解水肿。类似的，Schüttler等[17]研究18例患者在内侧植入2年后行MRI，在一位患者中观察到支架的完全吸收。17名再次出现疼痛的患者MRI中，当与残余半月板组织相比时，支架显示出改变的高信号强度（图56.9、图56.10）。

De Coninck等报道了半月板支架植入后半月板的径向移位[5]。术前3个月、12个月和24个月进行MRI，显示了术前残余半月板边缘的相对挤出（或径向位移），意味着即使在部分半月板切除术和保留的半月板边缘和根部之后，半月板也逐渐开始从关节内挤出（早期OA阶段？）。这种径向位

表56.1 已发表文献的临床结果

作者	年代	n	内侧/外侧	年龄（岁）	性别 M/F	随访时间（月）	IKDC KOOS（术前/术后）	（术前/术后）
Verdonk等[20]	2012	52	34/18	31	39/13	12	45.4/70.1	症状64.6/78.3 疼痛 57.5/78.6 活动 68.8/84.2 运动 30.5/59 生活质量 33.9/56.6
Efe[16]	2012	10	10/0	29	8/2	12	–	症状 60.8 /85.9 疼痛45.7/82.5 活动53.7/90 运动 29.5/79 生活质量 27.6/70.8
De Coninck[18]	2013	26	18/8	35	14/12	24	39.18/64.17	症状53.5/77.2 疼痛 53.2/74.6 活动58.8/78.5 运动20.2/52.1 生活质量30/52
Kon等[13]	2012	18	13/5	45	11/7	24	47.3/74.6	–
Bouyarmane等[4]	2014	54	0/54	28	37/17	24	47.0/67	症状59.1/79 疼痛56.6/78.5活动64/84.2 运动30/54 生活质量29.6/50.9
Schütler等[17]	2014	18	18/0	32.5	–	24	–	症状 60/81 疼痛47/83活动53/91 运动26/66生活质量28/63
Baynat等[2]	2015	18	13/5	20~46	13/5	24	Lysholm 55.2/94.3	–
Gelber 等[8]	2015	30	30/0	45.1	21/9	31.2	19.1/69.4	–
总计	–	226	136/90	34.1	–	平均 22.1	平均 40.8/68.6	症状 60.2/79.1 疼痛54.6/78.7活动62.8/84.4 运动28.1/58.2 生活质量30.8/55.5

移随时间显著加重，特别是对于内侧。此外，这个中期随访显示，临床结果评分和径向位移量之间没有相关性。然而，这必须通过更大研究的更长期随访得到证实。

56.5.3 并发症

在上述临床研究中没有报道特殊的移植物相关严重不良事件，只是报告了非常少的再手术率（表56.2），累积失败率为5%。报告最多的再手术原因是部分整合失败和缺乏生物反应导致的支架部分移除（图56.11）。这与动物研究中报道的早期安全性和有效性相符。

总结

使用聚氨酯半月板支架进行部分半月板替换是安全的（没有移植物所致的不良反应），并可获得显著改善的临床效果。这种治疗选择代表对半月板重建的一个主要补充，用于治疗在关节镜半月板切除术后没有骨关节炎的年轻患者的疼痛性节段

性半月板缺损。尽管如此，仍有很多工作有待完成。例如，应该更好地确定手术的最佳适应证和时间，以及是否需添加生物增强剂。此外，推荐未来仍需要高水平设计的中长期随访研究。

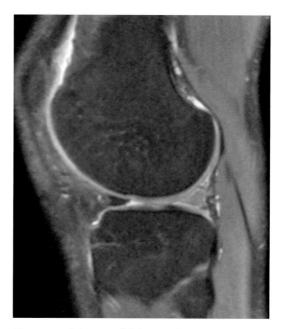

图56.10 内侧Actifit®支架植入术后1年的MRI，矢状位

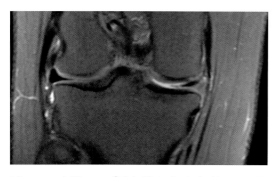

图56.9 内侧Actifit®支架植入术后1年的MRI，冠状位

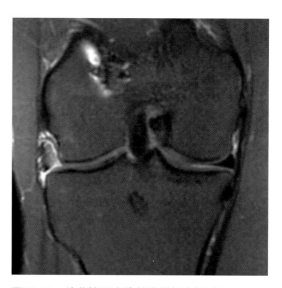

图56.11 关节镜下去除部分外侧支架1年

表56.2 支架植入后并发症的总结

作者	n	软骨损伤加重(n)	移除部分支架(n)	支架的完全去除(n)	膝关节置换（全膝，单髁）或截骨术(n)
Verdonk等[20]	52	3	2	2	1
Kon[7]	18	–	–	–	–
Efe[23]	10	0	0	0	0
De Coninck[18]	26	–	–	–	–
Baynat[12]	0	0	0	0	0
Bouyarmane等[4]	54	–	3	0	0
Schüttler等[17]	18	2	0	1	0

参考文献

[1] Atoun E, Debbi R, Lubovsky O, Weiler A, Debbi E, Rath E (2013) Arthroscopic trans-portal deep medial collateral ligament pie-crusting release. Arthrosc Tech 2:e41–e43

[2] Baynat C, Andro C, Vincent JP, Schiele P, Buisson P, Dubrana F, Gunepin FX (2014) Actifit synthetic meniscal substitute: experience with 18 patients in Brest, France. Orthop Traumatol Surg Res 100:S385–S389

[3] Boegard T, Rudling O, Petersson IF, Sanfridsson J, Saxne T, Svensson B, Jonsson K (1997) Postero-anterior radiogram of the knee in weight-bearing and semiflexion. Comparison with MR imaging. Acta Radiol 38:1063–1070

[4] Bouyarmane H, Beaufils P, Pujol N, Bellemans J, Roberts S, Spalding T, Zaffagnini S, Marcacci M, Verdonk P, Womack M, Verdonk R (2014) Polyurethane scaffold in lateral meniscus segmental defects: clinical outcomes at 24 months follow-up. Orthop Traumatol Surg Res 100:153–157

[5] De Coninck T, Huysse W, Willemot L, Verdonk R, Verstraete K, Verdonk P (2013) Two-year follow-up study on clinical and radiological outcomes of polyurethane meniscal scaffolds. Am J Sports Med 41:64–72

[6] Efe T, Getgood A, Schofer MD, Fuchs-Winkelmann S, Mann D, Paletta JR, Heyse TJ (2012) The safety and short-term efficacy of a novel polyurethane meniscal scaffold for the treatment of segmental medial meniscus deficiency. Knee Surg Sports Traumatol Arthrosc 20:1822–1830

[7] Galley NK, Gleghorn JP, Rodeo S, Warren RF, Maher SA, Bonassar LJ (2011) Frictional properties of the meniscus improve after scaffold-augmented repair of partial meniscectomy: a pilot study. Clin Orthop Relat Res 469:2817–2823

[8] Gelber PE, Isart A, Erquicia JI, Pelfort X, Tey-Pons M, Monllau JC (2015) Partial meniscus substitution with a polyurethane scaffold does not improve outcome after an open-wedge high tibial osteotomy. Knee Surg Sports Traumatol Arthrosc 23:334–339

[9] Gomoll AH, Filardo G, Almqvist FK, Bugbee WD, Jelic M, Monllau JC, Puddu G, Rodkey WG, Verdonk P, Verdonk R, Zaffagnini S, Marcacci M (2012) Surgical treatment for early osteoarthritis. Part II: allografts and concurrent procedures. Knee Surg Sports Traumatol Arthrosc 20:468–486

[10] Heijkants RG, van Calck RV, van Tienen TG, de Groot JH, Buma P, Pennings AJ, Veth RP, Schouten AJ (2005) Uncatalyzed synthesis, thermal and mechanical properties of polyurethanes based on poly(epsilon-caprolactone) and 1,4-butane diisocyanate with uniform hard segment. Biomaterials 26:4219–4228

[11] Henning CE, Lynch MA, Yearout KM, Vequist SW, Stallbaumer RJ, Decker KA (1990) Arthroscopic meniscal repair using an exogenous fibrin clot. Clin Orthop Relat Res (252):64–72.

[12] Kamimura T, Kimura M (2011) Repair of horizontal meniscal cleavage tears with exogenous fibrin clots. Knee Surg Sports Traumatol Arthrosc 19:1154–1157

[13] Kon E, Filardo G, Zaffagnini S, Di Martino A, Di Matteo B, Marcheggiani Muccioli GM, Busacca M, Marcacci M (2014) Biodegradable polyurethane meniscal scaffold for isolated partial lesions or as combined procedure for knees with multiple comorbidities: clinical results at 2 years. Knee Surg Sports Traumatol Arthrosc 22:128–134

[14] Maher SA, Rodeo SA, Doty SB, Brophy R, Potter H, Foo LF, Rosenblatt L, Deng XH, Turner AS, Wright TM, Warren RF (2010) Evaluation of a porous polyurethane scaffold in a partial meniscal defect ovine model. Arthroscopy 26:1510–1519

[15] Pereira H, Frias AM, Oliveira JM, Espregueira-Mendes J, Reis RL (2011) Tissue engineering and regenerative medicine strategies in meniscus lesions. Arthroscopy 27:1706–1719

[16] Pujol N, Salle De Chou E, Boisrenoult P, Beaufils P (2015) Platelet-rich plasma for open meniscal repair in young patients: any benefit? Knee Surg Sports Traumatol Arthrosc 23:51–58

[17] Schuttler KF, Pottgen S, Getgood A, Rominger MB, Fuchs-Winkelmann S, Roessler PP, Ziring E, Efe T (2015) Improvement in outcomes after implantation of a novel polyurethane meniscal scaffold for the

treatment of medial meniscus deficiency. Knee Surg Sports Traumatol Arthrosc 23(7):1929–1935

[18] Shelbourne KD, Gray T (2012) Meniscus tears that can be left in situ, with or without trephination or synovial abrasion to stimulate healing. Sports Med Arthrosc 20:62–67

[19] Tienen TG, Heijkants RG, de Groot JH, Pennings AJ, Schouten AJ, Veth RP, Buma P (2006) Replacement of the knee meniscus by a porous polymer implant: a study in dogs. Am J Sports Med 34:64–71

[20] Verdonk P, Beaufils P, Bellemans J, Djian P, Heinrichs EL, Huysse W, Laprell H, Siebold R, Verdonk R, Actifit Study G (2012) Successful treatment of painful irreparable partial meniscal defects with a polyure-thane scaffold: two-year safety and clinical outcomes. Am J Sports Med 40:844–853

[21] Verdonk R (2010) Polyurethane meniscus implant. In: The meniscus. Springer, Heidelberg

[22] Verdonk R, Verdonk P, Huysse W, Forsyth R, Heinrichs EL (2011) Tissue ingrowth after implantation of a novel, biodegradable polyurethane scaffold for treatment of partial meniscal lesions. Am J Sports Med 39:774–782

[23] Welsing RT, van Tienen TG, Ramrattan N, Heijkants R, Schouten AJ, Veth RP, Buma P (2008) Effect on tissue differentiation and articular cartilage degrada-tion of a polymer meniscus implant: A 2-year follow-up study in dogs. Am J Sports Med 36:1978–1989

第57章 半月板替代物的综述

57

Joan Carles Monllau

目录

57.1 前言

半月板在膝关节的生理学和生物力学中发挥重要作用。因其可以分担关节表面的压力，起到保护软骨磨损作用[1]。半月板撕裂是膝关节损伤中最常见的一种类型。在很多情况下，半月板损伤是不适合缝合的，需要手术切除损伤组织。然而，半月板切除术后导致的关节表面接触面积的减少会增加关节平均压应力。因为生物力学功能的减弱，半月板组织缺失后会引起不可逆的关节退变和骨关节炎的发生[2,3]。因此，当前关于半月板手术治疗的理念正转变为尽可能的半月板缝合或替代治疗。

57.2 支架

为了确保膝关节功能和减少疼痛，半月板替代技术在最近几十年越来越受到关注。因异体半月板组织可能导致感染性疾

J. C. Monllau , MD, PhD
Department of Orthopaedic Surgery and
Traumatology , Hospital del Mar. Universitat
Autònoma de Barcelona (UAB) ,
Passeig Marítim 25-29 , Barcelona 08003 , Spain
e-mail: Jmonllau@parcdesalutmar.cat

© ESSKA 2016 119
C. Hulet et al. (eds.), *Surgery of the Meniscus*, DOI 10.1007/978-3-662-49188-1_57

病的传播，骨科医师们积极寻找替代半月板的可能选择。半月板支架的概念在20世纪90年代出现，这极大地促进了半月板组织工程的发展[4]。半月板支架移植需要保留半月板前后角以及半月板外缘，有助于修复移植物，因此这仅适用于部分半月板再生[5]。当前，在欧洲有两种替代物可用于临床应用。以前用的是胶原半月板植入或者CMI（常春藤运动医学，Lochhamer，德国），一种高度纯化的牛I型胶原基质[4]。最近，一种被称为Actifit由脂肪族聚氨酯人工合成的可生物降解的脱细胞支架被引入[6]。它们都被设计用来充当新的半月板组织长入的支架，最终引导消失的半月板再生。

半月板支架已经被证明是安全的。另外，目前的移植物已经在治疗部分内侧和外侧半月板缺陷中显示出良好的临床效果，尤其是在缓解疼痛和提高膝关节功能方面。这些是Actifit[7-10]使用2年后的临床结果以及CMI[11,12]应用10年的随访结果。在一项证据等级为I级的研究中[13]，CMI也显示出在治疗急性和慢性半月板缺损中的临床效果和组织学的改善。严格的纳入标准是获得良好临床效果的前提，包括替换半月板时保护关节表面的软骨。最近按照更多建议甚至在有变质的透明软骨情况下聚氨酯支架可以获得比较满意的临床效果[9]。在相关的外科手术如胫骨高位截骨术的情况下，应进一步明确支架的作用[10]。因此，软骨保护的方法目前仍然只是间接，这种生物方法的理想的候选仍然是一个有争论的问题。

57.3　新的技术

第二代移植物考虑到细胞黏附和细胞外基质生产可以在体外预培养，然后再植入半月板缺损的部位并被证明随着细胞接种有可能提高力学性能和组织学结果[14]。

在此领域的最新的研究主要集中在干细胞单独或联合支架用于半月板再生。在实验条件下，一些模型联合骨髓间充质干细胞和支架用于替代半月板组织。他们证实了运用组织工程方法用于半月板组织再生的可能性[15,16]。最近，在一项通过定量MRI的2年随访中发现，成人骨髓间充质干细胞在部分半月板切除术后通过关节腔注射到膝关节内，能够明显增加半月板体积[17]。然而，这些基于细胞的策略还没有应用于日常的临床实践中，许多相关的问题在大规模应用前仍需进一步证实。

总结

综上所述，半月板移植是安全的，虽然新一代的移植物的效果低于预期，但是仍然在半月板部分缺损的患者中表现出良好的临床结果。即使在未来的某一天与目前的半月板移植技术相悖，但当前更精细的组织工程产品所获得的结果仍在试验中。

参考文献

[1] Seedhom BB, Hargreaves DJ (1979) Transmission of the load in the knee joint with special reference to the role of menisci: part II. Experimental results, discussion and conclusions. Eng Med 8:220–228

[2] Levy IM, Torzilli PA, Gould JUD, Warren RF (1989) The effect of lateral meniscectomy on motion of the knee. J Bone Joint Surg 71A:401–406

[3] McDermot ID, Amis A (2006) The consequences of meniscectomy. J Bone Joint Surg Br 88(12): 1549–1556

[4] Rodkey WG, Steadman JR, Li ST (1999) A clinical study of collagen meniscus implants to restore the injured meniscus. Clin Orthop Relat Res 367(Suppl):S281–S292

[5] Monllau JC (2013) Collagen Meniscal Implant (CMI). In: Verdonk R, Espregueira-Mendes J and Monllau JC (eds): Meniscal Transplantation. Part II Meniscal Substitutes. Springer-Verlag London 73–82

[6] Verdonk R, Verdonk P, Huysse W, Forsyth R, Heinrichs EL (2011) Tissue ingrowth after implantation of a novel, biodegradable polyurethane scaffold for treatment of partial meniscal lesions. Am J Sports Med 39:774–782

[7] Bulgheroni P, Bulgheroni E, Regazzola G, Mazzola C (2014) Polyurethane scaffold for the treatment of partial meniscal tears. Clinical results with a minimum two-year follow-up. Joints 1(4):161–6

[8] Bouyarmane H, Beaufils P, Pujol N et al (2014) Polyurethane scaffold in lateral meniscus segmental defects: clinical outcomes at 24 months follow-up. Orthop Traumatol Surg Res 100(1):153–157

[9] Gelber PE, Petrica AM, Isart A, Mari-Molina R, Monllau JC (2015) The magnetic resonance aspect of a polyurethane meniscal scaffold is worse in advanced cartilage defects without deterioration of clinical outcomes after a minimum two-year follow-up. Knee 22(5):389–394

[10] Gelber PE, Isart A, Erquicia JI, Pelfort X, Tey-Pons M, Monllau JC (2015) Partial meniscus substitution with a polyurethane scaffold does not improve outcome after an open-wedge high tibial osteotomy. Knee Surg Sports Traumatol Arthrosc 23(1):334–339

[11] Monllau JC, Gelber PE, Abat F et al (2011) Outcome after partial medial meniscus substitution with the collagen meniscal implant at a minimum of 10 years' follow-up. Arthroscopy 27:933–943

[12] Zaffagnini S, Marcheggiani Muccioli GM, Lopomo N et al (2011) Prospective long-term outcomes of the medial collagen meniscus implant *versus* partial medial meniscectomy: a minimum 10-year follow-up study. Am J Sports Med 39(5):977–985

[13] Rodkey WG, DeHaven KE, Montgomery WH 3rd et al (2008) Comparison of the collagen meniscus implant with partial meniscectomy. A prospective randomized trial. J Bone Joint Surg Am 90(7): 1413–1426

[14] Martinek V, Ueblacker P, Bräun K et al (2006) Second generation of meniscus transplantation: *in-vivo* study with tissue engineered meniscus replacement. Arch Orthop Trauma Surg 126:228–234

[15] Kang SW, Son SM, Lee JS et al (2006) Regeneration of whole meniscus using meniscal cells and polymer scaffolds in a rabbit total meniscectomy model. J Biomed Mater Res A 78(3):659–671

[16] Zellner J, Mueller M, Berner A et al (2010) Role of mesenchymal stem cells in tissue engineering of meniscus. J Biomed Mater Res A 94:1150–1161

[17] Vangsness CT Jr, Farr J 2nd, Boyd J et al (2014) Adult human mesenchymal stem cells delivered via intra-articular injection to the knee following partial medial meniscectomy: a randomized, double-blind, controlled study. J Bone Joint Surg Am 96(2):90–98

第十一部分

替代物和未来的技术

第58章 基因治疗，生长因子，骨髓间充质干细胞，新趋势与展望

58

Stefano Zaffagnini, Magali Cucchiarini, Laura de Girolamo, Peter Angele, Helder Pereira, Rui L. Reis, Henning Madry, Carlotta Perucca Orfei, Johannes Zellner, Giuseppe Filardo

目录

S. Zaffagnini (✉) • G. Filardo
II Clinic – Biomechanics and Innovation Technology Laboratory, Rizzoli Orthopaedic Institute, Bologna, Italy
e-mail: stefano.zaffagnini@unibo.it

M. Cucchiarini
Center of Experimental Orthopaedics, Saarland University Medical Center, Homburg/Saar, Germany

L. de Girolamo
Orthopaedic Biotechnology Laboratory, IRCCS Galeazzi Orthopaedic Institute, Milan, Italy

P. Angele
Department of Trauma Surgery, University Medical Center Regensburg, Regensburg, Germany
Sporthopaedicum, Regensburg, Germany

H. Pereira

Orthopedic Department, Centro Hospitalar Póvoa de Varzim - Vila do Conde, Vila do Conde, Portugal
3B's Research Group – Biomaterials, Biodegradables and Biomimetics, Univ. Minho, Headquarters of the European Institute of Excellence on Tissue Engineering and Regenerative Medicine, Avepark – Parque de Ciência e Tecnologia, Zona Industrial da Gandra, 4805-017 Guimarães, Portugal
ICVS/3B's – PT Government Associated Laboratory, Braga, Portugal
Ripoll y De Prado Sports Clinic FIFA Medical Centre of Excellence, Murcia-Madrid, Spain

R. L. Reis
Tissue Engineering and Regenerative Medicine, 3B's Research Group – Biomaterials, Biodegradables and Biomimetics, University Minho, Headquarters of the European Institute of Excellence on Tissue

© ESSKA 2016 119
C. Hulet et al. (eds.), *Surgery of the Meniscus*, DOI 10.1007/978-3-662-49188-1_57

Engineering and Regenerative Medicine ,
Guimarães, Portugal
ICVS/3B's – PT Government Associated Laboratory,
Braga, Portugal
H. Madry
Center of Experimental Orthopaedics ,
Saarland University Medical Center ,
Homburg/Saar , Germany
Department of Orthopaedic Surgery ,

Saarland University Medical Center ,
Homburg/Saar , Germany
C. Perucca Orfei
Orthopaedic Biotechnology Laboratory , IRCCS
Galeazzi Orthopaedic Institute , Milan , Italy
J. Zellner
Department of Trauma Surgery ,
University Medical Center Regensburg ,
Regensburg , Germany

58.1　前言

半月板撕裂是一种常见的膝关节关节内损伤，同时也是最常见的骨科手术原因[1]，是引起骨性关节炎的一个危险因素[2]。如前几章中所述，如果损伤发生在半月板的周围（血管区）的话，可以通过各种缝合技术治疗；然而损伤部位如果在中心区（无血管区）的话，半月板的愈合能力较差。这个部位的半月板撕裂的重建手术是具有一定挑战性的，另外同种异体半月板移植对骨关节炎的进展方面的长期效果仍不清楚[3]。

基于现有的文献，虽然目前已经有很多种治疗半月板损伤的方法，仍然需要新的治疗方法来提高半月板的治疗效果。

58.2　基因疗法

基因疗法是一种很有前景的方法，现在已经应用于单基因疾病的治疗，可能为促进半月板愈合提供一个新的方法：在下文中，我们会介绍当前治疗半月板疾病的基因转化方法，讨论该领域的进展以及挑战，为今后的临床转化提供参考。

58.2.1　靶细胞和候选因子

不同的治疗靶点可以用来提高半月板修复效率：纤维软骨细胞、半月板组织、和祖细胞如从骨髓、脂肪、滑膜、骨膜、骨小梁、脐带血、羊水、脐带或骨骼肌中提取的骨髓间充质干细胞（MSCs）[4]。

用于半月板修复潜在的治疗靶细胞包括细胞增殖和合成介质，如碱性成纤维细胞生长因子（FGF-2）、血小板衍生生长因子（PDGF）、转化生长因子β（TGF-β）或胰岛素样生长因子I（IGF-I）、骨形态发生蛋白7（BMP-7）、肝细胞生长因子（HGF），以及炎症和分解代谢的抑制剂，如白细胞介素-1受体拮抗剂（IL-1）、肿瘤坏死因子（TNF）抗体和基质金属蛋白酶抑制剂（MMPs）[5]。

58.2.2　基因转移载体

由于重组因子的药理半衰期（有时不到1h）较短[6]，它们以基因序列的方式传递，已经被证明可以提高治疗效果的持续时间。不同的载体，无论是病毒或病毒为基础的结构，已应用于相关的细胞和组织修复半月板损伤（表58.1）。

非病毒载体被认为是安全的，因为它们不能像病毒载体那样获得复制能力[7]。然而，它们只诱导了相当低和短期的基因表达。

相反，腺病毒载体促进高水平的转基因表达的免疫原性，但治疗序列只有较短期的表达（最多2周）[8]。

反转录病毒载体可以促进长期的转基因表达。反转录病毒载体能够整合宿主基因，导致长期的转基因表达。不过，这种重组整合可能通过插入突变激活肿瘤基因的表达。同样，这些载体只能在低效率的情况下分裂细胞，或者需要在再植之前对细胞进行有效的修饰[9]。病毒载体可以在非分裂细胞的基因组中进行整合，从而导致更高水平的基因转化[10]，但它们仍然有导致插入突变的可能。

单纯疱疹病毒（HSV）载体可以携带几乎所有已知的细胞类型，包括非分裂的细胞，但它们是有害的，只能导致短期的转基因表达[11]。

一种有效的替代方法是利用重组腺相关病毒载体（rAAVs），这种病毒来源于一个非致病的复制有缺陷的人类细小病毒。rAAVs比腺病毒载体有更低免疫原性，比非病毒和反转录病毒载体更有效，可以同时修饰分裂和分裂的细胞。它们能够促进转基因持续表达，因为它们保持以稳定和游离的形式，甚至由于其尺寸小（20nm），可以通过一个密集的细胞外基质达到靶细胞[12]。最近销售的Glybera®（alipogene tiparvovec），一个rAAV载体编码的脂蛋白脂酶（LPL）用来治疗LPL缺陷的患者（www.ema.europa.eu/ema: EMA/506772/2012），表明人类基因治疗载体的光明前景。

表58.1 半月板修复常用基因转化载体

载体	优点	缺点	整合
非病毒	无毒 容量大	效率低 作用时间短	否
腺病毒	效率高 容量大	可能的复制能力 免疫原性/毒性 作用时间短	否
反转录/病毒	效率高 容量大 作用时间长	可能的复制能力 突变风险	是
单纯疱疹病毒	效率高 容量大	可能的复制能力 毒性 作用时间短	否
重组腺相关病毒	效率高 作用时间长 低免疫原性/毒性	较难复制 大小限制 血清型限制性细胞特异性	多数游离

58.2.3 基因增强组织工程

基因疗法可以联合组织工程（TE）通过脱细胞或细胞矩阵的方法用于半月板修复。目前正在进行的工作是对这种生物材料进行测试，并以细胞和基因的方法进行半月板修复，包括藻酸盐[13]，Ⅰ型胶原溶液[14]或海绵[15]，Ⅰ型胶原和GAG矩阵[16]，以及聚乙醇酸（PGA）支架[17]。

58.2.4 基因疗法的策略和应用

用于半月板修复的基因疗法可能是通过直接注射基因转移载体完成的，应用基因修饰细胞，或者应用涂有基因转移载体的生物涂层，或者应用种植有基因修饰细胞的生物材料进行移植，如果使用无细胞技术的话会更微创，但是在治疗成分中细胞的存在时可能对修补半月板损伤是有用的。

体外应用非病毒、腺病毒、腺相关病毒载体、疱疹病毒和重组已经成功用于体外修饰半月板纤维软骨细胞和祖细胞，从而影响半月板修复相关细胞的修补过程（表58.2）。

细胞增殖：通过IGF-I[18]，FGF-2[13]，结合TGF-β[12]，Ⅰ型胶原/GAG基质[6]的TGF-β或不结合Ⅰ型胶原GAG基质的TGF-β[12]和人端粒酶（hTERT）的基因转移刺激半月板和祖细胞的增殖活动[19]。

合成代谢：生物合成过程的成功激活是在不结合生物材料的TGF-β[12]或结合Ⅰ型胶原/GAG基质[16]的TGF-β的基因转移之后发生的。

原位和体内应用在牛的撕裂半月板外植体上原位移植经结合Ⅰ型胶原/GAG基质TGF-β腺病毒修饰后的祖细胞[16]，或者在人的半月板损伤区直接注射rAAV FGF-2或TGF-β载体[12,13]增强半月板修复至15～21天（表58.3）。rAAV TGF-ß载体的应用显著地刺激了细胞增殖和基质合成水平（Ⅰ型胶原），导致半月板撕裂的幅度显著降低，这与α平滑肌肌动蛋白收缩标志物表达水平增加相关。在体内，在裸鼠体内皮下植入PGA支架承载的经HGF腺病毒载体修饰的半月板细胞[17]或在山羊半月板损伤组织中植入IGF-I非病毒载体修饰的藻朊酸盐祖细胞加快半月板修复至16周（表58.3）。

就目前实验研究表明，基因疗法是促进半月板修复的一种很有前景的方法。然而，据我们所知，尚没有临床试验使用治疗性基因转化方法进行研究。在用于临床转移技术之前，现在还需确定最合适的候选基因和载体最佳的细胞源和生物材料以及相关在体动物模型的有力的临床前期数据。

58.3 富血小板血浆以及前景

血小板是近似直径$2\mu m$的骨髓巨核细胞的胞质片段，包括超过30种生物活性蛋白，在止血或组织愈合中起着基础作用。许多基础的生长因子（GFs），一旦血小板被激活，即可分泌，从而引发伤口愈合过程。PRP含有黏附分子如纤维蛋白、纤维连接蛋白和玻璃联合蛋白。血小板激活后，无论是来自体外的（凝血酶和钙）或

表58.2　半月板修复的体外基因治疗方法

载体	基因	生物材料	细胞	作用	参考文献
NV	IGF-I	-	半月板细胞	细胞增殖	[18]
	FGF-2	藻酸盐	半月板细胞	细胞增殖	[4]
腺病毒	TGF-β	Ⅰ型胶原/糖胺聚糖基质	半月板细胞和祖细胞	细胞增殖 基质合成	[16]
	TGF-β	-	半月板细胞	基质合成	[73]
	hTERT	-	祖细胞	细胞增殖	[19,74]
	FGF-2	-	半月板细胞和祖细胞	细胞增殖	[13,75]
	TGF-β	-	半月板细胞	细胞增殖 基质合成	[12]

表58.3　半月板修复的原位和体内基因治疗方法

部位	载体	基因	生物材料	细胞	作用	参考文献
原位	AdV	TGF-β	Ⅰ型胶原/糖胺聚糖基质	半月板细胞和祖细胞	修复损伤半月板	[16]
	rAAV	FGF-2	-	-	细胞增殖，收缩，修复损伤半月板	[13]
		TGF-β	-	-	细胞增殖，收缩，修复损伤半月板	[12]
体内	NV	IGF-I	藻酸盐	祖细胞	修复损伤半月板	[18]
	AdV	HGF	PGA	半月板细胞	修复损伤半月板，血管化	[17]

体内成分的暴露于胶原的血小板脱颗粒中的 α 颗粒和分泌蛋白，包括GFS，即释放出来[20,21]。

这些分子结合靶细胞，如成纤维细胞、成骨细胞、内皮细胞以及间充质干细胞的跨膜受体，启动由细胞趋化、血管生成、胶原蛋白基质合成和细胞增殖介导的愈合级联反应[22]。PRP是通过差速离心制备，通过对于离心力的调整来将特定的成分根据不同比重沉淀出来。直至今天，PRP仍然缺乏一个清晰和明确的定义，因而，根据细胞含量、血小板浓度比、活化方法和许多其他特点来分，目前在市场上有几种不同的PRP配方[23]。

现有的研究在几个参数方面不同，包括PRP构成、制备方式、应用数量、随访的长度、患者类型及其他相关因素。在这种复杂的情况下，寻找在特定的应用下PRP疗效的确凿的证据是很困难的。尽管如此，制备相对简单、临床的适用性、良好的安全性以及可能的有益结果，都使得PRP被视为一个有前景的用于再生治疗的方法，其中包括半月板撕裂的治疗。然而，不仅仅PRP作用机理的阐明方面，同时在体外效果与临床实际应用的认识之间的相关性方面仍然有巨大的知识缺口。

58.3.1 富血小板血浆：体外证据与临床效果的相关性

对于受关注的半月板，尽管PRP已作为临床实践的一部分用于增强半月板修复效果已有段时间，但很少有研究探索其在这方面的临床效果。在最近的研究中，Griffin和他的同事们[24]探讨PRP在半月板修复中能否减少后续半月板切除术的可能性，以及是否影响功能评分、临床和患者报告的临床结局。在35例患者行关节镜下半月板修补手术中，15例患者使用了PRP，另一组20例患者未使用PRP。随访2年的结果提示两组在任何临床结果方面无明显差异。然而，这项研究也有明显的临床局限性，包括患者病例数少、缺乏亚组分析和患者的随机分配；此外，无术后MRI检查结果，因此，无法观察到具体再生过程。在另一项研究中，在行关节镜手术及进行半月板修复治疗的34例患者中，17例使用PRP用于治疗有症状的2级或3级半月板水平撕裂，经过至少2年的随访，PRP组有更好的KOOS运动参数评分和缓解疼痛[25]。这些有争议的研究结果提示，尽管PRP理论上能够促进骨科软组织愈合，包括半月板组织，然而其临床效果的证实还远没有解决。

当前的文献缺乏关于PRP促进半月板愈合的临床研究；因此，这些临床研究似乎趋于平稳，为了在该领域进一步发展，我们需要回到实验室去寻找更好的适应证和优化生物学策略来增加半月板愈合潜在的可能性。

58.3.2 富血小板血浆和生长因子：半月板愈合的未来

首先，证据显示与对照组相比，体外在PRP中培养的半月板细胞出现了细胞外基质蛋白的mRNA的表达量的增加[26]，近年来PRP应用的不同策略已经提出。

TE是最有前景的再生组织的方法之一，包括半月板[27]。常用的TE技术由3个主要因素组成：细胞、支架和GFs。因此，PRP，其中包含GFs，作为所选方案可以联合细胞和/或支架探索创新性方法来促进半月板愈合。在最近的一项研究中，100万个细胞接种在一个聚乳酸–聚乙醇酸共聚物（PLGA）支架或经PRP预处理的PLGA中，为了评估PRP是否能够增加植入体内的半月板愈合能力[28]。细胞接种后第7天，在人类半月板盘间和裸鼠皮下植入该支架6周时间。细胞附着分析显示，经PRP预处理组的软骨细胞数量明显多于未经PRP处理的支架组。此外，16例经PRP预处理的支架植入小鼠体内后，其中6例半月板完全愈合，9例半月板不完全愈合，还有1例没有愈合，而在16例未经PRP处理的支架中，无一例达到完全愈合，4例达到不完全愈合，12例没有愈合。这些结果表明，PRP可以对细胞起生化吸引的作用，可以推测，对于新移植的半月板细胞，PRP可以提供一个有效的再生环境。

虽然大多数关于TE方法的研究都关注如何将间充质干细胞（MSCs）成功用于修复缺血区半月板，但日常临床实践表明用单阶段再生治疗对半月板损伤后治疗更有效。为此，Zellner和同事研究了PRP和BMP7对无血管区半月板缺损的影响。虽然体外研究表明，PRP分泌多种GFs超过8天，BMP7能够提高骨髓间充质干细胞的Ⅱ型胶原的沉积，而在体内实验表明，应用PRP或BMP7联合透明质酸胶原基质未能提高缺血区半月板撕裂的愈合[29]。

半月板修复的生物研究着重关注无血管区半月板的愈合能力，研究者开始关注关键性的GFs，如VEGF（血管内皮细胞生长因子）、HGF（肝细胞生长因子）、TGF-β（转化生长因子β）。HGF能增强组织工程半月板纤维软骨细胞PGA复合物的血管化，即使没有改善力学性能[17]；另一方面，IGF-1，除了影响软骨再生，还可以作用于半月板内部结构，它由ECM的特点决定，类似于关节软骨。因此，这两种GFs组合是很有应用前景的[30]。然而，与预期不同，一些GFs被证明能促进半月板组织的形成，例如TGF-β3[31]；这个结果提示我们仍需半月板缺损区的修复机制信息，探索GFs最合适的应用方式来促进半月板生物学再生能力。在体外半月板血管和缺血区细胞中，添加或不添加VEGF、TGFβ、FGF、IGF等生长因子，观察其对基质及基质金属蛋白酶基因的表达影响，结果表明GFs可以引起不同区域不同基因的调制[32]，这样，在半月板修复中表现不同的行为，并需进一步研究半月板修复的机制，从而更好地发展这种新型再生治疗方法。总

之，PRP在半月板愈合中的前景似乎不如其他应用方面。单独应用GFs或联合方法似乎值得研究。最后，有必要探究PRP或GFs是单独作用还是协同其他生物制剂和材料作用，进而进一步完善治疗方法促进半月板组织再生。

58.4　骨髓间充质干细胞在半月板修复中的应用

半月板损伤的内源性修复是基于骨髓间充质干细胞的，它可以作用于半月板组织本身或更多地通过循环进入半月板。因此，外源性的应用骨髓间充质干细胞可能会为再生医学提供新的研究方法，进而提高半月板内在修复能力。在这方面，MSCs具备肌肉骨骼修复的双重作用，因为它们本身能够分化成修复细胞，同时也可以产生特殊的GFs发挥修复功能[33]。

58.4.1　半月板修复的内源性骨髓间充质干细胞

半月板损伤的内源性修复似乎依赖于半月板的内外环血管化的程度[34]。半月板血管化外环区可以完成修复过程，但是血管化内环区不能完成修复过程。

干细胞具有自我更新能力的特点和分化成多种间充质组织如骨、软骨或脂肪细胞的潜能[33,35]。近年来，因能代表干细胞特性体内几乎每一个血管都含有的血管周皮细胞的识别特点而导致对干细胞观点发生了改变[36]。现有的传统观点，侧重于这些具有多分化潜能的细胞调节器的研究也已

得到同样的重视，这能够带领医生们进入一个更广泛的治疗领域[37]。

一些研究表明半月板内区具有一定的再生能力，提示再生潜力可能独立于血管化而发生[37]。MSCs可以在其他无血管组织表面区，主要在关节软骨[38]中分布，但对于半月板干细胞的了解甚少。Mauck等描述半月板两区可能均有多向分化潜能的干细胞存在；然而，他们发现在不同区之间具有不同潜能[39]。尤其是从缺血区提取的多能干细胞似乎缺乏成骨分化的潜力，这可为半月板再生方法提供有利的方向[39, 40]。

除了在半月板组织中MSCs的存在，滑膜和滑液中也含有可用于半月板再生的干细胞，Matsukura和同事们评价了半月板损伤和正常膝关节中在滑膜液中MSCs细胞水平，结果发现滑液中的MSCs可能在半月板再生中起着一定的作用[41,42]。

总之，无论是作为直接修复细胞还是作为由生物调节剂分泌源，局部或全身的MSCs似乎在半月板损伤再生中发挥基础性的重要作用。

58.4.2 骨髓间充质干细胞用于增强半月板损伤后的修复

如果半月板修复成功，那么患者会有一个正常或接近正常的半月板，因此以后并不会增加发生OA的风险[37]。然而，在最近发表的一篇meta分析中，半月板修复的长期随访结果显示失败率有23.1%[43]，MSCs可以促进半月板撕裂后的修复/再生吗？

临床前试验显示，应用骨髓间充质细胞能够促进半月板损伤的愈合（表58.4、表58.5）[37]。而作为未处理的对照组，单纯半月板缝合或半月板缝合联用无细胞生物材料组没有明显愈合，局部应用从骨髓中提取的MSCs，可以促进在新西兰白兔外侧半月板无血管区纵向半月板撕裂后的再生[44]。此外，初步人体研究显示膝关节半月板部分切除术后关节腔内注射自体MSCs可以明显提高半月板组织的形成，主要是由于注射干细胞具有直接修复的能力[45]。

然而，尽管GFs和单核细胞为基础的治疗策略用于半月板再生似乎是可行的，但至今仍然没有任何以细胞为基础的研究进入临床试验。细胞为基础治疗应用主要受限于监管责任以及移植前必需的细胞扩增所产生的高额治疗费用。使用从外周血中浓缩GFs或从骨髓中抽吸单核细胞的替代方式，是当前着力发展的一步式技术，这可以避免扩增细胞的需要以及具有消耗低、费用低、监管限制少等优点（表58.5）。

58.4.3 用于半月板缺陷的修复

相容性材料支架在过去的10年成为可选的修复大缺损半月板组织的焦点[46]。使用无细胞生物材料用于半月板组织较大范围缺失的基本原理，是基于从滑膜或半月板残端中募集的支架宿主细胞的扩增功能[30,47]。

无细胞移植物诱导的修复组织的数量及质量似乎是至关紧要并可以提高的。疤痕的形成，修复组织富含血管以及新生半月板组织末端的再血管化，提示该治疗技术仍需要改进。目前，无细胞半月板移植物只用于一部分特殊的患者[46]。尽管半月板移植短期临床结果较好[48,49]，但尚无研究证明能再生出长期持久及功能性的半月板组织。

在实验中，基于MSC的 TE方法已经过各种设定检测并用于半月板缺损的治疗（表58.4）。干细胞应用的方式多样。在大多数研究中，MSCs已进行局部应用（表58.5）。Ischimura等研究显示，与单独应用纤维蛋白凝块相比，骨髓纤维蛋白凝块混合体能更快更好促进兔半月板无血管区缺损的修复[50]。他们推测，这种疗效得益于骨髓中的多能性干细胞。同样，在另一个临床前研究中，Angele等研究发现，在透明质酸胶原蛋白复合体中局部负荷上MSCs可以通过稳定分化出半月板样组织对半月板缺陷区达到满意的修复效果[51]。然而，对于半月板损伤的治疗，或者是对于半月板缺失，尽管在优化无细胞生物材料的半月板修复中MSCs具有有趣的潜力，基于细胞的研究策略在临床中的应用目前仍然受限于监管限制，以及移植前必需的细胞扩增所产生的高额的治疗费用。

表58.4 骨髓间充质干细胞用于半月板再生

优点	缺陷
再生潜能高	治疗费用高
自我更新能力	监管负担
病变部位的细胞调节	潜在修复机制的缺失
分化为半月板修复细胞的潜能	应用前需要扩增细胞
生长因子分泌生物活性物质	
促进半月板内在愈合潜能	

表58.5 半月板损伤的再生策略

治疗方法	优点/缺陷
通过关节内微骨折的半月板缝合和重建术	操作简单 干细胞在病变部位黏附 效果不确定 病变部位干细胞浓度低
局部注入生长因子（如PRP）的半月板缝合术和无半月板细胞重建术（如Actifit）	直接注入半月板损伤位点损伤部位的高浓度 内在愈合潜能 一步技术 准备时间 病损部位的短期效应 局部效应不确定
局部注入MSCs（如从骨髓中取材）的半月板缝合术	高分化 半月板损伤部位直接注入 半月板再生 自体细胞的使用 一步技术的潜能 准备时间 监管负担潜在修复机制的缺失
关节腔注射MSCs/生长因子	损伤位点黏附 操作简便 不确定效应 损伤部位干细胞浓度低 使用前获取和准备 损伤部位以外膝关节其他部位的副反应
血管内注射MSCs	损伤位点黏附 不确定效应 损伤部位干细胞浓度低 使用前获取和准备 损伤部位以外膝关节其他部位的副反应 无临床经验
在半月板缺损部位注入MSC载体/支架	治疗半月板固定缺损的潜能 半月板缺损处直接注入 载体构建的前分化 自体细胞的使用 费用高 修复机制的缺失 移植前扩增细胞的必要/两步技术 无临床经验

58.5 新趋势和未来前景

TE可能是当今发展较快的领域之一，与之相结合的3个主要变量：支架材料、细胞和生物活性剂或GFs。体外扩增的细胞被接种到一个适当的支架上，然后直接或在体外特定条件作用下，将细胞支架结构植入损伤部位（图58.1）。另外，再生医学是一个更广泛的概念，它结合了TE原则，也有基因治疗、可溶性分子、干细胞技术等来恢复或建立细胞/组织/器官的正常功能。

到目前为止，关于半月板修复，TE和再生医学的临床经验是有限的。然而，基础科学的研究已经指向新的趋势与发展前景，以下的段落将会描述一些最有前景以半月板修复和/或替代为主的主题。

58.5.1 支架：新材料？新方法？患者选择？

支架是由可生物降解的生物材料制成的三维（3D）多孔结构，目的是接收细胞使这些细胞活跃、生长和分化。它需要的不仅仅是一个具有合适大小和形状的物理结构。单个孔的尺寸和几何形状以及它们的互联互通也必须匹配，以促进细胞和支架之间的相互作用。这种相互作用的最终结果对受损或病变组织的细胞外基质（ECM）仿生学的成功至关重要。细胞是组织的基本组成部分，通过合成组织的ECM，最终负责功能。干细胞和分化细胞已得到临床前应用[52]。然而，到目前为止只有脱细胞支架的TE策略应用于临床中

半月板部分置换：尽管胶原蛋白和聚氨酯支架具有良好的前期结果，新的组织显示出与原生纤维软骨半月板组织不同的特性[53]。其中一个局限是与患者生理解剖结构相比，传统的支架制造方法并不允许精确控制整个结构的大小。此外，单个孔隙的大小和几何形状以及它们之间的相互连接也有一定的局限。在这方面，快速原型（RP）技术是一种可以基于医学影像（如CT或MRI）的使用由计算机辅助设计来创建层—层叠加的物理构造。RP的方法，可以在不久的将来制造匹配每个患者精确解剖形态的定制支架，这种具有更好解剖结构的个体化定制支架将用于部分和整个半月板置换（图58.2）[52]。此外，RP除了可以促进患者个体化支架之外，半月板富于不同细胞分配，这可能是TE结构向前发展的一大步，能够模仿天然半月板组织特点用于临床应用[53]。

一些新生物材料也提供了新的发展方向，并仍在临床应用前检测包括丝素蛋白[54]、聚己内酯聚氨酯[55]、透明质酸聚己内酯[27]、聚乙醇酸[56]。此外，一种新的有前景的解决方案是使用水凝胶。水凝胶是一种天然或合成的聚合物链的网状结构，不溶于水这种分散介质（有时被发现是一种胶体凝胶）。水凝胶在TE中是有用的，它们将细胞溶于三维支架中有利于组织的形成和缺陷修复。这些水溶胀的网络提供了一个局部的微环境，可以通过各种化学和机械信号向细胞发递信息，并作为一个渗透性基质有助于可溶性因子扩散[57]。水凝胶也可以改善机械性能和延迟酶触发胶原降解用于半月板修复[58]。最

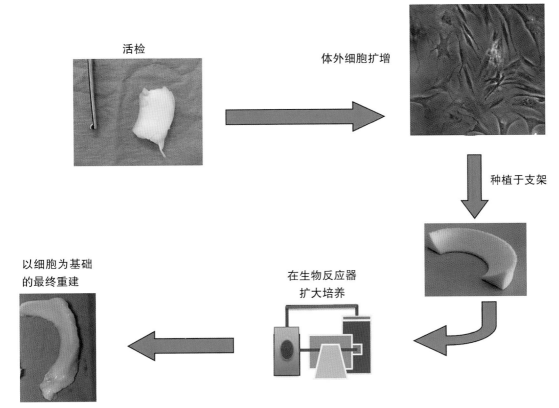

图58.1　对半月板组织工程方法的总结：细胞来源，这些细胞在体外培养扩增后接种于适当的支架（结构）；完成构建后放入生物反应器来培养组织提高细胞和生物力学特性；最后得到的移植物尽可能地接近自然组织的特点

后，水凝胶也可以用来改善细胞构建，甚至控制新生血管的形成过程[59]。

58.5.2　控制生长因子

GFS由无数多肽组成，能传递信号，对细胞活性具有特殊影响，并将GFs与TE联合用于治疗半月板损伤具有很大的潜力。例如，IGF-1可以促进软骨生成，同样可以影响半月板再生：Zhang等[18]结合GF基因治疗和TE开展了一项临床前试验，他们使用IGF－1转染的细胞纳入可注射凝胶，修复半月板缺损更接近于正常半月

板。Huey和Athanasiou[60]发现，两种生物活性剂，C-ABC和TGF-β1，可用于半月板新组织在生化和生物力学方面成熟生长，BacBarb等[61]发现C-ABC和TGF-β1用于半月板组织的修复具有增强作用。Ionescu等[62]也发现在体内bFGF短期传递和体内缓释TGF-β3可以刺激半月板修复。

此外，软骨细胞GFs可影响体外半月板TE细胞的分化[63]。软骨形态发生蛋白-2（CDMP-2）实现单独或联合TGF-β1可以促进成肌分化[63]，Hoben等[64]研究了利用各种方法，使用各种GFs将人类胚胎干细胞向纤维软骨样细胞分化。

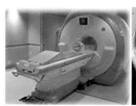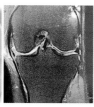

CT图像的收集

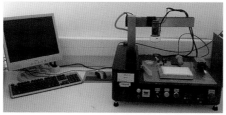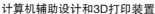

计算机辅助设计和3D打印装置

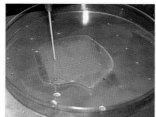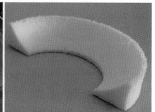

打印个性化半月板移植物

图58.2 快速成型技术(RP)总结：MRI / CT图像的收集能确定患者个体化半月板的具体特点（或半月板缺损）；计算机辅助技术将使用此信息，并使用3D生物打印装置打印出最优化且匹配患者需要的移植物

如前所述，GFS可单独使用或联合在富血小板血浆（PRP）使用。GF技术的发展是多方向的，可能会是未来控制细胞活性促进组织愈合或增强修复机制甚至使半月板优化再生的一个方向。

58.5.3 以细胞为基础的策略和生物反应

一些临床前试验已经研究了用细胞负载的支架进行半月板修复的策略。这是一个连续研究，不断寻找最好的细胞资源，最佳的激活、生长、分化方式，仍未获得与正常半月板具有相同生物力学特性的纤维软骨。得益于半月板的特定的生物反应器，先进的TE策略正在开发体外"完美的组织"。

生物反应器，用于模拟体内条件下的TE细胞培养（氧比、pH、温度、营养、渗透压）[65]。众所周知机械刺激促进细胞的分化，而细胞增殖需要通过连续灌注完成[66]。基于这一原理，Martinez等[67]发现，使用生物反应器可以改善胶原蛋白的合成，Fox等证明生物反应器在半月板TE上也具有积极的作用[68]。

半月板TE研究的"理想的"生物反应器应该能够模仿作用于膝关节内半月板的抗压、应变和剪切等复杂作用。这将是另一个在用于半月板TE的决定性进展，但不幸的是，虽然已经进行了初步的临床前试验，这种发展还远远没有完成[52]。

总结

半月板替代治疗的发展需要临床需求的强烈支撑。事实上，基于OA发生的风险高低相关于半月板组织缺多少这一理论，临床部分替代治疗正在发展。半月板是一个复杂并具有挑战的组织，在膝关节稳态和功能上具有重要的作用。然而，已知它具有有限的内在愈合能力。

考虑到目前最先进的科学知识，开发新材料的第一步是更精确地了解内部结构、生物成分和功能。在这一点上，近年来，许多对半月板生物学的基础研究做出努力。除了"经典"的成纤维细胞样和软骨样细胞，在半月板表面发现了另一种扁平梭形细胞，这似乎是表现为具有较高的迁移能力的特异性祖细胞[69]。少量的半月板细胞（0.2%±0.1%）的CD45（造血干细胞标记物）检测是阳性，提示这些细胞可能通过旁分泌信号影响骨髓间充质干细胞的软骨细胞分化以及修复反应的刺激[70]。此外，最近的研究强调了半月板并不是完全一致的结构，细微结构的节段性变化，细胞的分布，和生物力学特性：前角似乎有较低的细胞密度和较高的缓冲机械性能，在后角则质硬，与半月板细胞外基质（ECM）的黏弹性行为直接相关[71]。尽管有这些最新进展，人类半月板的生物学特性尚未被完全摸清。这是未来技术成功的决定性因素，进一步研究仍需要对半月板的生物力学、生物学以及如何调节招募和

激活特定细胞的愈合机制进行探索。

因此，基础科学研究是未来方向，阐明机制可以增加愈合潜力，并有利于发展新的受损组织再生的有效治疗方法。对于这一点，不同的方法目前正在研究中，并在本章中总结了主要亮点。

正如目前实验研究显示基因治疗是提高半月板修复的一个很有前景的技术。然而，目前尚无基因转移治疗的临床试验。最合适的候选基因、载体和最佳的细胞来源和生物材料仍然需要研究，无论是在安全性和愈合潜力方面，临床前试验之前仍需要大量的体内相关的动物模型数据。同样，GFs具有良好的前景，但还远未得到临床应用。GFs技术的发展是多方向的，可能会是未来控制细胞活性促进组织愈合或增强修复机制甚至使半月板优化再生的一个方向。然而，GFs由无数多肽组成，理解信号传输机制，对细胞活性的具体影响，以及它们的相互作用，还远未被完全阐明。制备简单化、临床的适用性、良好的安全性以及可能的有利的结果都使得PRP能利用GFs优势成为未来潜在的再生治疗的一个很有前途的治疗方法，包括半月板撕裂。然而，目前不仅仅PRPs作用机制尚未阐明，而且在体外效果和实际的临床疗效之间的关系方面，还缺乏足够的文献支持。

一些新材料提供了新的发展方向，包括丝素蛋白、聚己内酯聚氨酯、透明质酸-聚己内酯和聚乙醇酸，所有上述材料皆提供细胞3D网络用于组织生成以及缺陷修复。此外，一种新的有前景的解决方案是使用水凝胶，水溶胀的网络提供了一个局部微环境，可以通过各种化学和机械信号

向细胞传递信息，并作为渗透性基质有助于可溶性因子扩散。

在可能的这些三维结构细胞来源中，应用最多的是MSCs，它能满足肌肉骨骼修复的双重要求，因为它既能分化成修复细胞本身，又能产生特殊的GFs促进修复。不幸的是，以MSCs为基础的细胞治疗受限于监管限制和移植前必要的细胞扩增，导致治疗成本较高。因此，一种替代治疗方式，使用从外周血中浓缩GFs或从骨髓中抽吸单核细胞的替代方式，是当前着力发展的一步式技术，这可以避免细胞扩增培养的需要以及具有消耗低、费用低、限制少等优点。一些临床前试验已经报告了使用细胞负载支架用于半月板修复的策略。这是一个连续的研究，不断寻找最好的细胞资源，最佳的激活、生长、分化方式，但仍未获得与正常半月板具有相同生物力学特性的纤维软骨。新技术会得到进一步发展，例如，RP可以促进除了根据正确构造制作患者个体化支架之外，还可以轻松分配半月板内不同细胞群，这可能是TE结构向前发展的一大步，能够模仿天然半月板组织特点用于临床应用。此外，得益于半月板的特定的生物反应器，先进的TE策略正在开发体外"完美的组织"，这将是另一个用于半月板TE的有效途径，但不幸的是，虽然已经进行了初步的临床前试验，这种进展还远远没有完成。

TE可能是当今发展较快的领域之一，与之相结合的3个主要变量：支架材料、细胞和生物活性剂或GFs。到目前为止，关于半月板修复，TE和再生医学的临床经验仍有限，但基础科学研究已经指出新的发展趋势与前景。半月板损伤模式的复杂性和患者特异性变异以及常出现的关节环境的改变都是巨大挑战，这需要不同的解决方案，调整和完善不同再生选择方案为每个特定的病变获得最佳治疗方案。

总之，尽管在组织愈合方面挑战很大，基础科学的发展仍提供了有效而强有力的医学设备，促进了半月板的再生能力。受限于高费用和监管限制，将先进的生物学策略转化成临床应用仍然有一定的距离。然而，TE和再生医学为未来的发展提供了广阔的方向，再生出有效的生物组织以及提高半月板损伤的治疗，这两种技术的联合可能会克服当前治疗选择的缺陷，成为"未来的路"。

致谢：本章节部分内容已经发表于Angele等的JEO1（2014）中。

参考文献

[1] Beaufils P, Hulet C, Dhenain M, Nizard R, Nourissat G, Pujol N (2009) Clinical practice guidelines for the management of meniscal lesions and isolated lesions of the anterior cruciate ligament of the knee in adults. Orthop Traumatol Surg Res 95(6):437–442

[2] Salata MJ, Gibbs AE, Sekiya JK (2010) A systematic review of clinical outcomes in patients undergoing meniscectomy. Am J Sports Med 38(9):1907–1916

[3] Rosso F, Bisicchia S, Bonasia DE, Amendola A (2015) Meniscal allograft transplantation: a systematic review. Am J Sports Med 43(4):998–1007

[4] Lee HP, Kaul G, Cucchiarini M, Madry H (2014) Nonviral gene transfer to human meniscal cells. Part I: transfection analyses and cell transplantation to meniscus explants. Int Orthop 38(9):1923–1930

[5] Evans CH, Huard J (2015) Gene therapy approaches to regenerating the musculoskeletal system. Nat Rev Rheumatol 11(4):234–242

[6] Cucchiarini M, Madry H (2005) Gene therapy for cartilage defects. J Gene Med 7(12):1495–1509

[7] Wang ZH, Li XL, He XJ, Wu BJ, Xu M, Chang HM, Yang YY (2014) Delivery of the Sox9 gene promotes chondrogenic differentiation of human umbilical cord blood-derived mesenchymal stem cells in an in vitro model. Braz J Med Biol Res 47(4):279–286

[8] Garza-Veloz I, Romero-Diaz VJ, Martinez-Fierro ML,

Marino-Martinez IA, Gonzalez-Rodriguez M, Martinez-Rodriguez HG, Rojas-Martinez A (2013) Analyses of chondrogenic induction of adipose mesenchymal stem cells by combined co-stimulation mediated by adenoviral gene transfer. Arthritis Res Ther 15(4):R80–R91

[9] Martinek V, Usas A, Pelinkovic D, Robbins P, Fu FH, Huard J (2002) Genetic engineering of meniscal allografts. Tissue Eng 8(1):107–117

[10] Brunger JM, Huynh NP, Guenther CM, Perez-Pinera P, Moutos FT, Sanchez-Adams J, Guilak F (2014) Scaffold-mediated lentiviral transduction for functional tissue engineering of cartilage. Proc Natl Acad Sci U S A 111(9):E798–E806

[11] Gerich TG, Ghivizani S, Fu FH, Robbins PD, Evans CH (1997) Gene transfer into the patellar tendon of rabbits: a preliminary study of locoregional expression of growth factors. Wien Klin Wochenschr 109(11):384–389

[12] Cucchiarini M, Schmidt K, Frisch J, Kohn D, Madry H (2015) Overexpression of TGF-beta via rAAV-mediated gene transfer promotes the healing of human meniscal lesions ex vivo on explanted menisci. Am J Sports Med 43(5):1197–1205

[13] Cucchiarini M, Schetting S, Terwilliger EF, Kohn D, Madry H (2009) rAAV-mediated overexpression of FGF-2 promotes cell proliferation, survival, and alpha-SMA expression in human meniscal lesions. Gene Ther 16(11):1363–1372

[14] Goto H, Shuler FD, Lamsam C, Moller HD, Niyibizi C, Fu FH, Evans CH (1999) Transfer of lacZ marker gene to the meniscus. J Bone Joint Surg Am 81(7):918–925

[15] Nakata K, Shino K, Hamada M, Mae T, Miyama T, Shinjo H, Yoshikawa H (2001) Human meniscus cell: characterization of the primary culture and use for tissue engineering. Clin Orthop Relat Res 391(Suppl):S208–S218

[16] Steinert AF, Palmer GD, Capito R, Hofstaetter JG, Pilapil C, Ghivizzani SC, Evans CH (2007) Genetically enhanced engineering of meniscus tissue using ex vivo delivery of transforming growth factor-beta 1 complementary deoxyribonucleic acid. Tissue Eng 13(9):2227–2237

Pilapil C, Ghivizzani SC, Evans CH (2007) Genetically enhanced engineering of meniscus tissue using ex vivo delivery of transforming growth factor-beta 1 complementary deoxyribonucleic acid. Tissue Eng 13(9):2227–2237

[17] Hidaka C, Ibarra C, Hannafin JA, Torzilli PA, Quitoriano M, Jen SS, Crystal RG (2002) Formation of vascularized meniscal tissue by combining gene therapy with tissue engineering. Tissue Eng 8(1):93–105

[18] Zhang H, Leng P, Zhang J (2009) Enhanced meniscal repair by overexpression of hIGF-1 in a full-thickness model. Clin Orthop Relat Res 467(12):3165–3174

[19] Huang G, Zheng Q, Sun J, Guo J, Yang J, Chen R, Wang J (2008) Stabilization of cellular properties and differentiation multipotential of human mesenchymal stem cells transduced with hTERT gene in a long-term culture. J Cell Biochem 103(4):1256–1269

[20] Filardo G, Kon E, Roffi A et al (2013) Platelet-rich plasma: why intra-articular? A systematic review of preclinical studies and clinical evidence on PRP for joint degeneration. Knee Surg Sports Traumatol Arthrosc. http://link.springer.com/article/10.1007/s00167-013-2743-1

[21] Volpi P, Quaglia A, Schoenhuber H et al (2010) Growth factors in the management of sport-induced tendinopathies: results after 24 months from treatment. A pilot study. J Sports Med Phys Fitness 50:494–500

[22] Tschon M, Fini M, Giardino R, Filardo G, Dallari D, Torricelli P, Martini L, Giavaresi G, Kon E, Maltarello MC, Nicolini A, Carpi A (2011) Lights and shadows concerning platelet products for musculoskeletal regeneration. Front Biosci (Elite Ed) 3:96–107

[23] Di Matteo B, Filardo G, Kon E et al (2015) Platelet-rich plasma: evidence for the treatment of patellar and Achilles tendinopathy-a systematic review. Musculoskelet Surg 99:1–9

[24] Griffin JW, Hadeed MM, Werner BC, Diduch DR, Carson EW, Miller MD (2015) Platelet-rich plasma in meniscal repair: does augmentation improve surgical outcomes? Clin Orthop Relat Res 473(5):1665–1672

[25] Pujol N, Salle De Chou E, Boisrenoult P, Beaufils P (2015) Platelet-rich plasma for open meniscal repair in young patients: any benefit? Knee Surg Sports Traumatol Arthrosc 23:51–58

[26] Ishida K, Kuroda R, Miwa M et al (2007) The regenerative effects of platelet rich plasma on meniscal cells in vitro and its in vivo application with biodegradable gelatin hydrogel. Tissue Eng 13:1103–1112

[27] Kon E, Filardo G, Tschon M, Fini M, Giavaresi G, Marchesini Reggiani L, Chiari C, Nehrer S, Martin I, Salter DM, Ambrosio L, Marcacci M (2012) Tissue engineering for total meniscal substitution: animal study in sheep model – results at 12 months. Tissue Eng Part A 18(15–16):1573–1582

[28] Kwak HS, Nam J, Lee JH, Kim HJ, Yoo JJ (2014) Meniscal repair in vivo using human chondrocyte-seeded PLGA mesh scaffold pretreated with platelet-rich plasma. J Tissue Eng Regen Med [Epub ahead of print]. doi:10.1002/term.1938

[29] Zellner J, Taeger CD, Schaffer M, Roldan JC, Loibl M, Mueller MB, Berner A, Krutsch W, Huber MK, Kujat R, Nerlich M, Angele P (2014) Are applied growth factors able to mimic the positive effects of mesenchymal stem cells on the regeneration of meniscus in the avascular zone? Biomed Res Int 2014:537686

[30] Scotti C, Hirschmann MT, Antinolfi P, Martin I, Peretti GM (2013) Meniscus repair and regeneration: review on current methods and research potential. Eur Cell Mater 26:150–170

[31] Freymann U, Endres M, Goldmann U, Sittinger M, Kaps C (2013) Toward scaffold-based meniscus repair: effect of human serum, hyaluronic acid and TGF-ß3 on cell recruitment and re-differentiation. Osteoarthritis Cartilage 21:773–781

[32] Esparza R, Gortazar AR, Forriol F (2012) Cell study of the three areas of the meniscus: effect of growth factors in an experimental model in sheep. J Orthop

Res 30:1647–1651

[33] Caplan AI, Dennis JE (2006) Mesenchymal stem cells as trophic mediators. J Cell Biochem 98(5):1076–1084. doi:10.1002/jcb.20886

[34] Arnoczky SP (1999) Building a meniscus. Biologic considerations. Clin Orthop Relat Res 367(Suppl):S244–253

[35] Filardo G, Madry H, Jelic M, Roffi A, Cucchiarini M, Kon E (2013) Mesenchymal stem cells for the treatment of cartilage lesions: from preclinical findings to clinical application in orthopaedics. Knee Surg Sports Traumatol Arthrosc 21(8):1717–1729

[36] Crisan M, Corselli M, Chen CW, Peault B (2011) Multilineage stem cells in the adult: a perivascular legacy? Organogenesis 7(2):101–104

[37] Angele P, Kujat R, Koch M, Zellner J (2014) Role of mesenchymal stem cells in meniscal repair. J Exp Orthop 1:12

[38] Dowthwaite GP, Bishop JC, Redman SN, Khan IM, Rooney P, Evans DJ, Haughton L, Bayram Z, Boyer S, Thomson B, Wolfe MS, Archer CW (2004) The surface of articular cartilage contains a progenitor cell population. J Cell Sci 117(Pt 6):889–897. doi:10.1242/jcs.00912

[39] Mauck RL, Martinez-Diaz GJ, Yuan X, Tuan RS (2007) Regional multilineage differentiation potential of meniscal fibrochondrocytes: implications for meniscus repair. Anat Rec 290(1):48–58. doi:10.1002/ar.20419

[40] McCarthy HE, Bara JJ, Brakspear K, Singhrao SK, Archer CW (2012) The comparison of equine articular cartilage progenitor cells and bone marrow-derived stromal cells as potential cell sources for cartilage repair in the horse. Vet J 192(3):345–351. doi:10.1016/j.tvjl.2011.08.036

[41] Matsukura Y, Muneta T, Tsuji K, Koga H, Sekiya I (2014) Mesenchymal stem cells in synovial fluid increase after meniscus injury. Clin Orthop Relat Res 472(5):1357–1364. doi:10.1007/s11999-013-3418-4

[42] Horie M, Sekiya I, Muneta T, Ichinose S, Matsumoto K, Saito H, Murakami T, Kobayashi E (2009) Intra-articular Injected synovial stem cells differentiate into meniscal cells directly and promote meniscal regeneration without mobilization to distant organs in rat massive meniscal defect. Stem Cells 27(4):878–887. doi:10.1634/stemcells.2008-0616

[43] Nepple JJ, Dunn WR, Wright RW (2012) Meniscal repair outcomes at greater than five years: a systematic literature review and meta-analysis. J Bone Joint Surg Am 94(24):2222–2227. doi:10.2106/jbjs.k.01584

[44] Zellner J, Hierl K, Mueller M, Pfeifer C, Berner A, Dienstknecht T, Krutsch W, Geis S, Gehmert S, Kujat R, Dendorfer S, Prantl L, Nerlich M, Angele P (2013) Stem cell-based tissue-engineering for treatment of meniscal tears in the avascular zone. J Biomed Mater Res B Appl Biomater 101(7):1133–1142. doi:10.1002/jbm.b.32922

[45] Vangsness CT Jr, Farr J 2nd, Boyd J, Dellaero DT, Mills CR, LeRoux-Williams M (2014) Adult human mesenchymal stem cells delivered via intra-articular injection to the knee following partial medial meniscectomy: a randomized, double-blind,

controlled study. J Bone Joint Surg Am 96(2):90–98. doi:10.2106/JBJS.M.00058

[46] Filardo G, Andriolo L, Kon E, de Caro F, Marcacci M (2015) Meniscal scaffolds: results and indications. A systematic literature review. Int Orthop 39(1):35–46

[47] Di Matteo B, Perdisa F, Gostynska N, Kon E, Filardo G, Marcacci M (2015) Meniscal scaffolds – preclinical evidence to support their use: a systematic review. Open Orthop J 9:143–156. doi:10.2174/1874325001509010143

[48] Kon E, Filardo G, Zaffagnini S, Di Martino A, Di Matteo B, Marcheggiani Muccioli GM, Busacca M, Marcacci M (2014) Biodegradable polyurethane meniscal scaffold for isolated partial lesions or as combined procedure for knees with multiple comorbidities: clinical results at 2 years. Knee Surg Sports Traumatol Arthrosc 22(1):128–134

[49] Zaffagnini S, Marcheggiani Muccioli GM, Bulgheroni P, Bulgheroni E, Grassi A, Bonanzinga T, Kon E, Filardo G, Busacca M, Marcacci M (2012) Arthroscopic collagen meniscus implantation for partial lateral meniscal defects: a 2-year minimum follow-up study. Am J Sports Med 40(10):2281–2288

[50] Ishimura M, Tamai S, Fujisawa Y (1991) Arthroscopic meniscal repair with fibrin glue. Arthroscopy 7(2):177–181

[51] Angele P, Muller R, Schumann D, Englert C, Zellner J, Johnstone B, Yoo J, Hammer J, Fierlbeck J, Angele MK, Nerlich M, Kujat R (2009) Characterization of esterified hyaluronan-gelatin polymer composites suitable for chondrogenic differentiation of mesenchymal stem cells. J Biomed Mater Res A 91(2):416–427. doi:10.1002/jbm.a.32236

[52] Pereira H, Silva-Correia J, Oliveira JM, Reis RL, Espregueira-Mendes J (2013) Future trends in the treatment of meniscus lesions: from repair to regeneration. In: Verdonk R, Espregueira-Mendes J, Monllau JC (eds) Meniscal transplantation. Springer, Heidelberg/New York/Dordrecht/London, pp 103–114

[53] Pereira H, Frias AM, Oliveira JM, Espregueira-Mendes J, Reis RL (2011) Tissue engineering and regenerative medicine strategies in meniscus lesions. Arthroscopy 27:1706–1719

[54] Yan LP, Oliveira JM, Oliveira AL, Caridade SG, Mano JF, Reis RL (2012) Macro/microporous silk fibroin scaffolds with potential for articular cartilage and meniscus tissue engineering applications. Acta Biomater 8:289–301

[55] Welsing RT, van Tienen TG, Ramrattan N, Heijkants R, Schouten AJ, Veth RP et al (2008) Effect on tissue differentiation and articular cartilage degradation of a polymer meniscus implant: a 2-year follow-up study in dogs. Am J Sports Med 36:1978–1989

[56] Kang SW, Son SM, Lee JS, Lee ES, Lee KY, Park SG et al (2006) Regeneration of whole meniscus using meniscal cells and polymer scaffolds in a rabbit total meniscectomy model. J Biomed Mater Res A 78:659–671

[57] Kim IL, Mauck RL, Burdick JA (2011) Hydrogel design for cartilage tissue engineering: a case study

with hyaluronic acid. Biomaterials 32:8771–8782

[58] Heo J, Koh RH, Shim W, Kim HD, Yim HG, Hwang NS (2015) Riboflavin-induced photo-crosslinking of collagen hydrogel and its application in meniscus tissue engineering. Drug Deliv Transl Res [Epub ahead of print]

[59] Silva-Correia J, Gloria A, Oliveira MB, Mano JF, Oliveira JM, Ambrosio L et al (2013) Rheological and mechanical properties of acellular and cell-laden methacrylated gellan gum hydrogels. J Biomed Mater Res A 101:3438–3446

[60] Huey DJ, Athanasiou KA (2011) Maturational growth of self-assembled, functional menisci as a result of TGF-β1 and enzymatic chondroitinase-ABC stimulation. Biomaterials 32:2052–2058

[61] MacBarb RF, Makris EA, Hu JC, Athanasiou KA (2012) A chondroitinase-ABC and TGF-β1 treatment regimen for enhancing the mechanical properties of tissue engineered fibrocartilage. Acta Biomater 9(1):4626–4634

[62] Ionescu LC, Lee GC, Huang KL, Mauck RL (2012) Growth factor supplementation improves native and engineered meniscus repair in vitro. Acta Biomater 8:3687–3694

[63] Gu Y, Wang Y, Dai H, Lu L, Cheng Y, Zhu W (2012) Chondrogenic differentiation of canine myoblasts induced by cartilage-derived morphogenetic protein-2 and transforming growth factor-β1 in vitro. Mol Med Rep 5:767–772

[64] Hoben GM, Willard VP, Athanasiou KA (2009) Fibrochondrogenesis of hESCs: growth factor combinations and cocultures. Stem Cells Dev 18:283–292

[65] Pörtner R, Nagel-Heyer S, Goepfert C, Adamietz P, Meenen NM (2005) Bioreactor design for tissue engineering. J Biosci Bioeng 100:235–245

[66] Petri M, Ufer K, Toma I, Becher C, Liodakis E, Brand S et al (2012) Effects of perfusion and cyclic compression on in vitro tissue engineered meniscus implants. Knee Surg Sports Traumatol Arthrosc 20:223–231

[67] Martínez H, Brackmann C, Enejder A, Gatenholm P (2012) Mechanical stimulation of fibroblasts in micro-channeled bacterial cellulose scaffolds enhances production of oriented collagen fibers. J Biomed Mater Res A 100:948–957

[68] Fox DB, Warnock JJ, Stoker AM, Luther JK, Cockrell M (2010) Effects of growth factors on equine synovial fibroblasts seeded on synthetic scaffolds for avascular meniscal tissue engineering. Res Vet Sci 88:326–332

[69] Gunja NJ, Dujari D, Chen A, Luengo A, Fong JV, Hung CT (2012) Migration responses of outer and inner meniscus cells to applied direct current electric fields. J Orthop Res 30:103–111

[70] Pasa L, Visna P (2005) Suture of meniscus. Scripta Medica. (BRNO), 78(3):135–150

[71] Pereira H, Caridade SG, Frias AM, Silva-Correia J, Pereira DR, Cengiz IF et al (2014) Biomechanical and cellular segmental characterization of human meniscus: building the basis for tissue engineering therapies. Osteoarthritis Cartilage 22:1271–1281

[72] Makris EA, Hadidi P, Athanasiou KA (2011) The knee meniscus: structure-function, pathophysiology, current repair techniques, and prospects for regeneration. Biomaterials 32:7411–7431

[73] Goto H, Shuler FD, Niyibizi C, Fu FH, Robbins PD, Evans CH (2000) Gene therapy for meniscal injury: enhanced synthesis of proteoglycan and collagen by meniscal cells transduced with a TGFbeta(1)gene. Osteoarthritis Cartilage 8(4):266–271

[74] Simonsen JL, Rosada C, Serakinci N, Justesen J, Stenderup K, Rattan SI, Kassem M (2002) Telomerase expression extends the proliferative lifespan and maintains the osteogenic potential of human bone marrow stromal cells. Nat Biotechnol 20(6):592–596

[75] Cucchiarini M, Ekici M, Schetting S, Kohn D, Madry H (2011) Metabolic activities and chondrogenic differentiation of human mesenchymal stem cells following recombinant adeno-associated virus-mediated gene transfer and overexpression of fibroblast growth factor 2. Tissue Eng Part A 17(15–16):1921–1933